744 - 9.März 1990
XV, 331 Seiten, 126 Abb.
Gebunden DM 88,--
Satzherstellung: Typoservice
    Alsbach-Hähnlein
Druck: Betz-Druck, Darmstadt

Frequenzadaptive Herzschrittmacher

K. Stangl, H. Heuer, A. Wirtzfeld

Frequenzadaptive Herzschrittmacher

Physiologie, Technologie,
klinische Ergebnisse

unter Mitarbeit von
B. Frenking, R. Heinze, T. Koch,
M. Laule

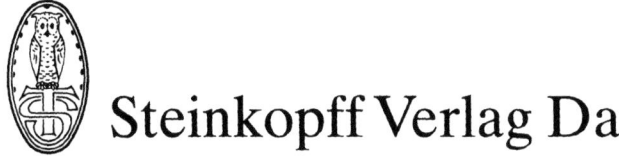

Steinkopff Verlag Darmstadt

Dr. Karl Stangl
I. Medizinische Klinik
der TU München
Ismaninger Straße 22
8000 München

Prof. Dr. Alexander Wirtzfeld
Medizinische Klinik
Klinikum Ingolstadt
Krumenauer Straße
8470 Ingolstadt

PD Dr. Hubertus Heuer
St. Johannes-Krankenhaus
Abteilung Kardiologie
Johannesstraße
4600 Dortmund

CIP-Titelaufnahme der Deutschen Bibliothek
Frequenzadaptive Herzschrittmacher: Physiologie, Technologie, klinische Ergebnisse/K. Stangl;
H. Heuer; A. Wirtzfeld. Unter Mitarb. von B. Frenking ... – Darmstadt: Steinkopff, 1990

NE: Stangl, Karl [Mitverf.]; Heuer, Hubertus [Mitverf.]; Wirtzfeld, Alexander [Mitverf.]
ISBN-13: 978-3-642-85389-0   e-ISBN-13: 978-3-642-85388-3
DOI: 10.007/978-3-642-85388-3

Dieses Werk ist urheberrechtlich geschützt. Die dadurch begründeten Rechte, insbesondere die der Übersetzung, des Nachdrucks, des Vortrags, der Entnahme von Abbildungen und Tabellen, der Funksendung, der Mikroverfilmung oder der Vervielfältigung auf anderen Wegen und der Speicherung in Datenverarbeitungsanlagen, bleiben, auch bei nur auszugsweiser Verwertung, vorbehalten. Eine Vervielfältigung dieses Werkes oder von Teilen dieses Werkes ist auch im Einzelfall nur in den Grenzen der gesetzlichen Bestimmungen des Urheberrechtsgesetzes der Bundesrepublik Deutschland vom 9. September 1965 in der Fassung vom 24. Juni 1985 zulässig. Sie ist grundsätzlich vergütungspflichtig. Zuwiderhandlungen unterliegen den Strafbestimmungen des Urheberrechtsgesetzes.

Copyright © 1990 by Dr. Dietrich Steinkopff Verlag, GmbH & Co. KG, Darmstadt
Verlagsredaktion: Sabine Müller – Herstellung: Heinz J. Schäfer
Softcover reprint of the hardcover 1st edition 1990

Die Wiedergabe von Gebrauchsnamen, Handelsnamen, Warenbezeichnungen usw. in dieser Veröffentlichung berechtigt auch ohne besondere Kennzeichnung nicht zu der Annahme, daß solche Namen im Sinne der Warenzeichen- und Markenschutz-Gesetzgebung als frei zu betrachten wären und daher von jedermann benutzt werden dürften.

Satzherstellung: Typoservice, Alsbach-Hähnlein

Gedruckt auf säurefreiem Papier

Geleitwort

Die Herzschrittmachertherapie zählt zweifelsohne zu den großen Fortschritten medizinischer Erkenntnisse der letzten dreißig Jahre. Menschen, deren Leben bis auf einige wenige Jahre begrenzt war, bekamen es neu geschenkt. Ihre Lebenserwartung konnte nachhaltig verlängert, ihre Lebensqualität entscheidend verbessert werden. Die Schrittmacherentwicklung ist aber nicht stehengeblieben. Gerade zur Verbesserung der Lebensqualität konnten in der Entwicklung der letzten Jahre große Fortschritte erzielt werden. Das ursprüngliche Therapiekonzept war die Verhinderung von Adams-Stokes-Anfällen, zunächst beim kompletten AV-Block, aber schon sehr rasch bei allen bradykarden Rhythmusstörungen. Einen wesentlichen Fortschritt stellte hierzu die Einführung der Demand-Funktion dar, die eben nur im Bedarfsfall, d.h. beim plötzlichen rhythmogenen Ausfall der Herztätigkeit, einsetzte, das asystolische Intervall überbrückte und damit den Adams-Stokes-Anfall verhinderte, ohne sonst die Herztätigkeit zu stören. Das nächste Therapiekonzept betraf die Verbesserung der Hämodynamik mit dem Ziel, durch Anhebung der zu langsamen Ruhefrequenz eine Steigerung des Herzminutenvolumens herbeizuführen. Sehr rasch mußte man jedoch erkennen, daß gerade bei der Hauptgruppe dieser Patienten, d.h. Patienten mit Sinusbradykardie, der gewünschte Effekt in vielen Fällen ausblieb. Trotz Frequenzanhebung ging es einem Teil dieser Patienten eher schlechter, in manchen Fällen kam es sogar zu Blutdruckabfall und kollapsähnlichen Zuständen. Der Begriff „Schrittmachersyndrom" kam auf. Die Lösung für solche Fälle war die Einführung der Vorhofstimulation (AAI), die wiederum die Entwicklung geeigneter Vorhofelektroden und Implantationstechniken zur Voraussetzung hatte. Damit ließ sich die Herzfrequenz anheben bei Erhalt der AV-Überleitung, d.h. physiologischer AV-Synchronisation (physiologischer Schrittmacher). Dem gegenüber stand der Nachteil, daß eine sich evtl. später entwickelnde AV-Überleitungsstörung durch die Vorhofstimulation allein nicht behoben werden konnte und der AAI-Schrittmacher bei Auftreten von Vorhofflimmern ineffektiv wurde. Zur Diskussion stand deshalb auch hier die zusätzliche Kammerstimulation, d.h. ein Zweikammersystem.

Der Nachteil aller bisher genannten Systeme lag darin, daß zwar die Ruhefrequenz dieser Patienten gewährleistet werden konnte, ihre Belastungsfähigkeit jedoch durch die fehlende Frequenzsteigerung erheblich eingeschränkt war. Der eigentliche Schritt zur hämodynamischen Verbesserung war die Entwicklung der Zweikammersysteme für Patienten mit totalem AV-Block; damit war nicht nur die normale AV-Synchronität garantiert, sondern auch das normale sinuale Frequenzverhalten wiederhergestellt. Diese Patienten hatten ihr normales Frequenzverhalten wiedergewonnen, waren also jederzeit in der Lage, ihre Frequenz der Belastung angepaßt zu steigern.

Übrig blieben die Patientengruppen mit Dysfunktion oder Fehlen der Sinusaktion, die nicht nur durch eine symptomatische Bradykardie, sondern auch durch das Unvermögen einer ausreichenden Frequenzsteigerung charakterisiert waren. Hier mußten neue Wege zu einer möglichen Frequenzsteigerung gefunden werden, und zwar unabhängig von der Sinusknotenfunktion. Auf der Suche nach solchen vorhofunabhängigen biologischen Signalen wurden in den letzten Jahren eine Reihe von Parametern getestet. Als geeignete

Sensoren haben sich dabei Aktivität, das QT-Intervall, Atmungsparameter und Bluttemperatur erwiesen. Andere physiologische Parameter wie die zentralvenöse Sauerstoffsättigung, Druckparameter des rechten Herzens und andere sind ebenfalls in klinischer Erprobung. Die technische Weiterentwicklung macht über das einzelne Signal hinaus Multisensorsysteme möglich, die zunehmend Anwendung finden werden. Durch solche Systeme kann eine nahezu optimale Adaptation der Herzfrequenz an die jeweiligen Stoffwechselbedürfnisse des Körpers erzielt werden.

Im Rahmen der frequenzadaptiven Stimulation hat sich gezeigt, daß der AV-Synchronität keineswegs die Bedeutung zukommt, die früher vermutet wurde; vielmehr ist die Zunahme des Herzminutenvolumens unter Belastung im wesentlichen auf die Steigerung der Herzfrequenz zurückzuführen. Die kontroverse Diskussion um die Bedeutung der beiden Größen Frequenz (VVIR) versus AV-Synchronität (DDD) ist jedoch mit der Entwicklung frequenzadaptiver Zweikammersysteme, die zur Frequenzadaptation auch die AV-Synchronität gewährleisten, mittlerweile bereits überholt. Mit dem Einsatz der frequenzadaptiven Stimulation in Ein- und Zweikammersystemen kann somit bei den drei Hauptindikationen AV-Block, Sinusknotensyndrom und Bradyarrhythmie eine mangelnde oder fehlende Frequenzadaptation weitgehend kompensiert werden.

Für die Behandlung bradykarder Rhythmusstörungen haben die heute gebräuchlichen frequenzadaptiven Schrittmachersysteme einen klinisch akzeptablen technischen Stand erreicht. Die zukünftige Entwicklung geht zweifelsohne in Richtung universaler Schrittmacher mit antibradykarden und antitachykarden Eigenschaften. Dabei ermöglicht die Kombination von antitachykarden Stimulationsmodi und Schockapplikation das Hauptrisiko der Terminierung ventrikulärer Tachykardien, nämlich die Degeneration zu Kammerflimmern, zu beherrschen. Die enorme Herausforderung an die Technik, die solche zukünftigen Geräte hinsichtlich Zuverlässigkeit, Größe, Gewicht, Lebensdauer und nicht zuletzt der Kosten stellen, ist offensichtlich.

München, Januar 1990   Prof. Dr. Hans Blömer

Vorwort

Nach der Entwicklung der Zweikammerschrittmacher Anfang der 80er Jahre stellen die vorhofunabhängigen, frequenzadaptiven Systeme die neueste Forschungs- und Entwicklungsrichtung am Ausklang der dritten und zu Beginn der vierten Dekade der Herzschrittmachertherapie dar. Frequenzadaptive Systeme haben Eingang in die Schrittmacherbehandlung gefunden und eröffnen neue therapeutische und diagnostische Möglichkeiten. Ihre zunehmende Bedeutung wird dadurch eindrucksvoll belegt, daß der erste verfügbare Aktivitätsschrittmacher das bereits am häufigsten implantierte System seit Beginn der Herzschrittmachertherapie überhaupt ist. Bei der stürmischen Entwicklung, die diese Systeme nehmen, ist schon in naher Zukunft zu erwarten, daß die meisten Schrittmacher über eine frequenzadaptive Zusatzfunktion verfügen werden, die nach Bedarf zugeschaltet werden kann.

Es ist das Anliegen dieses Buches, die medizinischen und technischen Aspekte der frequenzadaptiven Stimulation geschlossen darzustellen. Die klinische Relevanz frequenzadaptiver Systeme sowie ihre Komplexität legten ihre Abhandlung in Form einer Monographie nahe.

Bei der Durchsicht der Literatur zu dieser Thematik fällt auf, daß einheitliche Bewertungskriterien der Parameter derzeit noch nicht existieren. Wir stellten es uns daher zur Aufgabe, mit dem Buch eine Bewertungsgrundlage zu schaffen, die auf wissenschaftlichen akzeptierten Kriterien der Regelungstechnik beruht. Dieses Bewertungsmodell wird in Kapitel 2 entwickelt, die Parameter werden danach standardisiert nach ihren dynamischen und statischen Verhalten abgehandelt und verglichen.

Die Kapitel zeigen einen einheitlichen Aufbau, eine Gesamtwertung des jeweiligen Parameters wird in einer abschließenden Diskussion durchgeführt. Die Entwicklung der frequenzadaptiven Stimulation, ihre Einordnung ins Gesamtkonzept der antibradykarden Stimulation sowie ihre Indikationen handelt das erste Kapitel ab, das die bisherigen Ergebnisse der Schrittmachertherapie hinsichtlich Prognose und Hämodynamik zusammenfaßt. Der dominierenden Rolle, die technische Aspekte bei frequenzadaptiven Systemen spielen, trägt Kapitel 3 gesondert Rechnung. In ihm werden Grundzüge der in frequenzadaptiven Schrittmachern relevanten Signalerfassung- und verarbeitung dargelegt. Das letzte Kapitel zeigt zukünftige Entwicklungsrichtungen auf.

Das Buch hätte ohne die Mitarbeit von Frau Dr. B. Frenking, Herrn Dr. Th. Koch, Herrn Dr. M. Laule und Herrn O. Lochschmidt nicht entstehen können. Herrn Dr. Laule ist insbesondere für die Erstellung der Graphiken zu danken. Unser besonderer Dank gilt Herrn Dipl. Ing. R. Heinze, der – neben dem vom ihm verfaßten Kapitel – durch seine Hilfestellung bei technischen Fragestellungen das Buch entsprechend mitgestaltet hat.

Im Januar 1990   Die Autoren

Inhaltsverzeichnis

Geleitwort V

Vorwort VII

Antibradykarde Stimulation: Prognose, Hämodynamik, Indikationen 1
Stangl, K., A. Wirtzfeld

1	Einleitung	2
2	Prognostische Bedeutung	6
2.1	Adams-Stokes-Syndrom, AV-Blockierungen	6
2.2	Sinusknotensyndrom	7
2.3	Bradyarrhythmie	12
3	Hämodynamik des stimulierten Herzens	14
3.1	Schrittmacherspezifische Determinanten	14
3.1.1	Frequenzadaptation	15
3.1.2	AV-Synchronität	18
3.1.3	Vorhofbeitrag	18
3.1.4	Frequenz vs Vorhofbeitrag	21
3.1.5	Retrograde atrioventrikuläre Leitung	27
3.1.6	AV-Intervall	31
4	Hämodynamik unter festfrequenter VVI-Stimulation	33
4.1	Totaler AV-Block	33
4.1.2	Akuteffekte	34
4.1.3	Langzeiteffekte	35
4.2	Sinusknotensyndrom	36
4.3	Bradyarrhythmie	36
5	Physiologische Stimulation	39
5.1	Grundlagen	39
5.2	Hämodynamik	40
5.2.1	Festfrequente AAI-Stimulation	40
5.2.2	Festfrequente sequentielle Stimulation (DVI)	43
5.2.3	Vorhofgetriggerte Stimulation (VAT, VDD, DDD)	43
5.2.3.1.	Akuteffekte	44
5.2.3.2.	Langzeiteffekte	47
6	Vorhofunabhängige, frequenzadaptive Stimulation	48
6.1	Grundlagen	48
6.2	Hämodynamik	49
6.2.1	Akuteffekte	49
6.2.2	Langzeiteffekte	52
7	Indikationen	53
7.1	Sinusknotensyndrom	54
7.2	Bradyarrhythmie	56
7.3	Hypersensitiver Karotissinus	57
7.4	AV-Blockierungen	57

Regeltechnische Aspekte 75
Heinze, R., K. Stangl

1	Grundbegriffe der Regelungstechnik	76
1.1	Funktionselemente des Regelkreises	77
1.2	Übertragungsfunktionen	77
1.3	Gütemaß des Regelkreises	80
1.4	Stabilität des Regelkreises	81
2	Herz-Kreislauf-System als Regelkreis	83
2.1	Grundsätze zur Herzfrequenzregelung	83
2.2	Modell zur Herzfrequenzregelung	83
3	Möglichkeiten der Frequenzanpassung	86
3.1	Sinusknoten-gesteuerte Systeme	86
3.2	ZNS/Sympathikus-geführte Systeme	86
3.3	Metabolisch geregelte Systeme	88
3.4	Aktivitätsgesteuerte Systeme	88
4	Optimalregelung	89
5	Bewertungskriterien	90

Meßtechnische Aspekte 93
Stangl, K., M. Laule

1.	Einleitung	94
2.	Meßsignalerfassung	96
2.1	Meßmethoden	96
2.2	Sensoren	96
2.3	Meßgenauigkeit	97
2.4	Zuverlässigkeit der Messung	97
2.5	Sensorstromverbrauch	99
2.6	Sensordimension	99
2.7	Intelligenter Sensor	100
3.	Signalverarbeitung	101
3.1	Vorverstärkung, Sensorsteuerung	101
3.1.1	A/D-Wandlung	103
3.2	Signalentstörung	104
3.3	Linearisierung	105
3.4	Programmierbarkeit	105

Aktivität 107
Stangl, K., H. Heuer

1	Einleitung	108
2	Meßtechnische Grundlagen	109
2.1	Piezoeffekt	109
2.2	Arbeitsweise	110

2.2.1	Activitrax™	110
2.2.2	Sensolog™	115
3.	Dynamisches Verhalten	118
3.1	Totzeiten	118
3.2	Zeitkonstanten	118
4	Statisches Verhalten	121
4.1	Funktionelle Beziehungen	121
4.2	Sensitivität	121
5	Störanfälligkeit	125
6	Diskussion	126

Atmung ... 131
Stangl, K., M. Laule

1.	Einleitung	132
2.	Physiologische Grundlagen der Atemregulation	133
2.1	Blutchemische Parameter	134
2.2	Mechanoreflektorische Kontrolle	135
2.3	Unspezifische Faktoren	136
2.4	Belastungsadaption der Atmung	136
3.	Meßtechnische Grundlagen	139
3.1	Funktionsweise von Atmungsschrittmachern	141
4.	Dynamisches Verhalten	142
4.1	Totzeiten	142
4.2	Zeitkonstanten	142
5.	Statisches Verhalten	145
5.1	Funktionelle Beziehungen	145
5.1.1	Adipositas	145
5.1.2	Restriktive Ventilationsstörung	145
5.1.3	Obstruktive Ventilationsstörung	149
5.2	Sensitivität	149
6.	Diskussion	150

Druckparameter, Kontraktilitätsindizes ... 155
Stangl, K., A. Wirtzfeld

1	Einleitung	156
2	Physiologische Grundlagen	157
2.1	Vorhofdruck	157
2.2	Ventrikeldruck	158
2.3	Determinanten	160
2.3.1	Flußmenge	160
2.3.2	Pumonaler Gefäßwiderstand	160

2.3.3	Postkapillärer Druck	162
3	Kontraktilitätsindizes	163
3.1	Klassifizierung	163
3.2	Druckparameter	165
3.3	Systolische Zeitintervalle	166
3.3.1	Anspannungszeit	166
3.4	Austreibungszeit	167
4	Meßtechnische Grundlagen	170
4.1	Piezoresistive Druckaufnehmer	170
4.2	Piezoelektrische Druckaufnehmer	171
5	Dynamisches Verhalten	172
5.1	Totzeiten	172
5.2	Zeitkonstanten	172
6	Statisches Verhalten	176
6.1	Funktionelle Beziehungen	176
6.2	Sensitivität	176
7	Diagnostische Möglichkeiten	177
7.1	Vorhofdruck	177
7.2	Ventrikeldruck	179
8	Diskussion	181

Gemischtvenöse Sauerstoffsättigung 187
Stangl, K., A. Wirtzfeld

1.	Einleitung	188
2.	Physiologie der Sauerstoffbindung	189
2.1	Sauerstoffbindungskurve	189
2.2	Allosterische Effekte	189
2.3	Sauerstoffaffinität	191
2.3.1	Bohr-Effekt	191
2.3.2	2,3-Diphosphoglycerat	192
2.3.3	Temperatur	192
3.	Meßtechnische Grundlagen	194
3.1	Arbeitsweise	197
3.1.1	Oxytrax™	197
3.1.2	P55™	197
4.	Dynamisches Verhalten	200
4.1	Totzeit	200
4.2	Zeitkonstanten	201
5.	Statisches Verhalten	204
5.1	Funktionelle Beziehungen	204
5.2	Sensitivität	206
6.	Diskussion	208

Schlagvolumen 215
Stangl, K., A. Wirtzfeld

1.	Einleitung	216
2.	Physiologische Grundlagen	217
2.1	Vorlast	217
2.2	Kontraktilität	218
2.3	Nachlast	220
3.	Meßtechnische Grundlagen	222
3.1	Vierpolmessung	224
3.2	Zweipolmessung	224
4.	Dynamisches Verhalten	226
4.1	Totzeiten	226
4.2	Zeitkonstanten	226
5.	Statisches Verhalten	228
5.1	Funktionelle Beziehungen	228
5.2	Sensitivität	230
6.	Diskussion	231

Zentralvenöse Bluttemperatur 237
Koch, Th., H. Heuer

1.	Einleitung	238
2.	Physiologische Grundlagen	239
3.	Meßtechnische Grundlagen	241
3.1.	Meßwerterfassung	241
3.2.	Meßwertverarbeitung	241
3.2.1	Thermos^{TM}	241
3.2.2	Kelvin^{TM}	242
3.2.3	Nova MR^{TM}	242
4.	Dynamik	243
4.1	Totzeiten	243
4.2	Zeitkonstanten	245
5.	Statisches Verhalten	246
5.1	Funktionelle Beziehungen	246
5.2	Sensitivität	247
6.	Störanfälligkeit	248
7.	Diskussion	249

Der QT-Schrittmacher 255
Frenking, B., H. Heuer

1.	Physiologische Grundlagen	256
2.	Geschichte der QT-Schrittmacher	257

3.	Meßwerterfassung	258
4.	Meßwertverarbeitung	259
5.	Dynamisches Verhalten	263
5.1.	Zeitkonstanten	263
6.	Statisches Verhalten	264
6.1.	Sensitivität	264
7.	Störeinflüsse	265
7.1.	Systemimmanente Störungen	265
7.2.	Störeinflüsse von außen	266
8.	Diskussion	268
	Literatur	

Parameterklassifikation, Kombinationen 273
Stangl, K., R. Heinze

1	Einleitung	274
2	Physiologische Qualitätskriterien	275
2.1	Dynamisches Verhalten	275
2.2	Sensitivität	275
2.3	Hämodynamische Rückkoppelung	275
3	Parametervergleich	276
3.1	Dynamisches Verhalten	276
3.2	Sensitivität	277
4.	Parameterklassifikation	279
4.1	Sinusfrequenz	279
4.2	Sauerstoffsättigung	279
4.3	Temperatur	279
4.4	Aktivität	280
4.5	Schlagvolumen	280
4.6	Anspannungszeit (Pre-ejection-period)	281
4.7	Stim-T-Intervall	281
4.8	Atmungsparameter	281
4.9	Rechtsatrialer Druck	282
4.10	Rechtsventrikulärer Druck	282
4.11	DP/dt	282
5.	Parameterkombinationen	283
5.1	Kombinationen mit Standardkathetern	283
5.1.1	Atmung und Schlagvolumen	284
5.1.2	Atmung und Aktivität	285
5.1.3	Stim-T-Intervall und Schlagvolumen/Aktivität	285
5.2	Kombinationen mit speziellen Sensorkathetern	285
5.2.1	Sauerstoffsättigung und Temperatur	285
5.2.2	Temperatur und Aktivität	286
5.2.3	Sauerstoffsättigung, Druck und Schlagvolumen	286

Holter-Funktionen 291
Stangl, K.

1.	Einleitung	292
2.	Technische Grundlagen	293
3.	Speichertypen bei Einkammerschrittmachern	294
3.1	Stimulationszähler	294
3.2	Inhibitionszähler	294
3.3	Einschaltzähler	294
3.4	Vorzeitigkeitszähler	294
3.5	Kombinierte Parameter	295
3.5.1	Prozentuale Stimulation	295
3.5.2	Prozentuale Einschalthäufigkeit	295
3.6	Histogramm	296
4.	Speichertypen in Zweikammerschrittmachern	304
4.1	Diagnostische Möglichkeiten	305
5.	Zukünftige Entwicklungen	310

Zukünftige Entwicklungen 311
Stangl, K., M. Laule

1.	Einleitung	312
2.	Intelligenter Schrittmacher	314
2.1	Universaler Softwareschrittmacher	314
2.2	Automatisierung von Schrittmacherfunktionen	315
2.3	Automatische Meßbereichsanpassung	316
2.4	Speicherung diagnostischer Daten	317
3.	Hämodynamisch selbstoptimierende Systeme	319
4.	Frequenzadaptive Zweikammersysteme	320
5.	Parameterkombinationen	321
5.1	Standardsystem	321
5.2	Sensorsystem	322
6.	Antibradykarder und antitachykarder Schrittmacher	323

Stichwortverzeichnis 326

Antibradykarde Stimulation:
Prognose, Hämodynamik, Indikationen

KARL STANGL, ALEXANDER WIRTZFELD

1	Einleitung
2	Prognostische Bedeutung
2.1	Adams-Stokes-Syndrom, AV-Blockierungen
2.2	Sinusknotensyndrom
2.3	Bradyarrhythmie
3	Hämodynamik des stimulierten Herzens
3.1	Schrittmacherspezifische Determinanten
3.1.1	Frequenzadaptation
3.1.2	AV-Synchronität
3.1.3	Vorhofbeitrag
3.1.4	Frequenz vs Vorhofbeitrag
3.1.5	Retrograde atrioventrikuläre Leitung
3.1.6	AV-Intervall
4	Hämodynamik unter festfrequenter VVI-Stimulation
4.1	Totaler AV-Block
4.1.2	Akuteffekte
4.1.3	Langzeiteffekte
4.2	Sinusknotensyndrom
4.3	Bradyarrhythmie
5	Physiologische Stimulation
5.1	Grundlagen
5.2	Hämodynamik
5.2.1	Festfrequente AAI-Stimulation
5.2.2	Festfrequente sequentielle Stimulation (DVI)
5.2.3	Vorhofgetriggerte Stimulation (VAT, VDD, DDD)
5.2.3.1.	Akuteffekte
5.2.3.2.	Langzeiteffekte
6	Vorhofunabhängige, frequenzadaptive Stimulation
6.1	Grundlagen
6.2	Hämodynamik
6.2.1	Akuteffekte
6.2.2	Langzeiteffekte
7	Indikationen
7.1	Sinusknotensyndrom
7.2	Bradyarrhythmie
7.3	Hypersensitiver Carotissinus
7.4	AV-Blockierungen

1. Einleitung

Die antibradykarde, elektrische Therapie des Herzens stellt heute eine der effektivsten Behandlungsmethoden der modernen Kardiologie dar. Ihre Vorteile gegenüber einer medikamentösen Therapie werden vor allem bei höhergradigen AV-Blockierungen mit und ohne Adams-Stokes-Symptomatik deutlich. So war vor Beginn der Schrittmacherära die Manifestation einer Adams-Stokes-Symptomatik und/oder die Entwicklung eines kompletten AV-Blocks bei einer Letalität von etwa 50 % im ersten Jahr (Penton, 1956; Edhag, 1976) mit einer sehr ernsten Prognose behaftet; mit der Einführung der Schrittmachertherapie wurde sie entscheidend verbessert.

Der lebensverlängernde Effekt der permanenten Elektrostimulation kann auch bei einem gemischten Patientengut mit Erweiterung der Indikation auf Bradyarrhythmie und Sinusknotensyndrom belegt werden (Seipel,1977). Abb. 1 zeigt die kumulativen Überle-

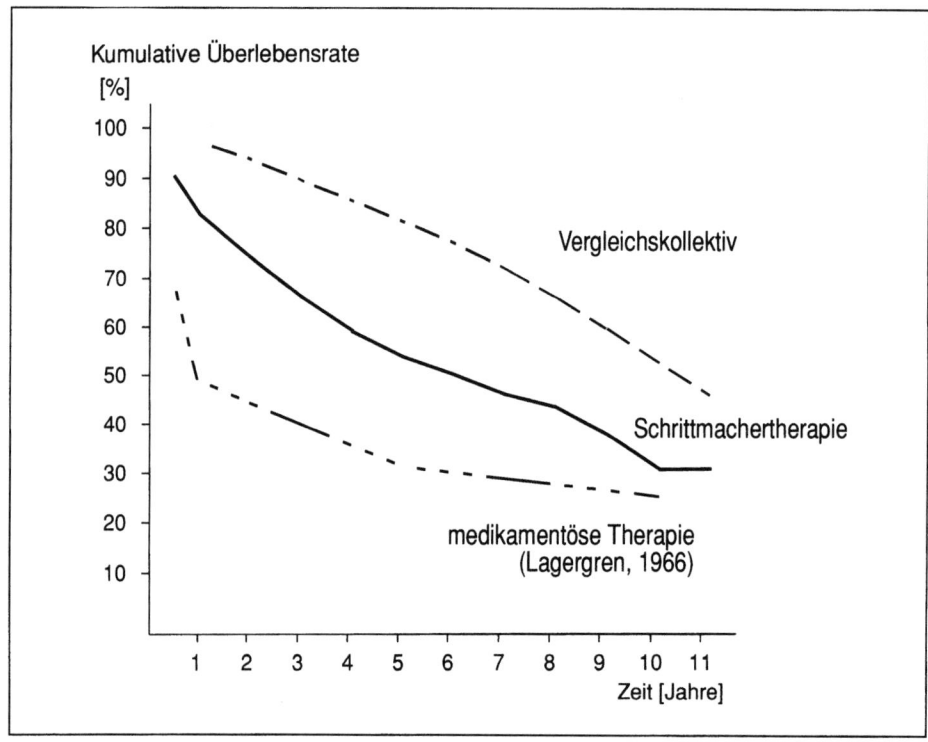

Abb. 1. Kumulative Überlebensraten von Patienten mit therapiebedürftigen bradykarden Rhythmusstörungen unter Schrittmachertherapie und unter alleiniger medikamentöser Therapie. Im Vergleich dazu ein Normalkollektiv (mod. nach Seipel, 1977).

bensraten von 941 Schrittmacherpatienten im Vergleich zu den von Lagergren (1966) untersuchten 204 Patienten mit totalem AV-Block unter alleiniger medikamentöser Therapie. Dabei steht nach einem Jahr und nach 5 Jahren die Überlegenheit der Schrittmachertherapie außer Frage; erst nach 10 Jahren kommt es zu einer Angleichung der Überlebensraten beider Kollektive. Die Effektivität der elektrischen Therapie unterstreicht auch eine kürzlich publizierte Untersuchung an einem großen Kollektiv von 2256 Patienten (Müller, 1988): Über einen Beobachtungszeitraum von 13 Jahre war die kumulative Überlebensrate gegenüber der altersentsprechenden Normalbevölkerung nur leicht vermindert.

Über die primäre Indikation der Prävention der Adams-Stokes-Symptomatik und der Verbesserung der Prognose bradykarder Rhythmusstörungen quoad vitam hinaus hat die Schrittmachertherapie im Laufe der Jahre eine deutliche Ausweitung in der Indikationsstellung erfahren. Heute werden Schrittmacher verstärkt unter hämodynamischen Aspekten mit dem Ziel einer Verbesserung der kardialen Leistungsbreite und des allgemeinen Wohlbefindens implantiert. Aus diesem Grund wurden auch andere bradykarde Rhythmusstörungen in die Schrittmachertherapie mit einbezogen. So stellen im wesentlichen heute 4 Formen von bradykarden Arrhythmien die Indikation zur Schrittmachertherapie dar:
– höhergradige AV-Blockierungen,
– das Sinusknotensyndrom,
– die absolute Bradyarrhythmie sowie
– das Syndrom des hypersensitiven Karotissinus

Abb. 2 zeigt für 1987 ihre prozentuale Verteilung in der Bundesrepublik Deutschland entsprechend den Angaben des „Zentralregisters Herzschrittmacher". Demnach hält die

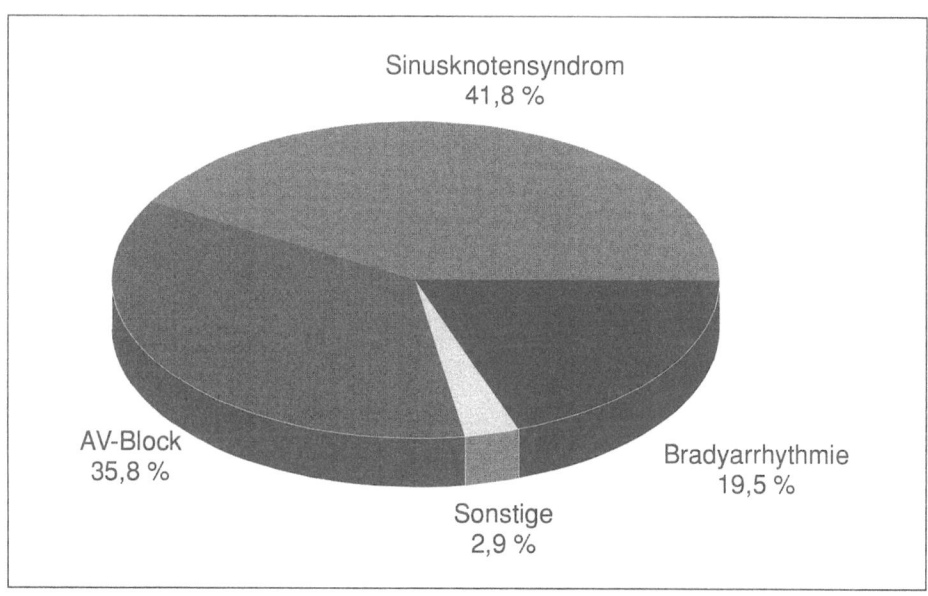

Abb. 2. Indikationen in der Bundesrepublik Deutschland 1987.

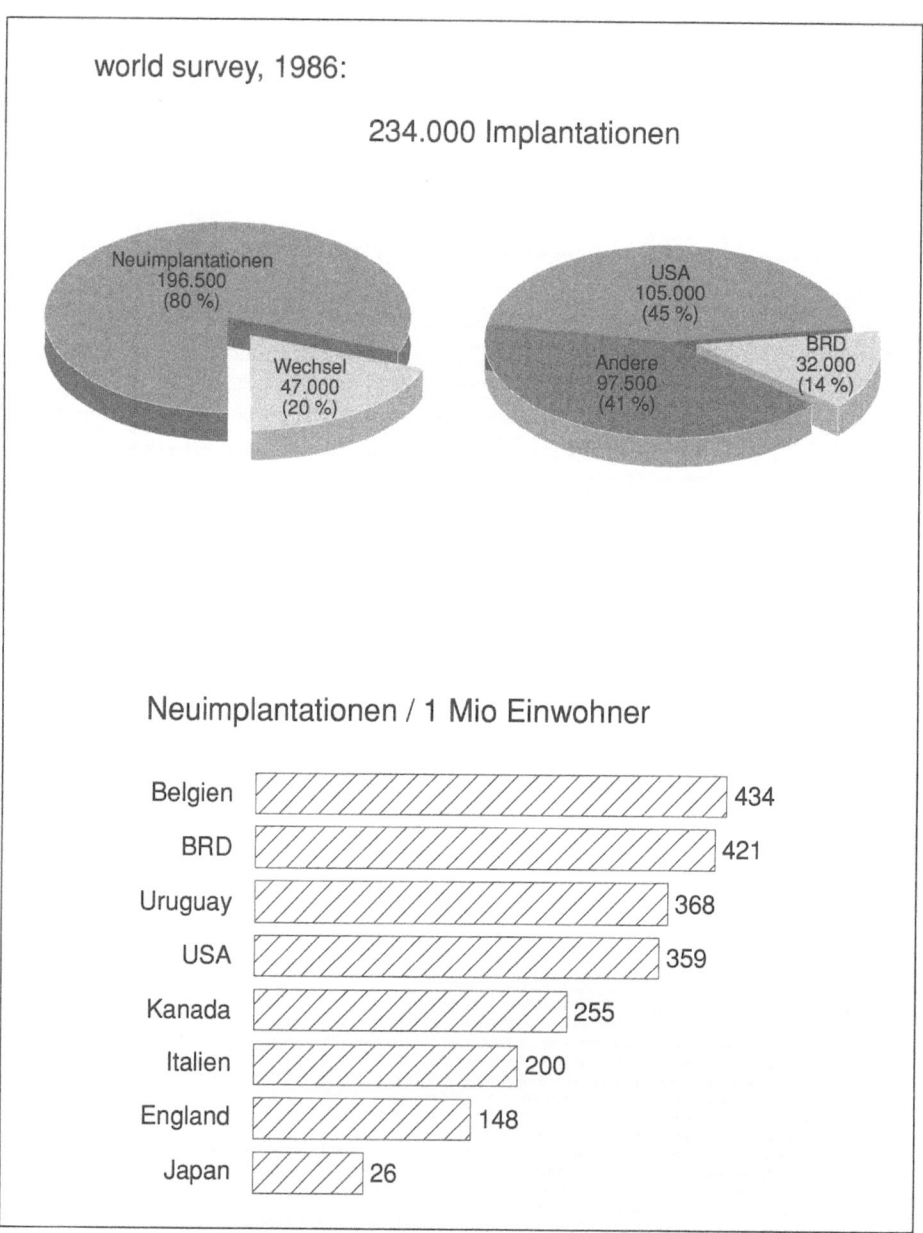

Abb. 3. Schrittmachertherapie heute. Oben: Schrittmacherimplantationen weltweit. Unten: Neuimplantationen bezogen auf 1 Mio Einwohner (nach Feruglio, 1987).

„klassische" Indikation der atrioventrikulären Leitungsstörungen 35,8 %, das Sinusknotensyndrom inklusive Bradykardie-Tachykardiesyndrom und binodale Erkrankung 41,8 %; in 19,5 % der Fälle liegt eine absolute Bradyarrhythmie als therapiebedürftige Rhythmusstörung vor.

Zur Frage der absoluten Zahl von Schrittmacherimplantationen weltweit liegt die von Feruglio (1987) veröffentlichte Übersicht vor. Danach wurden 1986 in der Bundesrepublik Deutschland etwa 32.000 Schrittmacher implantiert, 25.700 waren dabei Neuimplantationen, 5.700 Impulsgeberwechsel. Im Vergleich dazu betrug die Zahl in den Vereinigten Staaten schätzungsweise 105.000, davon 86.000 Neuimplantationen und 19.000 Impulsgeberwechsel. Entsprechend dieser Implantationszahlen kommen in der Bundesrepublik 421 Neuimplantationen auf eine Million Einwohner, während sich in den USA ein Verhältnis von 359/Mio ergibt (Abb. 3).

Abb. 4 zeigt die Verteilung der Schrittmacherbetriebsarten in beiden Ländern. In der Bundesrepublik dominieren mit 88,5 % die festfrequenten ventrikulären Einkammersysteme (VVI), auf festfrequente atriale Einkammersysteme (AAI) und frequenzadaptive Systeme (VVIR, AAIR) entfallen bisher lediglich 2,4 %. Der wesentliche Unterschied zwischen beiden Ländern besteht in der Akzeptanz und Verwendung von Zweikammersystemen: Während in der Bundesrepublik der Anteil der DDD-Systeme unter 10 % liegt, sind in den USA mit 30,7 % etwa ein Drittel der Systeme Zweikammerschrittmacher.

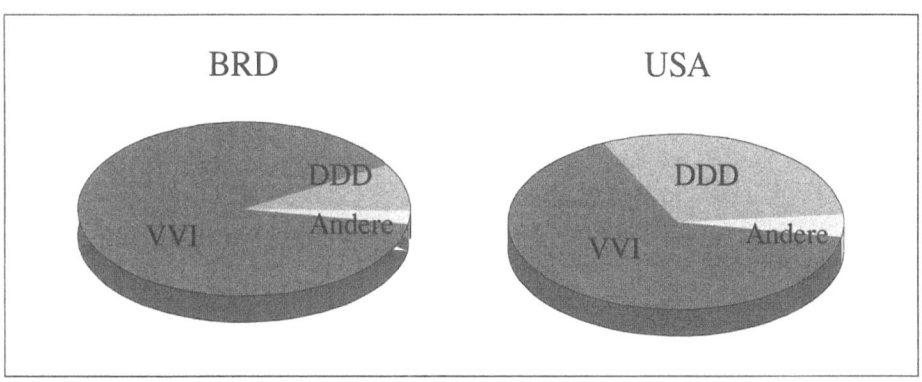

Abb. 4. Betriebsarten der Herzschrittmacher. Vergleich zwischen der Bundesrepublik Deutschland und den USA (nach Feruglio, 1987).

2. Prognostische Bedeutung der Schrittmachertherapie

2.1. Adams-Stokes-Syndrom, AV-Blockierungen

VVI-Stimulation

Bei der Behandlung höhergradiger AV-Blockierungen und/oder des Adams-Stokes-Syndrom steht als führendes Ziel die Verbesserung der so ernsten Prognose dieser Rhythmusstörungen durch die Schrittmachertherapie außer Frage. In einer frühen Studie (Rowe, 1957) zeigten Patienten unter alleiniger medikamentöser Therapie eine mittlere Lebenserwartung von 4 Jahren, wobei die Mortalität im ersten Jahr sehr hoch war und dann zunehmend abflachte. In Abb. 5 sind die kumulativen Überlebensraten von Schrittmacherpatienten mit totalem AV-Block und/oder Adams-Stokes-Anfällen im Vergleich zum Spontanverlauf von unbehandelten Kollektiven bei diesen Indikationen dargestellt. Die schlechte Prognose unbehandelter Patienten zeigten die Studien von Friedberg (1964) und Zoll (1964), in denen die Kollektive mit Adams-Stokes-Anfällen eine Mortalität von

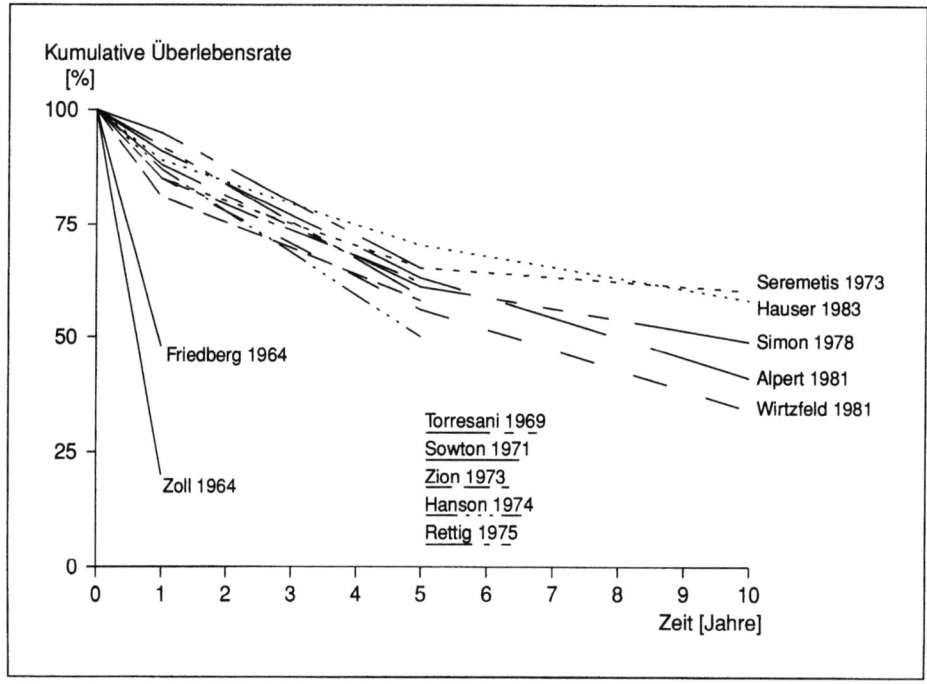

Abb. 5. Kumulative Überlebensraten bei Patienten mit höhergradigen AV-Blockierungen mit und ohne Herzschrittmacher.

55 % bzw. 70 % innerhalb des ersten Jahres aufwiesen. Ähnliche ungünstig war der Verlauf in den Studien von Lagergren (1966), Johansson (1969) und Thormann (1975) mit einer Mortalität von jeweils 50 % ein Jahr nach Erstmanifestation eines Adams-Stokes Anfalls oder der Ausbildung permanenter höhergradiger AV-Blockierungen. Entsprechend ernst ist der weitere Verlauf der Erkrankung: nur 15 % (Thormann, 1975) bis 30 % (Lagergren,1966)) überleben die 5-Jahres-Grenze. Die unter permanenter Elektrotherapie erzielten Resultate (Abb. 5) belegen eindrucksvoll, daß die 1-Jahres -Mortalität dieser Patientengruppen in verschiedenen Studien auf Werte zwischen 5 % (Sowton, 1971), 8 % (Torresani, 1969), 9 % (Alpert, 1982), 10 % (Amikam, 1976), 13 % (Hanson, 1974), 15 % (Seremetris, 1973; Rettich, 1975; Thormann, 1975; Wirtzfeld, 1981b) und 19 % (Zion, 1973; Simon, 1978) gesenkt werden kann. Die kumulativen Überlebensraten nach 5 Jahren zeigen mit 50 % (Hanson, 1974; Thormann, 1975), 53 % (Wirtzfeld, 1981b), 58 % (Zion, 1973), 59 % (Torresani, 1969), 61 % (Simon, 1978), 62 % (Rettig, 1975; Hauser, 1983; Rosado, 1987), 63 % (Alpert, 1982) und 65 % (Sowton, 1971; Seremetis, 1973) eine deutliche Schwankungsbreite zwischen den einzelnen Kollektiven, liegen dabei aber insgesamt weit über denen unter alleiniger medikamentöser Therapie.

Die prognostische Bedeutung der Schrittmachertherapie wird auch in der Studie von Goldman (1985) an einem jungem Kollektiv mit kongenitalen Vitien, die postoperativ in 86 % einen AV-Block entwickelten, eindrucksvoll belegt: Von den 132 Kindern und jungen Erwachsenen überlebten 75 % 5 Jahre, nach 10 Jahren lebten immerhin noch 66 %.

Physiologische Stimulation

Während die dargestellten Ergebnisse die prognostische Bedeutung der VVI-Stimulation beim AV-Block repräsentieren, beschreibt eine Studie (Alpert,1986) eine noch günstigere Prognose unter physiologischen Stimulationsformen (DVI, DDD). Der Unterschied wurde bei Patienten eingeschränkter Myokardfunktion deutlich: Bei hinsichtlich ihrer kardialen Ausgangssituation vergleichbaren Kollektiven lag die 5-Jahres-Überlebensrate unter physiologischer Stimulation mit 73 % deutlich über der unter VVI-Stimulation (47 %).

Trotz aller methodischer Einwände gegen retrospektiven Studien ist diese Untersuchung als wichtiger Hinweis zu werten, daß aus physiologischen Stimulationsformen – neben einer verbesserten Hämodynamik (s.u.) – möglicherweise auch eine verbesserte Prognose beim AV-Block resultiert.

2.2 Sinusknotensyndrom

Der von Lown (1965) und Ferrer (1968) geprägte Begriff des „sick sinus syndrome" faßt Störungen der sinualen Automatiefunktion, der sinuatrialen Leitung sowie die damit häufig assoziierte erhöhte Inzidenz atrialer Tachykardien und deren mögliche Kombinationen zusammen. Im deutschen Sprachraum hat sich für diese Erkrankung der Ausdruck „Sinusknotensyndrom" (Wirtzfeld, 1973; Blömer, 1977; Steinbeck, 1977; Lüderitz, 1979) durchgesetzt.

Effekte der VVI-Stimulation

Während die Schrittmachertherapie bei AV-Blockierungen eine drastische Verminderung der Mortalität gebracht hat, sind die Befunde beim Sinusknotensyndrom unter ventrikulärer Einkammerstimulation (VVI) uneinheitlich, ein lebensverlängernder Effekt ist nicht eindeutig zu belegen.

Die Schwierigkeit in der Beurteilung der prognostischen Bedeutung resultiert zum einen aus der unklaren Definition des Sinusknotensyndroms, das ein breites Spektrum klinischer Manifestationsformen und ihre unterschiedlichen Grunderkrankungen subsumiert. Die Inhomogenität der Patientenkollektive in Bezug auf ihre begleitenden Grunderkrankungen erklärt die in verschiedenen Studien mitgeteilte, deutlich unterschiedliche Mortalität. So war sie in der frühen Studie von Krihnaswami (1975) mit noch geringer Fallzahl und relativ kurzem Beobachtungszeitraum doppelt so hoch wie bei Patienten mit AV-Block und intakter Sinusfunktion. Dagegen fanden Simon (1978) und Hauser (1983) bei größeren Kollektiven im Vergleich zu Patienten mit AV-Block gleich hohe Mortalitätsraten, während in den Studien von Rokseth (1974), Rasmussen (1981), Wirtzfeld (1981b) und Alt (1985) Patienten mit Sinusknotensyndrom eine bessere Prognose aufwiesen.

Betrachtet man die Prognose von Patienten unter Schrittmachertherapie im Vergleich zur altersentsprechenden Normalbevölkerung, so zeigen drei Studien (Gann, 1979; Shaw, 1980; Alt, 1985) keine erhöhte Mortalität. Die uneinheitlichen Befunde gründen sich im wesentlichen auf die unterschiedliche Prävalenz schwerer kardialer Funktionsstö-

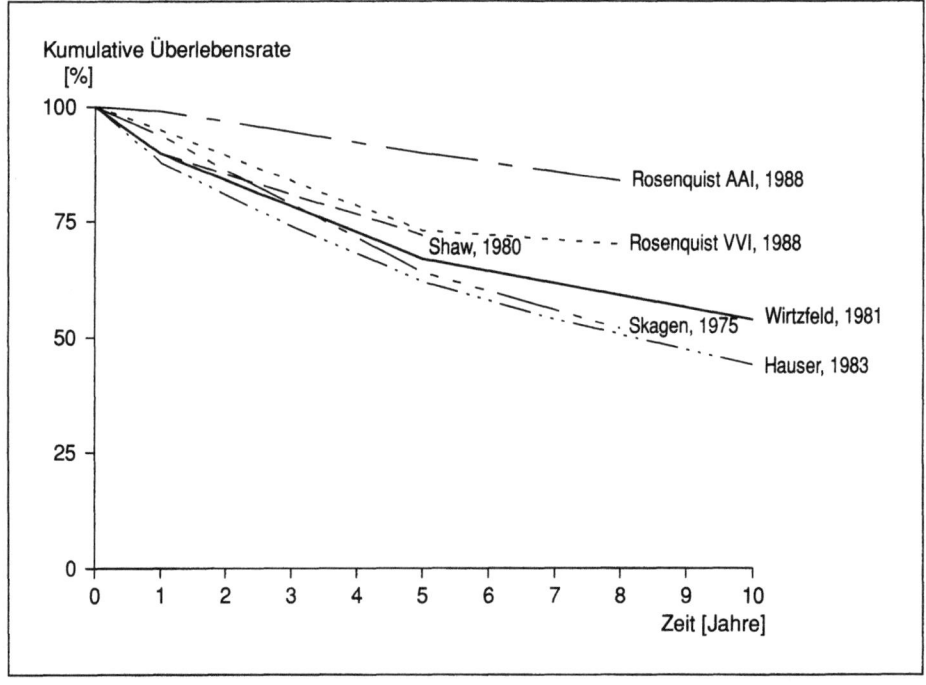

Abb. 6. Kumulative Überlebensraten von Schrittmacherpatienten mit Sinusknotensyndrom.

rungen zum Zeitpunkt der Schrittmacherimplantation. Die Tatsache, daß bei Kollektiven mit Sinusknotensyndrom bis zu 73 % (Wohl, 1976) und 76 % (Laczkovics, 1979) der Patienten unabhängig von ihrer rhythmogenen Problematik an der zum Zeitpunkt der Implantation präexistenten, durch Schrittmachertherapie nicht oder kaum zu beeinflußenden Grunderkrankung versterben, streicht diese als determinierenden prognostischen Faktor hervor.

Aussagen über die Langzeitprognose beim Sinusknotensyndrom erlauben die systematisch über 4, 8 Jahre und 10 Jahre untersuchten kumulativen Überlebensraten von Patienten in den Studien von Skagen (1975), Shaw (1980), Simon (1978), Wirtzfeld (1981b), Hauser (1983) und Rosenquist (1988a) (Abb. 6). Im Vergleich zu den Kollektiven mit AV-Blockierungen (Abb. 5) ist demnach der Verlauf beim Sinusknotensyndrom gleich oder günstiger, wenngleich ein lebensverlängernder Effekt der elektrischen Therapie bis heute nicht belegt werden kann. Die Schwierigkeit der Bewertung besteht in der Verifizierung möglicher Effekte, d.h. in der Differenzierung zwischen Therapieeffekt und Spontanverlauf der Erkrankung.

Wie oben erwähnt, zeigen zwei retrospektive Studien (Skagen, 1975; Alt, 1985) mit dieser Fragestellung eine gleiche oder lediglich leicht verminderte Überlebensrate von Schrittmacherpatienten mit Sinusknotensyndrom im Vergleich zur altersentsprechenden Normalbevölkerung. Alt (1985) fand bei 487 Patienten über einen Beobachtungszeitraum von 10 Jahren keine erhöhte Mortalität, in der Studie von Skagen (1975) mit 50 Patienten war die Mortalität nach 5 Jahren gegenüber dem Vergleichskollektiv mit 5 % nur leicht erhöht.

Zwei prospektive Studien (Gann, 1979; Shaw, 1980) untersuchten die mögliche eigenständige prognostische Bedeutung der VVI-Stimulation beim Sinusknotensyndrom. Sie verglichen behandelte und unbehandelte Kollektive untereinander und mit der altersentsprechenden Normalbevölkerung. In der Studie von Gann (1979) fanden sich bei den untersuchten 103 Patienten, zur Hälfte mit Schrittmacher, zur Hälfte unbehandelt, gleiche Überlebensraten wie bei der Normalbevölkerung. Überraschenderweise bestand darüberhinaus kein signifikanter Unterschied zwischen den beiden Kollektiven. Ähnliche Ergebnisse zeigte die Studie von Shaw (1980), die 381 Patienten über einem Beobachtungszeitraum von 10 Jahren einschloß. Weder war bei diesem relativ großen Gesamtkollektiv die Mortalität gegenüber der Normalbevölkerung erhöht noch ergaben sich prognostische Unterschiede zwischen den Gruppen mit und ohne Schrittmacher. Es gelang in beiden prospektiven Studien somit nicht, einen lebensverlängernden Effekt der VVI-Stimulation im Vergleich zum Spontanverlauf der Erkrankung zu belegen.

Effekte physiologischer Stimulationsformen

Da unter hämodynamischen Gesichtspunkten vorhofbeteiligende Stimulationsformen wie die AAI-, DVI- und DDD-Stimulation der VVI-Stimulation beim Sinusknotensyndrom überlegen sind (s.u.), ist zu untersuchen, ob auch Unterschiede in der prognostischen Bedeutung zwischen diesen physiologischen Stimulationsformen und der VVI-Stimulation bestehen.

In den letzten Jahren prüften 4 retrospektive Studien (Tabelle 1) diese Fragestellung. Sie konnten dabei Unterschiede in der Mortalität zwischen der VVI- Stimulation und der

Tabelle 1. Mortalität und Embolieinzidenz unter AAI-Stimulation und VVI-Stimulation beim Sinusknotensyndrom.

Autor	Jahr	Modus	n	follow-up	Mortalität (kardiovaskuläre)	Vorhofflimmern	Embolie
Santini	1985	VVI	152	37	10,7%	34,2%	2%
		AAI	127	40	3,2%	3,9%	0%
Rosado	1987	VVI	53	48	34%	k.A.	k.A.
		AAI	43	48	3%	k.A.	k.A.
Rosenquist	1988	VVI	79	47	18,9%	47%	k.A.
		AAI	89	44	6%	6,7%	k.A.
Sasaki	1988	VVI	25	35	16%	36,3%	20%
		AAI	24	20	0%	0%	k.A.

AAI-Stimulation aufzeigen. Wie aus Tabelle 1 ersichtlich, lagen die Kollektive mit VVI-Systemen in den Untersuchungen von Santini (1985), Rosado (1987) und Rosenquist (1988a) bei vergleichbaren Beobachtungszeiträumen mit einer kardiovaskulären Mortalität zwischen 10,7 % und 34 % jeweils signifikant über den jeweiligen Vergleichskollektiven mit AAI-Schrittmachern (3,2 % bis 6 %). In der Studie von Sasaki (1988) ist die Vergleichbarkeit durch den kürzeren Beobachtungszeitraum unter AAI-Stimulation eingeschränkt. In den detaillierten Studien, die eine Aufschlüsselung der Todesursachen erlauben (Santini, 1985; Rosenquist, 1988a; Sasaki, 1988), gründet sich die geringere Mortalität unter AAI-Stimulation vorwiegend auf den Wegfall der unter VVI-Stimulation beobachteten systemischen Embolien und ihrer letalen Komplikationen. Eine deutliche erhöhte Inzidenz von systemischen Embolien (13,5 % vs 0 %) im Vergleich zwischen VVI- und AAI-Stimulation wurde auch von Curzi (1985) mitgeteilt.

Als wesentliche Ursache für die erhöhten Emborieraten unter VVI-Stimulation kann die höhere Inzidenz atrialer Tachyarrhythmien, insbesondere der Wechsel zwischen Sinusryhythmus und Vorhofflimmern, angesetzt werden. Entsprechend werden Embolien vorwiegend bei Patientenkollektiven mit Bradykardie-Tachykardiesyndrom gefunden (Rubenstein, 1972; Conde, 1973; Aroesty, 1974; Radford, 1974; Härtel, 1975; Krishnaswami, 1975; Fairfax, 1976; Breivik, 1979; Sasaki, 1988). Umgekehrt wird zur Erklärung der geringeren Inzidenz von Vorhofflimmern unter vorhofbeteiligenden Stimulationsformen – vorwiegend AAI-Stimulation – seit langem ein eigenständiger antiarrhythmischer Effekt dieser physiologischer Stimulationsformen postuliert (Zipes, 1968; Kastor, 1969; Mandel, 1972; Fields, 1973; Furman, 1973, Rost, 1973; Wirtzfeld, 1973; Joseph, 1979; Sutton, 1980, 1986; Boccadamo, 1982; Attuel, 1988; Kato, 1988; Ryden, 1988; Rosenquist, 1988a) (Tabelle 2). Das Rationale der Stimulation des Vorhofs ist, daß bradykarde Phasen verhindert werden und eine aus der Bradykardie resultierende erhöhte atriale wie auch ventrikuläre (Crick, 1984) Ektopieneigung supprimiert wird ("overdrive suppression"). Der wesentliche Unterschied zur VVI-Stimulation liegt darin, daß bei atrialer Stimulation die unter VVI-Stimulation häufig zu beobachtende retrograde Vorhofaktivierung mit Propfungswellen und konsekutiver Drucksteigerung in den Vorhöfen nicht vorkommt. In Analogie zu der bei chronischer Druckbelastung der Vorhöfe – z.B. bei

Tabelle 2. Inzidenz von Vorhofflimmern unter AAI-Stimulation und VVI-Stimulation beim Sinusknotensyndrom (k.A. = keine Angaben).

Autor	Jahr	n	Modus	follow-up	Inzidenz Vorhofflimmern
Kastor	1969	5	AAI	6–17	20 %
Stone	1982	69	AAI	24	5,8 %
Santini	1985	127	AAI	40	4 %
Walsh	1985	25	AAI	67	28 %
Bellinder	1986	52	AAI	48	10 %
Markewitz	1986	67	AAI	51	11,2 %
Lemke	1987	81	AAI	43	3 %
Maring	1987	40	AAI	53	2,5 %
Stangl	1987	110	AAI	54	6,7 %
Witte	1987	261	AAI	61	5,4 %
Rosenquist	1988	81	AAI	44	6,7 %
Sasaki	1988	24	AAI	20	0 %
Conde	1973	27	VVI	k.A.	0 %
Krishnaswami	1975	33	VVI	18	38 %
Vera	1977	56	VVI	39	11 %
Breivik	1979	112	VVI	34	16 %
Stone	1982	67	VVI	37	7,5 %
Santani	1985	152	VVI	37	34,2 %
Markewitz	1986	87	VVI	32	54,8 %
Rosenquist	1988	79	VVI	47	47 %
Sasaki	1988	25	VVI	35	36 %

Mitralvitien — geläufigen erhöhten Inzidenz von Vorhofflimmern kann die akute wie auch chronische Drucksteigerung als Folge retrograder Vorhofaktivierung unter VVI-Stimulation als Hauptfaktor der erhöhten atrialen Flimmerneigung angesetzt werden. Die deutlichen Unterschiede zwischen Kollektiven mit AAI-und VVI-Schrittmachern in Tabelle 2 scheinen die antiarrhythmische Wirkung der AAI-Stimulation entsprechend zu belegen. Bei Beobachtungszeiträumen zwischen 20 und 67 Monaten ist die Inzidenz von chronischem Vorhofflimmern unter AAI-Stimulation mit Werten zwischen 0 % und 28 % im Vergleich zur VVI-Stimulation mit 7,5 % bis 54,8 % (Beobachtungszeiträume: 18 bis 47 Monate) deutlich niedriger.

Obwohl die physiologische (AAI-) Stimulation in der Verbesserung der Prognose und der Suppression atrialer Tachyarrhythmien der VVI-Stimulation beim Sinusknoten eindeutig überlegen scheint, dürfen bei diesen Vergleichen grundsätzliche methodische Einwände nicht außer Acht gelassen werden: Weder sind die Vergleichsstudien (Santini, 1985; Rosenquist, 1988a; Rosado, 1987; Sasaki, 1988) zwischen AAI- und VVI-Stimulation prospektiv, noch erfolgte — aus diesem Grund — eine Randomisierung der Patienten. Ferner sollte bedacht werden, daß — wenngleich die Kollektive hinsichtlich ihrer Grunderkrankungen wohl vergleichbar erscheinen — die Entscheidung für ein AAI-System in vielen Fällen eine positive Selektion impliziert.

Trotz dieser methodischen Einschränkungen geben die aufgezeigten Ergebnisse wichtige Hinweise auf die prognostische Bedeutung und antiarrhythmische Wirkung physiologischer Stimulationsformen beim Sinusknotensyndrom. Eine methodisch einwandfreie Abklärung der beiden Fragestellungen wird wohl nicht mehr erfolgen, da bei den bekannten, hämodynamisch adversen Effekten der VVI-Stimulation beim Sinusknotensyndrom (s.u.) prospektive Studien mit Randomisierung der Patienten aus ethischen Gründen heute kaum vertretbar bzw. durchführbar sein dürften.

Die aufgezeigten Ergebnisse den Schluß nahe, daß beim Sinusknotensyndrom der VVI-Stimulation keine prognostische Bedeutung zukommt. Wie oben gezeigt, besteht zum einen bei asymptomatischen Patienten mit und ohne Schrittmacher ein an sich benigner Spontanverlauf der Rhythmusstörungen, zum anderen verstirbt die überwiegende Anzahl der Patienten an ihrer kardialen Grunderkrankung, die die elektrische Therapie nicht oder nur ungenügend zu beeinflussen vermag. Die VVI-Stimulation des Sinusknotensyndroms stellt sich daher als eine vorwiegend symptomatische Maßnahme dar. Dagegen legen neue Untersuchungen den Schluß nahe, daß Patienten mit Sinusknotensyndrom unter physiologischer AAI-Stimulation eine geringere Mortalität als unter VVI-Stimulation aufweisen. Die Frage nach der prognostischen Bedeutung physiologischer Stimulationsformen, also geringere Mortalität als bei Spontanverlauf, kann derzeit nicht abschließend beantwortet bleiben.

2.3 Bradyarrhythmie

Über die prognostische Bedeutung der Schrittmachertherapie bei Patienten mit Vorhofflimmern und langsamer Kammerfrequenz (Bradyarrhythmie) ist wenig bekannt. Insbesondere existieren keine vergleichenden Studien, die potentielle Unterschiede zwischen unbehandelten und behandelten Gruppen aufzeigen könnten. Mehr noch als bei AV-Blockierungen und dem Sinusknotensyndrom ist bei der Bradyarrhythmie die meist assoziierte, ernste myokardiale Grunderkrankung als der prognostisch dominante Faktor anzusetzen. Obwohl ein lebensverlängernder Effekt der elektrischen Stimulation somit nicht belegt werden kann, ermöglicht die Schrittmachertherapie als symptomatischen Maßnahme hämodynamische Verbesserungen. Zum einen wird durch sie eine Frequenzsteigerung, der gerade bei eingeschränkter oder fehlender Schlagvolumenregulation eine besondere Bedeutung zukommt, möglich. Ferner erlaubt sie die Applikation von positiv inotropen Substanzen oder antispastisch wirksamen Medikamenten wie bestimmten Kalziumantagonisten, deren negativ dromotropes Wirkprofil einer Applikation bisher entgegenstand.

In Abb. 7 sind die kumulativen Überlebensraten mehrerer Studien über Beobachtungszeiträume von 4 bis 10 Jahren dargestellt. Während die Patientengruppen in den Studien von Rettig (1975) und Wirtzfeld (1981b) ähnliche Überlebensraten zeigen, weist das Kollektiv von Dolder (1975), das als ausschließliche Indikation die bradykarde Herzinsuffizienz hatte, mit Absterberaten von 30 % nach einem Jahr und 83 % nach 5 Jahren eine deutlich höhere Mortalität auf und unterstreicht damit die überragende prognostische Bedeutung rein myokardialer Faktoren bei der bradykarden Arrhythmie. In der Studie von Alt (1985) wird die Prognose von Patienten mit Bradyarrhytmie mit der Normalbevölkerung verglichen. Dabei zeigt sich mit einer Überlebensrate von 50,8 % vs 67,3 % nach 5 Jahren und 24,7 % vs 47,8 % eine deutlich schlechtere Prognose dieses Patientenkollektivs. Eine ähnliche Überlebensrate (51%) nach 5 Jahren weisen die Patienten mit Bradyarrhythmie und begleitender Myokardinsuffizienz in der Studie von Levander-Lindgren (1988) auf.

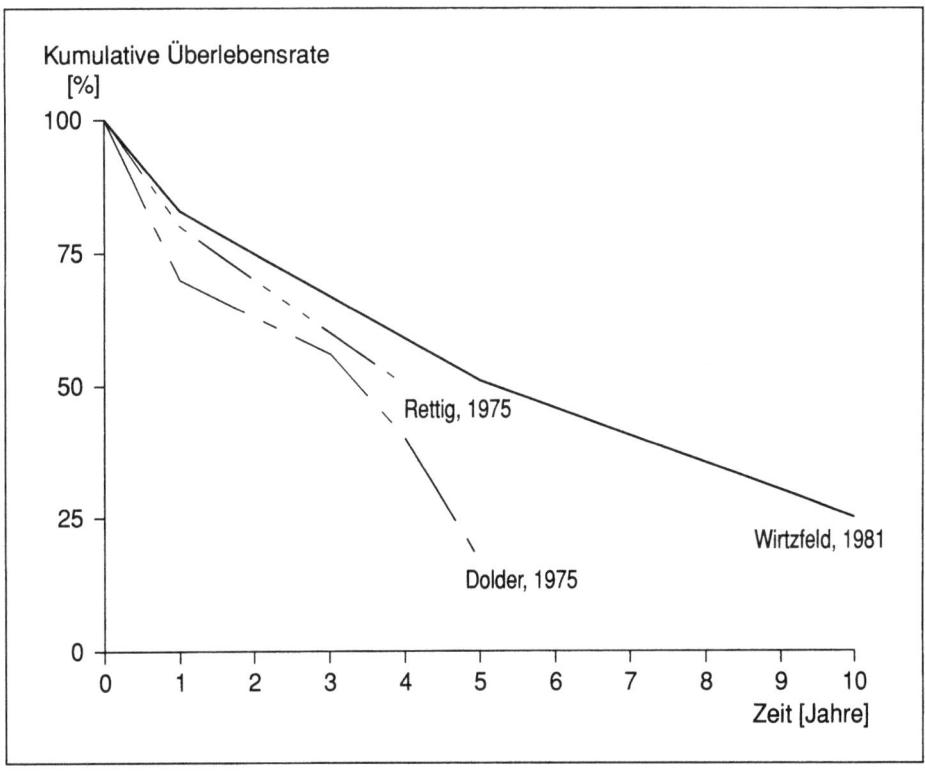

Abb. 7. Kumulative Überlebensraten bei Schrittmacherpatienten mit Bradyarrhythmie.

3. Hämodynamik des stimulierten Herzens

3.1 Schrittmacherspezifische Determinanten

Neben den allgemeinen Determinanten der Herzfunktion wie Kontraktilität des Myokards, Vorlast und peripherer Widerstand gehen in die Hämodynamik des Schrittmacherpatienten zusätzliche spezifische Faktoren ein, die aus der Art seiner Leitungsstörung und/oder der dabei angewandten Stimulationsform resultieren.

Die physiologische Situation ist dadurch gekennzeichnet, daß eine belastungsadäquate sinuale Frequenzsteuerung besteht und ein intaktes Reizleitungssystem die orthograde Erregungsleitung und – ausbreitung und somit die physiologische Sequenz zwischen atrialer und ventrikulärer Kontraktion gewährleistet. Der Grad der pathologisch veränderten Hämodynamik unter Schrittmacherstimulation drückt sich im Ausfall eines oder beider Faktoren aus. Dabei zeichnet für die mehr oder weniger pathologischen Adaptationsmechanismen des stimulierten Herzens nicht allein die zugrunde liegende bradykarde Rhythmusstörung verantwortlich, vielmehr stellt die Wahl des spezifischen Schrittmachersystems einen wesentlichen Faktor dar. Wenn man bedenkt, daß – wie in Abb. 4 gezeigt – etwa 90 % der Patienten in der Bundesrepublik noch mit festfrequenten VVI-Systemen versorgt werden, so wird ersichtlich, daß hämodynamische Gesichtspunkte bisher vielfach noch nicht die ihrer Relevanz entsprechende Beachtung finden. Mit Ausnahme der Patienten, die als Indikation die bloße Prävention von Synkopen haben, verfügt heute die überwiegende Mehrzahl dieser Patienten somit weder über eine notwendige

Tabelle 3. Naspe/BPEG Generic Pacemaker Code (mod. nach Bernstein, 1987)

Position	I	II	III	IV	V
Category	Chamber(s) paced	Chamber(s) sensed	Response to sensing	Programmability, rate modulation	Antitachyarrhythmia function(s)
	0 = None	0 = None	0 = None	0 = None	0 = None
	A = Atrium	A = Atrium	T = Triggered	P = Simple programmable	P = Pacing (antitachyarrhythmia)
	V = Ventricle	V = Ventricle	I = Inhibited	M = Multi-programmable	S = Shock
	D = Dual (A+V)	D = Dual (A+V)	D = Dual (T+I)	C = Communicating	D = Dual (P+S)
				R = Rate modulation	
Manufacturers' designation only	S = single (A or V)	S = single (A or V)			

The Naspe/BPEG Generic (NBG) Pacemaker Code

Frequenzadaptation noch über eine Synchronität von Vorhöfen und Kammern. Darüberhinaus kann – beim Sinusknotensyndrom fast regelhaft – die ventrikuläre Einkammerstimulation bei retrograder ventrikuloatrialer Erregungsleitung für diese Stimulationsform spezifische, hämodynamisch adverse Effekte bedingen, die unter den Begriff des Schrittmachersyndroms zusammengefaßt werden (s.u.).

Die aufgezeigte Problematik und Limitation der VVI-Stimulation haben bereits seit Ende der 50er Jahre zur Entwicklung von sogenannten „physiologischen" Systemen geführt. Der Begriff „physiologisch" bezeichnet dabei Systeme, die die AV-Synchronität wiederherstellen. Als physiologisch sind somit die vorhofbeteiligenden Stimulationsarten AAI, DVI, VAT, VDD, DDD, AAIR, DDDR und DDIR anzusehen (Tabelle 4); die Codierung ist in Tabelle 3 spezifiziert. Während die AAI- und DVI-Stimulation nur die AV-Synchronität gewährleisten, besteht beim VAT-, VDD-und DDD- Modus zusätzlich eine vorhofgetriggerte Frequenzmodulation. Ähnlich einzustufen sind Systeme im AAI- oder DDD/I-Modus, deren Frequenzanpassung vorhofunabhängig (AAIR; DDD/IR) über physiologische Parameter erfolgt, während bei der frequenzadaptiven VVI-Stimulation (VVIR) eine Frequenzadaptation, jedoch keine AV-Synchronität besteht. Für die vorhofunabhängigen, frequenzadaptiven Schrittmachersysteme besteht terminologisch zur Zeit noch eine gewisse Unsicherheit; zunehmend häufiger wird allerdings auf sie der Begriff „biologische" Systeme (Lüderitz,1987) angewandt.

Spezifische, aus Leitungsstörung und Stimulationsart resultierende Determinanten der Hämodynamik des stimulierten Herzens sind
– die Frequenzadaptation,
– die AV-Synchronität,
– die retrograde ventrikuloatriale Leitung und
– das AV-Intervall bei Zweikammersystemen.

3.1.1 Frequenzadaptation

Unter physiologischen Bedingungen ist die belastungsabhängige Variation der Herzfrequenz der Hauptmechanismus der Adaptation des Herzzeitvolumens. Dies setzt sich aus den Teilgrößen Frequenz und Schlagvolumen zusammen, wobei unter Belastung das

Tabelle 4. AV-Synchronität und Frequenzadaptation unter den einzelnen Betriebsarten.

Betriebsart	AV-Synchronität	Frequenzadaptation
VVI	–	–
AAI	+	–
DVI	+	–
DDI	+	–
VAT, VDD, DDD	+	+
VVIR	–	+
AAIR	+	+
DDD(I)R	+	+

Schlagvolumen um etwa 50 %, die Herzfrequenz jedoch um 300 % gesteigert werden kann. Die belastungsinduzierte Steigerung des Herzzeitvolumens um das 4- bis 5fache des Ruhewertes ist somit überwiegend von der Teilgröße Herzfrequenz getragen. Bei mangelnder oder fehlender Frequenzadaptation, wie beim totalem AV-Block, erfolgt die Modulation des Herzzeitvolumens ausschließlich über das Schlagvolumen. Es liegt auf der Hand, daß dieser Kompensationsmechanismus ein intaktes Ventrikelmyokard mit der Möglichkeit einer weiteren Schlagvolumenvariation voraussetzt. Ist diese gestört bzw. kann das Schlagvolumen die ausbleibende Frequenzsteigerung nicht kompensieren, so muß die kardiale Leistung eingeschränkt bleiben. Bei schlechter Ventrikelfunktion mit mehr oder weniger fixiertem Schlagvolumen stellt die Frequenzvariation unter Belastungsbedingungen die einzige Möglichkeit der Herzzeitvolumensteigerung dar. Die Beziehung zwischen Herzzeitzeitvolumen und der Frequenz hängt somit entscheidend von der Teilgröße Schlagvolumen ab. Umgekehrt läßt sich die Frage nach der Auswirkung einer Steigerung der Herzfrequenz auf das Herzzeitvolumen nicht allgemein beantworten, sondern bedarf einer detaillierten Analyse. Entscheidend ist zunächst der Zustand des Myokards bzw. die individuelle Möglichkeit einer Schlagvolumenerhöhung. Wird das gesunde Myokard, das über eine Möglichkeit der Schlagvolumenänderung verfügt, in Ruhe mit steigenden Frequenzen stimuliert, so bleibt das Herzzeitvolumen über einen weiten Frequenzbereich konstant und fällt erst nach Überschreiten einer kritischen Grenze, bei der die diastolische Füllungsdauer limitierend wird, wieder ab. Herzfrequenz und Herzzeitvolumen sind unter diesen hämodynamischen Bedingungen in diesem Bereich annähernd unabhängige Größen. Am Menschen wurden diese Beziehungen eingehend von Sowton (1964) untersucht (Abb. 8). Bei Patienten mit AV-Block und normaler Ventrikelfunktion kommt es durch Anheben der Stimulationsfrequenz über die langsamen Eigenrhythmen bis zu einer Frequenz von 60 Schlägen/min zu einer Herzzeitvolumensteigerung. Über dieser Frequenz spiegelt sich in der Frequenz/HZV- Kurve vom flachen Typ (Abb. 8a) die beschriebene Unabhängigkeit der beiden Größen wider.

Bevegard (1967) fand in einer ähnlichen Versuchsanordnung ebenfalls keinen signikanten Unterschied zwischen den Herzminutenvolumina bei 70 Schlägen/min und selbst hohen Frequenzen zwischen 150 und 160 Schlägen/min. Baller (1981) zeigte an Hunden, daß am intakten Myokard das Herzzeitvolumen über einen weiten Frequenzbereich von 50 Schlägen/min bis 220 Schlägen/min konstant blieb. Ähnliche tierexperimentelle (Wessale, 1988) und humanexperimentelle Befunde (Chan, 1983; Contini, 1983; Fujiyama, 1983; O'Connor, 1988) wurden in der Folgezeit mitgeteilt.

Die Arbeiten zeigen die effektive Regulation des Herzzeitvolumens durch die beiden Teilgrößen: Die Abnahme des Schlagvolumens verhindert bei steigender Frequenz einen Anstieg der Zirkulation über den metabolischen Bedarf unter Ruhebedingungen hinaus.

Anders ist die Situation am Myokard mit eingeschränkter Ventrikelfunktion. Hier zeigt sich bei unzureichender oder gar völlig fehlender Schlagvolumenregulation eine Proportionalität zwischen Frequenz und Herzzeitvolumen; die Frequenz wird dabei in einem individuell unterschiedlichen Bereich zur alleinigen Determinante. Abb. 8b zeigt diese Abhängigkeit in Form der spitzen Frequenz/HZV-Kurve, die in der Untersuchung von Sowton (1964) überwiegend bei Patienten mit Herzinsuffizienz zu beobachten war. Frequenz und Herzeitvolumen sind bis zu einem individuellen Maximalwert proportional, dieser optimale Frequenzbereich kann dabei sehr eng sein. Eine weitere Frequenzsteigerung führt schnell zu einer hämodynamischen Verschlechterung. Als Ursachen

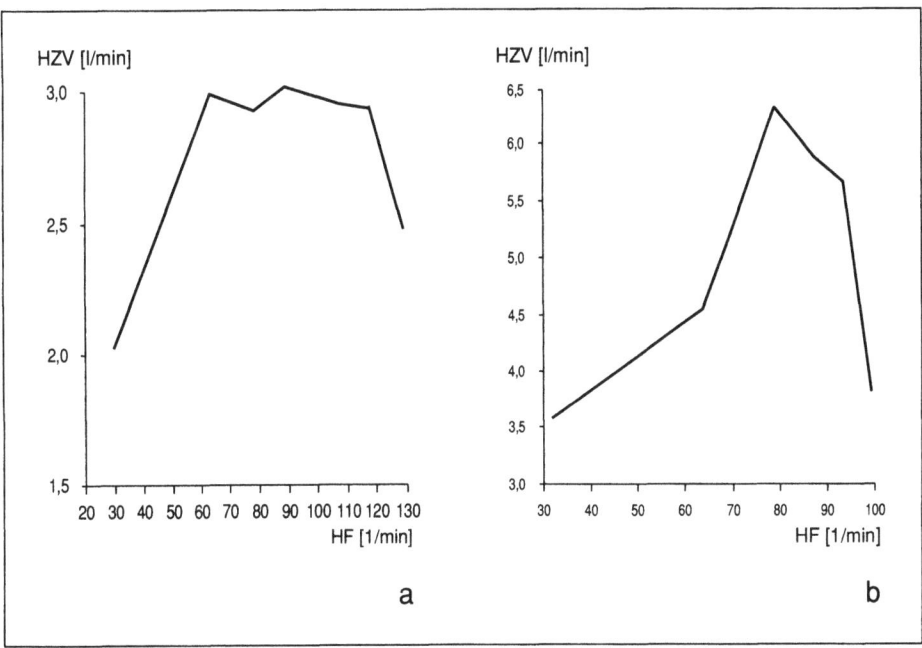

Abb. 8. Beziehung zwischen Frequenz und Herzzeitvolumen.
a: „flat type" − Kurve bei intaktem Myokard. b: „peaked type"- Kurve bei eingeschränkter Ventrikelfunktion. (mod. nach Sowton, 1964).

kommen dabei in Abhängigkeit von der Grunderkrankung eine ischämisch bedingte Kontraktilitätsabnahme und/oder eine sich kritisch verkürzende Diastolendauer in Frage.

Die Beziehung zwischen Frequenz und Herzzeitvolumen am insuffizienten Myokard wurde von Baller (1981) im Tiermodell untersucht. Wurde bei den Hunden durch eine negativ inotrope Medikation mit Betablockern experimentell eine kardiale Kontraktionsinsuffizienz induziert, so kam es zu der bereits beim Menschen beobachteten Proportionalität von Frequenz und Herzzeitvolumen. Die kritischen Frequenzbereiche, bei denen es wieder zu einer Reduktion des Herzzeitvolumens kam, waren am insuffizienten Herzen mit 100 Schlägen/min bis 150 Schlägen/min nach links verschoben und somit deutlich niedriger.

Aus den aufgezeigten Daten kann die Bedeutung der beiden Teilgrößen Frequenz und Schlagvolumen für das Herzzeitvolumen so zusammengefaßt werden: Die Bedeutung der Frequenz als Hauptfaktor der Herzzeitvolumenadaptation unter Ruhe- und Belastungsbedingungen ergibt sich unter physiologischen Bedingungen aus der größeren Variationsmöglichkeit dieser Teilgröße. Sie nimmt unter pathologischen Verhältnissen noch in dem Maße zu, in dem es bei einem insuffizenten Myokard zu einer Einschränkung bzw. Fixierung des Schlagvolumens kommt.

3.1.2 AV-Synchronität

Der Begriff der AV-Synchronität beschreibt die unter physiologischen Bedingungen zeitlich kurz abgestufte Kontraktionssequenz zwischen Vorhof und Kammer. Die zeitgerechte Vorhofkontraktion bestimmt den Beitrag der Vorhofkontraktion zum Schlagvolumen des Ventrikels, und zwar durch die Beeinflussung des AV-Klappenschlusses, des enddiastolischen Ventrikelvolumens und der Drücke in Vorhof und Kammer. In zwei Situationen ist für die Hämodynamik des stimulierten Herzens eine Störung der AV-Synchronität von besonderer Bedeutung: Sie kann zunächst als Folge einer AV-Dissoziation bei ante- und retrogradem Leitungsblock völlig verloren gehen, die Kontraktionsfolge zwischen Vorhof und Kammer folgt dann nach dem Muster einer Schwebung in Abhängigkeit von den beiden unterschiedlichen Frequenzen. Zum anderen aber kann es infolge einer retrograden ventrikuloatrialen Leitung unter ventrikulärer Stimulation zu einer Umkehrung der Kontraktionssequenz führen; die Vorhofkontraktion fällt dann in die ventrikuläre Austreibungsphase.

Eine weitere, für die Hämodynamik des stimulierten Herzens relevante Größe ist bei gegebener physiologischer AV-Synchronität das vorgegebene (AAI) oder programmierbare (Zweikammersysteme) AV-Intervall.

3.1.3 Vorhofbeitrag

Der Beginn systematischer tierexperimenteller Untersuchungen zur Bedeutung der Vorhofsystole datiert in den Anfang dieses Jahrhunderts. Neben den grundlegenden Arbeiten von Frank (1895, 1901) und Starling (1915) beschrieb Gesell (1916) in Versuchsreihen an Herz-Lungen-Präparaten eine Erhöhung des enddiastolischen Ventrikeldrucks mit konsekutiver Verstärkung der Faserdehnung als Effekt der Vorhofkontraktion. Unter physiologischer Kontraktionsfolge lag das Herzzeitvolumen dabei im Einzelfall bis zu 50 % höher als unter isolierter Ventrikelkontraktion ohne vorausgehende atriale Systole. Jochim (1938) beschrieb bei AV-Dissoziation die während der Ventrikelsystole mögliche frühsystolische Regurgitation des Ventrikelvolumens bei Wegfall der Vorhofsystole.

Im Humanbereich wurden ab den 60er Jahren unter anderen von Braunwald (1961, 1967), Sonnenblick (1965), Brokman (1966) und Guyton (1976) Arbeiten zur Bedeutung der Vorhofsystole für den linken und rechten Ventrikel (Guyton,1976) durchgeführt. Ein Jahrzehnt später zeigten die tierexperimentellen Arbeiten von Ogawa (1978) und Naito (1980 a,b) pathologisch veränderte Fluß − und Strömungsverhältnisse bei fehlender AV-Synchronität, seit Anfang der 80er Jahren bietet im Humanbereich die konventionelle Echokardiographie (Creplet, 1983; Albani, 1983; Gershoni, 1983; Täuber, 1983) und Dopplerechokardiographie (Bathen, 1983; Estioko, 1983; Norman, 1986) als nichtinvasive Methoden neue Ansatzpunkte.

Insgesamt können die tier- und humanexperimentellen Ergebnisse in der folgenden Weise zusammengefaßt werden:

Unter physiologischen Bedingungen wird durch die Vorhofkontraktion etwa 20 % des gesamten in der Diastole einströmenden Blutvolumens aktiv in den Ventrikel transportiert und zu Ende der Diastole die ventrikuläre Füllung verstärkt. Weit bedeutsamer ist, daß die atriale Systole gleichzeitig die Faservordehnung der Ventrikelmuskulatur, die entsprechend der Starling-Beziehung für die Kraft- und Druckentwicklung der anschließenden Kontraktion wesentlich ist, verstärkt. Mit dieser aktiven Volumenverschiebung wird im Ventrikel somit ein hinreichend hoher enddiastolischer Druck für eine optimale Sarkomerlänge des Ventrikelmyokards erreicht. In Abb. 9 ist der Frank-Starling-Mechanismus dargestellt: Wird der Hohlmuskel zunehmend passiv volumenbelastet, so entspricht jeder Volumenmenge ein bestimmter Druck; die Beziehung zwischen Volumen und dem Druck als abhängiger Variabler wird durch die Ruhedehnungskurve festgelegt. Die Kurve der isometrischen Maxima bezeichnet die maximalen Drücke, die bei einer rein isometrischen Kontraktion von jedem einzelnen Punkt der Ruhedehnungskurve in Abhängigkeit von der jeweiligen Vordehnung aufgebracht werden können. Bei einer rein isotonischen Kontraktion ist jeder Vordehnung ein maximales Schlagvolumen zugeordnet; die einzelnen Endwerte werden durch die Kurve der isotonischen Maxima verbunden.

Der Kontraktionszyklus des Herzens in situ beinhaltet beide Formen sowie die auxotone Kontraktion als Kombination aus beiden. Im Druck-Volumen-Diagramm in Abb. 9b ist die Abfolge der Kontraktionsformen dargestellt: Vom enddiastolischen Druckniveau aus erfolgt in der Systole bis Erreichen des diastolischen Aorten- bzw. Pulmonalarteriendrucks eine isometrische Kontraktion, der sich die Austreibungsphase mit gleichzeitiger Druck und Volumenänderung anschließt. Die anschließende Relaxationsphase bis zum Einsetzen der diastolischen Füllung ist isometrisch. Das Ende der Füllung schließt mit dem Erreichen des enddiastolischen Drucks die Schleife des Arbeitsdiagramms. Die Bedeutung des Vorbeitrags für das Schlagvolumens des Ventrikelmyokards wird bei Betrachtung der Arbeitsdiagramme für die zwei verschiedenen Ausgangslagen deutlich

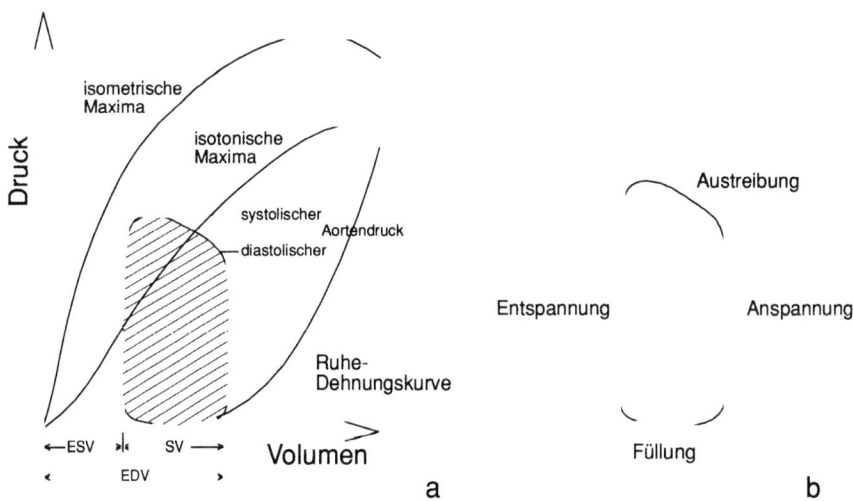

Abb. 9a. Druck-Volumen-Beziehung am isolierten Myokard mit Arbeitsdiagramm.

Abb. 9b. Druck-Volumen-Beziehung mit Zuordnung zu den einzelnen Phasen des Herzzyklus.

(Abb. 10). In Situationen geringer Vordehnung führt die Vorhofkontraktion zu einer Rechtsverschiebung der Ausgangslage in den optimalen Bereich der Vordehnung, der durch die strukturellen Vorgaben der kontraktilen Proteine mit einer maximalen Zahl der Aktin-Myosininteraktionen (Katz, 1970) bei einer Sarkomerlänge von etwa 2,2 μm (Huxley, 1954) vorgeben ist. Aufgrund dieser Dehnungsabhängigkeit der kontraktilen Proteine nimmt die Zahl der Interaktionen sowohl unterhalb des optimalen Bereichs – bei geringerer Vordehnung – als auch jenseits davon – mit zunehmender Rechtsverschiebung der Ausgangslage bei (pathologisch) hohen Füllungdrücken – ab. Die Beziehung des Schlagvolumens als Funktion des Füllungsdrucks ist in Abb. 11 schematisch dargestellt. Insgesamt erscheint der Frank-Starling-Mechanismus für den linken Ventrikel wichtiger zu sein als für den rechten (Salo,1986).

Teleologischer Sinn der Vorhofkontraktion ist es, daß gegen Ende der Diastole das enddiastolische Druckniveau im Ventrikel aufgebaut werden kann, ohne daß entsprechend hohe atriale Drücke während des gesamten Herzzyklus bestehen müßten. Der mittlere Druck im kleinen Kreislauf kann somit niedrig gehalten, eine pulmonalvenöse Stauung verhindert werden (Braunwald, 1961, 1967; Mitchell, 1962). Der Wegfall der Vorhofkontraktion kann eine Abnahme des enddiastolischen Ventrikeldruckes und konseku-

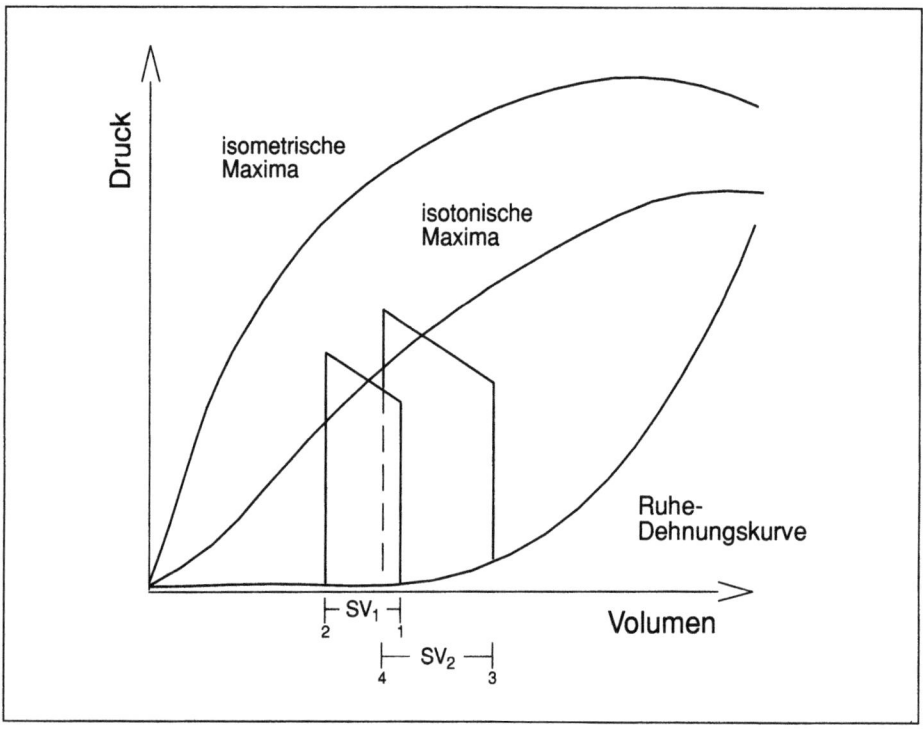

Abb. 10. Schematische Darstellung von Arbeitsdiagrammen und Schlagvolumina bei unterschiedlicher Vordehnung. Punkt 1 markiert das enddiastolische, Punkt 2 das endsystolische Volumen bei geringer Vordehnung. Punkt 3 bezeichnet das enddiastolische, Punkt 4 das endsystolische Volumen bei stärkerer Vordehnung. Die Strecken P_1-P_2 und P_3-P_4 ergeben die jeweiligen Schlagvolumina.

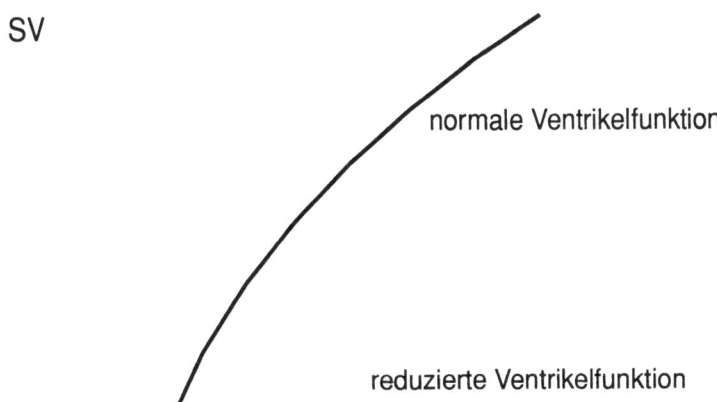

Abb. 11. Schematische Darstellung des linksventrikulären Schlagvolumens als Abhängige des enddiastolischen Füllungsdrucks bei normaler und reduzierter Ventrikelfunktion.

tiv eine ungenügende Vordehnung des Ventrikelmyokards bedingen. Zusätzlich verhindert die verlängerte diastolische Einstromdauer bei fehlender Vorhofkontraktion den präsystolischen Schluß der AV-Klappen (Hamby, 1973; Daubert, 1983); der Klappenschluß erfolgt dann ausschließlich durch die Ventrikelkontraktion, was zu einer Regurgitation an den AV-Klappen in der frühen Systole (Gilmore, 1963; Skinner, 1963; Ogawa, 1978; Naito, 1980; Maurer, 1983; Sakai, 1983; Moreira, 1985; Norman 1986; Abinander, 1987) führen kann.

Die Bedeutung der Vorhofkontraktion unterstreicht die klinische Beobachtung einer akuten Verschlechterung von myokardial vorgeschädigten Patienten (Sarnoff, 1962; Grant, 1964) oder die Abnahme der Tachykardietoleranz (Mitrovic, 1982) bei plötzlichem Wegfall der aktiven Transportfunktion des Vorhofs infolge von Vorhofflimmern.

3.1.4 Frequenz vs Vorhofbeitrag

Wie oben dargelegt, resultiert die im Rahmen der Belastungsadaptation erzielte Steigerung des Herzzeitvolumens zum einen aus der Frequenzsteigerung sowie dem atriosystolischen Beitrag zum Schlagvolumen. Die lang bestehende Diskussion über die Bedeutung beider Teilgrößen für die Steigerung des Herzminutenvolumens wurde durch die Entwicklung vorhofunabhängiger, frequenzadaptiver Einkammersysteme reaktiviert und in den letzen Jahren teilweise kontrovers geführt. In den Studien (Tabelle 5), die

Tabelle 5. Vergleich von Herzzeitvolumen und/oder kardialer Leistungsbreite unter vorhofgetriggerter Stimulation (VAT, VDD, DDD) vs frequenzadaptiver, vorhofasynchroner Stimulation (VVI matched).

Autor	Jahr	n		Ruhe			Belastung		
				VAT/DDD	VVI$_{matched}$	Δ	VAT/DDD	VVI$_{matched}$	Δ
Karlöf	1975	13	HZV [l/min]	5,3	4,5	−15%	9,2	8,5	−8%
Alt	1983	7	HZV [l/min]	7,3	k.A.	k.A.	15,7	13,8	n.s.
Ausubel	1985	12	HZV [l/min]	4,3	4,4	n.s.	7,8	7,5	n.s.
Kristensson	1985	10	HZV [l/min]	5,0	4,5	−10%	12,3	12,8	n.s.
Munteanu	1985	11	HZV [l/min]	6,6	k.A.	n.s.	13,3	13,6	n.s.
Fananapazir	1983	14	Strecke [m]				613	610	n.s.

die Bedeutung beider Teilgrößen für das Herzzeitvolumen untersuchen, wurde mit leichten Modifikationen jeweils folgende Versuchsanordnung gewählt: Definierte Belastungsprotokolle wurden in drei verschiedenenen Modi, nämlich in VVI, in einer vorhofgetriggerten Stimulationsart (VAT/VDD/DDD) und einem frequenzadaptiven VVI-Modus (VVImatched) am gleichen Patienten durchgeführt. VVImatched bedeutet, daß die Patienten vorhofasynchron (VVImatched) mit der Frequenz stimuliert wurden, die sie unter vorhofgetriggerter Stimulation erreicht hatten. Diese Anordnung erlaubt bei gleicher Stimulationsfrequenz im Ventrikel einen direkten, intraindividuellen Vergleich zwischen vorhofsynchroner (VAT/VDD/DDD) und asynchroner (VVImatched) Stimulation und somit eine Abschätzung des Vorhofbeitrags (Abb. 12).

1975 wurde von Karlöf erstmals bei 13 Patienten diese Fragestellung geprüft. In dieser Studie lag das Herzzeitvolumen in Ruhe im asynchronen Modus (VVIm) um 15% unter dem Wert der vorhofsynchronen VAT-Stimulation. Unter Belastung verringerte sich die Differenz zwischen den beiden Stimulationsformen auf 7%. Wenngleich auf niedrigem Signifikanzniveau noch ein Unterschied in der Belastungshämodynamik bestand, so weisen die Ergebnisse doch auf eine schwindende Bedeutung des atriosystolischen Beitrags bei zunehmender Belastung hin. Diese Beobachtung wurde von anderen Autoren bestätigt, mehrere Studien zeigen die inverse Beziehung zwischen Bedeutung der Vorhofsystole und Lasthöhe noch deutlicher auf. Entsprechend hatten in der Studie von Alt (1983) die untersuchten 7 Patienten im vorhofsynchronen Modus bis 50 Watt ein signifikant höheres Ruheherzzeitvolumen, während sich bei weiterer Steigerung der Belastung bis 100 Watt die Herzminutenvolumina zunehmend anglichen und in diesem hohen Lastbereich nicht mehr signifikant differierten. Munteanu (1985) fand bei 10 Patienten unter gleicher Versuchsanordnung lediglich auf der ersten Belastungsstufe von 25 Watt signifikante hämodynamische Unterschiede zwischen beiden Stimulationsformen. Ähnlich bestand bei Kristensson (1986) in Ruhe unter vorhofsynchroner Stimulation eine Differenz, während sich bei Belastungen von 50% und 80% der maximal erreichbaren Laststufe beide Stimulationsformen anglichen und auch in der Höhe der aeroben Schwelle kein Unterschied bestand. French (1988) sah unter synchroner DDD-Stimulation und asynchroner VVT-R Einkammerstimulation eine gleich hohe maximale Sauerstoffaufnahme, in der

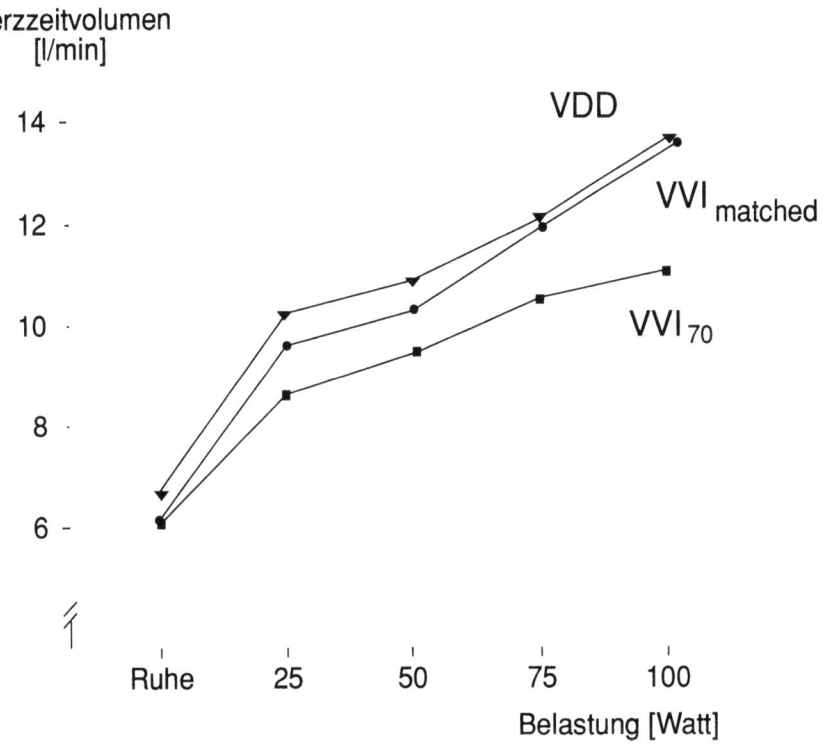

Abb. 12. Herzzeitvolumina bei Schrittmacherpatienten mit totalem AV-Block (n=11) unter festfrequenter VVI-Stimulation, vorhofsynchroner (VDD) und vorhofasynchroner (VVImatched) Stimulation (mod. nach Wirtzfeld, 1987).

Studie von Ausubel (1985) fand sich sogar in Ruhe kein Unterschied zwischen vorhofsynchroner und − asynchroner Stimulation. Analog zu diesen hämodynamischen Ergebnissen berichtete Fananapazir (1983b) und Nielsen (1987) eine in beiden Modi annähernd gleiche Wegstrecke unter Laufbandergometrie.

Während in diesen Studien die Stimulationsfrequenzen im VVIm-Modus den Vorhoffrequenzen bei intakter sinualer Funktion entsprachen, die „optimale" Frequenz für die einzelnen Belastungsstufen also durch die physiologische Referenzgröße „Sinusfrequenz" vorgegeben war, konnten in jüngster Zeit ähnliche Effekte auch für vorhofunabhängige, frequenzadaptive Systeme gezeigt werden. In einigen Sudien wurde analog zum oben beschriebenen Design die Hämodynamik unter dem vorhofsynchronen DDD-Modus und der asynchronen, durch vorhofunabhängige Parameter getriggerten, frequenzvariablen ventrikulären Einkammerstimulation (VVIR) verglichen. Bei der Wertung der Ergebnisse ist zu bedenken, daß die Frequenzantwort der einzelnen Systeme nicht der jeweils hämodynamisch günstigsten, „optimalen" Frequenz entsprechen muß. In Abhängigkeit von der Güte des Führungsgröße und der Belastungsform kann diese meist nur angenähert werden.

Den ersten Vergleich zwischen DDD-Stimulation und VVIR-Stimulation führte Rossi (1985a) bei 9 Patienten mit atmungsgesteuerten Schrittmachern durch, wobei unter Belastung in beiden Modi gleich hohe Herzzeitvolumina erreicht wurden. Gleiche hämodynamische Ergebnisse zeitigten Studien unter frequenzadaptiver Stimulation mit dem Stim-T-Intervall (Pehrsson, 1987) und „Aktivität" (Spencer, 1987; Swift, 1987) als Schrittmacherführungsgrößen.

Interessanterweise erbrachten auch die ersten Vergleiche zwischen vorhofsynchroner frequenzadaptiver Zweikammerstimulation (DDDR) und asynchroner VVIR-Stimulation mit Aktivität unter Belastung keine Unterschiede in der kardialen Leistungsbreite (Vogt, 1988).

Nach den aufgezeigten Daten kann die initiale Fragestellung nach der Wertigkeit von Frequenz und Vorhofbeitrag bei der Adaptation des Herzzeitvolumens an Belastung wohl nur so beantwortet werden, daß der Frequenzsteigerung dabei die weitaus größere Bedeutung zukommt. Im individuell hohen Lastbereich ist die Anhebung der kardialen Förderleistung fast ausschließlich frequenzgetragen.

Diese Ergebnisse stehen im scheinbaren Widerspruch zu der oben dargelegten Bedeutung von AV-Synchronität und Vorhofbeitrag für die Hämodynamik des stimulierten Herzens. Dabei ist zu berücksichtigen, daß die meisten tier-und humanexperimentell durchgeführten Studien zur AV-Synchronität die Ruhehämodynamik oder die Situation des Herzens unter artifiziell angehobenen Stimulationsfrequenzen (Mitchell, 1965; Carleton, 1966; Ruskin, 1970) und konstanten Vorhofdrücken beschreiben. Die vermeintlichen Widersprüche resultieren daraus, daß die Gewichtung dieser Faktoren unter Belastung mit konsekutiv erhöhten Drücken sich ändert. Bei höherem Druckniveau bestehen grundlegende Unterschiede in der Rolle der Vorhofsystole für die Ventrikelfüllung und die präsystolische Vordehnung des Ventrikelmyokards. Der Vorhofbeitrag zum Schlagvolumen des Ventrikels hängt dabei entscheidend vom Vorhofmitteldruck ab. Bei Patienten mit eingeschränkter myokardialer Pumpfunktion und reduzierter Dehnbarkeit kommt es unter Belastung zu einem entsprechenden Druckanstieg im linken Vorhof. Durch den bestehenden Druckgradienten zwischen Vorhof und Kammer wird die frühdiastolische Füllung des Ventrikels noch verstärkt, die Füllung geschieht vorwiegend passiv. Unter diesen Bedingungen erfolgt die Vorhofkontraktion gegen den bereits aufgebauten, erhöhten enddiastolischen Ventrikeldruck; folglich nimmt ihre Wirkung ab oder bleibt gänzlich aus. Daneben wird der Effekt der Vorhofkontraktion durch den Mitteldruck im Vorhof selbst bestimmt: In dem Maß, in dem pathologisch erhöhte Drücke das Vorhofmyokard über die optimale Sarkomerlänge hinaus vordehnen, nimmt die Effizienz der Vorhofkontraktion ab. In Übereinstimmung dazu fanden Reynolds (1983), Costa (1988) und Lascault (1988) gerade bei Patienten mit reduzierter Myokardfunktion kaum Unterschiede in der Hämodynamik zwischen vorhofsynchroner und asynchroner Stimulation.

Die Abhängigkeit des ventrikulären Schlagvolumens von der Vordehnung bzw. den enddiastolischen linksventrikulären Druck ist in Abb. 11 schematisch dargestellt: Während unter physiologischen Bedingungen die durch die Vorhofkontraktion bedingte Rechtsverschiebung zu einer Zunahme des Schlagvolumens führt, ist unter pathologischen Druckverhältnissen die Kurve deutlich abgeflacht; eine weitere Druckerhöhung, wie sie durch die Vorhofsystole erfolgt, führt zu keiner weiteren Zunahme des Schlagvolumens, vielmehr kann sogar mit Überschreiten eines kritischen Füllungsdrucks eine Abnahme des Schlagvolumens mit konsekutiver hämodynamischer Verschlechterung ein-

Tabelle 6. Pulmonalkapilläre Verschlußdrücke (PCWP) und/oder linksventrikuläre Füllungsdrücke (LVEDP) unter VVI-Stimulation und DDD-Stimulation.

Autor	Jahr	n	Ruhe PCWP/LVEDP [mmHg]			Belastung PCWP/LVEDP [mmHg]		
			VVI	VAT/DDD	Δ	VVI	VAT/DDD	Δ
Karlöf	1975	12	12,5	9,5	−35%	24,3	23,9	n.s.
Kappenberger	1982	10	9,3	8,2	−13%	20,9	18,9	n.s.
Pehrsson	1983	9	12	11	n.s.	35	33	n.s.
Rossi	1985	9	10	9	n.s.	20	18	n.s.
Nordlander	1987	8	11	9	n.s.	23	22	n.s.

hergehen. Wie die unter Belastung bis zu 30 mmHg erhöhten pulmonalen Kapillardrücke in Tabelle 6 zeigen, muß die Belastungsinsuffizienz für viele Schrittmacherpatienten als representativ angesetzt werden und stellt somit einen wesentlichen Faktor für die schwindende Bedeutung der Vorhofsystole unter Belastung dar.

Die zentrale Bedeutung, die dem pulmonalkapillären Verschlußdruck am Vorhofbeitrag zukommt, wurde 1979 von Greenberg grundlegend ausgearbeitet (Abb. 13). Bei Schrittmacherpatienten mit Zweikammersystemen, die sich kardiochirurgischen Eingriffen unterzogen hatten, wurde die Beziehung zwischen ventrikulärem Schlagvolumen und pulmonalkapillären Verschlußdruck untersucht. Der sukzessive Anstieg des Verschlußdrucks wurde durch Volumenbelastung induziert. Diese Steigerung der Vorlast wurde unter festfrequenter VVI-Stimulation sowie unter vorhofsynchroner VAT-Stimulation durchgeführt. Diese Anordnung erlaubt es somit, die Bedeutung der AV-Synchronität auf das Schlagvolumen des Ventrikels bei unterschiedlichen Druckverhältnissen zu bestimmen. In Abb. 12 bezeichnet die Zahl 1 jeweils die Schlagvolumenindices von Schrittmacherpatienten im vorhofsynchronen (oben) und asynchronen (unten) Modus. Dabei ergeben sich für die Ausgangshämodynamik mit 43 ml/m^2 und 35 ml/m^2 (VVI) deutliche Unterschiede zugunsten des vorhofsynchronen Modus. Wird nun der pulmonalkapilläre Verschlußdruck auf 30 mmHg − entsprechend einem Druckanstieg bei schwerer Belastung dieser Patienten − angehoben, wird die Differenz zwischen vorhofsynchroner und asynchroner Stimulation aufgebraucht (2). Erfolgt durch Vorlastsenkung eine Absenkung des pulmonalkapillären Verschlußdrucks auf die Ausgangswerte, so stellt sich die ursprünglich bestehende Differenz zwischen beiden Stimulationsmodi wieder ein (3). Bei einer ähnlichen Anordnung fand Linderer (1983) ein noch um 18 % höheres Schlagvolumen unter physiologischer Stimulation, was aus dem mit 21 mmHg deutlich niedrigerem pulmonalkapillären Verschlußdruck erklärt werden kann.

Die aufgezeigten Ergebnisse scheinen − neben dem atriosystolischen Beitrag − auch die Notwendigkeit einer AV-Synchronität, also die Wahrung der physiologischen Kontraktionssequenz zwischen Vorhof und Kammer, zu relativieren. Einschränkend gilt, daß die Vergleiche zwischen synchroner und asynchroner Stimulation durchweg an Patienten mit totalem antegraden AV-Block − und AV-Dissoziation − durchgeführt wurden, eine retrograde Leitung mit konstanter retrograder Vorhofaktivierung also kaum bestand. Bei der in den Studien vorliegenden AV-Dissoziation ereignete sich die hämodynamisch un-

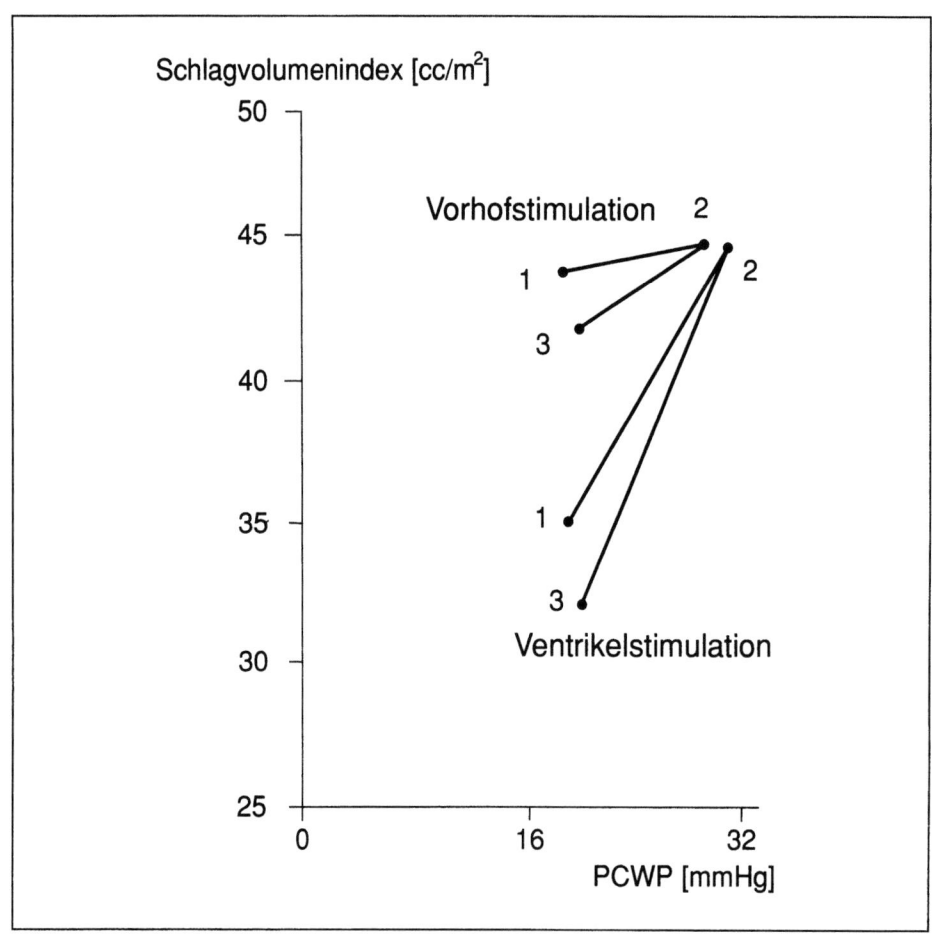

Abb. 13. Abhängigkeit des Vorhofbeitrags vom Füllungsdruck. Der Vorhofbeitrag errechnet sich aus der Differenz der Punkte 1 und 2 zwischen Vorhofstimulation und Ventrikelstimulation (mod. nach Greenberg, 1979).

günstigste Konstellation, nämlich die Kontraktion der Vorhöfe gegen die geschlossenen AV-Klappen, somit weit seltener. Eine weiterer Grund ist – wie oben ausgeführt – in der Abhängigkeit der atrialen Systole vom Vorhofdruck zu sehen. Bei pathologisch erhöhten Drücken verliert die atriale Kontraktion an Effektivität, somit sind umgekehrt aber auch die adversen Effekte in Form einer Umkehr des Blutstroms durch die Vorhofkontraktion gegen die geschlossenen AV-Klappen und die Behinderung der ventrikulären Füllung weniger ausgeprägt.

Zusammenfassend erlauben die Ergebnisse dieser Studien den Schluß, daß in Ruhe und unter leichter Belastung dem atriosystolischen Beitrag bei der Steigerung des Herzzeitvolumens eine Bedeutung zukommt, die jedoch mit zunehmender Belastung und entsprechendem Anstieg der linksventrikulären Füllungsdrücke kleiner wird bzw. oft nicht mehr nachzuweisen ist.

Die günstigen hämodynamischen Ergebnisse der vorhofunabhängigen ventrikulären Stimulation können nur erzielt werden, wenn keine retrograde Vorhofaktivierung vorliegt, bei retrograder Leitung sind hämodynamische Verbesserungen nur durch vorhofbeteiligende Stimulationsformen (DDD, AAIR, DDD/IR) zu erreichen.

3.1.5 Retrograde ventrikuloatriale Leitung

Eine Verschlechterung der hämodynamischen Situation tritt dann ein, wenn es zu einer Dissoziation von Vorhof- und Kammeraktion oder zur retrograden Erregung der Vorhöfe nach vorausgehender Kammerstimulation kommt. Die AV-Dissoziation ist die Folge des unbehandelten oder mit einem VVI-System versorgten totalen AV-Blocks. Die retrograde Leitung resultiert aus einer ventrikulären Stimulation mit retrograder Erregung der Vorhöfe (Barold, 1968; Ahktar, 1975, 1979). Aufgrund der starken Einflußnahme von funktionellen Faktoren, Medikamenten und der Frequenz (Übersicht in Neuss, 1976, 1983; Seipel, 1986, 1987) auf die antegraden und retrograden Leitungsverhältnisse kann sie intermittierend (Errazquin, 1985; Isbruch, 1988) oder permanent sein. Die ventrikuloatriale Leitung kommt selten beim totalen antegraden AV-Block vor (Scherf, 1964; Castillo, 1967), sie ist jedoch bei Patienten mit Sinusknotensyndrom unter VVI-Stimulation bei 40 % bis 100 % (Tabelle 7) der Patienten nachweisbar. Die oben dargestellten Effekte der retrograde Vorhoferregung kann Symptome bedingen, die unter dem Begriff des Schrittmachersyndroms zusammengefaßt werden.

Die Klinik dieser schrittmacherspezifischen Störung wurde Mitte der 70er Jahre in Einzelkasuistiken erstmals beschrieben. 1974 berichtete Haas von einer Patientin, bei der eine unter VVI-Stimulation einsetzende Symptomatik in Form von Schwindel und präsynkopalen Zuständen eine Systemrevision nötig machte. 1977 beschrieb Patel bei einem Patienten mit Aortenstenose und Sinusknotensyndrom einen Symptomkomplex aus Blut-

Tabelle 7. Retrograde Leitung bei intakter und gestörter antegrader Leitung unter ventrikulärer Stimulation.

Autor	Jahr	n	normale AV-Leitung		retrograde Leitung
Goldreyer	1970	50	ja		89 %
			nein		8 %
Schuilenburg	1976	200	ja	50	68 %
			nein	150	44 %
Morley	1981	42	ja	42	89 %
Nishimura	1982	50	ja	33	66 %
			nein	17	12 %
v. Mechelen	1983	14	ja	8	100 %
			nein	6	33 %
Westveen	1984	100	ja	100	40 %

druckabfall, Schwindel und pektanginösen Beschwerden unter VVI-Stimulation. Alicandri (1978) berichtete von drei Patienten mit präsynkopalen Zuständen beim Einsetzen der VVI-Stimulation. Auffällig war, daß der dabei beobachtete Abfall des Herzzeitvolumens lediglich 15 % betrug und deshalb diese Symptomatik als alleinige Ursache nicht ausreichend erklärte. Als zusätzlicher Faktor fand sich ein deutlicher Abfall des peripheren Widerstandes, für den Alicandri ein durch die Vorhofdehnung ausgelöstes Reflexgeschehen verantwortlich machte. Ähnlich beschrieb Sutton (1979) bei zwei Patienten Synkopen unter VVI-Stimulation.

In größeren Studien kann gezeigt werden, daß Symptomatik bei retrograder Leitung unterschiedlich ausgeprägt ist. So zeigten in den Untersuchungen von Camilo (1987) zwei Drittel der Fälle milde Verlaufsformen, beim restlichen Drittel fand sich eine ausgeprägte Symptomatik. Für die Klinik des Schrittmachersyndroms sind mehrere Faktoren als pathogenetisch anzusetzen: Die Kontraktion der Vorhöfe gegen die geschlossenen AV-Klappen führt mit Auftreten von Vorhofpfropfungswellen ("cannon waves") zur akuten Dehnung der Vorhöfe, Druckanstiege bis zu 38 mmHg im rechten Vorhof (Johnson, 1978) wurden dabei beobachtet. Diese plötzlichen Druckanstiege scheinen an der Auslösung eines Reflexgeschehens mit Abfall des peripheren Widerstandes beteiligt.

Durch die Vorhofkontraktion gegen die geschlossenen AV-Klappen kommt es ferner zu einer Umkehrung der Blutströmung mit Rückfluß in die Pulmonalvenen und die systemischen Venen. Daraus resultiert eine Verzögerung und Behinderung der raschen Füllungsphase in der frühen Diastole mit entsprechend negativer Auswirkung auf die Füllung des entsprechenden Ventrikels. Die hämodynamische Situation ist mit der bei Mitralstenose vergleichbar: Der linksatriale Mitteldruck ist erhöht, während der enddiastolische Druck im linken Ventrikel niedrig bleibt.

Diese pathologisch veränderte Hämodynamik bei Umkehr der physiologischen Kontraktionssequenz wurde ausführlich im Tiermodell mit experimentell gesetztem AV-Block untersucht. In den von Skinner (1963) durchgeführten Versuchen an Hunden war die Verlängerung der AV-Intervalle über 350 ms, die faktisch einem Wegfall des Vorhofbeitrags gleichkommt, mit einer Abnahme des Herzzeitvolumens um 30 %, ein Anstieg des Druckes im linken Vorhofes sowie einer Mitralinsuffienz in der frühen Systole assoziiert. Naito (1980b) und Dreifus (1983,1986) fanden während der sukzessiven Reduktion der AV-Intervalle von +100 ms nach −100 ms bei VA-Leitung (−100 ms) mit jetzt vorausgehender Ventrikelstimulation einen Abfall des Herzzeitvolumens um 33 % bzw. 35 % sowie eine Flußumkehr des Blutstroms in die Pulmonalvenen und gleichzeitig erhöhte Drücke im linken Vorhof. In einer ähnlichen Anordnung nahm in den Versuchen von Ogawa (1980) bei einem AV-Intervall von −100 ms das Herzzeitvolumen um 30 %, der periphere Druck um 15 % ab. Die pulmonalarteriellen und linksatrialen Drücke waren ebenfalls erhöht. In allen Studien war die Verschlechterung der hämodynamischen Parameter beim Einfall der atrialen Systole in die ventrikuläre Austreibungsphase, also dem Normalbefund bei retrograder Leitung, am ausgeprägtesten. Im Humanbereich fanden Naharana (1983) und DiCarlo (1987) bei annähernd gleichen Frequenzen beim Wechsel von VVI-Stimulation zu Sinusrhythmus Steigerungen der Herzzeitvolumina zwischen 21 % und 29 %.

Analog zu diesen Befunden besitzt bei Schrittmacherpatienten die retrograde Vorhofaktivierung unter VVI-Stimulation eine zentrale Bedeutung (Abb. 14). In der Studie von Wirtzfeld (1979) zeigten sich bei den Patienten ohne retrograde Leitung unter VVI-Sti-

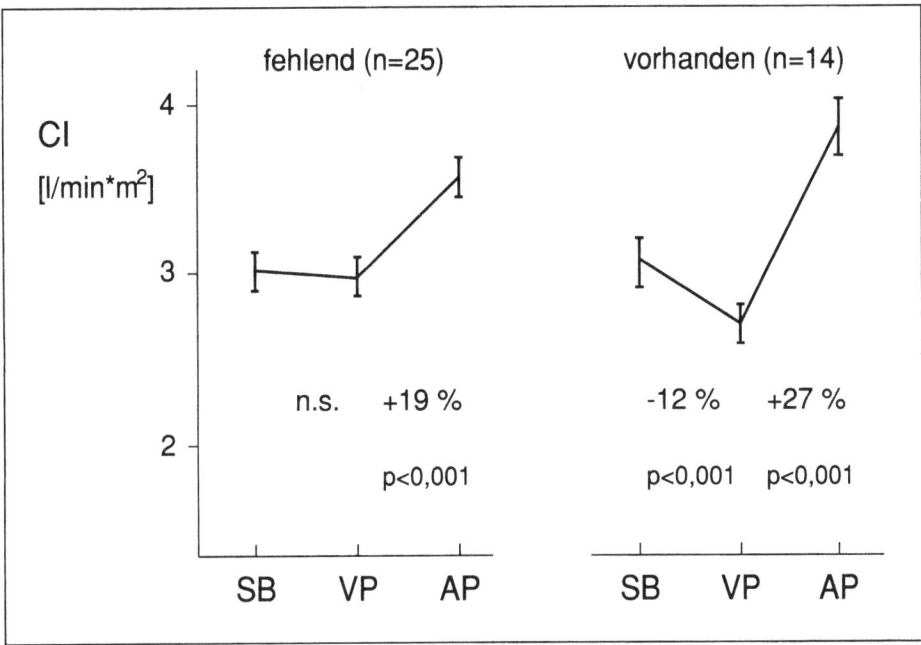

Abb. 14. Abhängigkeit der kardialen Förderleistung von den Leitungsverhältnissen unter verschiedenen Stimulationsformen. Links: Herzindex der Patienten mit Sinusknotensyndrom ohne retrograde Leitung bei Sinusbradykardie (SB), ventrikulärer Stimulation (VP) und Vorhofstimulation (AP). Rechts: Herzindizes bei retrograder Leitung (mod. nach Wirtzfeld, 1979).

mulation trotz höherer Frequenz im Vergleich zur vorbestehenden Sinusbradykardie keine signifikanten Unterschiede, dagegen stieg unter atrialer Stimulation (AAI) der Herzindex um 19 %. Bestand dagegen eine retrograde Vorhofaktivierung, so führte die ventrikuläre Stimulation zu einem Abfall des Herzindex um 14 %; entsprechend profitierten diese Patienten durch die AAI-Stimulation mit einem Zuwachs von 42 % gegenüber der VVI-Stimulation deutlich mehr. Im Gegensatz zur VVI-Stimulation blieb unter AAI-Stimulation die Änderung gegenüber der Ausgangshämodynamik von den unterschiedlichen Leitungsverhältnissen unberührt und betrug in beiden Patientengruppen jeweils 23 %. Ähnlich fiel in den Untersuchungen von Witte (1979) das Herzzeitvolumen bei VVI-Stimulation unter die Ausgangswerte des bradykarden Eigenrhythmus vor Stimulation (−17 %), um nach dem Wechsel zur AAI-Stimulation um 39 % gegenüber der VVI-Stimulation anzusteigen. Gegenüber den Eigenrhythmus betrug der Zugewinn unter AAI-Stimulation 13 %. Zu ähnlichen Resultaten kam Sutton (1979), der unter VVI-Stimulation einen Abfall des Herzzeitvolumens um 20 % unter die Ausgangswerte beschrieb.

Neue Aspekte zur Pathogenese des Schrittmachersyndroms eröffnet die Untersuchung des atrialen natriuretischen Peptids (ANP) bei AV-Dissoziation und retrograder Leitung. Als allgemein akzeptierte Sekretionsreize für dieses vorwiegend in den Vorhöfen synthetisierte und liberierte Hormon gelten insbesondere chronisch erhöhte Vorhofdrücke und/oder die abrupte Dehnung der Vorhofmuskulatur, Faktoren also, die beim Schrittmacher-

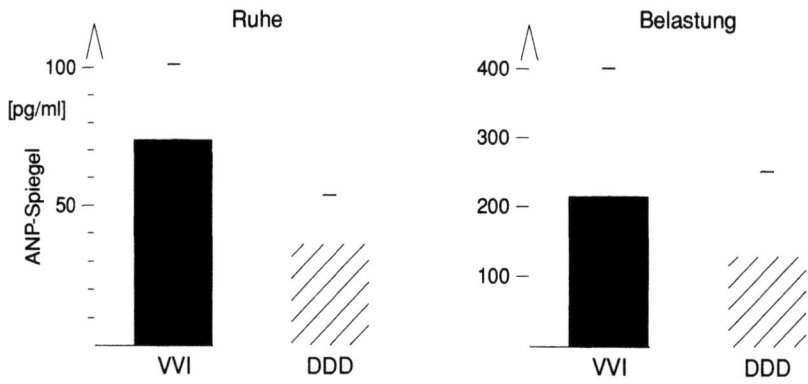

Abb. 15. Einfluß der AV-Synchronität auf die Plasmaspiegel des natriuretischen Peptids (ANP) bei Patienten (n=10) mit totalem AV-Block. Vergleich zwischen synchroner DDD-Stimulation und asynchroner VVI-Stimulation (mod. nach Stangl, 1988b).

syndrom eine zentrale Rolle spielen. Das Polypeptid setzt an verschiedenen Zielorganen an, für die Pathogenese des Schrittmacherssyndroms erscheint jedoch besonders seine vasodilatierende Wirkung interessant. Auf der Basis dieser Vorbefunde wurde die ANP-Liberation und die Höhe chronischen Plasmaspiegel unter vorhofsynchroner und asynchroner Stimulationsform in zwei Studien untersucht. Erwartungsgemäß fand sich bei AV-Dissoziation eine deutlich höhere Freisetzung des Hormons. Bei 13 Patienten mit totalem AV-Block und DDD-Schrittmachern lagen die Plasmaspiegel des Peptids in Ruhe bei AV-Dissoziation (VVI-Modus) um 200 % über den Werten im vorhofsynchronen DDD-Modus. Unter Belastung stiegen sie im VVI-Modus um 170 % stärker an als im DDD-Modus (Stangl, 1988b)(Abb. 15). Ähnliche Ergebnisse wurden von Vardas (1987) mitgeteilt, der bei 23 Patienten unter verschiedenen vorhofsynchronen und -asynchronen Stimulationsformen die niedrigsten Plasmaspiegel des Hormons jeweils unter vorhofsynchroner DDD-Stimulation fand. Die Wertigkeit akut und chronisch erhöhter ANP-Spiegel unter unphysiologischer Stimulation ist zum gegenwärtigen Zeitpunkt nicht hinreichend geklärt, jedoch könnte die dilatierende Wirkung des Peptids an der Arteriolenmuskulatur (Richards, 1985; Bolli, 1987) ein Zwischenglied zum beobachteten Abfall des Blutdruck und/oder des peripheren Widerstandes beim Schrittmachersyndrom darstellen.

Zusammenfassend kann die Pathogenese und Symptomatik des Schrittmachersyndroms so beschrieben werden, daß die Umkehrung der Kontraktionssequenz zwischen Vorhöfen und Kammern zu einer Flußumkehr des Vorhofvolumens in die pulmonalen und systemischen Venen mit pathologischen Druckanstiegen und gleichzeitiger Behinderung der raschen ventrikulären Füllung und Abfall des Herzzeitvolumens führt. Zusätzlich kommt es – neural und/oder humoral vermittelt – zu einen Abfall des peripheren Widerstandes. Blutdruckabfall, Schwindel und Palpitationen sind klinische Manifestationen des Syndroms.

3.1.6 AV-Intervall

Durch den Einsatz von vorhofbeteiligenden Systemen kann die AV-Synchronität restauriert und damit die adversen Effekte einer Umkehrung der Kontraktionssequenz vermieden werden.

Während bei der atrialen Einkammerstimulation (AAI) das Zeitintervall zwischen Vorhof- und Kammerkontraktion durch die Leitungszeit des AV- Knotens und des intraventrikulären Leitungssystems vorgegeben ist, sind bei Zweikammersystemen die AV-Intervalle variabel. Zur Frage des optimalen AV-Intervalls finden sich in der Literatur unterschiedliche Angaben (Tabelle 8). Die große Schwankungsbreite zwischen 50 msec und 250 msec mag zum einen durch die unterschiedlichen Bestimmungsmethoden des Schlag- oder Herzzeitvolumens bedingt sein, sicherlich besteht aber eine breite individuelle Schwankung zwischen einzelnen Patienten und untersuchten Kollektiven, in der Unterschiede in der Myokardfunktion der Patienten einen wesentlichen Faktor darstellt. So fand Gillespie (1967) bei 7 Patienten mit kongenitalen AV-Block III und intakter Myokardfuntion den optimalen Bereich zwischen 200 msec und 250 msec, bei dem das Herzzeitvolumen 40 % über den Werten eines Intervalls von 100 msec lag, während sich bei Patienten mit eingeschränkter Ventrikelfunktion das optimale AV-Intervall zwischen 150 msec und 200 msec befand. Ähnlich bestimmten Hartzler (1977) und Antonioli (1988) mit 150 msec bis 250 msec und Faerestrand (1985), Haskell (1986) und Videen (1986) mit 150 msec bis 200 msec im Gesamtvergleich der Studien ein eher langes Intervall als zeitliches Optimum. In den Studien von Knapp (1976), Tscheliessnigg (1985), Janosik (1987) und Duval (1988) lagen die hämodynamisch günstigsten Intervalle mit 130 msec, 164 msec und 115 msec bis 150 msec in einem mittleren Bereich. Kürzere Zeiten

Tabelle 8. Optimales AV-Intervall

Autor	Jahr	n	optimales AV-Intervall [ms]
Gillespie	1967	12	150–250
Knapp	1976	12	130
Hartzler	1977	10	150–250
Curtis	1983	38	125
Nitsch	1983	10	150
v. Bibra	1984	13	50
Faerestrand	1985	24	150–200
Tscheliessnigg	1985	13	150
Haskell	1986	10	150–200
Videen	1986	13	190–200
Janosik	1987	12	160
Mehta	1987	8	100–150
Antonioli	1988	70	150–200
Duval	1988	13	115–140
Noll	1988	9	175

zwischen 50 msec und 150 msec wurden v. Bibra (1984), Nitsch (1983) und Curtis (1983) als hämodynamisch günstigste AV-Intervalle mitgeteilt.

Einen neuen, interessanten Ansatz stellt der Versuch dar, das AV-Intervalls mit Hilfe der Plasmaspiegel des atrialen natriuretischen Peptids (ANP) zu optimieren (Noll, 1988); die niedrigsten ANP-Werte wurden dabei mit einem AV-Intervall von 175 msec bestimmt.

Die aufgezeigte Schwankungsbreite der Ergebnisse läßt trotz methodenkritischer Einwände bei der unterschiedlichen Aussagekraft der verwandten Bestimmungsmethoden den Schluß zu, daß das optimale AV-Intervall zwar starken individuellen Schwankungen unterliegt (Forfang, 1986; Ryden, 1988a), jedoch in den meisten Fällen und zwischen 100 msec und 200 msec anzusiedeln ist. Diese Ergebnisse kontrastieren – aus theoretischer Sicht – in gewisser Weise mit den Zeitintervallen unter den physiologischen Verhältnissen des Sinusrhythmus. Wird bei Schrittmacherpatienten ein solches AV-Intervall, z.B. 150 msec gewählt, so addiert sich bei vorhofgesteuerter Kammerstimulation (VDD, DDD) bei Vorhoffrequenzen über der programmierten Interventionsfrequenz des Schrittmachers zu diesem Wert noch die elektromechanische Verzögerung von 50 msec bis 80 msec, so daß somit zwischen atrialer und ventrikulärer Kontraktion effektiv 200 msec bis 230 msec verstreichen. Die hämodynamischen Situation mit einem AV-Intervall von 150 msec unter DDD-Stimulation ähnelt somit der des AV-Blocks I. Sollen die physiologischen Verhältnissen möglichst imitiert werden, so sind aus diesen theoretischen Überlegungen wohl kürzere AV-Intervalle nötig. Unstritig ist, daß eine die Verkürzung der AV-Intervalle mit Zunahme der Frequenz – entsprechend den physiologischen Verhältnissen – erfolgen sollte (Metha, 1987; Ritter, 1987), da lange AV-Intervalle mit steigender Frequenz bis zu einem kritischem Wert zu Lasten der raschen diastolischen Füllung des Ventrikels gehen. Einen sinnvollen Lösungsansatz bieten Schrittmacher mit variablen AV-Intervallen, die sich automatisch dem jeweiligen Frequenzniveau anpassen (Eisinger, 1988; Vreuls, 1988).

4. Hämodynamik unter ventrikulärer Einkammerstimulation (VVI)

4.1 Totaler AV-Block

Die systematische Untersuchung der Hämodynamik des Herzens unter festfrequenter Stimulation setzt mit Beginn der Schrittmachertherapie ein. Grundlegende Arbeiten zu den hämodynamischen Akut- und Langzeiteffekten der VVI-Stimulation datieren vorwiegend in die 60er Jahre (Tabelle 9). Da sich zum damaligen Zeitpunkt die Indikation vorwiegend auf den totalen AV-Block beschränkte, ist die Hämodynamik dieser Leitungsstörung vor und unter VVI-Stimulation Gegenstand der meisten Studien.

In Hämodynamik und körperlicher Leistungsfähigkeit ergeben sich deutliche Unterschiede zwischen kongenitalen und erworbenen Blockformen.

Die Untersuchungen von Ikkos (1960) und Scarpelli (1964) zeigten für Patienten mit kongenitalem AV-Block in Ruhe und unter Belastung annähernd normale Herzzeitvolumina, ihre Leistungsfähigkeit war nicht eingeschränkt. Die Gründe dafür liegen im geringeren Alter und der meist normalen myokardialen Pumpfunktion dieser Patienten im Gegensatz zu den überwiegend älteren Kollektiven mit erworbenen AV-Leitungsstörungen sowie in der Tatsache, daß Patienten mit kongenitalem AV-Block unter Belastung durchaus noch zu einer, wenngleich nicht normalen, so doch hämodynamisch ausreichenden Steigerung der Kammerfrequenz bis 100/min in der Lage sind (Ikkos, 1960).

Im Gegensatz dazu ist die Situation des erworbenen AV-Blocks von erniedrigten Herzzeitvolumina gekennzeichnet, die sich unter Belastung oder bereits in Ruhe mit einer entsprechenden Symptomatik manifestiert (Stack, 1958; Benchimol, 1965; Nager, 1966).

Tabelle 9. Herzzeitvolumina unter festfrequenter VVI-Stimulation. Vergleich zum Eigenrhythmus (ER).

Autor	Jahr	n		Ruhe		
				ER	VVI	Δ
Samet	1964	17	CI [l/min · m^2]	1,9	2,4	26%
Segel	1964	14	CI [l/min · m^2]	2,2	2,9	31%
Sowton	1965	28	HZV [l/min]	2,9	4,4	51%
Nager	1966	6	CI [l/min · m^2]	2,6	3,0	15%
Bevegard	1967	22	HZV [l/min]	3,8	6,0	57%
Gerhard	1967	9	HZV [l/min]	2,8	3,6	28%
Humphries	1967	6	CI [l/min · m^2]	2,3	2,8	21%
Adolph	1968	17	CI [l/min · m^2]	2,1	2,7	30%
Gattenlöhner	1973	30	HZV [l/min]	3,2	3,9	21%

4.1.2 Akuteffekte

Ruhehämodynamik

Wie aus Tabelle 9 ersichtlich, ist die kardiale Förderleistung der einzelnen Kollektive mit Herzindizes zwischen 1,9 l/min/m^2 (Samet, 1964) und 2,3 l/min/m^2 (Humphries, 1967) resp. Herzeitzeitvolumina zwischen 2,8 l/min (Gerhard, 1967) und 3,8 l/min (Bevegard, 1967) bereits in Ruhe deutlich erniedrigt.

Die Einschränkung der Hämodynamik wird unter Belastung noch deutlicher: In der Studie von Segel (1964) betrug das Herzminutenvolumen unter Belastung lediglich 3 l/min.

Wird im Akutversuch die Schrittmacherfrequenz des Herzens unter Ruhebedingungen angehoben, so kommt es zu einer Steigerung des Herzzeitvolumens zwischen 21 % und 57 % (Tabelle 7). Als Folge der verbesserten Hämodynamik kann auch eine Verbesserung der Nierenfunktion bei Patienten mit totalem AV-Block gezeigt werden (Schüller, 1964).

Die Optimalfrequenz, bei denen in den einzelnen Kollektiven das Herzzeitvolumen den Maximalwert erreicht, wird von den einzelnen Autoren in einem Bereich von 55 Schlägen/min bis 100 Schläge/min angegeben. In dem jeweils optimalen Frequenzbereich fanden sich unter VVI-Stimulation mit 21 % (Humphries, 1967; Gattenlöhner, 1973), 26 % (Samet, 1964), 28 % (Gerhard, 1967), 31 % (Segel, 1964), 51 % (Sowton, 1964) und 57 % (Bevegard, 1967) deutliche Steigerungen des Herzminutenvolumens gegenüber der Situation vor Elektrostimulation.

Belastungshämodynamik

Im Akutversuch kommt es unter VVI-Stimulation bei Belastung im Vergleich zum Eigenryhthmus in den einzelnen Studien zu einer Steigerung der Herzzeitvolumina zwischen 32 % (Eimer, 1974) und 50 % (Bevegard, 1967), in Laufbandtests fand Papouchado (1986) eine Zunahme der Wegstrecke um 25 %.

Die optimalen Stimulationsfrequenzen unter Belastung liegen mit 80 Schlägen/min (Winters, 1964) bis 105 Schlägen/min (Samet, 1964) nur wenig über denen in Ruhe.

Trotz der Anhebung der Herzminutenvolumina zeigen die Daten in Tabelle 9, daß unter VVI-Stimulation die kardiale Förderleistung in Ruhe und unter Belastung keine Normalwerte erreicht. Ferner bleiben die oft pathologisch veränderten Druckverhältnisse bei symptomatischer Bradykardie durch die Schrittmachertherapie weitgehend unbeeinflußt (Nager, 1966).

Als Folge der verminderten Zirkulation ist die maximale Sauerstoffaufnahme als ein Maß der kardialen Leistungsbreite herabgesetzt (Astrand, 1965; Sowton, 1967; Petzold, 1970) und liegt zum Teil weit unter der eines altersentsprechenden Kollektivs (Bolt, 1971). Ähnlich fand Schmid (1979) bei lediglich 30 % eines Schrittmacherkollektivs die von Sidney (1977) aufgezeigte altersentsprechende kardiale Leistungsbreite.

Wichtige Aspekte der kardialen Energetik unter VVI-Stimulation wurden im Tiermodell von Baller (1986a,b, 1988), beim Menschen von Koretsune (1983) erarbeitet: Unter VVI-Stimulation zeigte sich im Vergleich zum AAI-Modus eine Abnahme des Wirkungsgrades der Herzarbeit um 40 % sowie ein Anstieg des myokardialen Sauerstoffverbrauchs um 22 % (Baller, 1986a; 1988) bzw. 21 % (Koretsune, 1983), ferner kam es unter VVI-Stimulation im Vergleich zum Sinusrhythmus zu einer Abnahme des Koronarflusses um 29 % (Baller, 1986b).

4.1.3. Langzeiteffekte

Den hämodynamisch günstigen Effekt der Frequenzsteigerung im Akutversuch stehen Langzeituntersuchungen entgegen, in denen dieser initial beobachtete Anstieg des Herzzeitvolumens nicht mehr reproduzierbar war. Nager (1966) (Abb. 16) fand bei invasiver Kontrolle der Patienten 4 Monate nach Implantation, daß die Herzindizes nach einer initialen Steigerung auf 3 l/min/m^2 mit jetzt 2,6 l/min/m^2 wieder auf den Wert vor Implantation abgefallen waren. Analog dazu hatte sich in der Studie von Adolph (1968) (Abb. 16) 8 Monate nach Schrittmacherimplantation die Ausgangshämodynamik vor Implantation wieder eingestellt. Bei Winters (1965) lag der mittlere Herzindex nach 10,5 Monaten mit 1,7 l/min/m^2 wieder im subnormalen Bereich.

Dieses zunächst paradox anmutende Phänomen kann auf eine Reduktion der unter der pathologischen Bradykardie des unbehandelten AV-Blocks bestehenden großen Herzvolumina durch die Frequenzanhebung unter Schrittmacherstimulation zurückgeführt werden. Da bei extremer Bradykardie eine ausreichende Zirkulation meist nur – entsprechend der LaPlace-Beziehung – unter (pathologisch) erhöhten kardialen Drücken auf-

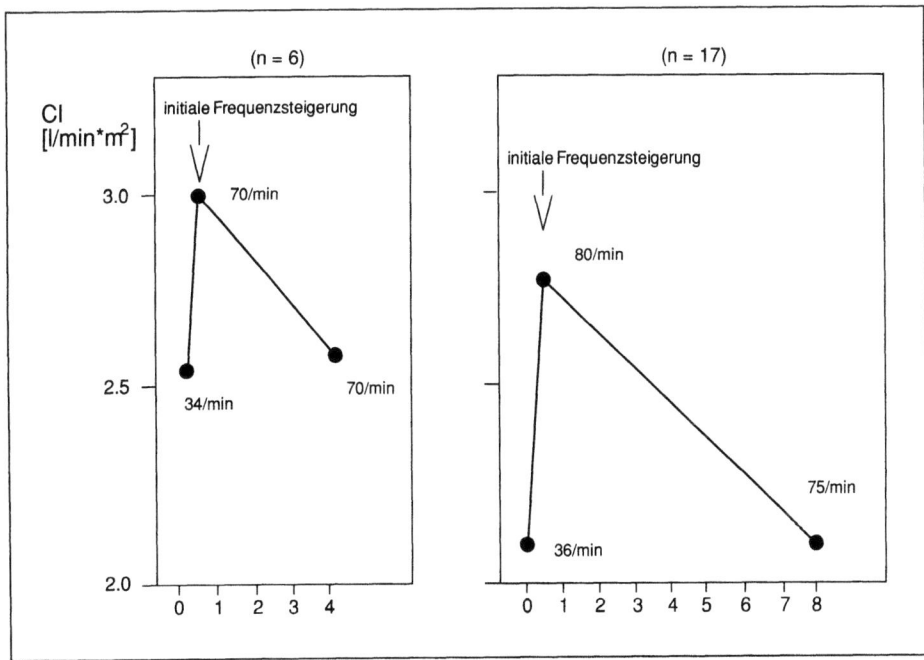

Abb. 16. Langzeiteffekte der VVI-Stimulation in Ruhe: Nach initialer Verbesserung nimmt die kardiale Förderleistung auf Werte vor Implantation ab (mod. nach Nager, 1966; Adolph, 1968).

recht erhalten werden kann, ist eine gewisse Ökonomisierung der Arbeitsweise des Herzens in Form der Reduktion der Arbeitsdrücke des Herzens durch die Schrittmacherstimulation trotz Abfall des Herzzeitvolumens als positiver Effekt der VVI-Stimulation zu werten.

4.2 Sinusknotensyndrom

Die Hämodynamik der VVI-Stimulation beim Sinusknotensyndrom wird im wesentlichen durch den Grundrhythmus sowie den dabei bestehenden Leitungsverhältnissen determiniert. Entscheidend ist, ob eine retrograde ventrikuloatriale Leitung unter Kammerstimulation vorliegt und dadurch die negativen Effekte, die bei einer Umkehrung der Kontraktionssequenz zwischen Vorhof und Kammer auftreten, den potentiellen hämodynamischen Zugewinn durch die höheren Kammerfrequenzen überdecken. Die retrograde Leitung repräsentiert beim Sinusknotensyndrom den Normalfall, ihre Inzidenz wird zwischen 36 % und 100 % (siehe Tabelle 7) angegeben. Liegt zur sinuatrialen Funktionsstörung gleichzeitig eine atrioventrikuläre Leitungstörung vor, so kommt sie noch in 8 % bis 44 % vor. Selbst bei totalem antegraden AV-Block fand Nishimura (1982) bei 12 % der Patienten eine erhaltene retrograde Vorhofaktivierung.

Mehrere Studien bestätigen, daß bei den beschriebenen Leitungsverhältnissen unter der VVI- Stimulation nur selten eine Verbesserung der kardialen Förderleistung erzielt werden kann. Die Existenz einer retrograden Leitung führt vielmehr zu einer weiteren Verschlechterung der hämodynamischen Ausgangssituation: So fand Sutton (1979) bei 6 Patienten, drei mit retrograder Leitung, unter VVI-Stimulation ein Absinken des Herzzeitvolumens um 25 % unter die Werte des Eigenrhythmus. Wie in Abb. 14 dargestellt, konnte Wirtzfeld (1979) an einen größeren Kollektiv von 43 Patienten zeigen, daß die retrograde Leitung zu einer weiteren Abnahme der kardialen Förderleistung von 12 % unter die Ausgangswerte vor Stimulation führte. Selbst bei fehlender rückläufiger Vorhofaktivierung vermochte eine VVI-Stimulation das Herzzeitvolumen nicht anzuheben. Ähnlich kam es in der Studie von Witte (1979) bei 17 Patienten unter VVI-Stimulation zu einem Abfall des Herzzeitvolumens um 17 %. In der Studie von Wirtzfeld war lediglich in einer Untergruppe von 4 Patienten mit AV-junktionalen Grundrhythmen eine Anhebung des Herzzeitvolumens um 18 % durch die VVI-Stimulation zu erzielen. Dies kann dadurch erklärt werden, daß bei diesem Grundrhythmus ohnehin kein atriosystolischer Beitrag besteht und die Frequenzsteigerung den Hauptmechanismus der Herzzeitvolumensteigerung darstellt.

Analog zur hämodynamischen Verschlechterung kann die retrograde Leitung eine spezifische Symptomatik mit Blutdruckabfall, Schwindel, Palpitationen neu induzieren oder eine bereits bestehende aggravieren (Sutton, 1979; Wirtzfeld, 1979; Witte, 1979; Gamal, 1981; Nishimura, 1982).

4.3 Bradykarde Herzinsuffizienz

Der Einfluß der VVI-Stimulation auf eine bradykarde Herzinsuffizienz wird unterschiedlich beurteilt. Müller (1961) berichtete kasuistisch über die Verbesserung einer Herzinsuffizienz bei Bradykardie unter VVI- Stimulation. Trotz der positiven Ergebnisse im

Einzelfall war in den Untersuchungen von Bernstein (1971) bei 22 Patienten die bradykarde Insuffizienz trotz Schrittmachertherapie mit einer Letalität von 41 % (9/22) im ersten Jahr assoziiert; bei den überlebenden 13 Patienten konnte keine klinische Besserung erzielt werden. Ähnlich enttäuschende Ergebnisse zeitigte die Studie von Hetzel (1978), in der lediglich einer von 6 Patienten mit ausgeprägter Myokardinsuffizienz durch die VVI-Stimulation gebessert werden konnte. Dagegen blieben 4 unverändert, ein Patient verschlechterte sich weiter.

Davidson (1972) sah bei 13 (65 %) von 20 Patienten mit bereits bestehenden Insuffizienz eine Besserung. Die elektrische Therapie konnte jedoch nur bei 9 (34 %) von 26 Patienten, die nach Implantation aufgrund prädisponierender Grunderkrankungen eine Insuffizienz entwickelten, längerfristig eine Besserung erreichen. Positiver sind die Ergebnisse von Rettig (1975), der bei 80% eines Kollektivs von 302 Patienten eine Rekompensation der Herzinsuffizienz um ein bis drei Schweregrade nach der NYHA-Klassifikation fand. Besonders profitierten davon Patienten mit bradykardem Vorhofflimmern, während die Ergebnisse bei Sinusbradykardie eher unbefriedigend waren. Insgesamt erscheinen die Ergebnisse der VVI-Stimulation bei leichteren Formen der bradykarden Myokardinsuffizienz günstiger (Dolder, 1975). So betrug bei 36 Patienten mit leichter bis

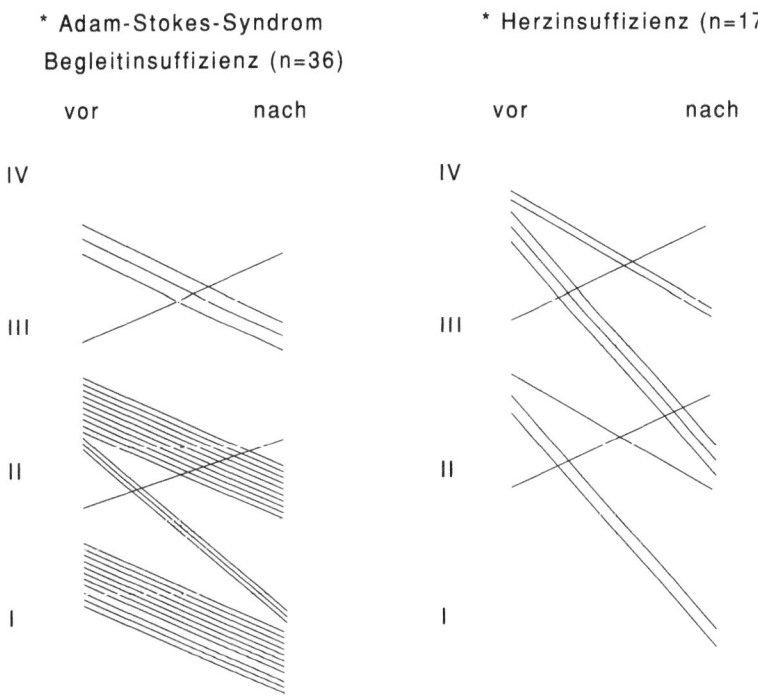

Abb. 17. Einfluß der VVI-Stimulation auf die NYHA-Klassifikation bei bradykarder Herzinsuffizienz. a. Bei mittelschwerer, b. bei schwerer Insuffizienz (mod. nach Dolder, 1975).

mittelschwerer Insuffizienz in 75 % der Fälle eine Besserung ein bis zwei NYHA- Klassen, sieben Patienten blieben gleich, zwei verschlechterten sich um eine Klasse (Abb. 17a). Dagegen verbesserten sich bei 17 Patienten mit ausgeprägter Insuffizienz als alleiniger Indikation nur 47 % um ein bis zwei Klassen, während 7 Patienten keine Besserung erfuhren und zwei sich um eine NYHA-Klasse verschlechterten (Abb. 17b).

Die dargestellten Ergebnisse lassen die hämodynamische und prognostische Bedeutung der VVI-Stimulation auf die bradykarde Herzinsuffizienz in Abhängigkeit vom Schweregrad wenig überzeugend erscheinen. Als positiver Effekt der Schrittmachertherapie ist jedoch die Erweiterung der Therapiemöglichkeiten auf Substanzen mit positiv inotropen und negativ dromotropen Wirkprofil wie Digitalis oder auf Substanzklassen wie Betablocker oder Kalziumantagonisten bei gleichzeitig bestehender koronarer Herzerkrankung zu sehen.

Die hämodynamischen Auswirkungen der VVI-Stimulation können so zusammengefaßt werden, daß ein Einfluß auf Hämodynamik und Leistungsfähigkeit der Patienten oft mehr oder weniger unbefriedigend bleibt. Zum einen stellt die initiale Verbesserung der Hämodynamik unter VVI-Stimulation lediglich einen passageren Effekt dar, bei retrograder Leitung wird sogar eine Verschlechterung der Ausgangshämodynamik beobachtet.

Der Grad einer bereits bestehenden oder sich neu ausbildenden Herzinsuffizienz kann durch eine asynchrone Kammerstimulation wenig positiv beeinflußt werden, ihr weiterer Verlauf ist von der elektrischen Therapie weitgehend unabhängig. Entsprechend einer subnormalen Ruhe-und Belastungshämodynamik bleibt die körperliche Leistungsfähigkeit von Schrittmacherpatienten deutlich unter der eines altersentsprechenden Vergleichskollektivs.

5. Physiologische Stimulation

5.1 Grundlagen

Als physiologisch werden Stimulationsformen bezeichnet, die die Synchronität zwischen Vorhof und Kammer wiederherstellen (Goldreyer, 1982). Dieser Begriff subsumiert somit festfrequente (AAI, DVI) als auch frequenzvariable vorhofbeteiligende Formen (VAT, VDD, DDD, AAIR, DDD/IR), die über die AV-Synchronität hinaus eine Frequenzadaptation ermöglichen.

Die systematischen Arbeiten zur Bedeutung der AV-Synchronität und des atriosystolischen Beitrags für die kardiale Förderleistung begannen mit Gesell (1916) und wurden in zahlreichen tierexperimentellen Studien (Jochim, 1938; Little, 1951; Brockman, 1963; Skinner, 1963; Daggett, 1970; Ogawa, 1978; Nishimura, 1982) und am Menschen (Braunwald, 1961, 1967; Greenberg, 1979) fortgeführt.

Die zum Teil lange vor Beginn der permanenten Elektrotherapie gewonnenen Erkenntnisse zur AV-Synchronität ließen schon aus theoretischen Überlegungen die veränderte Arbeitsweise des Herzens unter VVI-Stimulation bereits als unphysiologisch erscheinen und wiesen auf die Notwendigkeit von Stimulationsformen hin, die die natürliche Abfolge der elektrischen und mechanischen Herzaktion imitieren. Die im Laufe der Jahre zunehmende klinische Erfahrung mit den insgesamt enttäuschenden hämodynamischen Ergebnissen der VVI-Stimulation hat die Notwendigkeit einer physiologischen Stimulation entsprechend empirisch belegt.

Physiologische Stimulation

Bereits zu Beginn der 30er Jahre wurden von Hyman (1930, 1932) im Tierexperiment die ersten Versuche einer Elektrostimulation mit Einstichelektroden durchgeführt. Ziel war es, bei Asystolie die Sinusknotenregion elektrisch zu reizen und eine Depolarisation mit orthograder Erregungsleitung zu induzieren. Parallel zur Entwicklung implantierbarer ventrikulärer Einkammersysteme beim Menschen (Elmquist, 1959; Furman, 1958), wurden mit unterschiedlichen technischen Ansätzen von einigen Arbeitsgruppen (Folkman, 1957; Stephenson, 1959; Bayte, 1960; Kahn, 1960) bereits externe, P-Wellen-synchrone Schrittmachersysteme entwickelt und im Tiermodell erprobt. Vom Entwicklungsbeginn dieser P-Wellen synchronen Schrittmacher bis zur Implantationsreife eines VAT-Schrittmachers im Menschen (Nathan, 1963) verstrichen noch weitere 5 Jahre. Potentielle Gefahren dieser Stimulationsart, die aus dem Fehlen der ventrikulären Sensingfunktion resultieren, wurden durch die technische Fortentwicklung in Form von VDD-Sytemen (Rogel, 1971) und DDD-Systemen (Funke, 1978) minimiert.

Die atriale Einkammerstimulation (AAT, AAI) bei Sinusknotenfunktionsstörungen ohne begleitende atrioventrikuläre Leitungsstörung begann Mitte der 60er Jahre. Langzeiterfahrungen mit dieser Stimulationsart über 10 Jahre wurden 1978 von Greenberg und Moss mitgeteilt, die festfrequente, sequentielle Stimulation (DVI) als Therapieform bei binodaler Erkrankung wurde 1969 von Berkovics beschrieben.

In den 60er und frühen 70er Jahren stand einer weiteren Verbreitung dieser vorhofbeteiligenden Stimulationsarten die zur Fixierung der epikardialen Vorhofsonden notwendige Thorakotomie bzw. Mediastinoskopie entgegen. Die Weiterentwicklung und Verbesserung der Sondentechnologie in Form von Hakenelektroden (Rosenkranz, 1971; Irnich, 1972), Y-Sonden (Fields, 1973; Smyth, 1976), Schraubelektroden (Kleinert, 1977) und Koronarsinuselektroden (Greenberg, 1978) schufen die Voraussetzungen für eine langzeitstabile, transvenöse Vorhofstimulation, die thoraxchirurgische Maßnahmen weitgehend überflüssig machten.

5.2 Hämodynamik

5.2.1 Festfrequente atriale Einkammerstimulation (AAI)

Mit verbesserter Sondentechnologie hat sich die AAI-Stimulation schwerpunktmäßig in einigen europäischen Zentren etabliert, im angloamerikanischem Bereich stellt sie eine relativ ungebräuchliche Stimulationsform dar, zum Teil wird ihr eine erhebliche Skepsis entgegengebracht (Sutton, 1986). In dem geringen prozentualen Anteil von unter 10 % spiegelt sich die auch in der Bundesrepublik noch bestehende reservierte Haltung vieler Implanteure gegen die AAI-Stimulation wider. Sie basiert vor allem auf der Furcht vor einer nicht vorhersehbaren Entwicklung (Peters, 1982) von – möglicherweise vital bedrohlichen – Leitungsblöcken. Die hohe Koinzidenz von Störungen der Sinusknotenfunktion und AV-Blockierungen und/oder intraventrikulären Leitungsstörungen – bei einigen Autoren zwischen 50 % und 66 % (Narula, 1971; Rosen, 1971; Sauerwein, 1976; Evans, 1977; Vallin, 1981; Simonsen, 1983) – und die Entwicklung von Leitungsstörungen unter negativ dromotroper Medikation (Neuss, 1976; v. Mechelen, 1984, Seipel, 1987) setzt daher eine genaue langzeitelektrokardiographische und elektrophysiologische Prüfung voraus. Intakte AV-Leitungsverhältnisse bei Implantation vorausgesetzt, zielt die entscheidende Frage auf die Inzidenz bedrohlicher Leitungsstörungen im weiteren Verlauf der Erkrankung ab.

In einer Übersicht fand Sutton (1986) mit 8,4 % eine nicht akzeptabel hohe jährliche Inzidenz von „AV-Blockierungen". Dabei waren als Kriterien AV-Blockierungen Grad I, isolierte Schenkelblöcke und Verlängerungen des HV-Intervalls großzügig mit aufgenommen. Während die klinische Relevanz der beiden ersten Befunde bei asymptomatischen Patienten wohl einheitlich bewertet wird, ist in der Einschätzung verlängerter HV-Intervalle seit Anfang der 80er Jahre ein Wandel eingetreten: Wurden sie davor als schwerwiegend bzw. prognostisch bedeutsam bewertet (Narula, 1975, Scheinman, 1977), so konnten Dhingra (1981) und McAnulty (1982) in prospektiven Studien zeigen, daß bei asymptomatischen Patienten, die HV-Intervallverlängerungen bei bifaszikulären oder trifaszikulären Leitungsstörungen aufwiesen, die Inzidenz eines totalen AV-Blocks mit 4,5 %

bei einem Beobachtungszeitraum von 41 Monaten (Dhingra, 1981) und 4,9 % (McAnulty, 1982) bei 42monatigem Beobachtungszeitraum erstaunlich niedrig ist.

Tabelle 10 listet die Inzidenz von AV-Blockierungen Grad II und III in 20 Studien als ernste, meist zur Intervention zwingende Komplikationen der AAI-Stimulation auf. Bei Beobachtungszeiträumen zwischen 14 und 66 Monaten liegt sie in den Studien mit großen Kollektiven unter 5 %, wenngleich – davon abweichend – bei kleineren Kollektiven (Bertholet, 1983; Walsh, 1985; Markewitz, 1986; Mast, 1986) mit 16 % bis 19 % deutlich höhere Inzidenzen berichtet werden. Werden – statistisch problematisch – unter Annahme einer Linearität für die Studien die jeweiligen jährlichen Inzidenzen berechnet (Rosenquist, 1989), so ergeben sich für die 4 erwähnten Studien Werte zwischen 2,9 % und 4,8 %, für die überwiegende Mehrzahl der Patienten jedoch liegen die jährlichen Inzidenzen mit 0 % und 1,8 % weit niedriger. Dabei ist zu bedenken, daß viele Autoren bei „AV-Block II" nicht zwischen dem Wenckebach-Block und dem Mobitz-II-Typ-II-Block differenzieren, welche aber klinisch deutlich unterschiedlich zu bewerten sind. Somit wäre die Inzidenz lebensbedrohlicher AV-Leitungsstörungen noch niedriger als in Tabelle 10 angegeben anzusetzen.

Insgesamt lassen diese Ergebnisse – eine genaue klinische und elektrophysiologische Prüfung vorausgesetzt – die AAI-Stimulation als ausreichend sichere Methode erschei-

Tabelle 10. AV-Blockierungen Grad II und III unter AAI-Stimulation beim Sinusknotensyndrom.

Autor	Jahr	n	follow-up	Inzidenz AV-Block II, III	Jährliche Inzidenz
Citron	1978	28	16	0 %	0 %
Greenberg	1978	66	14	1,4 %	1,2 %
Bernstein	1981	187	30	7,5 %	3 %
Scheibelhofer	1982	30	10	0 %	0 %
Bertholet	1983	26	10–36	19 %	k.A.
Kleinert	1983	106	41	0,7 %	0,2 %
Hayes	1984	70	33	2,7 %	1 %
Gillette	1985	40	66	0 %	0 %
Santini	1985	127	40	0 %	0 %
Walsh	1985	22	67	16,1 %	2,9 %
Markewitz	1986	67	51	19,1 %	4,5 %
Mast	1986	22	45	18 %	4,8 %
Lemke	1987	81	43	3,2 %	0,9 %
Maring	1987	40	53	0 %	0 %
Ryden	1987	59	34	5 %	1,8 %
Stangl	1987	110	53	0,9 %	0,2 %
Witte	1987	261	61	4,2 %	0,8 %
Langenfeld	1988	88	63	2 %	0,4 %
Rosenquist	1988	81	44	4,5 %	1,2 %
Sasaki	1988	24	20	0 %	0 %

nen, wenngleich im Einzelfall eine schwerwiegende AV-Blockierung nicht mit letzter Sicherheit ausgeschlossen werden kann. Diese insgesamt jedoch positiven Langzeitergebnisse der AAI-Stimulation haben in jüngster Zeit bereits zu einer veränderten Einstellung gegenüber dieser Stimulationsform und zur ihrer Empfehlung (Steinbach, 1985; Wirtzfeld, 1987; Kruse, 1988; Maisch, 1988; Rosenquist, 1988a, 1989; Ryden, 1988b) geführt. Zu einer weiteren Verbreitung könnte auch die neu geschaffene Möglichkeit beitragen, frequenzadaptive Einkammersysteme im Vorhof einzusetzen und somit auf die einfachste Weise sowohl AV-Synchronität als auch Frequenzadaptation zu ermöglichen.

Die atriale Einkammerstimulation stellt somit beim Sinusknotensyndrom ohne begleitende atrioventrikuläre Leitungsstörung die Methode der Wahl dar. Durch die Wiederherstellung der normalen AV-Sequenz können der physiologische Beitrag der Vorhofsystole genutzt und die retrograde Vorhoferregung vermieden werden. Wie Tabelle 11 zeigt, liegen die Herzzeitvolumina resp. Herzindizes unter AAI-Stimulation um 13 % bis 28 % höher als bei bradykardem Eigenrhythmus und um 28 % bis 45 % höher gegenüber der Hämodynamik unter ventrikulärer Reizung. So fand Hartzler (1977) bei 10 Patienten im AAI-Modus einen Anstieg des Herzzeitvolumens um 28%, Sutton (1979), Witte (1979), Wirtzfeld (1979) konnten Verbesserungen des Herzzeitvolumina von 13 % bis 23 % gegenüber dem bradykarden Eigenrhythmus zeigen. Mit Steigerungen des Herzindex um jeweils 23 % beschrieb Bergbauer (1983) ähnliche Ergebnisse, im Vergleich zur VVI-Stimulation wurden Steigerungen des Herzzeitvolumens von 18 % (Liu, 1983) 30 % (Bergbauer, 1983) und 45 % (Beyer, 1983) mitgeteilt.

Tabelle 11. Kardiale Förderleistung unter atrialer Einkammerstimulation (AAI) und unter festfrequenter Zweikammerstimulation (DVI) im Vergleich zum Eigenrhythmus (ER) und zur VVI-Stimulation. (k.A.= keine Angaben).

Autor	Jahr	n	Indikation		ER	VVI	AAI	Δ
Hartzler	1977	10	SKS	HZV [l/min]	k.A.	3,5	4,5	28%
Wirtzfeld	1979	39	SKS					
retrograde Leitung		14		HZV [l/min]	3,0	2,6	3,7	42%
keine retrograde Leitung		25		HZV [l/min]	3,0	2,9	3,5	19%
Sutton	1979	14	SKS	HZV [l/min]	3,9	3,9	4,7	20%
Bergbauer	1983	16	SKS	CI [l/min · m^2]	2,7	2,6	3,3	30%
Beyer	1983	20		HZV [l/min]	k.A.	k.A.	k.A.	45%
Liu	1983	12		HZV [l/min]	k.A.	6,4	7,6	18%
post.op					ER	VVI	DVI	
Chamberlain	1970	9	AV-Block II + III	CI [l/min · m^2]	k.A.	2,9	3,6	24%
Sutton	1979	8	AV-Block III	HZV [l/min]	4,3	4,0	4,6	15%
Curtis	1981	9	AV-Block III + SKS	CI [l/min · m^2]	k.A.	2,2	2,7	22%
Reiter	1982	8	AV-Block III	HZV [l/min]	k.A.	2,2	2,6	18%
Raza	1983	11	k.A.	HZV [l/min]	k.A.	3,7	4,8	29%
Unger	1983	10	k.A.	CI [l/min · m^2]	k.A.	2,2	2,5	11%

Langzeitverhalten unter AAI-Stimulation

Neben diesen hämodynamischen Akuteffekten besteht im Langzeitverhalten zwischen beiden Stimulationsformen ein wesentlicher Unterschied. Während die hämodynamische Verbesserung unter VVI-Stimulation nur passagerer Natur ist, ist der unter AAI-Stimulation im Akutversuch beobachtete Anstieg des Herzzeitvolumens auch nach längeren Beobachtungszeiträumen reproduzierbar. Entsprechend fand sich in den invasiven Nachkontrollen von Bergbauer (1983) und Wirtzfeld (1982a) eine unveränderte Hämodynamik nach 6 bzw. 18 Monaten .

5.2.2 Festfrequente sequentielle Stimulation (DVI)

Die DVI-Stimulation wurde als Fortentwicklung der AAI-Stimulation mit der Zielsetzung etabliert, auch Patienten mit atrioventrikulären Leitungsstörungen eine Vorhofstimulation zu ermöglichen (Berkovics, 1969; Matloff, 1970). Sie ist mit der Entwicklung der DDD-Systeme heute jedoch weitgehend überholt.
Wie die AAI-Stimulation gewährleistet die DVI-Stimulation die AV-Synchronität: gewisse Unterschiede zwischen beiden Stimulationsformen bestehen jedoch in der aberranten ventrikulären Erregungsausbreitung sowie im extern bestimmten AV-Intervall unter DVI-Stimulation.
   Tabelle 11 zeigt eine Aufstellung der Herzzeitvolumina in Ruhe, zur Hämodynamik unter Belastung liegen keine Daten vor.
Die erste Studie wurde 1970 von Chamberlain vorgestellt; darin betrug der Anstieg des Herzindex 24%. In den Studien von Sutton (1979), Curtis (1981) Reiter (1982), Raza (1983), Unger (1983) und Kourkoulakos (1985) lag der Zuwachs zwischen 11 % und 29 %; als Ausdruck einer verbesserten kardialen Förderleistung beschrieb Nishimura (1982) unter DVI-Stimulation einen Anstieg des arteriellen Drucks um 35 % gegenüber der VVI-Stimulation.
   In der Zusammenfassung der Ergebnisse gewährleisten die starrfrequenten, vorhofbeteiligenden Stimulationsformen AAI und DVI die AV-Synchronität und vermeiden die hämodynamisch ungünstigen Effekte der retrograden Vorhofaktivierung. Unter beiden Stimulationsformen werden im Vergleich zum Eigenrhythmus Anstiege des Herzzeitvolumens zwischen 6 % und 28 %, im Vergleich zur ventrikulären Einkammerstimulation (VVI) zwischen 11 % und 45 % erreicht, wobei sich die deutlichste hämodynamische Verbesserung bei retrograder Leitung findet.

5.2.3 Vorhofgetriggerte Stimulation (VAT, VDD, DDD)

Im Unterschied zur AAI-und DVI-Stimulation eröffnen die vorhofgetriggerten Stimulationsformen VAT, VDD und DDD über die Wahrung der AV-Synchronität hinaus die Möglichkeit der Frequenzadaptation. Die vorhofgetriggerte Stimulation ermöglicht dadurch die Änderung des Herzzeitvolumens durch seine beiden Teilgrößen Schlagvolumen und Frequenz. Bei intakter sinuatrialer Funktion kommt die Frequenz als Hauptfaktor der Herzzeitvolumensteigerung voll zum Tragen und die physiologischen Adaptationsmechanismen des Herzzeitvolumens können unter der Zweikammerstimulation weitgehend wiederhergestellt werden. Bei gestörter Sinusknotenfunktion bleibt dagegen auch bei diesen Stimulationsformen die Frequenzadaptation mehr oder weniger inadäquat.

5.2.3.1 Akuteffekte

Ruhehämodynamik

Seit Beginn der 70er Jahre wurden in zahlreichen Untersuchungen die zwischen VVI-Stimulation und vorhofgetriggerter Stimulation bestehenden Unterschiede in der Hämodynamik und der kardialen Leistungsbreite bei Schrittmacherpatienten erarbeitet (Tabellen 12, 13). Die meisten Studien beinhalten dabei Kollektive mit höhergradigen AV-Blockierungen; lediglich die Untersuchungen von Bergbauer (1983) wurden an Patienten mit Sinusknotensyndrom durchgeführt.

Die ersten vergleichenden Untersuchungen zwischen VVI- und VAT-Stimulation stammen von Westermann (1972), in Tabelle 12 sind in chronologischer Folge die bis heute

Tabelle 12. Kardiale Förderleistung unter vorhofgesteuerten Stimulationsformen im Vergleich zur VVI-Stimulation.

Autor	Jahr	n		Ruhe			Belastung		
				VVI	VAT/DDD	△	VVI	VAT/DDD	△
Westermann	1972	12	HZV [l/min]	5,0	5,9	18%	7,7	8,3	25%
Karlöf	1975	12	HZV [l/min]	5,2	5,7	10%	8,2	9,8	20%
Wirtzfeld	1981	10	HZV [l/min]	3,3	3,6	n.s.	5,1	6,9	19%
Kappenberger	1982	10	CI [l/min · m²]	2,3	2,5	8%	3,4	3,9	15%
Kruse	1982	16	HZV [l/min]	6,0	7,5	25%	11,8	15,6	32%
Bergbauer	1983	16	CI [l/min · m²]	2,6	3,1	23%	4,5	5,2	15%
DiCola	1983	15	HZV [l/min]	k.A.	k.A.	k.A.	k.A.	k.A.	29%
Hayes	1983	10	HZV [l/min]	3,9	4,5	15%	5,7	7,6	33%
Nitsch	1983	16	HZV [l/min]	4,9	5,3	7%	k.A.	k.A.	k.A.
Pehrsson	1983	9	HZV [l/min]	4,5	5,5	22%	7,3	10,2	40%
Stewart	1984	29	HZV [l/min]	4,3	5,0	16%	k.A.	k.A.	k.A.
Costa	1985	23	CI [l/min · m²]	2,7	3,1	13%	4,4	5,1	16%
Rossi	1985	9	HZV [l/min]	3,6	4,2	16%	10,2	11,2	10%
Rognoni	1986	7	HZV [l/min]	3,9	4,6	18%	8,9	11,4	28%
Nordlander	1987	8	HZV [l/min]	4,3	4,5	n.s.	7,6	8,8	16%
Costa	1988	11	HZV [l/min]	k.A.	k.A.	k.A.	k.A.	k.A.	17%
Lascault	1988	19	HZV [l/min]	k.A.	k.A.	k.A.	k.A.	k.A.	32%
Laule	1988	18	HZV [l/min]	6,3	6,7	n.s.	10,9	12,7	17%
Rediker	1988	18	HZV [l/min]	4,4	6,3	43%	k.A.	k.A.	k.A.

durchgeführten Studien zu dieser Fragestellung aufgelistet. Während der Anstieg des Herzzeitvolumens in Ruhe in den Studien von Wirtzfeld (1981b) und Nordlander (1987) und Laule (1988) kein statistisch signifikantes Niveau erreicht, ergeben sich den anderen Studien mit 8 % (Kappenberger, 1982), 10 % (Karlöf, 1975; Nitsch, 1983), 13 % (Costa, 1985), 15 % (Hayes, 1983), 16 % (Stewart, 1984; Rossi, 1985a), 18 % (Westermann, 1972, Rognoni, 1988), 21 % (Fananapazir, 1983), 22 % (Pehrsson, 1983), 23 % (Bergbauer, 1983), 25 % (Kruse, 1982), 29 % (DiCola, 1983) und 43 % (Rediker, 1988) Zunahmen des Herzeitvolumens resp. des Herzindex.

Belastungshämodynamik

Der positive hämodynamische Effekt der vorhofgetriggerten Stimulation ist bei Belastung deutlicher ausgeprägt als unter Ruhebedingungen. In den aufgelisteten Studien fanden sich mit 10 % (Rossi, 1985a), 15 % (Kappenberger, 1982; Bergbauer, 1983), 16 % (Costa, 1985; Nordlander, 1987), 17 % (Costa, 1988; Laule, 1988) 19 % (Wirtzfeld, 1981b), 20 % (Karlöf, 1975), 25 % (Westermann, 1972), 28 % (Rognoni, 1988), 32 % (Kruse, 1982; Lascault, 1988), 33 % (Hayes, 1983) und 40 % (Pehrsson, 1983) jeweils signifikante, jedoch deutlich unterschiedliche Anstiege der Herzzeitvolumina.

Mehrere Untersuchungen vergleichen darüberhinaus die körperliche Leistungsfähigkeit mit verschiedenen metabolischen oder physikalischen Größen (Tabelle 13) als Äquivalente der kardialen Leistungsbreite unter den beiden Stimulationsformen.

Pehrsson (1983a) und Rossi (1985a) fanden unter vorhofgeführter Stimulation eine Erhöhung der maximalen Sauerstoffaufnahme um 13 % bzw. 42 %. In den Untersuchungen von Pehrsson (1983a), Kristensson (1983) und Kruse (1982), die Belastungstests am Fahrradergometer durchführten, lag die im VAT-Modus maximal erbrachte Leistung um 9 %, 18 % und 23 % über den Werten der VVI-Stimulation. Unter Laufbandergometrie fanden Perrins (1983), Fananapazir (1983), Sutton (1983) und Yee (1984) eine Zunahme der geleisteten Arbeit zwischen 27 % und 43 %.

Neben einer objektiven Verbesserung, die durch die Erfassung hämodynamischer Parameter und Belastungsäquivalente quantifiziert werden kann, vermag die vorhofgetrig-

Tabelle 13. Leistungsbreite unter vorhofgesteuerten Stimulationsformen im Vergleich zur VVI-Stimulation.

| Autor | Jahr | n | Maximale Leistungsbreite | | |
			VVI	DDD	Δ
Kruse	1982	13	88 W	109 W	23 %
Perrins	1983	13	2542 kpm	3250 kpm	27 %
Pehrsson	1983	9	75 W	84 W	9 %
Sutton	1983	30	2274 kpm	3259 kpm	43 %
Fananapazir	1983	14	436 m	610 m	40 %
Kristensson	1983	13	67 W	79 W	18 %
Shapland	1983	7	0,24 kgm	0,34 kgm	41 %
Rossi	1985	13	7,7 min	10,1 min	31 %

gerte Stimulation auch stark emotional beeinflußte Größen wie die subjektiv erlebte Ausprägung von Symptomen oder das allgemeine Wohlbefinden positiv zu beeinflussen. So konnte Perrins (1983) unter Verwendung einer fünfstufigen Befindlichkeitsskala bei 8 von 13 Patienten eine Verbesserung um zwei oder mehr Stufen beobachten, 3 Patienten besserten sich um eine Stufe, lediglich zwei bemerkten keine Veränderung. Ein ähnlich positiver Effekt wurde für die Symptome Luftnot, Schwindel und Palpitationen angegeben. Analog dazu konnte Mitsuoka (1988) bei einer 6stufigen Skala hinsichtlich der Symptome „Luftnot" und „allgemeines Wohlbefinden" bei allen 8 Patienten eine Besserung – im Mittel um 1,7 resp. 1,4 Stufen – zeigen.

Die in allen Studien belegte Steigerung der Leistungsbreite unter Belastung repräsentiert nur einen Aspekt einer verbesserten hämodynamischen Situation. Einen weiteren Gesichtspunkt stellt der Einfluß der Stimulationsform auf die unter VVI-Stimulation meist pathologisch erhöhten linksventrikulären Füllungsdrücke dar. Vier der in Tabelle 6 aufgeführten Studien prüfen zusätzlich diese Fragestellung. Dabei kann in zwei Studien für die Ruhehämodynamik ein positiver Effekt belegt werden. So konnte Kappenberger (1982) und Karlöf (1975) unter VAT-Stimulation eine Senkung des pulmonalkapillären Verschlußdrucks um 13 % bzw. 35 % zeigen, hingegen erreichten die Unterschiede bei Pehrsson (1983) und Nordlander (1987) kein Signifikanzniveau. Unter Belastung bestanden in keiner Studie ein signifikanter Unterschiede zwischen beiden Stimulationsarten.

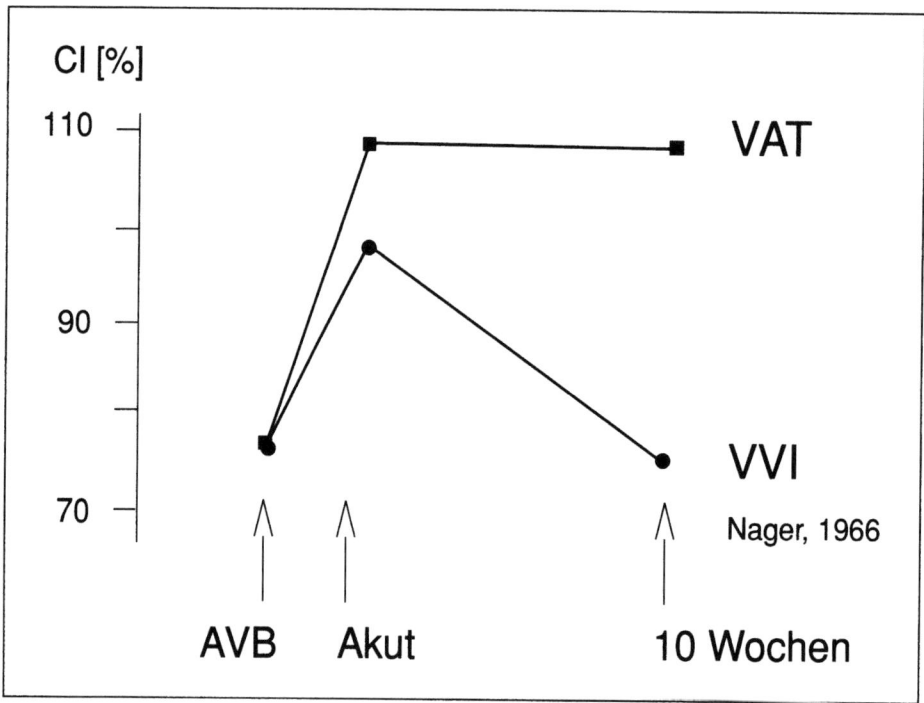

Abb. 18. Langzeiteffekte vorhofgesteuerter Stimulationsformen. Konstanz der initial nach Implantation verbesserten Förderleistung (mod. nach Kappenberger, 1982). Im Vergleich dazu Langzeiteffekte der VVI-Stimulation (mod. nach Nager, 1966).

Dieses Ergebnis läßt die Interpretation zu, daß eine präexistente myokardiale Compliancestörung (z.B. bei koronarer Herzerkrankung, LV-Hypertrophie) bei vielen Schrittmacherpatienten vorliegt, die sich insbesondere unter Belastung manifestiert; sie kann natürlich durch eine Elektrostimulation nicht beeinflußt werden.

5.2.3.2 Langzeiteffekte

Im Gegensatz zur lediglich passageren Steigerung des Herzzeitvolumens unter VVI-Stimulation (Nager, 1966; Adolph, 1968) (s.o.) ist bei vorhofgetriggerter Stimulation ein positiver Langzeiteffekt nachweisbar (Abb. 18). Die Studien von Kappenberger (1982), Kruse (1982) und Bergbauer (1983) belegen durch invasiven Nachkontrollen nach drei bzw. 6 Monaten eine Konstanz der verbesserten kardialen Förderleistung. Analog dazu war die kardiale Leistungsbreite nach drei Monaten verbessert (Yee, 1984). In den Studien von Perrins (1983) und Sutton (1983) war die initiale Verbesserung nach drei und 13 Monaten reproduzierbar.

Die Effekte der vorhofgetriggerten Stimulation auf Hämodynamik und Leistungsfähigkeit können wie folgt zusammengefaßt werden:

Im Vergleich zur VVI-Stimulation kommt es unter der physiologischen Stimulation in Ruhe zu einer Steigerung des Herzzeitvolumens bis zu 25 %, unter Belastung zwischen 10 % und 40 %. Damit assoziiert ist eine durchschnittliche Verbesserung der Leistungsfähigkeit um 28 %. Beide Effekte zeigen ein Langzeitverhalten. Die pathologischen Druckverhältnisse unter VVI-Stimulation können nur in Ruhe positiv beeinflußt werden.

6. Vorhofunabhängige, frequenzadaptive Stimulation

6.1 Grundlagen

Da die Verbesserung der Belastungshämodynamik unter vorhofgetriggerter Stimulation weitgehend frequenzgetragen ist, sind ähnlich positive hämodynamische Effekte auch von einer Stimulationsform zu erwarten, die als Führungsgröße nicht die sinuatriale Frequenz benutzt, sondern durch Parameter moduliert wird, die sich proportional zur Belastung ändern. Solche Systeme eröffnen für Patienten bei fehlender oder inadäquater Sinusknotenfunktion die Möglichkeit einer belastungsadäquaten Frequenzanpassung. Da eine vorhofunabhängige Frequenzadaptation nicht mehr allein auf die ventrikuläre Stimulation (VVIR) beschränkt ist, sondern mittlerweile auch als atriale Einkammer (AAIR) – und Zweikammerstimulation (DDDR, DDIR) möglich ist, kann sie somit bei den drei Hauptindikationen AV-Block, Sinusknotensyndrom und absolute Bradyarrhythmie genutzt werden und stellt für eine Vielzahl von Patienten mit inadäquater Frequenzanpassung eine echte Erweiterung und Verbesserung der Schrittmachertherapie dar.

Die Konzepte der vorhofunabhängigen, frequenzadaptiven Stimulation basieren auf der Auswahl, meßtechnischen Erfassung und schrittmacherinternen Verarbeitung von physiologischen oder physikalischen Größen, die möglichst spezifisch und sensitiv belastungsinduzierte physiologische und metabolische Adaptationsmechanismen des Organismus reflektieren sollen. Für eine den physiologischen Verhältnissen angenäherte Frequenzführung sollen dabei die jeweiligen Parameter die Kriterien der Belastungsspezifität und eines der Sinusfrequenz ähnlichen statischen und dynamischen Verhaltens erfüllen (Wirtzfeld, 1987).

Der Begriff der Belastungsspezifität bedeutet, daß die Änderungen des Parameters möglichst nur durch entsprechende Belastungsänderungen induziert sind und lastunabhängige interne und externe Einflüsse (Störgrößen) minimiert sind.

Im Rahmen einer physiologischen Frequenzführung sollten beide Größen den entsprechenden Werten der Sinusfrequenz möglichst angenähert sein. Die mathematische Grundlagen dieser Bewertung sind in Kapitel 2 näher ausgeführt.

Das statische Verhalten eines Parameters ist als seine funktionelle Beziehung als abhängige Variable zur Leistung als unabhängiger Variabler definiert. In Rahmen der Schrittmacherführung ist vor allem die Sensitivität eines Parameters, die sich aus der ersten Ableitung dieser Beziehung ergibt, relevant. Sensitivität meint somit das Auflösungsvermögen, die Diskriminierungsfähigkeit von Belastungsänderungen. Um niedrige und hohe Belastungen gleichmäßig detektieren zu können, sollte die Sensitivität eines Parameters über den gesamten individuellen Leistungsbereich konstant gut sein.

Wie in den entsprechenden Kapiteln gezeigt wird, erfüllt kaum eine einzelne Größe die diese Eigenschaften eines „idealen" Parameters. Aus diesem Grund werden heute bereits verschiedene, sich ergänzende Parameter kombiniert (Heuer, 1986, 1987; Alt, 1988; Stangl, 1988a; Sugiura, 1988) genutzt.

Neben den Anforderungen an die physiologischen Eigenschaften eines Parameters besitzt die Realisierbarkeit seiner meßtechnischen Erfassung eine zentrale Bedeutung. Die verschiedenen Systeme sind somit Ausdruck des Kompromisses zwischen so verschiedenen Faktoren wie dem Anspruch eines physiologischen Steuer- oder Regelkonzeptes, der Limitation einer im Rahmen eines Schrittmachersystems realisierbaren Meßtechnik, Sicherheitsaspekten und der Bedienerfreundlichkeit. Entsprechend repräsentieren die derzeitigen Konzepte einer vorhofunabhängigen, frequenzadaptiven Stimualtion eine unterschiedliche Gewichtung der einzelnen Faktoren.

Die Arbeiten zur vorhofunabhängigen, frequenzadaptiven Stimulation begannen mit Funke (1975); bis heute wurden eine Vielzahl von Parametern vorgeschlagen, eine Auflistung in chronologische Reihe bietet Tabelle 14. Mehrere Autoren (Donaldson, 1983; Gillette, 1984; Hauser, 1984; Rossi, 1985b; Anderson, 1986; Ryden, 1986; Fearnot, 1986; Furman, 1988) nahmen Klassifikationen dieser Parameter vor, entsprechend den unterschiedlichen theoretischen Ansätzen und Bewertungskriterien bleiben sie zwangsläufig arbiträr.

6.2 Hämodynamik

6.2.1 Akuteffekte

Die Ruhe- und Belastungshämodynamik unter vorhofunabhängiger, frequenzadaptiver Stimulation wurde für mehrere Parameter seit Anfang der 80er Jahre in zahlreichen Studien untersucht (Tabelle 15). Die Untersuchungen wurden teilweise mit externen Einheiten, teils mit chronisch implantierten Systemen durchgeführt.

Tabelle 14. Führungsgrößen für die frequenzadaptive Stimulation.

Führungsgröße	Jahr	Erstbeschreibung
Atemfrequenz	1975	Funke
Blut-pH	1977	Cammilli
Bluttemperatur	1978	Weisswange
Stim.-T-Intervall	1981	Rickards
Sauerstoffsättigung	1981	Wirtzfeld
Aktivität	1983	Humen
Schlagvolumen	1984	Salo
Rechtsatrialer Druck	1984	Cohen
dP/dt	1985	Bennett
Pre-ejection period	1987	Chirife
Rechtsventrikulärer Druck	1987	Stangl
Ventrikulärer Depolarisationsgradient	1987	Callaghan
Systolische Zeitintervalle	1987	Niederlag
AV-Intervall	1987	Irnich

Tabelle 15. Kardiale Förderleistung unter frequenzadaptiver Stimulation im Vergleich zur festfrequenten VVI-Stimulation.

Autor	Jahr	n	Parameter		VVI	VVI R	Δ
Wirtzfeld	1981	10	SO_2	CI [l/min · m²]	4,2	5,1	22%
Rickards	1983	3	QT-Intervall	HZV [l/min]	8,4	11,7	39%
Rossi	1985	9	Atemfrequenz	HZV [l/min]	10,2	12,6	23%
Rognoni	1986	14	Atemfrequenz	HZV [l/min]	8,7	11,7	34%
Zegelman	1987	13	Atemfrequenz	HZV [l/min]	8,6	11,4	33%
Camm	1988	9	Atemfrequenz	HZV [l/min]	k.A.	k.A.	44%
Humen	1985	6	Aktivität	CI [l/min · m²]	3,6	4,5	30%
Aguirre	1987	10	Aktivität	HZV [l/min]	10,7	13,3	24%
Buckingham	1987	15	Aktivität	CI [l/min · m²]	+51%	+87%	k.A.
Nobile	1987	20	Aktivität	HZV [l/min]	7,5	9,6	28%
Bellocci	1988	20	Aktivität	HZV [l/min]	7,5	9,6	26%
Kay	1988	8	Aktivität	HZV [l/min]	k.A.	k.A.	64%
Velimirovic	1988	10	Aktivität	HZV [l/min]	12,8	16,1	25%

In Ruhe liegen nur wenige Vergleichswerte zwischen frequenzadaptiver und festfrequenter Stimulation vor. In der Studie von Rickards (1983) fand sich kein Unterschied zwischen beiden Stimulationsformen, Rossi beobachtete dagegen ein um 22 % höheres Herzzeitvolumen unter atemgesteuerter Stimulation.

Wie die in Tabelle 15 aufgeführten Studien zeigen, liegt bei Belastung die Zunahme der Herzzeitvolumina unter frequenzadaptiver Stimulation zwischen 22 % und 39 % über den Vergleichswerten der festfrequenten Stimulation.

Die erste Studie wurde von Wirtzfeld (1982b) mit einem externen System durchgeführt. Mit der gemischtvenösen Sauerstoffsättigung als Führungsgröße betrug der hämodynamische Zugewinn im Mittel 18 %. Rickards (1983) konnte unter Stim-T-Steuerung kasuistisch an drei Patienten einen mittleren Anstieg um 38 % zeigen.

Erfahrungen mit atemfrequenzgesteuerten Systemen wurden von Rossi (1985a), Rognoni (1986), Zegelman (1987b) und Camm (1988) mitgeteilt. Mit Steigerungen des Herzzeitvolumens um 23 % bzw. 44 % wurden Effekte wie unter vorhofgetriggerter Stimulation beobachtet.

Trotz des breiten klinischen Einsatzes von Aktivitätssystemen liegen nur wenige hämodynamische Ergebnisse mit dieser Führungsgröße vor. Erst in jüngster Zeit wurden invasiv gewonnene Daten vorgestellt, dabei konnten Aguirre (1987), Nobile (1987), Hartmann (1987) und Bellocci (1988) Steigerungen des Herzminutenvolumens zwischen 19 % und 28 % zeigen.

Im Gegensatz dazu gibt es mittlerweilen eine große Zahl von Untersuchungen zur verbesserten Leistungsbreite und erhöhtem Wohlbefinden (Kay, 1988) unter aktivitätsgetriggerter Stimulation. Zur Testung der kardialen Leistungsbreite wurden ausschließlich Belastungsprotokolle am Laufband verwendet (Tabelle 16). In Übereinstimmung mit der

Tabelle 16. Kardiale Leistungsbreite unter frequenzadaptiver (aktivitätsgetriggerter) Stimulation. Die Zeitangaben bezeichnen die Laufzeiten unter Laufbandergometrie nach den Protokollen von Naughton oder Bruce.

Autor	Jahr	n		Belastung		
				VVI	VVIR	△
Lindemans	1986	118	Zeit [min]	9,4	10,8	14%
Pasquier	1986	10	Zeit [min]	11,4	13,9	22%
Brofman	1987	54	Zeit [min]	9,4	13,3	30%
Buetikofer	1987	5	Zeit [min]	6,3	9,4	49%
Djordjevic	1987	15	Zeit [min]	7,5	8,6	15%
Faerestrand	1987	14	Zeit [min]	12,1	15,0	28%
Fetter	1987	6	Zeit [min]	7,0	13,0	86%
Ladusans	1987	7	Zeit [min]	10,3	12,0	16%
Manz	1987	5	Zeit [min]	6,2	8,0	29%
Smedgard	1987	15	Zeit [min]	11,0	13,0	18%
Zegelman	1987	140	Zeit [min]	3,5	6,2	77%
Zijlstra	1987	10	Leistung [W]	150	170	13%
den Dulk	1988	5	Zeit [min]	k.A.	k.A.	38%
Kay	1988	8	Zeit [min]	5,9	9,7	64%
Lau	1988	11	Zeit [min]	6,1	7,7	26%
Page	1988	10	Zeit [min]	6,6	7,9	19%
Pipilis	1988	18	Zeit [min]	7,9	9,8	24%
Rosenquist	1988	26	Zeit [min]	11,0	13,0	18%
Benditt	1987	12	VO$_2$max [ml/min]	1325	1617	22%
Lipkin	1987	10	O$_2$-Aufnahme [ml/kg · min]	16,2	18,1	12%
Treese	1988	12	O$_2$-Aufnahme [ml/kg · min]	14,7	17,0	15%

verbesserten Belastungshämodynamik zeigten sich Zunahmen der Leistungsbreite über einen weiten Bereich von 13% bis 86%.

Für die frequenzadaptive Stimulation mit anderen physiologischen Parameter liegen vereinzelte Untersuchungen vor (Tabelle 17). Rossi (1985, 1988), Camm (1988) und Lau (1988b) fanden unter Atemfrequenzsteuerung am Laufband Zunahmen der Laufzeit zwischen 21% und 38%.

In Studien mit geringen Fallzahlen wurden für die Sauerstoffsättigung (Stangl, 1986) und die Bluttemperatur (Alt, 1988) unter Fahrradergometrie Leistungssteigerungen von 44% resp. 35% beschrieben.

In drei Studien unter QT-gesteuerter Stimulation betrug der Leistungszuwachs 8% (Hedman, 1988), 14% (Zijlstra, 1987) und 36% (Goicolea de Oro, 1985).

Trappe (1988) berichtete unter Stimulation mit verschiedenen frequenzadaptiven Systemen über eine Normalisierung der Leistungsbreite bei 22 jüngeren Patienten, bei denen zuvor bei Zustand nach His-Bündelablation unter festfrequenter VVI-Stimulation eine deutliche Einschränkung bestanden hatte. Ebenso wie unter DDD-Stimulation lagen im Vergleich zum festfrequenten Modus unter VVIR-Stimulation die Plasmaspiegel des atrialen natriuretischen Peptids um 24% niedriger (Travill, 1988).

Tabelle 17. Leistungsbreite unter frequenzadaptiver Stimulation unter Laufband und Fahrradergometrie.

Autor	Jahr	n	Führungsgröße		Belastung		
					VVI	VVIR	Δ
Rossi	1985	13	Atmung	Zeit [min]	7,4	10,2	38%
Stangl	1986	4	Sauerstoffsättigung	Leistung [Watt]	73	105	44%
Zijlstra	1987	10	Stim.-T-Intervall	Leistung [Watt]	102	119	14%
Alt	1988	7	Temperatur	Leistung [Watt]	67	91	35%
Hedman	1988	15	Stim.-T-Intervall	Leistung [Watt]	k.A.	k.A.	8%
Rossi	1988	38	Atmung	VO_2max [ml/min]	1107	1341	21%

Mit der Möglichkeit, frequenzadaptive Einkammersysteme (Atmungs-, Aktivitätsschrittmacher) im Vorhof einzusetzen, ergibt sich für Patienten mit Sinusknotensyndrom ein neuer therapeutischer Ansatz. Die Vorteile der frequenzadaptiven AAI-Stimulation (AAIR) gegenüber der festfrequenten AAI-Stimulation konnten bereits in einigen Studien gezeigt werden. In den Untersuchungen von Rossi (1988) und Rognoni (1988) lag die maximaler Sauerstoffaufnahme unter AAIR-Stimulation jeweils um 20 % über der im festfrequenten AAI-Modus. Rosenquist (1988b) fand unter aktivitätsgetriggerter AAIR-Stimulation um 18 % längere Laufzeiten bei Laufbandergometrie. Interessant sind erste Berichte über antiarrhythmische Effekte der VVIR-Stimulation auf komplexe ventrikuläre Arrhythmien (Greco, 1987) sowie der AAIR-Stimulation auf atriale Tachyarrhythmien (Kato, 1988).

6.2.2 Langzeiteffekte

Zur Frage einer Langzeiteffektivität von frequenzadaptiven Systemen liegen mehrere Studien vor. Alle Langzeitstudien wurden mit aktivitätsgesteuerten Systemen durchgeführt. In der Studie von Pasquier (1986) fand sich bei 10 Patienten unter Laufbandbelastung auch 6 Monate nach Implantation unter frequenzadaptiver Stimulation eine, dem Akutversuch ähnliche Verbesserung (17 % vs 22 %,). In der Studie von Djordjevic (1987) war die bei 15 Patienten im Akutversuch gesehene Verbesserung der Laufbandzeit um 15 % nach 12 und 18 Monaten reproduzierbar; ebenso war in den Untersuchungen von Buetikofer (1987) nach 5 Monaten die Differenz von 29 % in der maximalen Sauerstoffaufnahme zwischen beiden Stimulationsformen (VVIR vs VVI) konstant geblieben. Bellocci (1988) fand im frequenzadaptiven Modus in Nachkontrollen auch nach 16 Monaten ein um 23 % höheres Herzzeitvolumen.

Zusammenfassend belegen die Ergebnisse, daß unter vorhofunabhängiger, frequenzadaptiver Stimulation ähnliche hämodynamisch günstige Akut- und Langzeiteffekte wie bei vorhofgetriggerter Stimulation erzielt werden können. Bei inadäquater oder fehlender sinuatrialer Frequenzanpassung stellt diese neue Stimulationsform daher eine eindeutige Verbesserung der therapeutischen Möglichkeiten dar.

7. Indikationen

Die Auswahl eines Schrittmachersystems für den einzelnen Patienten steht am Ende eines Entscheidungsprozesses, der elektrophysiologischen, hämodynamischen und sozioökonomischen Faktoren und – nicht zuletzt – der persönlichen Situation (z.B. schwere Begleiterkrankungen) des Patienten Rechnung zu tragen hat (Parsonnet, 1984). Während die medizinische Indikation immer Optimallösungen anstreben sollte, ist in praxi die Wahl eines bestimmten Systems häufig Ausdruck des Kompromisses zwischen dieser „optimalen" medizinischen Lösung und den Vorgaben und Limitationen, die aus den finanziellen Rahmenbedingungen, den chirurgischen Möglichkeiten und der personellen Ausstattung einer Klinik resultieren. Die Bedeutung sozioökonomischer Sachzwänge zeigt die Tatsache, daß etwa 90 % der heute in der Bundesrepublik verwendeten Systeme noch festfrequente VVI-Systeme sind, daß also auch Patienten, die unter hämodynamischen Aspekten Schrittmacher erhalten, mit diesen Systemen versorgt werden, obwohl unter dieser Stimulationsform keine dauerhafte hämodynamische Verbesserung zu erwarten ist. Der Begriff der „physiologischen Stimulation" war vor der Entwicklung von vorhofunabhängigen, frequenzvariablen Systemen auf konventionelle vorhofbeteiligende Formen beschränkt, er deckt aber definitionsgemäß die frequenzvariable atriale Einkammer- (AAIR) und Zweikammerstimulation (DDD/IR) mit ab.

In den letzten Jahren hat die Entwicklung vorhofunabhängiger, frequenzvariabler Systeme eine deutliche Erweiterung der therapeutischen Möglichkeiten gebracht; sie wird in dem Maße auch zu der entsprechenden Änderung der Indikationsstellung führen, je mehr der frequenzadaptive Modus annähernd kostenneutral als Zusatzfunktion routinemäßig in Schrittmacher implementiert und nach Bedarf zu- oder abgeschaltet werden kann. Die Verbesserungen bestehen darin, daß sie für Patienten, bei denen die Voraussetzungen für die DDD-Stimulation nicht gegeben sind (Vorhofflimmern; häufige atriale Tachyarrhythmien) oder die Vorhoffrequenz – beim Sinusknotensyndrom z.T. im hohem Prozentsatz (Contini, 1988) – inadäquat ist, die Möglichkeit einer angemessenen Frequenzadaptation neu eröffnen. Eine frequenzvariable Stimulation im Vorhof ermöglicht darüberhinaus als Einkammersystem (AAIR) und Zweikammersystem (DDDR, DDIR) Frequenzadaptation und AV-Synchronität, während konventionelle DDD-Systeme bei inadäquater sinuatrialer Funktion nur AV-Synchronität vermitteln (Wirtzfeld, 1987, 1988). Frequenzadaptive Zweikammersysteme (DDDR, DDIR) (Kappenberger, 1986, 1988; Russie, 1988; White, 1988) eröffnen diese Möglichkeit neu bei Patienten mit Zweiknotenerkrankung.

Mit der Implementierung von Holterfunktionen in Schrittmacher kann die kontinuierliche Aufzeichnung der verschiedenen physiologischen Parameter neue Erkenntnisse über das Verhalten und die Biorhythmizität dieser Größen liefern. Physiologische Parameter wie Druck oder Sauerstoffsättigung können über die bloße Frequenzführung hinaus als Parameter der Hämodynamik (Anderson, 1987; Bennett, 1987, Cohen, 1988; Shapland, 1988; Stangl, 1988a) diagnostisch genutzt werden. Unter besonderer Berücksichtigung dieser Neuentwicklungen ergeben sich für die häufigsten bradykarden Rhythmusstörungen die folgenden Indikationen.

7.1 Sinusknotensyndrom

Das Syndrom subsumiert Störungen der sinualen Automatiefunktion, Störungen der sinuatrialen Erregungsleitung und Kombinationen aus beiden. Entsprechend kann sich das Syndrom in Form von symptomatischer Bradykardie, inadäquatem Frequenzanstieg bei Belastung und konsekutiver Belastungsinsuffizienz, Schwindel, Müdigkeit ect. manifestieren. Ferner besteht bei einem Teil der Patienten wegen der bradykardiebedingten mangelnden Suppression atrialer Zentren eine verstärkte Neigung zu atrialen Tachykardien (Bradykardie-Tachykardie-Syndrom). Liegen isoliert sinuatriale Leitungsstörungen vor, so können die Patienten nur gelegentlich in Form von Schwindel oder Synkopen symptomatisch werden. In diesen Fällen ist das Ziel der Schrittmacherimplantation nur die Prävention von Synkopen, bei anderen Gruppen besteht zusätzlich oder ausschließlich die hämodynamische Indikation. Grundsätzlich muß dabei bedacht werden, daß eine hämodynamische Verbesserung nur durch vorhofbeteiligende Stimulationsformen (AAI, DDD, AAIR, DDDR, DDIR) erreicht werden kann.

Beim Bradykardie-Tachykardie-Syndrom kann der antiarrhythmische Effekt vorhofbeteiligender Stimulationsformen eine zusätzliche Indikation darstellen (AAI, DDI, DDD).

Bei der Auswahl des adäquaten Schrittmachersystems können Flußdiagramme hilfreich sein. In Abb. 19 ist ein solches zur Indikationsstellung bei Sinusknotenfunktionsstörungen dargestellt:

Als erster Schritt sollte die Frequenzantwort auf Belastungen geprüft werden. Ist diese adäquat, sind die Leitungsverhältnisse in AV-Knoten zu prüfen. In einem weiteren

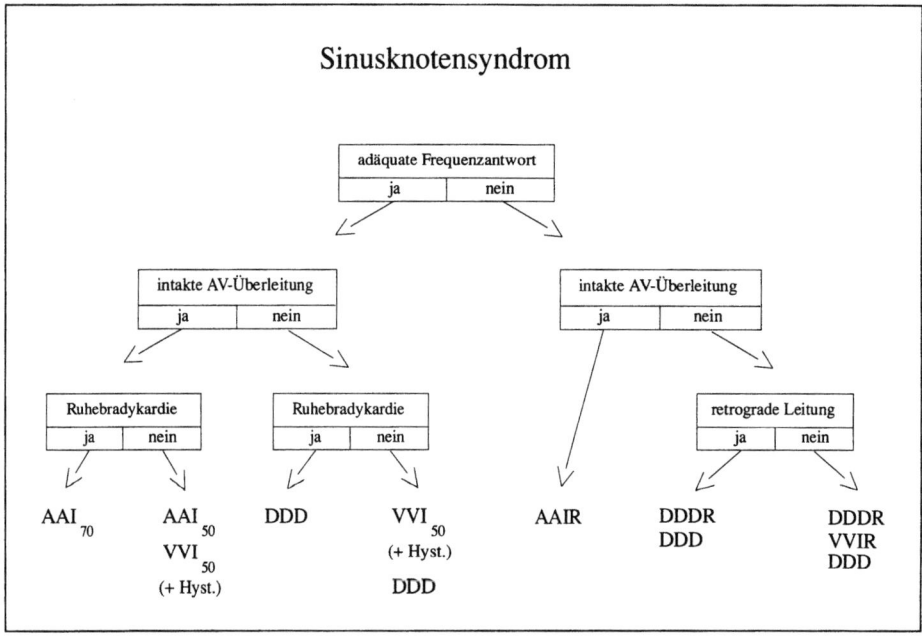

Abb. 19. Indikationen. Flußdiagramm beim Sinusknotensyndrom.

Schritt ist abzuklären, ob beim Patienten eine symptomatische Ruhebradykardie besteht.

Für Patienten mit adäquater Frequenzadaptation, die aufgrund intermittierender SA-Blockierungen und/oder langen posttachykarden präautomatischen Pausen nach Vorhofrhythmusstörungen synkopieren, steht die Prävention der Synkopen ganz im Vordergrund. Liegt eine intakte AV-Überleitung vor und besteht keine symptomatische Bradykardie in Ruhe, so sind konventionelle AAI-Systeme oder VVI-Systeme mit niedriger Interventionsfrequenz von 40/min oder 50/min die Systeme der Wahl. Die Verwendung einer Hysterese kann dabei die Schrittmachertätigkeit ohne Einbußen des therapeutischen Effektes minimieren.

Besteht zusätzlich eine symptomatische Ruhebradykardie, nicht zuletzt als Folge der pharmakologischen Therapie von atrialen Tachyarrhythmien, sollte ein AAI- System mit höherer Stimulationsfrequenz und nicht ein VVI-System gewählt werden. Ist eine intakte AV-Überleitung nicht gewährleistet, so kommt zur reinen Synkopenprophylaxe ein VVI-System mit niedriger Interventionsfrequenz eventuell in Kombination mit einer Hysterese oder – in Antizipation der Krankheitsprogredienz – ein DDD-System in Frage. Besteht eine zusätzliche Ruhebradykardie, so sollte ein DDD/I-System mit höherer Frequenz (70/min) gewählt werden.

Bei Störungen der sinualen Automatiefunktion mit inadäquater Frequenzanpassung mit oder ohne Synkopen besteht eine hämodynamische Indikation.

Der Begriff der „inadäquaten Frequenzanpassung" wird am besten so beschrieben, daß die unter hämodynamischen Gesichtspunkten optimale Frequenz, die in Abhängigkeit von Faktoren wie der Myokardfunktion, den Klappenverhältnissen und der Koronarmorphologie individuell sehr unterschiedlich sein kann, für eine definierte Belastungsstufe nicht mehr erreicht werden kann. Auf den Versuch einer Quantifizierung wird deshalb bewußt verzichtet.

Bei hämodynamischen Indikationen, die mit einer hohen prozentualen Stimulation einhergehen, sind für die Wahl des Schrittmachersystems die atrioventrikulären Leitungsverhältnisse entscheidend.

Die AV-Überleitung sollte in mehreren langzeitelektrokardiographischen Kontrollen und in einer elektrophysiologischen Testung untersucht werden. Zusätzlich sollte die Prüfung einer retrograden Leitung erfolgen. Finden sich keine Leitungsstörungen und liegt der Wenckebach-Punkt bei Vorhofstimulation über 120-130/min, so können intakte Leitungsverhältnisse angenommen werden. Dabei muß jedoch berücksichtigt werden, daß die AV-Leitung funktionellen Einflüssen und folglich Variationen unterliegt. Bei der therapeutischen Entscheidung sind weiterhin Faktoren wie die kardiale Grunderkrankung mit möglicher Affektion des Reizleitungssystems oder eine bereits bestehende oder zu erwartende Therapie mit negativ dromotropen Substanzen zu bedenken.

Erbringt die Prüfung dieser Faktoren eine intakte AV-Leitung, so ist die frequenzadaptive AAI-Stimulation (AAIR) die Methode der Wahl. Sie stellt die einfachste Möglichkeit dar, Frequenzadaptation und AV-Synchronität zu realisieren.

Bestehen Hinweise auf intermittierende AV-Leitungsstörungen oder liegen bereits manifeste Störungen vor, so entfällt die Möglichkeit der AAI-Stimulation. Als nächster Schritt wird nun die Prüfung der retrograden AV-Leitung notwendig. Kommt es unter Ventrikelstimulation zur retrograden Vorhofaktivierung, so ist zur Vermeidung des Schrittmachersyndroms die bifokale Stimulation obligat. Da zusätzlich zur Leitungsstörung eine mangelnde Frequenzadaptation vorliegt, ist ein frequenzadaptiver Zweikammerschrittmacher (DDDR,DDIR) das System der Wahl. Das konventielle DDD-System stellt eine Alternative dar, es ist jedoch nicht in der Lage, die mangelnde Frequenzadaptation zu kompensieren.

Besteht keine retrograde Leitung, so ist die frequenzadaptive Zweikammerstimulation (DDDR, DDIR) wiederum die hämodynamisch günstigste Form. Eine weitere Möglichkeit besteht in der Implantation eines konventionellen DDD-Systems, wobei auch hier die insuffiziente Frequenzanpassung nicht kompensiert wird. Wegen der fehlenden retrograden Vorhofaktivierung können auch von einem frequenzadaptiven VVI-System (VVIR) hämodynamische Verbesserungen erwartet werden. Dabei ist aber zu berücksichtigten, daß die Leitungsverhältnisse funktionellen Einflüssen unterliegen und ein einmal erhobener elektrophysiologischer Befund eine intermittierend auftretende retrograde Leitung nicht ausschließt. Ein weiteres Argument gegen die ventrikuläre Einkammerstimulation stellt die suppressive Wirkung der vorhofbeteiligenden Stimulation auf die atriale Ektopieneigung dar.

Beim Bradykardie-Tachykardie-Syndrom empfiehlt sich das gleiche diagnostische Vorgehen. Aufgrund der Möglichkeit, daß die Frequenzen atrialer Tachykardien durch die Vorhofsteuerung der konventionellen DDD-Systeme auf den Ventrikel übertragen werden können, erscheinen in vielen Fällen beim Bardykardie-Tachykardie-Syndrom DDI-Systeme, bei denen diese Gefahr wegen fehlender Vorhoftriggerung vermieden wird, den konventionellen DDD-Systemen überlegen und sollten diesen vorgezogen werden (Markewitz, 1986; Sutton, 1988).

7.2 Bradyarrhythmie

Die Indikationen (Abb. 20) zur Schrittmachertherapie bei Bradyarrhythmie bestehen zum einen darin, das Absinken der Ruhefrequenz unter einen kritischen Wert zu verhin-

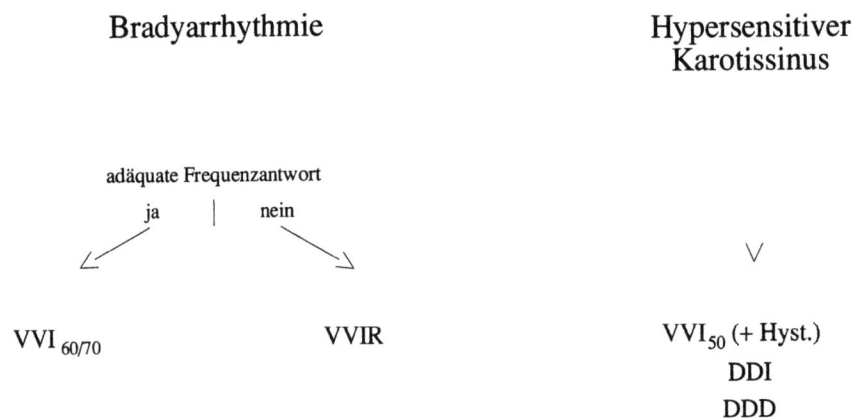

Abb. 20. Indikationen. Flußdiagramm links: bei Bradyarrhythmie, rechts: bei hypersensitivem Karotissinus.

dern. Darüberhinaus ergibt sich mit dem Einsatz frequenzadaptiver Systeme bei der bradykarden Arrhythmie erstmals die Möglichkeit, eine bestehende inadäquate Frequenzadaptation zu kompensieren. Da die Bradyarrhythmie aus einer Kombination von chronischem Vorhofflimmern und höhergradiger AV-Blockierung resultiert, kommen nur Einkammersysteme im Ventrikel in Frage.

Bei einem Teil der Patienten kommt es unter belastungsinduzierter Erhöhung der nervalen und humoralen Sympathikusaktivität zu einer deutlichen Verbesserung der AV-Leitungsverhältnisse, die mit einer entsprechenden Steigerung der Kammerfrequenz einhergeht. Für diese Gruppe stellt das festfrequente VVI-System mit einer Interventionsfrequenz von 60 Schlägen/min oder 70 Schlägen/min das System der Wahl dar.

Dagegen sind Patienten ohne adäquate Anpassung der Ventrikelfrequenz Kandidaten für ein frequenzadaptives VVI-System (VVIR).

7.3 Hypersensitiver Karotissinus

Beim kardioinhibitorischer Typ des Karotissinussyndroms liegt die Funktion der Schrittmachertherapie ganz überwiegend in der Prävention von Synkopen. Diese Patienten erscheinen mit einem konventionellen VVI-System mit niedriger Interventionsfrequenz, eventuell mit Zuschaltung einer Hysterese, adäquat versorgt. DDD- oder DDI-Systeme stellen allzu aufwendigere Alternativen dar.

7.4 AV-Blockierungen

Bei den therapiebedürftigen atrioventrikulären Leitungsstörungen besteht die Funktion der Schrittmachertherapie primär in der Prävention der Adams-Stokes-Symptomatik und dann in der Verbesserung der hämodynamischen Situation.

Ein Flußdiagramm für AV-Blockierungen ist in Abb. 21 gezeigt. Ist die sinuatriale Funktion intakt, so ist das konventionelle DDD-System das System der Wahl.

Bisweilen schwierig gestaltet sich der Entscheidungsprozess bei Patienten, die bei totalem AV-Block mit einem festfrequenten VVI-System versorgt wurden und bei denen ein Impulsgeberwechsel indiziert ist. Für diese Gruppe bedeutet die Aufrüstung zum Zweikammersystem sicherlich die hämodynamisch optimale Lösung, jedoch sind durch den bloßen Austausch des Impulsgebers gegen eine frequenzadaptive Einheit, die mit der bereits liegenden Elektrode auskommt, auch bereits hämodynamische Verbesserungen zu erwarten.

Besteht zum AV-Block gleichzeitig eine Störung der Sinusknotenfunktion, so sind frequenzadaptive Zweikammersysteme (DDDR,DDIR) die Systeme der Wahl.

An zweiter Stelle stehen frequenzadaptive Einkammersysteme (VVIR) sowie konventionelle DDD-Systeme. In Abhängigkeit vom Grad der gleichzeitig bestehenden Dysfunktion des Sinusknotens müssen die Nachteile, die aus dem Verlust der AV-Synchronität (VVIR) oder der mangelnden Frequenzadaptation (DDD) resultieren, abgewogen werden. Handelt es sich bei AV-Blockierungen um singuläre oder seltene Ereignisse, so steht die Synkopenprävention ganz im Vordergrund und ein konventionelles VVI-System

AV-Block

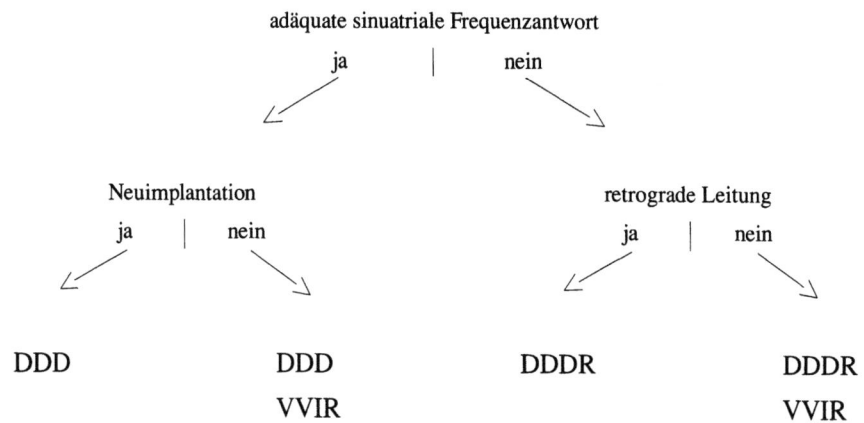

Abb. 21. Indikationen. Flußdiagramm bei AV-Blockierungen.

mit niedriger Interventionsfrequenz dürfte den meisten Fällen gerecht werden. Dagegen sollte bei größerer Ereignishäufigkeit und/oder bei zu erwartender Progredienz der Leitungsstörung die gleiche Systemwahl wie bei permanenten Blockformen getroffen werden.

Literatur

Abinader EG, Goldhammer E, Hassan A (1987). The significance of properly timed ventricular systole on diastolic mitral regurgitation occuring in complete heart block. PACE 10 (PartIII):630

Adolph RJ, Holmes JC, Fukusumi H (1968). Hemodynamic studies in patients with chronically implanted pacemakers. Am Heart J 76:829

Aguirre JM, Ruiz de Azua E, Molinero E, Segastagoitia D, Abrispueta J, Iriark M (1987). Hemodynamic response to isotonic exercise of rate responsive pacemaker Aktivitrax vs VVI. PACE 10:1205

Akhtar M, Damato AN, Batsford WP, Ruisku JN, Ogunkelu JB (1975). A comparative analysis of antegrade and retrograde conduction intervals in man. Circulation 52:766

Ahktar M, Gilbert CJ, Wolf FG, Schmidt DH (1979). Retrograde conduction in the His-Purkinje system. Analysis of routes of impulse propagation using His and right bundle branch recordings. Circulation 59:1952

Albani E, Amati PC, Destro A, Querze M, Rossi F, Antonioli GE (1983). Echocardiographic parameters in DDD A-V sequential paced patients. PACE 6:A-76

Alicandri C, Fouad FM, Tarazi RC, Castle L, Morant V (1978). Three cases of hypotension and syncope with ventricular pacing: possible role of atrial reflexes. Am J Cardiol; 42:137

Alpert MA, Katti SK (1982). Natural history of high-grade atrioventricular block following permanent pacemaker implantation. J Chron Dis 35:431

Alpert MA, Curtis JJ, SanFelippo JF, Flaker GC, Walls JT, Mukerji V, Villarreal D, Katti SK, Madigan NP, Krol RB (1986). Comparative survival after permanent ventricular dual chamber pacing for patients with chronic high degree atrioventricular block with and without preexistent congestive heart failure. J Am Coll Cardiol 7:925

Alt E, Wirtzfeld A, Klein G (1983). Hämodynamische Ergebnisse bei ventrikulärer und physiologischer Stimulation. Herz Kreisl 2:31

Alt E, Völker R, Wirtzfeld A, Ulm K (1985). Survival and follow-up after pacemaker implantation: a comparison of patients with sick sinus syndrome, complete heart block, and atrial fibrillation. PACE 8:849

Alt E, Theres H, Heinz M, Matula M, Thilo R, Blömer H (1988). A new rate responsive pacemaker system optimized by combination of two sensors. PACE 11:1119

Alt E, Völker R, Högl B, MacCarter D (1988). Kardiopulmonale Belastungstests unter frequenzvariabler Stimulation: Ein Vergleich von Activitrax-und Nova-MR-Schrittmachern zu VVI-/AAI-Stimulation. Z Kardiol 77:456

Amikam S, Lemer J, Roguin N, Peleg H, Riss E (1976). Long-term survival of elderly patients after pacemaker implantation. Am Heart J 91:445

Anderson KM, Moore AA (1986). Sensors in pacing. PACE 9 (PartII):954

Anderson KM, Moore AA (1987). Cardiac sensors for hemodynamic assessment. PACE 10(PartII):634

Anderson K, Humen D, Klein G, Brumwell D, Huntley S (1983). A rate variable pacemaker which automatically adjusts for physical activity. PACE; 3:A-12

Antonioli GE, Albani E, Amati PC, Destro A, Marzaloni M, Sermasi S, Pesaresi A, Percoco GF, Ferrari C, Zanardi F, D'Agostino, Toselli T, Rossi F (1988). 2D and Doppler echocardiography in dual-chambered paced patients. PACE 11 (Suppl):846

Aroesty JM, Cohen SI, Morkin E (1974). Bradycardia-tachycardia syndrome: results in 28 patients treated with combined pharmacologic therapy and pacemaker implantation. Chest 66:257

Astrand I, Landegren J (1965). The effect of varying rate on physical work capacity in patients with complete heart block. Acta Med Scand 177:657

Attuel P, Pellerin D, Fernandez P, Quatre JM, Mugica J, Coumel P (1988). DDD pacing – an effective treatment modality for recurrent atrial arrhythmias. PACE 11 (Suppl):859

Ausubel K, Steingart RM, Shimshi M, Klementowicz P, Furman S (1985). Maintainance of exercise stroke volume during ventricular versus atrial synchronous pacing: role of contractility. Circulation 72(5):1037

Baller D, Hoeft A, Korb H, Wolpers HG, Zipfel J, Hellige G (1981). Basic physiological studies on cardiac pacing with special references to the optimal mode and rate after cardiac surgery. Thorac Cardiovasc Surgeon 29:168

Baller D, Hellige G (1986a). The failing heart has a higher oxygen consumption during ventricular pacing compared to atrial pacing. In: Santini M, Pistolese M, Alliegro A (eds). Progress in clinical pacing. Rome, p325

Baller D, Hellige G (1986b). Ventricular pacing increases coronary resistance in the failing heart at higher rates. In: Santini M, Pistolese M, Alliegro A (eds). Progress in clinical pacing. Rome, p343

Baller D, Wolpers, HG, Zipfel J, Bretschneider HJ, Hellige G (1988). Comparison of the effects of right atrial, right ventricular apex and atrioventricular sequential pacing on myocardial oxygen consumption and cardiac efficiency: a laboratory investigation. PACE 11:394

Barold S, Linhart J, Samet P (1968). Reciprocal heating induced by ventricular pacing. Circulation 38:330

Bathen J, Hegrenes L, Skjaerpe T (1983). Pulsed doppler ultrasound for estimating blood flow in the aorta during cardiac pacing. PACE 6:A-87

Baytte CK, Weale FE (1960). The use of P-wave for control of a pacemaker in heart block. Thorax, 15:177

Bellinder G, Nordlander R, Pehrsson SK, Aström H (1986). Atrial pacing in the management of sick sinus syndrome: long-term observation for conduction disturbances and supraventricular tachyarrhythmias. Eur Heart J 7:105

Bellocci F, Montenero S, Scabbia E, Zecchi P, Spampinato A, Nobile A (1988). Long-term follow-up of activity sensing rate responsive pacemaker. PACE 11 (Suppl) 798

Benchimol A, Ellis J, Dimond G (1965). Hemodynamic consequences of atrial and ventricular pacing in patients with normal and abnormal hearts. Am J Med; 39:911

Benditt AG, Mianulli M, Fetter J, Benson DW, Dunnigan A, Molina E, Gornick CC, Almquist A (1987).

Single chamber cardiac pacing with activity-initiated chronotropic response: evaluation by cardiopulmonary exercise testing. Circulation 75:184

Bennett TD, Olson WH, Bornzin GA, Baudino MD (1985). Alternative modes for physiological pacing. In : Gomez FP (ed) Cardiac pacing, electrophysiology, tachyarrhythmias. Editorial Grouz, Madrid, p577

Bennett TD, Beck R, Erickson M (1987). Right ventricular dynamic pressure parameters for differentiation of supraventricular and ventricular rhythms. PACE 10(39):415

Bergbauer M, Sabin G (1983). Hämodynamische Langzeitresultate der bifokalen Schrittmacherstimulation. Dtsch Med Wschr 108:545

Berkovits BV, Castellanos A, Lemberg L (1969). Bifocal demand pacing. Circulation (Suppl) 39: III 44

Berkovits BV, Castellanos A, Dreifus LS, Lemberg L, Levy S, Mandel WJ, Obel P (1979). Double demand sequential pacing for the termination of paroxysmal reentry tachyarrhythmia. In: Meere CM (ed) Cardiac pacing. Proceedings of the VIth World Symposion on Cardiac Pacing. p6-21

Bernstein AD, Camm AJ, Fletcher RD, Gold RD, Rickards AF, Smyth NPD, Spielman SR, Sutton R (1987). The NASPE/BPEG generic pacemaker code for antibradyarrhythmia and adaptive-rate pacing and antitachyarrhythmia devices. PACE 10 (Part I):794

Bernstein V, Roem C, Peretz DI (1971). Permanent pacemakers: 8- year follow-up study. Incidence and management of congestive cardiac failure and performance. Ann Intern Med 74:361

Bertholet M, Demoulin JC, Fourny J, Kulbertus H (1983). Natural evolution of atrioventricular conduction in patients with sick sinus syndrome treated by atrial demand pacing. A study of 26 cases. Acta Cardiol 38:227

Bevegard S, Johnsson B, Karlöf I, Lagergren H, Sowton E (1967). Effect of changes in ventricular rate and central pressures at rest and during exercise in patients with artificial pacemakers. Cardiovasc Res 1:21

Beyer J, Thorban S, Adt M, Hemmer W (1983). Physiological vs. VVI pacing: Its effect on cardiac output with different left ventricular compliance. PACE 6:A 84

Blömer H., Wirtzfeld A, Delius W, Sebening H (1977). Das Sinusknotensyndrom. Straube, Erlangen

Boccadamo R, Altamura G, Pistolese M (1982). Antiarrhythmic control of the brady-tachy syndrome by pacing. In: Feruglio G (ed) Cardiac pacing.Piccin, Padova, p507

Bolli R, Müller FB, Linder L, Raine AE, Resink TJ, Erne P, Kiowski W, Ritz R, Bühler FR (1987). The vasodilator potency of atrial natriuretic peptide in man. Circulation 75:221

Bolt W, Buchter A, Grosser KD (1971). Die Leistungsbreite bei Patienten mit Herzschrittmachern. Verh Dtsch Ges Inn Med 77:457

Braunwald E, Frahm CJ (1961). Studies on Starling's law of the heart. Observations on the hemodynamic functions of the left atrium in man. Circulation 14:633

Braunwald E, Sonnenblick EH, Ross J, Glick G, Epstein SE (1967). An analysis of the cardiac response to exercise. Circ Res XX I:44

Breivik K, Ohm O, Segadal L (1979). Sick sinus syndrome treated with permanent pacemakers in 109 patients. Acta med Scand 206:153

Brockman SK (1963). Dynamic function of atrial contraction in regulation of cardiac performance. Am J Physiol 204:597

Brockman SK (1966). Mechanism of the movements of the atrioventricular valves. Am J Cardiol; 17:682

Brofman P, Rossi P, Loures D, Ribeiro E, Ardito R, Braile D, Greco O, Lorga A (1987). Rate responsive pacemaker in Chagas disease. PACE 10:1208

Buckingham Th, Woodruff R, Pennington G, Reals R, Janosik D, Labovitz A, Kennedy H (1987). Hemodynamic effects of rate responsive pacing in patients with left ventricular dysfunction measured by 2d and Doppler echocardiography. PACE 10 (PartII):652

Buetikofer J, Milstein S, Mianulli M, Benditt DG (1987). Sustained improvement in peak oxygen consumption with activity-initiated rate-variable pacing. PACE 10(PartII):652

Callaghan F, Camerlo J, Tarjan P (1987). The ventricular depolarization gradient: Exercise performance of a closed-loop rate responsive pacemaker. PACE 10:1212

Camilo V, Correia-Cunha J, Rosario E, Fernandes F, Vagueira C, Amram S (1987). Pacemaker syndrome. Alternative therapeutic options. PACE 10(PartII):655

Camm AJ, Garratt CJ (1988). Rate-adaptive pacing guided by minute ventilation. In: Santini M, Pistolese M, Alliegro A (eds). Progress in clinical pacing. Excerpta Medica, Amsterdam, Hong Kong, Manila, Princeton, Sydney, Tokyo, p107

Cammilli L, Alcidi L, Papeschi G (1977). A new pacemaker autoregulating the rate of pacing in relation to metabolic needs. In: Watanabe Y (ed) Cardiac pacing. Excerpta Medica, Amsterdam, p414

Carleton RA, Passovoy M, Graetinger JS (1966). The importance of the contribution and timing of left atrial systole. Clin Sci 30:151

Castellanet M, Famuralo M, Messenger J, Ellestad MH (1981). Atrial pacing – 10 year experience. Chest 80:346

Castillo C, Samet P (1967). Retrograde conduction in complete heart block. Br Heart J 29:553

Chamberlain DA, Leinbach RC, Vassaux CE, Kastor JA, DeSanctis RW, Sanders CE (1970). Sequential atrioventricular pacing in heart block complicating acute myocardial infarction. N Engl J Med 282:577

Chan W, Kertes P, Mond H, Hunt D (1983). The effects of altering heart rate on supine cardiac volumes at rest during ventricular inhibited pacing. PACE 6:A-79

Chirife R (1987). The pre-ejection period: an ideal physiologic variable for closed-loop rate responsive pacing. PACE 10(76):425

Citron P, Smyth NPD, Kleinert M, Kahn AR (1978). Clinical experiences with a new transvenous atrial lead. Chest 73:193

Cohen TJ (1984). A theoretical right atrial pressure feedback heart rate control system to restore physiological control to the rate-limited heart. PACE 7:671

Cohen TJ, Venltri EP, Lattuca J, Mower MM (1988). Hemodynamic responses to rapid pacing. A model for tachycardia differentiation. PACE 11:1522

Conde CA, Leppo J, Lipski J, Stimmel B, Litwak R, Donoso E, Dack S (1973). Effectiveness of pacemaker treatment in the bradycardia-tachycardia syndrome. Am J Cardiol 32:209

Contini C, Pauletti M, Moscarelli E, Levorato D, Baratto M, Bongiorni G, Mazzocca G (1983). Evaluation of myocardial function in pacemaker (PM) patients (PTS) by means of a non-invasive doppler technique. PACE 6:A-87

Contini C, Bongiorni MG, Arlotta C, Paperini L, Levorato D, Baratto M, Piacenti M, Pozzolini A, Berti S (1988). Sinus node response to exercise in sick sinus syndrome patients. In: Santini M, Pistolese M, Alliegro A (eds). Progress in clinical pacing. Excerpta Medica, Amsterdam, Hong Kong, Manila, Princeton, Sydney, Tokyo, p9

Costa R, Moreira LF, Rati M, Neto A, Stolf NA, Jatene AD (1985). Hemodynamic effects of atrial synchronous ventricular inhibited pacing in patients with Chagas cardiomyopathy. In : Gomez F P (ed) Cardiac pacing, electrophysiology, tachyarrhythmias. Editorial Grouz, Madrid, p513

Costa R, Moreira LF, Martinelli F, Rati M, Stolf NAG, Verginelli G, Jatene AD (1988). Atrial synchronous pacing: a real benefit in cardiomyopathy? PACE 11 (Suppl) 816

Creplet J, Sartieaux A, Bohyn P, Achkar F, Sacre J, Adda JL, Azancot I, De Mey D (1983). Study of the left ventricular performance during sequential and ventricular pacing by quantitative two dimensional echocardiography. PACE 6:A-76

Crick JPC, Way B, Sowton E (1984). Successful treatment of ventricular tachycardia by physiological pacing. PACE 7:949

Curtis JJ, Madigan NP, Withing RB, Mueller KJ, Pezzella AT, Walls JT, Heinemann FM (1981). Clinical experience with permanent atrioventricular sequential pacing. Ann Thorac Surg; 32:179

Curtis J, Walls J, Boley T, Madigan N, Flaker G, Reid J (1983). Importance of atrio-ventricular contraction intervcal on hemodynamics. PACE 6:A-83

Curzi GF, Massacci C, Viola C, Molini E, Constantini C, Giunti M, Berettini U, Purcaro A (1985). Actuarial survival curves and causes of death in patients treated with permanent VVI pacing. In : Gomez F P (ed) Cardiac pacing, electrophysiology, tachyarrhythmias. Editorial Grouz, Madrid, p1187

Daggett WM, Bianco JH, Powell WJ, Austen WG (1970). Relative contributions of the atrial systole-ventricular systole interval and of pattern of ventricular activation to ventricular function during electrical pacing of the dog heart. Circ Res 27:69

Daubert JC, Roussel A, Langella B, de Place C, Bourdonnec C, Gouffault J (1983). Hemodynamic and echocardiographic consequences of ventriculo-atrial conduction (VAC) in man. PACE 6:A-78

Davidson DM, Braak CA, Preston TA, Judge RD (1972). Permanent ventricular pacing. Effect on long-term survival, congestive heart failure, and subsequent myocardial infarction and stroke. Ann Intern Med; 77:345

Den Dulk K, Bouwels L, Lindemans F, Rankin I, Brugada P, Wellens HJJ (1988). The Activitrax rate responsive pacemaker system. Am J Cardiol 61:107

Dhingra RC Palileo E, Strasberg B, Swiryn S, Bauernfeind RA, Wyndham CR, Rosen KM (1981). Significance of the HV interval in 517 patients with chronic bifascicular block. Circulation 64:1265

DiCarlo LA, Morady F, Krol R, Baerman JM, de Buitleir M, Schork A, Sereika S (1987). Role of the atrium during ventricular pacing: hemodynamic consequences of atrioventricular and ventriculoatrial pacing in humans. PACE 10(128):438

DiCola VC, Stewart WJ, Harthorne JW, Weyman AE (1983). Doppler ultrasound measurement of cardiac output in patients with physiologic dual chamber pacemakers. PACE 6:A-86

Djordjevic M, Stojanov P, Kocovic D, Jelic V, Velimirovic D (1987). Comparative effects of rate responsive activity pacing and VVI pacing on exercise capacity. In: Belhassen B, Feldmann S, Copperman Y. (eds). Cardiac pacing and electrophysiology. R&L Creative Communications Ltd, Jerusalem, p47

Dolder A, Halter J, Nager F (1975). Schrittmacherimplantation bei bradykarder Herzinsuffizienz. Dtsch Med Wschr 100:2070

Donaldson RM, Richards AF (1983). Towards multisensor pacing. Am Heart J 106:1454

Dreifus LS, Naito M, David D Michelson EL (1983). Hemodynamic consequences of abnormal atrio-ventricular sequencing. PACE 6:81

Dreifus LS, Mitamura H, Rhauda A, Vail S, Michelson EL, Berkovits BV, Peterson DD, Figueroa WF (1986). Effects of AV sequential versus asynchronous AV pacing on pulmonary hemodynamics. PACE 9:171

Duval AM, Lellouche D, Dubois-Rande JL, Brun P, Vernant P, Castaigne A (1988). Relationship between A.V. delay and left ventricular filling in VDD mode pacing. PACE 11 (Suppl): 817

Edhag O, Swahn A (1976). Prognosis of patients with complete heart block or arrhythmic syncope who were not treated with artificial pacemakers. Acta Med Scand 200:457

Eimer HH, Witte J (1974). Zur Leistungsbreite bei Patienten mit festfrequentem Herzschrittmacher unter Berücksichtigung von Hämodynamik, arteriovenöser Sauerstoffdifferenz und Lungenfunktion. Z Kardiol 1099:63

Eisinger GE, Winston SA, McGaughey MD (1988). Rate responsive AV delay and its effect on upper rate limit performance in DDD pacemakers. PACE 11 (Suppl): 815

Elmquist R, Senning A (1959). An implantable pacemaker for the heart. In: Smyth CN (ed) Medical electronics, proceedings of the second international conference on medical electronics. Iliffe & Sons, London, p253

Errazquin F, Vazquez R, Nieto J, Gascon D (1985). Ventriculo atrial conduction. In: Gomez FP (ed) Cardiac pacing, electrophysiology, tachyarrhythmias. Editorial Grouz, Madrid, p719

Estioko M, Camunas J, Halperin J, Rothlauf E, Steinmetz M, Teichholz L (1983). Pulsed-doppler echocardiographic assessment of hemodynamic function during dual-chamber cardiac pacing. PACE 6:A-87

Evans R, Shaw DB (1977). Pathological studies in sinoatrial disorder (sick sinus syndrome). Brit Heart J 39:778

Faerestrand S, Ohm OJ (1985). A time related study of the hemodynamic benefit of atrioventricular synchronous pacing evaluated by Doppler echocardiography. PACE 8:838

Faerestrand S, Ohm OJ (1987). Activity -sensing rate -responsive ventricular pacing (VVI): relation between left ventricular dimensions and improvement in work capacity. PACE 10:1211

Fairfax AJ, Lambert CD, Leatham A (1976). Systemic embolism in chronic sinoatrial disorder. N Engl J Med 295:190

Fananapazir L, Srinivas V, Bennett DH (1983a). Comparison of resting hemodynamic indices and exercise performance during atrial synchronized and asynchronous pacing. PACE 6:202

Fananapazir L, Bennett DH, Monks P (1983b). Atrial synchronized pacing: contribution of the chronotropic response to improved exercise performance. PACE; 6:601

Fearnot NE, Smith HJ (1986). Trends in pacemakers which physiologically increase rate: DDD and rate responsive. PACE 9(PartII): 939

Ferrer I (1968). The sick sinus syndrome in atrial disease. JAMA 206:645

Feruglio GA, Rickards AF, Steinbach K, Feldman S, Parsonnet V (1987). Cardiac pacing in the world: A survey of the state of the art in 1986. PACE 10 (PartII): 768

Fetter J, Mianulli M, Benditt DG (1987). Transcutaneous triggering of conventional implanted pulse-generators: a technique for predicting benefits of activity initiated rate-variable pacing. PACE 10:432

Fields J, Berkovits BV, Matloff JM (1973). Surgical experience with temporary and permanent A-V sequential pacing. J Thorac Cardiovasc Surg 66:865

Folkman MJ Watkins E (1957). An artificial conduction system for the management of experimental complete heart block. Surg. For. 8:331

Forfong K, Otterstad JE, Ihlen H (1986). Optimal atrioventricular delay in physiological pacing determined by Doppler echocardiography. PACE 9:17

Frank O (1895). Zur Dynamik des Herzmuskels. Z Biol 32:371

Frank O (1901). Isometrie und Isotonie des Herzmuskels. Z.Biol 41:14

French WJ, Florio JJ (1988). Mode change during DDD/rate responsive pacing: technical benefits and physiologic results. PACE 11 (Suppl):798

Friedberg CK, Donoso K, Stein WG (1964). Nonsurgical acquired heart block. Ann NY Acad Sci 111:835

Fujiyama M, Furuta Y, Matsumura J, Tanabe A, Ikeda H, Toshima H (1983). Reconsideration of heart rate (HR) -cardiac output (COP) curve and resting cardiac function in bradyarrhythmias. PACE 6:A-83

Funke HD (1975). Ein Herzschrittmacher mit belastungsabhängiger Frequenzregulation. Biomed Technik 20:225

Funke HD, Herpers L (1978). Electrocardiographic findings in patients treated with optimized sequential stimulation. 1st Europ Symp. on Cardiac Pacing,7.5.-9.5.pp 43

Furman S, Robinson G (1958). The use of an intracardiac pacemaker in the correction of total heart block. Surg Forum 9:245

Furman S (1973). Therapeutic uses of atrial pacing. Am Heart J 86:835

Furman S (1988). Sensors for rate modulated pacing. PACE 11:1249

Gamal MIH, van Gelder LM (1981). Chronic ventricular pacing with ventriculo-atrial conduction versus atrial pacing in three patients with symptomatic sinus bradycardia. PACE 4:100

Gann D, Tolentino A, Samet P (1979). Electrophysiologic evaluation of elderly patients with sinus bradycardia. Ann Int Med 90:24

Gattenlöhner W, Schneider KW (1973). Schrittmachertherapie und Hämodynamik. Münch Med Wschr 115:2137

Gerhard W, Smekal P, Grosser KD (1976). Kreislaufdynamik bei totalem atrioventrikulären Block vor und nach Anwendung eines elektrischen Schrittmachers unter verschiedenen Frequenzen. Dtsch Med Wschr 34:1488

Gershony G, Noble EJ, Goldman BS, Pollick C (1983). Mitral valve function and cardiac dimensions during ventricular (VVI) and sequential atrioventricular (DVI) pacing. Echocardiographic study. PACE 6:A-75

Gesell RA (1916). Cardiodynamics in heart block as affected by auricular systole, auricular fibrillation and stimulation of the vagus nerve. Am J Physiol 40:267

Gillespie WI, Greene DG, Karatzas NB, Lee GJ (1967). Effect of atrial systole on right ventricular stroke output in complete heart block. Brit Med J 1:75

Gillette PC (1984). Critical analysis of sensors for physiological responsive pacing. PACE 7 (Part II):1263

Gillette PC, Wampler DG, Shannon C, Ott D (1985). Use of atrial pacing in a young population. PACE 8:94

Gilmore J, Sarnoff SJ, Mitchell JH, Linden RJ (1963). Synchronicity of ventricular contraction: observations comparing hemodynamic effects of atrial and ventricular pacing. Br Heart J 25:299

Goicolea de Oro, Ayza W, Llana L, Morales JA, Diez JRG, Alvarez JG (1985). Rate-responsive pacing: clinical experience. PACE 8 (Part I):322

Goldman BS, Williams WG, Hill T, Hesslein PS, McLaulin PR, Trusler GA, Baird RJ (1985). Permanent cardiac pacing after open heart surgery: congenital heart disease. PACE 8:732

Goldreyer BN, Bigger J (1970). Ventriculo-atrial conduction in man. Circulation 61:935

Goldreyer BN (1982). Physiological pacing: The role of AV synchrony. PACE 5:613

Grant C, Bunnell IL, Greene DG (1964). The reservoir function of the left atrium during ventricular systole. An angiocardiographic study of atrial stroke volume and work. Am J Med 37:36

Greco OT, Ardito RV, Bellini AJ, Brambatti JC, Fedozzi, NM, Silveira LC, Lorga A. Braile DM (1987). Rate responsive pacing in Chagas heart disease. PACE 10:1213

Greenberg P, Castellanet M, Messenger J, Ellestad MH (1978). Coronary sinus pacing. Clinical follow-up. Circulation 57:98

Greenberg B, Chatterjee K, Parmley WW, Werner JA, Holly AN (1979). The influence of left ventricular filling pressure on atrial contribution to cardiac output. Am Heart J 98:742

Griebenow R, Saborowski F, Hessman V, Meier J (1985). Langzeitergebnisse der permanten Vorhofschrittmachertherapie. Herzschrittmacher 5:38

Guyton RA, Andrews MJ, Hickey PR, Michaelis LL, Morrow AG (1976). The contribution of atrial contraction to right heart function before and after right ventriculotomy. J Thorac Cardiovasc Surg 71:1

Haas JM, Strait, GB (1974). Pacemaker-induced cardiovascular failure. Hemodynamic and angiographic observations. Am J Cardiol 33:295

Hamby RI, Aintablian A, Wisoff BG (1973). The role of atrial systole in valve closure. Chest 64:197

Hanson JF, Meibom J (1974). The prognosis for patients with complete heart block treated with permanent pacemaker. Acta Med Scand 195:385

Härtel G, Talvensaari T (1975). Treatment of sinoatrial syndrome with permanent cardiac pacing in 90 patients. Acta med Scand 198:341

Hartmann S, Konz KH, Völker W, Haasis R (1987). Improved exercise performance with an activity sensing pacemaker following augmented muscle pO2 distribution. PACE 10 (PartII):685

Hartzler GO, Maloney JD, Curtis JJ, Earnhorst DA (1977). Hemodynamic benefits of atrioventricular sequential pacing after cardiac surgery. Am J Cardiol 40:232

Haskell RJ, French WJ (1986). Optimum AV interval in dual chamber pacemakers. PACE 9:670

Hauser RG, Jones J, Edwards LM, Messer JV (1983). Prognosis of patients paced for AV block or sinoatrial disease in the absence of ventricular tachycardia. PACE 6:A123

Hauser RG (1984). Techniques for improving cardiac performance with implantable devices. PACE 7 (PartII):1234

Hayes DL, Vlietstra RE, McGoon MD, Brown ML, Holmes DR, Gersh BJ (1983). Comparison of exercise responses during ventricular and physiologic pacing. PACE 6:A-81

Hayes DL, Furman S (1984). Stability of AV-conduction in sick sinus syndrome patients with implanted atrial pacemakers. Am Heart J 107:644

Hedman A, Nordlander R (1988). QT sensing rate responsive pacing versus fixed rate ventricular pacing − a controlled clinical study. PACE 11:506

Hetzel MR, Ginks WR, Pickersgill AJ, Leatham A (1978). Value of pacing in cardiac failure associated with chronic atrioventricular block. Br Heart J 40:864

Heuer H, Koch T, Frenking B, Bender F (1986). Erste Erfahrungen mit einem zweisensorgesteuerten freuqenzadaptierten System. Z Kardiol 75 (Suppl): 78

Heuer H, Koch T, Isbruch F, Gülker H (1987). Pacemaker stimulation by a two sensor regulation. PACE 10 (Part II):688

Humen DP, Anderson K, Brumwell D (1983). A pacemaker which automatically increases its pacing rate with physical activity. In: Steinbach K. (ed) Cardiac pacing. Proceedings of the VIIIth World Symp. Steinkopff Darmstadt, p259

Humen DP, Kostuk WJ, Klein GJ (1985). Activity-sensing, rate-responsive pacing: improvement in myocardial performance with exercise. PACE 8:52

Humphries JO, Hinman EJ, Bernstein L, Walker WG (1967). Effect of artificial pacing on cardiac and renal function. Circulation 36:717

Huxley H, Hanson J (1954). Changes in in the cross-striations of muscle during contraction and stretch and their structural interpretation. Nature (London) 173:973

Hyman AS (1930).Resuscitation of the stopped heart by intracardiac therapy. Arch Intern Med 46:553

Hyman AS (1932). Resuscitation of the stopped heart by intracardiac therapy. Experimental use of an artificial pacemaker. Arch Intern Med 50:283

Ikkos D, Hanson JS (1960). Response to exercise in congenital complete atrioventricular block. Circulation 12:583

Irnich W, Bleifeld W, Effert S (1972). Permanente transvenöse Elektrostimulation des Herzens mit einer myokardial fixierten Elektrode. Thoraxchir 20:440

Irnich W, Conrady J (1987). A new principle of rate adaptive pacing in patients with sick sinus syndrome. PACE 10 (Part II):692

Isbruch FM, Koch T, Frenking B, Chiladakis I, Greve H, Gülker H, Heuer H (1988). Long term study of retrograde conduction in patients with permanent pacing systems. PACE 11:842

Janosik D, Pearson A, Redd R, Blum R, Buckingham T, Mrosek D, Labovitz A (1987). The importance of atrioventricular delay fallback in optimizing cardiac output during physiologic pacing. PACE 10:410

Jochim K (1938). The contribution of the auricles to ventricular filling in complete heart block. Am J Physiol 122: 639

Johansson BW (1969). Longevity in complete heart block.
Ann NY Acad Sci 167:1031

Johnson AD, Laiken SL, Engler RL (1978). Hemodynamic compromise associated with ventriculoatrial conduction following transvenous pacemaker placement. Am J Med 65:75

Joseph SP, White J (1979). Long-term atrial pacing for sinus node disease with output-terminal programmable pacemakers. J Thorac Cardiovasc Surg 78: 292

Kahn M, Senderoff E, Shapiro J, Bleifer, SB, Grishman A (1970). Bridging of interrupted A-V conduction in experimental chronic complete heart block by electronic means. Am Heart J 59:548

Kappenberger L, Gloor HO, Babotai I, Steinbrunn W, Turina M (1082). Hemodynamic effects of atrial synchronization in acute and long-term ventricular pacing. PACE 5:639

Kappenberger L, Goy JJ, Sigwart U, Michel B (1986). Rate-responsive dual chamber pacing. PACE 10(PartII):694

Kappenberger L (1988). Dual chamber rate responsive pacing. In: Santini M, Pistolese M, Alliegro A (eds). Progress in clinical pacing. Excerpta Medica, Amsterdam, Hong Kong, Manila, Princeton, Sydney, Tokyo, p135

Karlöf I (1975). Haemodynamic effect of atrial triggered versus fixed rate pacing at rest and during exercise in complete heart block. Acta Med Scand 197:195

Kastor JA; DeSanctis RW, Leinbach RC, Harthorne JW, Wolfson IN (1969). Long-term pervenous atrial pacing. Circulation XL:535

Kato R, Terasawa T, Gotoh T, Suzuki M (1988). Antiarrhythmic efficacy of atrial demand (AAI) and rate responsive pacing. In: Santini M, Pistolese M, Alliegro A (eds). Progress in clinical pacing. Excerpta Medica, Amsterdam, Hong Kong, Manila, Princeton, Sydney, Tokyo, p15

Katz AM (1970). Contractile proteins of the heart. Physiol Rev 50:63

Kay GN, Bubien R (1988). Effect of His bundle ablation and rate responsive pacing on exercise capacity and qualitiy of life in patients with atrial fibrillation. PACE 11:500

Kleinert MP, Bisping HJ (1977). Erste klinische Erfahrungen mit einer neuen transvenös endokardialen Schraubelektrode in Vorhof-und Kammerposition. Z Kardiol 66:454

Kleinert MP, Beckedorf H (1983). Incidence of conduction disturbances in permanent atrial pacing. J Am Coll Cardiol 1 (2):720

Knapp K, Gmeiner R, Hammerle P, Raas E (1976) Der Einfluß der Vorhofkontraktion auf das Schlagvolumen bei Schrittmacherstimulation. Z Kardiol 65:783

Koretsune Y, Kodama K, Nanto S, Ishikawa K, Taniura K, Mishima M, Inoue M, Abe H (1983). The effect of pacing mode on external work and myocardial oxygen consumption. PACE 6:A-77

Kourkoulados C, Gialafos J, Paraskevas P, Tsakiris M, Kremastinos D, Toutouzas P (1985). Assessment of left ventricular function in ventricular and A-V pacing using systolic time intervals and thermodilution technique. In: Gomez FP (ed). Cardiac pacing, electrophysiology, tachyarrhythmias. Editorial Grouz, Madrid, p610

Krishnaswami V, Geraci AR (1975). Permanent pacing in disorders of sinus node function. Am Heart J 89:579

Kristensson BE, Arnman K, Ryden L (1983). Atrial synchronous ventricular pacing in ischemic heart disease. Eur Heart J 4:668

Kristensson BE, Arnman K, Ryden L (1985). The hemodynamic importance of atrioventricular synchrony and rate increase at rest and during exercise. Eur Heart J 6:773

Kristensson BE, Arnman K, Ryden L (1986). The relative importance of AV-synchrony and rate increase for exercise hemodynamics in patients with and without myocardial disease. PACE 9(65):291

Kruse IM, Arnman K, Conradson TB, Ryden L (1982). A comparison of the acute and long-term hemodynamic effects of ventricular inhibited and atrial synchronous ventricular inhibited pacing. Circulation 65:846

Kruse IM (1988). Long-term improvements in functional capacity by AAI-rate responsive pacing. In: Santini M, Pistolese M, Alliegro A (eds) Progress in clinical pacing. Excerpta Medica, Amsterdam, Hong Kong, Manila, Princeton, Sydney, Tokyo, p25

Ladusans E, Priestley K, Rosenthal E, Tynan M, Curry PVL (1987). Rate responsive pacing improves effort capacity compared with VVI pacing in children with symptomatic bradycardia. PACE 10:1216

Lagergren H, Johansson L, Schüller H, Kugelberg J, Bojs G, Alestig K, Linder E, Borst HG, Schaudig A, Giebel O, Harms H, Rodewald G, Scheppokat KD (1966). 305 cases of permanent intravenous pacemaker treatment for Adams-Stokes syndrome. Surgery 59:494

Lascault G, Bigonzi F, Lechat P, Eugene M, Frank R, Fontaine G, Grosgogeat (1988). Efficacy of DDD pacing in dilated cardiomyopathy: assessment by pulsed Doppler echocardiography. Preliminary results. PACE 11(Suppl): 851

Laczkovics A. Mohl W, Steinbach K (1979). Life expectance of patients (pts.) dependent on age and indication for PM treatment. In: Meere C (ed) Proceedings of the VIth World Symposium on Cardiac Pacing,Chap. 13-4

Langenfeld H, Grimm W, Maisch B, Kochsiek K (1988). Course of symptoms and spontaneous ECG in pacemaker patients: a 5-year follow-up study. PACE 11:2198

Lau C, Tse W, Camm AJ (1988a). Clinical experience with Sensolog 703: a new activity sensing rate responsive pacemaker. PACE 11:1444

Lau C, Drysdale M, Ward D, Camm J (1988b). Clinical experience of Meta: a minute ventilation sensing rate responsive pacemaker. PACE 11:507

Laule M, Stangl K, Wirtzfeld A (1988). Adaptation to exercise: role of cardiac output, stroke volume and mixed venous oxygen saturation under atrial triggered vs fixed rate ventricular pacing. PACE 11(Suppl): 814

Lemke B, Hoeltmann BJ, Selbach H, Barmeyer J (1987). Der Vorhofschrittmacher als Therapie der Sinusknotenerkrankung: Retrospektive Analyse der Komplikationen und Überlebensraten. Z Kardiol 76:479

Levander-Lingren M, Lantz B (1988). Bradyarrhthmia profile and associated diseases in 1,265 patients with cardiac pacing. PACE 11:2207

Lindemans FW, Rankin IA, Murtaugh R, Chevalier PA (1986). Clinical experience with an activity sensing pacemaker. PACE 9 (PartII):978

Linderer T, v. Leitner ER, Biamino G, Schröder R (1983). Effects of atrial contribution to ventricular filling: The quantitative increase in cardiac output due to AV sequential pacing. PACE 6:A-77

Lipkin DP, Buller N, Frenneaux M, Ludgate L, Lowe T, Webb SC, Krikler DM (1987). Randomized crossover trial of rate responsive Activitrax and conventional rate ventricular pacing. Br Heart J 58:613

Little RC (1951). Effect of atrial systole on ventricular pressure and closure of the A-V valves. Am J Physiol 166:289

Liu P, Burns RL, Weisel RD, Mickleborough L, McLaughlin PR (1983). Comprehensive evaluation of left ventricular function during physiological pacing. PACE 6:A-77

Lown B (1967). Electrical reversion of cardiac arrhythmias. Brit Heart J 29:469

Lüderitz B (1979). Elektrische Stimulation des Herzens. Springer, Berlin, Heidelberg, New York

Lüderitz B (1987). Bradykarde Rhythmusstörungen. In: Lüderitz B.(Hrsg) Therapie der Herzrhythmustörungen.Leitfaden für Klinik und Praxis. Springer, Berlin, Heidelberg, New York, London, Paris, Tokyo, S185

Maisch B (1988). Vor- und Nachteile der Vorhofstimulation bei Sinusknotensyndrom. Herzschrittmacher 8:109

Mandel WJ, Kermaier AI, Blum RL, Hayakawa H (1972). Critical prolongation of AV conduction time as the inciting mechanism in reentrant tachycardia. J Electrocardiol 5:39

Manz M, Pfitzner P, Lüderitz B (1987). Rate responsive pacing after his bundle ablation and for sick sinus syndrome. PACE 10:1219

Maring EG, Roell AM, Luttikhuis (1987). Ambulatory monitoring in sick sinus syndrome after implantation of atrial pacemakers. PACE 10 (Part II):711

Markewitz A, Schad N, Hemmer W, Bernheim C, Ciavolella M, Weinhold C (1986). What is the most appropriate stimulation mode in patients with sinus node dysfunction? PACE 9 (Part II):1115

Mast EG, v.Hebel NW, Bakema L, Derksen B, Defauw JAM (1986). Is chronic atrial stimulation a reliable method for single chamber pacing in sick sinus syndrome? PACE 9 (Part II):1127

Matloff JM, Berkovits BV Fields JJ (1970). Experience with implanted bifocal, sequential demand pacing. Circulation (Suppl.III) 42:182

Maurer G, Torres M, Haendchen RV, Meerbaum S, Corday E (1983). Pacing-induced mitral regurgitation: Contrast echocardiographic and hemodynamic evaluation. PACE 6:A-75

McAnulty JH, Rahimtoola SH, Murphy E, De Mots H, Ritzmann L, Kanarek PP, Kauffman S (1982). Natural history of „high-risk" bundle branch block. N Engl J Med 307:137

McGregor M, Klassen GA (1964). Observations on the effect of heart rate and cardiac output in patients with complete heart block at rest and during exercise. Circ Res II:215

McKay RG, Spears JR, Aroesty JM, Baim DS, Royal HD, Heller GV, Lincoln W, Salo RW, Braunwald E,

Grossman W (1984). Instantaneous measurement of left and right ventricular stroke volume and pressure-volume relationship with an impedance catheter. Circulation 69:703

Mehta D, Gilmour S, Lau C, Davies W, Camm J (1987). Optimal atrioventricular interval in patients with dual chamber pacemakers. PACE 10:437

Mitchell JH, Gilmore JP, Sarnoff SJ (1962). The transport function of the atrium. Am J Cardiol; p. 237

Mitchell JH, Gupta DN, Payne RM (1965). Influence of atrial systole on effective ventricular stroke volume. Circ Res 17:11

Mitrovics V, Neuss H, Buss J, Thormann J, Schlepper M (1982). Hämodynamische Folgen beim Wegfall der Vorhofkontraktion. Z Kardiol 71:824

Mitsuoka T, Kenny RA, Yeung TA, Chan SL, Perrins JE, Sutton R (1988). Benefits of dual chamber pacing in sick sinus syndrome. Br Heart J 60:338

Moreira LFP, Costa R, Fernandes PMP, (1985). Reevaluation of the role of atrial systole in the closure of atrioventricular valves. In: Gomez FP (ed) Cardiac pacing, electrophysiology, tachyarrhythmias. Editorial Grouz, Madrid, p554

Moss AJ, Rivers RJ (1978). Atrial pacing from the coronary vein. Circulation 57:103

Müller OF, Bellet S (1961). Treatment of intractable heart failure in the presence of complete atrioventricular heart block by the use of the internal cardiac pacemaker. New Engl J Med 265:769

Müller C, Cernin J, Glogar D, Laczkovics A, Mayr H, Scheibelhofer W, Schmidinger H, Schuster E, Sedlacek K, Kaliman J (1988). Survival rate and causes of death in patients with pacemakers: dependence on symptoms leading to pacemaker implantation. Europ Heart J 9:1003

Munteanu J, Wirtzfeld A, Stangl K, Alt E, Seidl F (1985). Is the hemodynamic benefit of VDD pacing due to AV-synchrony or to rate responsiveness? In: Gomez FP (ed) Cardiac pacing, electrophysiology, tachyarrhythmias. Editorial Grouz, Madrid, p893

Nager F, Bühlmann A, Schaub F (1966). Klinische und hämodynamische Befunde beim totalen AV-Block nach Implantation elektrischer Schrittmacher. Helv Med Acta 33:240

Naito M, Dreifus LS, Mardelli TJ, Chen CC, David D, Michelson EL, Marcy V, Morganroth J (1980). Echocardiographic features of atrioventricular and ventriculoatrial conduction. Am J Cardiol 46:625

Naito M, David D, Michelson EL, Morganroth J, Dreifuß LS (1980). Pulmonary venous regurgitation: a major factor adversely affecting hemodynamics ventriculoatrial pacing. Pace 3:381

Narahara KA, Blettel ML (1983). Effect of rate on left ventricular volumes and ejection fraction during chronic ventricular pacing. Circulation 67(2):323

Narula OS, Gann D, Samet P (1975). Prognostic value of HV interval. In: Narula OS (ed) His bundle electro-cardiography and clinical electrophysiology. Davis Comp., Philadelphia, p437

Nathan DA, Center S, Wu CY, Keller W (1963). An implantable synchronous pacemaker for the long term correction of complete heart block. Am J Cardiol 11:362

Neuss H, Schaumann HJ, Stegaru B (1976). Drug effects of AV conduction. In: Lüderitz B (ed) Cardiac pacing. Diagnostic and therapeutic tools. Springer, Berlin, Heidelberg, New York, p132

Neuss H (1983). Bradykarde Rhythmusstörungen. In: Lüderitz B. (Hrsg) Herzrhythmusstörungen. Springer, Berlin, Heidelberg, New York, S549

Niederlag W, Rentsch W, Foelske H, Wunderlich E, Schmidt PKH (1987). Rate control of physiological pacemakers by systolic time intervals (STI). PACE 10:1222

Nielsen ER, Simonsen EH, Nielsen G, Tonnesen J (1987). Maximum exercise capacity in three different pacing modes. A double blind study. PACE 10:1222

Nishimura RA, Gersh BJ, Vlietstra RE, Osborn MJ, Ilstrup DM, Holmes DR (1982). Hemodynamic and symptomatic consequences of ventricular pacing. PACE 5:903

Nitsch J, Seiderer M, Büll U, Lüderitz B (1983). Auswirkungen unterschiedlicher Schrittmacherstimulation auf linksventrikuläre Volumendaten-Untersuchungen mit der Radionuklid-Ventrikulographie. Z Kardiol 72:718

Nobile A, Montenero S, Scabbia E, Zecchi P, Bellocci F (1987). Long-term follow-up of activity sensing rate responsive pacemaker. PACE 10:1223

Noll B, Krappe J, Goeke B (1988). Beeinflussung des atrialen natriuretischen Faktors durch die AV-Überleitungszeit bei Schrittmacherträgern. Dtsch Med Wschr 113:1994

Nordlander R, Pehrsson SK, Aström H, Karlsson J (1987). Myocardial demands of atrial triggered versus fixed rate ventricular pacing in patients with complete heart block. PACE 10:1154

Norman R, West RO, Burggraf GW (1986). Echocardiographic assessment of tricuspid regurgitation during ventricular demand pacing. PACE 9:290

O'Connor Allen MJ, Arentzen CE, Anderson RW, Visner MS, Fetter J, Benditt DG (1988). Contribution of atrioventricular synchrony to left ventricular systolic function in a closed-chest canine model of complete heart block: implications for single-chamber rate-variable cardiac pacing. PACE 11:404

Ogawa S, Dreifus L, Shenoy PN, Brockman SK, Berkovits BV (1978). Hemodynamic consequences of atrioventricular and ventriculoatrial pacing. PACE 1:8

Page E, Wolf JE, Billette A, Contamin C, Denis B (1988). The usefulness of a non invasive method to predict the benefits of rate responsive pacing in patients with complete atrioventricular block previously implanted in VVI mode. PACE 11 (Suppl):850

Papouchado M, Pitcher DW (1986). Ventricular pacing improves exercise tolerance in patients with chronic heart block. Br Heart J 56:366

Parsonnet V (1984). Indications for dual chamber pacing. PACE 7:318

Pasquier J, Adamec R, Velebit V, von Segesser L (1986). Amelioration a long terme des performances a l'effort des porteurs du stimulateur cardiaque a frequence asservie a l'activite physique. Schweiz Med Wschr 116:1604

Patel AK, Yap VU, Thomsen JH (1977). Adverse effects of right ventricular pacing in a patient with aortic stenosis. Hemodynamic documentation and management. Chest 72:103

Pehrsson SK, Aström H (1983). Left ventricular function after long-term treatment with ventricular inhibited compared to atrial triggered ventricular pacing. Acta Med Scand 214:295

Pehrsson SK (1983). Influence of heart rate and atrioventricular synchronization on maximal work tolerance in patients treated with artificial pacemakers. Acta Med Scand 214:311

Pehrsson SK, Hedman A, Hjemdahl P, Nordlander R, Aström H (1987). Myocardial oxygen uptake and sympathetic activity − a comparison between fixed rate ventricular pacing (VVI), atrial synchronous (VAT) and rate responsive QT sensing (TX) pacing. PACE 10:1224

Penton GB, Miller H, Levine GA (1956). Some clinical features of complete heart block. Circulation 13:801

Perrins EJ, Morley CA, Chan SL, Sutton R (1983). Randomized controlled trial of physiological and ventricular pacing. Br Heart J; 50:112

Peters RW, Scheinman MM, Dhingra R, Rosen K, McAnulty J, Rahimtoola SH, Modin G (1982). Serial electrophysiologic studies in patients with chronic bundle branch block. Circulation 65:1480

Petzold D, Haan D, Sill V (1970). Langzeitelektrokardiographie und Spiroergometrie bei Schrittmacher-Patienten. Wiederbelebung Organersatz Intensivmed 7:39

Pipilis A, Bucknall C, Sowton E (1988). Sensolog − one year on. PACE 11 (Suppl):804

Radford DJ, Julian DG (1974). Sick sinus syndrome: experience of a cardiac pacemaker clinic. Br Med J 3:504

Rasmussen K (1981). Chronic sinus node disease: natural course and indications for pacing. Eur Heart J 2:455

Raza ST, Lajos TZ, Lewin AN, Lee AB, Bhayana JN, Gehring B, Puzio N, Schimert G (1983). Hemodynamic advantages of A-V sequential (DVI) pacing. Further enhancement by optimizing cardiac function. PACE 6:A-80

Rediker DE, Eagle KA, Homma S, Gillam LD, Harthorne JW (1988). Clinical and hemodynamic comparison of VVI versus DDD pacing in patients with DDD pacemakers. Am J Cardiol 61:323

Reiter MJ, Hindman MC (1982). Hemodynamic effects of acute atrioventricular pacing in patients with left ventricular dysfunction. Am J Cardiol 49:687

Rettig G, Schieffer H, Doenecke P, Flöthner R, Drews H, Bette L (1975). Langzeitprognose bei Schrittmacherpatienten. Herz Kreisl 10:497

Reynolds DW, Wilson MF, Burow RD, Schaefer CF, Lazzara R, Thadani U (1983). Hemodynamic evaluation of atrioventricular sequential versus ventricular pacing in patients with normal and poor ventricular function at variable heart rates and posture. PACE 6:A-80

Richards AF (1985). Non atrial synchronous rate responsive pacing. In: Gomez FP (ed) Cardiac pacing, electrophysiology, tachyarrhythmias. Editorial Grouz, Madrid, p755

Richards AM, Nicholls MG, Ikram H, Webster MW, Yandle TG, Espiner EA (1985). Renal, hemodynamic, and hormonal effects of human alpha atrial natriuretic peptide in healthy volunteers. Lancet 1:545

Rickards AF, Donaldson RM, Thalen HJT (1983). The use of QT-interval to determine pacing rate: early clinical experience. PACE II, 6:346

Rickards AF, Norman J (1981). Relation between QT interval and heart rate. New design of physiologically adaptive cardiac pacemaker. Br Heart J 45:56

Ritter Ph, Daubert C, Mabo Ph, Ollitrault J, Descaves C, Gouffault J (1987). Improvement of the hemodynamic benefit of dual-chamber pacing by a rate -adapted A-V delay. PACE 10(PartII):734

Rogel S, Mahler Y (1971). The universal pacer. A synchronized-demand pacemaker. J Thorac Cardiovas Surg 61:466

Rognoni G, Occhetta E, Prando MD, Magnani A, Aina F, Perucca A, Bolognese L, Rossi P (1986). Benefits of rate responsive ventricular pacing with or without atrioventricular synchrony in patients with advanced or complete AV block. In: Santini M, Pistolese M, Alliegro A (eds) Progress in cardiac pacing. Rome, p20

Rognoni G, Magnani A, Occhetta E, Rossi P (1988). Rate responsive atrial pacing in patients with sick sinus syndrome (SSS). PACE 11 (Suppl): 827

Rokseth R, Hatle L (1974). Prospective study on the occurrence and management of chronic sinoatrial disease, with follow-up. Br Heart J 36:582

Rosado L, Tyers F, Cooper J, Kerr C (1987). Actuarial analysis of patient survival as a function of pacemaker type. PACE 10:409

Rowe JC, White PD (1957). Complete heart block: a follow-up study. Ann Intern Med 49:260

Rosen KM, Loeb HS, Sinno MZ, Rahimtoola SH, Gunnar RM (1971). Cardiac conduction in patients with symptomatic sinus node disease. Circulation XLIII:836

Rosenkranz KA, Schaldach M (1971). Transvenös-endokardiale Vorhofsteuerung von Schrittmachern. Dtsch Med Wschr 96:680

Rosenquist M, Brandt J, Schüller H (1988a). Long-term pacing in sinus node disease: effects of stimulation mode on cardiovascular morbidity and mortality. Am Heart J 116(Part 1):16

Rosenquist M, Ahren C, Nordlander R, Ryden L, Schüller H (1988b). Atrial rate-responsive pacing-effect on exercise capacity. PACE 11:514

Rosenquist M, Obel IWB (1989). Atrial pacing and the risk for AV-block − time to change attitude? PACE in press

Rossi P, Plicchi G, Canducci G, Rognoni G, Aina F (1983). Respiratory rate as a determinant of optimal pacing rate. PACE 6(PartII):502

Rossi P, Aina F, Rognoni G, Occhetta E, Plicchi G, Prando MD (1984). Increasing cardiac rate by tracking the respiratory rate. PACE 7:1246

Rossi P, Rognoni G, Occhetta E, Aina F, Prando MD, Plicchi G, Minella M (1985). Respiration -dependent ventricular pacing compared with fixed ventricular and atrial-ventricular synchronous pacing: aerobic and hemodynamic variables. J Am Coll Cardiol 6:646

Rossi P (1985). Biosensors: reliability and physiological specifity. In: Gomez FP (ed) Cardiac pacing, electrophysiology, tachyarrhythmias. Editorial Grouz, Madrid, p765

Rossi P, Prando DM, Magnani A, Aina F, Rognoni G, Occhetta E (1988). Physiological sensitivity of respiratory-dependent cardiac pacing: four-year follow-up. PACE 11:1267

Rost W, Gattenlöhner W, Schneider KW, Stegmann N (1973). Untersuchungen zum hämodynamischem Effekt der ventrikulären, atrialen und bifokalen Stimulation. Intensivmed 11:72

Rubenstein JJ, Schulman CL, Yurchak PM, DeSanctis RW (1972). Clinical spectrum of the sick sinus syndrome. Circulation 46:5

Ruskin J, McHale PA, Harley A, Greenfield JC (1970). Pressure-flow studies in man: effect of atrial systole on left ventricular function. J Clin Invest 49:472

Russie R, Chastain S, Olive A, Pedersen B, Salo R (1988). Right ventricular impedance sensing: considerations in design of a DDDR pacemaker. PACE 11 (Suppl):797

Ryden L (1986). The future of single chamber pacing. PACE 9 (Part II):1131

Ryden L, Karlsson Ö, Kristensson BE (1988a). The importance of different atrioventricular intervals for exercise capacity. PACE 11:1051

Ryden L (1988b). Atrial inhibited pacing − an underused mode of cardiac stimulation. PACE 11:1375

Sakai M, Ueda K, Ohkawa S, Kin H, Sugiura M (1983). Echocardiographic and pathologic studies on tricuspid regurgitation induced by transvenous right ventricular pacing. PACE 6:A-75

Salo RW, Pederson BD, , Pederson BD, Olive AL, Lincoln WC, Wallner TG (1984). Continuous ventricular volume assessment for diagnosis and pacemaker control. PACE 7:1267

Salo RW, Lincoln WC, Kadera JD (1986). The effect of VVI pacing and resultant atrioventricular dyssynchrony on segmental volumes. PACE 9(PartII):1136

Samet Ph, Bernstein WH, Bernstein WH, Medow A, Nathan DA (1964). Effect of alteration in ventricular rate on cardiac output in complete heart block. Am J Cardiol 14:477

Santini M, Messina, G, Porto M P (1985). Sick sinus syndrome: single chamber pacing. In: Gomez FP (ed) Cardiac pacing, electrophysiology, tachyarrhythmias. Editorial Grouz, Madrid, p144

Sarnoff SJ, Gilmore JP, Mitchell HH (1962). Influence of atrial contraction and relaxation on closure of the mitral valve. Circ Res 11:26

Sasaki Y, Shimotori M, Akahane K, Yonekura H, Hirano K, Endoh R, Koike S, Kawa S, Furuta S, Homma T (1988). Long-term follow-up of patients with sick sinus syndrome: a comparison of clinical aspects among unpaced, ventricular inhibited paced, and physiologically paced groups. PACE 11:1575

Sauerwein HP, Roos JC, Becker AE, Dunning AJ (1976). The sick sinus syndrome. Acta med scand 199:467

Scarpelli EM, Rudolph AM (1964). The hemodynamics of congenital heart block. Prog Cardiovasc Dis 6:327

Scheibelhofer W, Kaliman J, Laczkovics A, Steinbach K (1982). Rhythm complications in atrial programmed pacing. In: Feruglio G (ed) Cardiac pacing, electrophysiology and pacemaker technology. Piccin, Padova, p471

Scheinman MM, Peters RW, Modin G, Brennan M, Mies C, O'Young J (1977). Prognostic value of infranodal conduction time in patients with chronic bundle branch block. Circulation 56: 240

Scherf D, Cohen J, Orphanus RP (1964). Retrograde activation of the atria in atrioventricular block. Am J Cardiol 13:219

Schmid P, Klein WW, Harpf H, Klein G (1969). Körperliche Belastbarkeit von Herzschrittmacherträgern. Z Kardiol 68:763

Schuilenburg RM (1976). Pattern of V-A conduction in the human heart in the presence of normal and abnormal A-V conduction. In: Wellens HJJ, Lie KI, Janse MJ.(eds) The conduction system of the heart. Structure, function and clinical implications. Lea & Febinger, Philadelphia, p485-503

Schüller H, Tryding N, Westling H (1964). Die Nierenfunktion bei totalem AV-Block vor und nach Pacemakerbehandlung. Thoraxchir 12:189

Seipel L, Pietrek G, Körfer R, Loogen F (1977). Prognose nach Schrittmacherimplantation. Internist 18:21

Seipel L (1986). Atrioventrikuläre Erregungsleitung.
In: Lüderitz B.(Hrsg) Herzschrittmacher. Springer, Berlin, Heidelberg, New York, Tokyo, S91

Seipel L (1987). Pharmakologische Effekte auf die intrakardiale Erregungsleitung. In: Seipel L (Hrsg) Klinische Elektrophysiologie des Herzens. Thieme, Stuttgart, New York, S149

Segel N, Hudson WA, Harris P, Bishop JM (1964). The circulatory effects of electrically induced changes in ventricular rate at rest in during exercise in complete heart block. J Clin Invest 43:1541

Seremetis MG, deGuzman VC, Lyons WS, Peabody JW (1973). Cardiac pacemakers. Clinical experience with 289 patients. Am Heart J 85:739

Shapland JE, MacCarter D, Tockman B, Knudson M(1983). Physiological benefits of rate responsiveness. PACE 6(PartII):3329

Shapland JE, Bach SM, Baumann L, Lincoln B, Winkle R, Klein H (1988). New approaches for tachyarrhythmia discrimination. PACE 11(Suppl):821

Sharma AD, Raymond Y, Bennett T, Erickson M, Beck R, Sutton R, Klein G (1987). The effects of ventricular pacing on right ventricular maximum positive dP/dt: implications for rate responsive pacing based on this parameter. PACE 10:1228

Shaw DB, Holman RR, Gowers JI (1980). Survival in sinoatrial disorder (sick sinus syndrome). Br Med J 1:139

Sidney KH, Shephard RJ (1977). Maximum and submaximum exercise tests in men and women in the seventh, eighth, and ninth decades of life. J Appl Physiol 43 280

Simon AB, Zloto AE (1978). Atrioventricular block: natural history after permanent ventricular pacing. Am J Cardiol 41:500

Simonsen E, Nielson S, Fabricius J (1983). Atrioventricular and intraventricular conduction defects (AVCD and IVCD) in 76 patients with sinus node dysfunction (SND). His bundle study in selection of pacing mode. PACE 6 A-1:3

Skagen K, Hansen JF (1975). The long-term prognosis for patients with sinoatrial block treated with permanent pacemaker. Acta Scand Med 199:13

Skinner NS, Mitchell J, Wallace AT, Sarnoff SJ (1963). Hemodynamic effects of altering the time of atrial systole. Am J Physiol 205:499

Smedgard P, Kristensson BE, Kruse I, Ryden L (1987). Rate responsive pacing by means of activity sensing versus single rate ventricular pacing: a double blind cross-over study. PACE 10(PartI):902

Smyth MNP, Citron P, Keshishian JM, Garcia JM, Kelly LC (1976). Permanent pervenous atrial sensing with a new J-shaped lead. J Thorac Cardiovasc Surg 72:565

Sonnenblick EH, Braunwald E, Williams JF, Glick G (1965). Effects of exercise on myocardial force-velocitiy relations in intact unaestetized man: relative roles of changes in heart rate, sympathetic activity, and ventricular dimensions. J Clinical Invest 44:2051

Sowton E (1964). Hemodynamic studies in patients with artificial pacemakers. Br Heart J 26:737

Sowton E (1967). The relationship between maximal oxygen uptake and heart rate in patients with artificial pacemakers. Cardiologia 50:15

Sowton E, Flores J (1971). Natural history of pacemaker patients. Bull NY Acad Med 47:999

Spencer WH, Goodman DA, Hargis J, Westley V, Lin HT (1987). Comparison of exercise performance in three rate-responsive pacing modes. PACE 10:1229

Stack M F, Rader B, Sobol B J, Farber S J, Eichna L W (1958). Cardiovascular hemodynamic functions in complete heart block and the effect of isopropylnorepinephrine. Circulation 17:526

Stangl K, Wirtzfeld A, Göbl G, Heinze R, Laule M, Seitz K, Lochschmidt O (1986). Rate control with an external SO_2 closed loop system. PACE 9(PartII):992

Stangl K, Wirtzfeld A, Seitz K, Alt E, Blömer H (1987). Atrial stimulation (AAI): Longterm follow up of 110 patients. In: B. Belhassen, S. Feldmann, Y. Copperman (eds) Cardiac pacing and electrophysiology. R&L Creative Communications Ltd, Jerusalem, p283

Stangl K, Munteanu J, Wirtzfeld A (1987). Right atrial pressure, right ventricular pressure and dP/dt: new parameters for regulating rate response in pacemakers. PACE 10:1230

Stangl K, Wirtzfeld A, Heinze R, Laule M, Seitz K, Göbl G (1988a). A new multisensor pacing system using stroke volume, respiratory rate, mixed venous oxygen saturation, and temperature, right atrial pressure, right ventricular pressure, and dP/dt. PACE 11:712

Stangl K, Weil J, Seitz K, Laule M, Gerzer R (1988b). Influence of AV-synchrony on the plasma levels of atrial natriuretic peptide (ANP) in patients with total AV-block. PACE 11:1176

Starling EH (1915). The lineacre lecture on the law of the heart. Longmans, Cambridge

Steinbeck G, Lüderitz B (1977). Störungen der Sinusknotenfunktion. Diagnostik und klinische Bedeutung. Dtsch Med Wschr 102:35

Steinbach K, Frohner K, Meisl F, Podczek A, Unger G (1985). Atrial stimulation. In: Gomez FP (ed) Cardiac pacing, electrophysiology, tachyarrhythmias. Editorial Grouz, Madrid, p629

Stephenson SE, Jolly PC, Bailey HW, Edwards WH, Montgomery LH (1959). Evaluation of P-wave external cardiac stimulation. Surg Forum 10:612

Stewart, WJ, Dicola VC, Harthorne JW, Gillam LD, Weyman AE (1984). Doppler ultrasound measurement of cardiac output in patients with physiological pacemakers. Effects of left ventricular function and retrograde ventriculoatrial conduction. Am J Cardiol 54:308

Stone JM, Bhakta RD, Lutgen J (1982). Dual chamber sequential pacing in the management of sinus node dysfunction: advantages over single-chamber pacing. Am Heart J; 104:1319

Sugiura T, Kimura M, Mizushina S, Yoshimura K, Harada Y (1988). Cardiac pacemaker regulated by respiratory rate and blood temperature. PACE 11:1077

Sutton R, Citron P (1979). Electrophysiological and hemodynamic basis for application of new pacemaker technology in sick sinus syndrome and atrioventricular block. Br Heart J; 41:600

Sutton R, Perrins, Citron P (1980). Physiological cardiac pacing. PACE 3:207

Sutton R, Perrins EJ, Morley C, Chan SL (1983). Sustained improvement in exercise tolerance following physiological cardiac pacing. Eur Heart J 4:781

Sutton R, Kenny RA (1986). The natural history of sick sinus syndrome. PACE 9(PartII):1110

Sutton R (1988). When and how to pace in the sick sinus syndrome. In: Santini M, Pistolese M, Alliegro A (eds) Progress in clinical pacing. Excerpta Medica, Amsterdam, Hong Kong, Manila, Princeton, Sydney, Tokyo, p183

Swift PC, Cowell LC, Woolard KV (1987). A comparison of the exercise response to DDD and activity response ventricular pacing. PACE 10(PartII):751

Täuber K, Wallnöfer H (1983). M-mode echocardiography – A diagnostic tool for detection and prevention of PM-syndrome? PACE 6:A-87

Thormann H, Paeprer H, Nasseri M (1975). Langzeiterfahrung mit der Schrittmacherbehandlung bradykarder Rhythmusstörungen. Herz Kreisl 7:144

Torresani J, Bernard Y, Monties JR, Jouve A (1969). Clinical experience in transvenous and myocardial pacing. Ann NY Acad Sci 167:995

Trappe HJ, Klein H, Frank G, Lichtlen PR (1988). Rate responsive pacing as compared to fixed rate VVI pacing in patients after ablation of the atrioventricular conduction system. Eur Heart J 9:642

Travill CM, Vardas P, Ingram A, Lightman SL, Sutton R (1988). Benefits of VVIR over VVI: Atrial natriuretic peptide (ANP) – a new quantitative assessment? PACE 11(Suppl):860

Treese H, Jungfleisch S, Rhein S, Nixdorf U, Geeren M, Pop T, Meyer J (1988). Cardiopulmonary exercise: a new approach for control of rate responsive pacing. PACE 11(Suppl):847

Tscheliessnigg KH, Stenzl W, Dacar D, Iberer F (1985). Hemodynamic importance of a constant A-V delay. In: Gomez FP (ed) Cardiac pacing, electrophysiology, tachyarrhythmias. Editorial Grouz, Madrid, p572

Unger G, Biolonozyk C, Leonhartsberger H, Köhn H, Meisl F, Mostbeck A, Steinbach K (1983). Influence of pacing mode on parameters of left ventricular function (LVF) measured by Tc-nucleid-ventriculography (Tc-N). PACE 6:A-80

Vallin H, Edhag O (1981). Associated conduction disturbances in patients with symptomatic sinus node disease. Acta med scand 210:263

Van Mechelen R, Hagemeijer F, de Boer H, Schelling A (1983). Atrioventricular and ventriculo-atrial conduction in patients with symptomatic sinus node dysfunction. PACE 6:13

Van Mechelen R, Segers A, Hagemeijer F (1984). Serial electrophysiologic studies after single chamber atrial pacemaker implantation in patients with symptomatic sinus node dysfunction. Eur Heart J 5:628

Vardas P, Williams M, Travill C, Lightman S, Sutton R (1987). Atrial natriuretic peptide in complete atrioventricular block, untreated and after DDD and VVI pacing. In: B. Belhassen, S. Feldman, Y. Copperman (eds). Cardiac pacing and electrophysiology. R&L Creative Communications Ltd, p261

Velimirovic YD, Djordjevic M, Kocovic D, Pavlovic S, Stojanov P, Jelic V (1988). Metabolic and hemodynamic assessments of rate responsive pacing: a comparative study. PACE 11(Suppl):851

Vera Z, Mason DT, Awan NA, Miller RR, Janzen D, Tonkon MJ, Vismara LA (1977). Improvement of symptoms in patients with sick sinus syndrome by spontaneous development of stable atrial fibrillation. Br Heart J 39:160

Videen JS, Huang SK, Bazgan ID, Mechling E, Patton DD (1986). Hemodynamic comparison of ventricular pacing, atrioventricular sequential pacing and atrial synchronous ventricular pacing using radionuclide ventriculography. Am J Cardiol 57:1305

Vogt P, Goy JJ, Kuhn M, Leuenberger P, Sigwart, Kappenberger L (1988). Single versus double chamber rate responsive pacing: comparison by cardiopulmonary exercise testing. PACE 11 (Suppl):797

V. Bibra H, Busch U, Wirtzfeld A (1984). Hemodynamic effects of short AV-intervals in DDD pacemaker patients. Circulation 70:408

Vreuls PJM, Boute W, Begemann MJS (1988). Advantages of rate dependent atrioventricular interval on general functioning of a dual chamber pacemaker. PACE 11(Suppl):816

Wallner H, Prabhu R, Brown C (1981). Long-term follow-up of J-shaped tined permanent pacing lead. Chest 80:346

Walsh KP, Ingram A, Kenny RA, Vardas PE, Sutton R (1985). Long term results of atrial pacing. PACE 8:789

Weisswange A, Csapo G, Perach W, Kannegießer B (1978). Frequenzsteuerung von Schrittmachern durch Bluttemperatur. Verh Dtsch Ges Kreislaufforsch 44:152

Wessale JL, Geddes LA, Fearnot NE, Janas W, Grote LA (1988). Cardiac output versus pacing rate at rest and with exercise in dogs with AV block. PACE 11:575

Westermann KW (1972). Hämodynamische Untersuchungen bei Schrittmacherträgern während AV-Block, starrfrequenter und vorhofgesteuerter Stimulation. Intensivmed 9:360

Westveer DC, Stewart JR, Goodfleish R, Gordon S, Timmis GC (1984). Prevalence and significance of ventriculo-atrial conduction. PACE 7:184

White JK, Leman RB, Kratz J, Gillette P (1988). Utility of rate responsive pacing in DDD pacemakers. PACE 11:500

Winters WL, Tyson RR, Barrera F, Soloff LA (1965). Cardiac pacemaking. Physiological studies. Ann Intern Med 62: 220

Wirtzfeld A, Sebening H (1973). Das Sinusknotensyndrom. Dtsch med Wschr 98:1

Wirtzfeld A, Himmler FC, Präuer HW, Klein G (1979). Atrial and ventricular pacing in patients with the sick sinus syndrome. In: Meere CM (ed) Cardiac pacing. Proceedings of the VIth World Symposion on Cardiac Pacing, Chap. 15-5

Wirtzfeld A, Goedel-Meinen L, Bock T, Heinze R, Ließ HD, Munteanu J (1981a). Central venous oxygen saturation for the control of automatic rate-responsive pacing. Circulation 64:Suppl IV, 299

Wirtzfeld A, Himmler FC, Blömer H (1981b). Klinische Gesichtspunkte der Schrittmachertherapie bradykarder Herzrhythmusstörungen. Verh Dtsch Ges Kreislaufforsch 47:98

Wirtzfeld A, Himmler FC, Klein G, Schmidt G, Seidel K, Alt E, Präuer HW (1982a). Atrial pacing in patients with sick sinus syndrome: acute and long-term hemodynamic effects. In: Feruglio G (ed) Cardiac pacing. Piccin, Padova, p651.

Wirtzfeld A, Goedel-Meinen L, Bock T, Heinze R, Liess HD, Munteanu J (1982b). Central venous oxygen saturation for the control of automatic rate-responsive pacing. PACE 5:829

Wirtzfeld A, Schmidt G, Himmler FC, Stangl K (1987). Physiological pacing: present status and future developments. PACE 10:41

Wirtzfeld A, Stangl K, Maubach P (1988). Indications, non-indications and contraindications for rate responsive pacing. In: Santini M, Pistolese M, Alliegro A (eds) Progress in clinical pacing. Excerpta Medica Amsterdam, Hong Kong, Manila, Princeton, Sydney, Tokyo, p51

Witte J, Dressler L, Schröder G (1979). 10 years of experience with permanent atrial electrodes. In: Meere CM (ed) Cardiac pacing. Proceedings of the VIth World Symposion on Cardiac Pacing, Chap. 16-1

Witte J, Bondke HJ, Hauptvogel D (1987). Rate responsive AAI pacing- a reliable concept of „physiological pacing" in sick sinus syndrome involving few complications and little cost. PACE 10:1233

Wohl AJ, Laborde NJ, Atkins JM, Blomquist G, Mullins CB (1976). Prognosis of patients permanently paced for sick sinus syndrome. Arch Intern Med 136:406

Yee R, Benditt DG, Kostum WJ, Ko PT, Purves P, Klein GJ (1984). Comparative functional effects of chronic ventricular demand and atrial synchronous ventricular inhibited pacing. PACE 7:23

Zegelman M, Cieslinsky G, Kreuzer J, Claaßen K (1987a). 140 times body activity directed pacing – non-physiological sensor with satisfying clinical results? PACE 10:1234

Zegelman M, Kreuzer J, Cieslinski G, Boll C, Beyersdorf F (1987b). 35 times respiratory dependent pacing-hemodynamic and clinical results, rate response in comparison to DDD. PACE 10:1234

Ziljstra F, Polak PE, Tanis CJ, Perk R (1987). Comparison of two pacing modes of rate responsive pacing. In: B. Belhassen, S. Feldman, Y. Copperman (eds) Cardiac pacing and electrophysiology. R&L Creative Communications Ltd, Jerusalem, p133

Zion MM, Marchand PE, Obel IWP (1973). Long-term prognosis after cardiac pacing in atrioventricular block. Br Heart J 35:359

Zipes DP, Festoff B, Schaal SF, Cox C, Sealy WC, Wallace AB (1968). Treatment of ventricular arrhythmia by permanent atrial pacemaker and cardiac sympathectomy. Ann Intern Med 68:591

Zoll PM, Frank HA, Linenthal (1964). Four-year experience with an implanted cardiac pacemaker. Ann Surg 160:351

Regeltechnische Aspekte

Roland Heinze, Karl Stangl

1   Grundbegriffe der Regelungstechnik
1.1 Funktionselemente des Regelkreises
1.2 Übertragungsfunktionen
1.3 Gütemaß des Regelkreises
1.4 Stabilität des Regelkreises
2   Herz-Kreislauf-System als Regelkreis
2.1 Grundsätze zur Herzfrequenzregelung
2.2 Modell zur Herzfrequenzregelung
3   Möglichkeiten der Frequenzanpassung
3.1 Sinusknoten-gesteuerte Systeme
3.2 ZNS/Sympathikus-geführte Systeme
3.3 Metabolisch geregelte Systeme
3.4 Aktivitätsgesteuerte Systeme
4   Optimalregelung
5   Bewertungskriterien

1. Grundbegriffe der Regelungstechnik

Ein Vergleich von Schrittmachersystemen mit physiologisch geregelter Stimulationsfrequenz wird sinngemäß auf der Grundlage der bekannten Kriterien aus der Regelungstechnik durchgeführt (weiterführende Literatur in Antoni, 1977; Witzleb, 1977; Unbehauen, 1982; Heinze, 1987).

Die Regelungstechnik unterscheidet zwei Methoden, zeitlich veränderliche Prozesse zu beeinflussen, nämlich durch Steuerung mit einer Steuerkette und durch- Regelung mit einem Regelkreis.

Wie Abb. 22 zeigt, stellt der Regelkreis eine durch ein Funktionsglied (Meßglied) erweiterte Form der Steuerkette dar, wodurch die offene Wirkungskette der Steuerung zu dem geschlossenen Wirkungskreis der Regelung verbessert wird.

Umgekehrt erhält man die Funktion der Steuerkette, wenn man im Regelkreis die Rückkoppelung über das Meßglied öffnet.

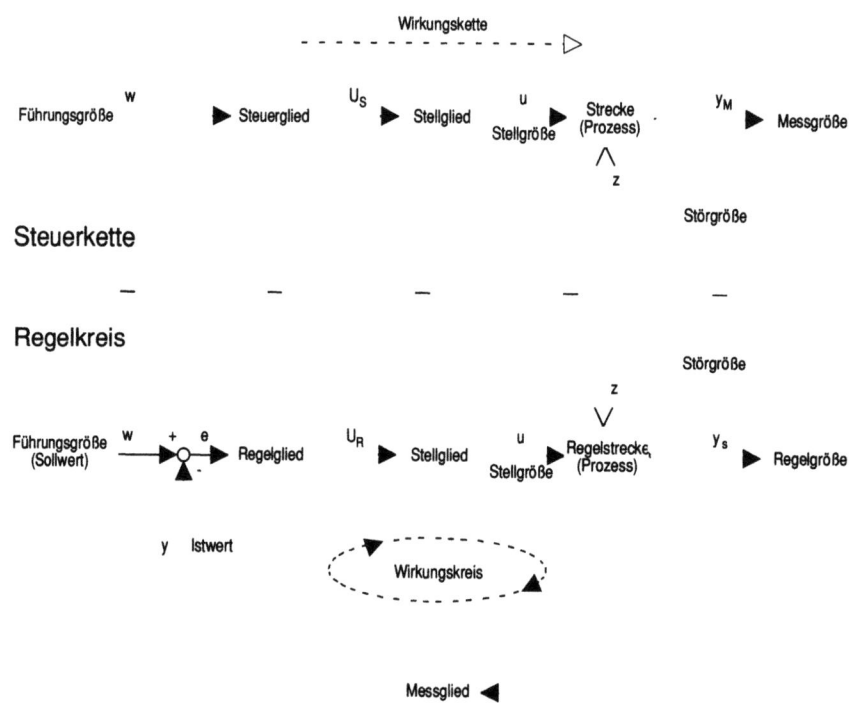

Abb. 22. Blockschema einer Steuerkette (oben) und eines Regelkreises (unten).

Kennzeichen des Regelkreises gegenüber der Steuerkette ist,
– daß eine Rückwirkung zwischen der Ausgangsgröße des Prozesses (Regelgröße) auf den Eingang des Regelkreises (Regelglied) besteht.
– daß die Abweichung zwischen dem Sollwert und dem Istwert (Regeldifferenz) bei Einwirkung einer Störgröße (z.B. Belastung) möglichst klein gehalten wird.

Für die Einflußnahme auf Prozesse bedeutet das:
Die Regelung ist der Steuerung überlegen und prinzipiell nötig, wenn der Einfluß von Störgrößen auf den Prozeß nicht vernachlässigbar ist.

1.1 Funktionselemente des Regelkreises

Da sich die Steuerung aus dem offenen Regelkreis ableiten läßt, wird im folgenden nur die Wirkungsweise der einzelnen Funktionsglieder des Regelkreises beschrieben:

Die Führungsgröße (w) gibt den Sollwert an, an den die Regelgröße (y) des Prozesses möglichst störungsfrei angepaßt werden soll. Dazu erfaßt das Meßglied die Regelgröße (y) und formt sie zum Istwert um, so daß sie mit dem Sollwert verglichen werden kann. Über den Soll/Istwert-Vergleicher wird die Regelabweichung (e) gebildet, im folgenden Regelglied verstärkt und in ein Signal (Ur) umgeformt, welches das Stellglied ansteuert. Die Stellgröße (u) beeinflußt auf der sogenannten Regelstrecke den zu regelnden Prozeß in der Weise, daß auch bei Einwirkung der Störgröße (z) eine möglichst vernachlässigbare Abweichung zwischen Soll- und Istwert besteht.

Danach lassen sich zwei Arten der Regelung definieren:
Die Festwertregelung (auch Halteregelung) bezeichnet die Regelung bei der die Führungsgröße konstant bleibt.

Die Folgeregelung (auch Nachlaufregelung) bezeichnet die Regelung mit variabler Führungsgröße.

1.2 Übertragungsfunktionen

Der Verlauf des Regelvorgangs wird durch das Übertragungsverhalten der einzelnen Funktionsglieder des Regelkreises bestimmt, das den statischen und dynamischen Zusammenhang zwischen dem Eingangs- und Ausgangssignal eines Funktionsgliedes beschreibt.

Als die anschaulichste Beschreibungsform für das Übertragungsverhalten wird im folgenden die Übertragungsfunktion bzw. deren mathematische Gleichung verwendet. Die Übergangsfunktion – auch als Sprungantwort definiert – beschreibt die Antwort des Funktionsgliedes, wenn sich das Eingangssignal sprungartig (Änderungszeit relativ vernachlässigbar) um einen bestimmten Wert erhöht.

Die in Abb. 23 aufgeführte Zusammenstellung der einfachsten Funktionsglieder aus der Regeltechnik zeigt, daß der statische Zusammenhang durch den Proportionalitätsfaktor (K), der dynamische durch die jeweilige Zeitfunktion beschrieben wird.

Die meisten Übergangsfunktionen, die das Verhalten der Frequenz des Herzens be-

Eingangsfunktion	Gleichung	Symbol/Name
s(t), 1, t_0	$s(t) = \begin{cases} 1 & \text{für } t > 0 \\ \tfrac{1}{2} & \text{für } t = 0 \\ 0 & \text{für } t < 0 \end{cases}$	Einheitssprung

Übergangsfunktion

h(t), K, t_0	$h(t) = k \cdot s(t)$	— — Proportionalglied
h(t), K, t_0, 1	$h(t) = k \int_0^t s(t)\, dt = k \cdot t$	— — Integrierglied
h(t), Fläche K_D, t_0	$h(t) = \tfrac{d}{dt} s(t) = \delta(t)$	— — Differentierglied
h(t), K, t_0, T_t	$h(t) = s(t - T_t)$	— — Totzeitglied
h(t), K, 0,63 K, t_0, T	$h(t) = k \cdot (1 - e^{-\tfrac{t}{T}})$	—/— Verzögerungsglied

Abb. 23. Die Übergangsfunktionen der einfachsten Funktionsglieder der Regeltechnik.

schreiben, lassen sich mit guter Annäherung durch die Kombination aus einem Totzeitglied und einem Verzögerungsglied berechnen.

In Abb. 24 ist eine typische Sprungantwort h (t) dargestellt, sowie die approximierte Verlaufsform eines PT_tT-Gliedes. Es wird dabei eine Approximationsmethode gewählt, die in Anlehnung an die Küpfmüller- und Strejc-Approximation sowohl eine einfache als auch ausreichend genaue Bestimmung der Totzeit und der Zeitkonstante ermöglicht.

Eine Analyse des Übertragungsverhaltens der Funktionsglieder und damit des physiologischen Regelsystems ist somit angenähert durch folgendes Vorgehen möglich:
1. Sprungförmige Veränderung einer Eingangsgröße, z.B. der Führungsgröße oder (einer) der Störgröße (z) um eine definierte Einheit;
2. Aufzeichnen der Sprungantwort $h_0(t)$;
3. Bestimmen des Proportionalitätsfaktors K durch Anlegen der Tangente im eingeschwungenen Zustand (etwa t › 3 T);
4. Bestimmen der Zeitkonstante T durch Schnittpunkte Ht zwischen $h_0(t)$ und 2/3 K;
5. Bestimmen der Totzeit T_t durch Schnittpunkt Ht zwischen $h_0(t)$ und 0,1 K.

Mit den so erhaltenen Größen K, Tt und T läßt sich die Übergangsfunktion angenähert definieren zu:

$$h(t) = K \cdot s(t - T_t) \cdot (1 - e^{-\frac{t-T_t}{T}})$$

oder anschaulicher

$$h(t) = \begin{cases} 0 & \text{für } t < T_t \\ K(1 - e^{\frac{-t}{T}}) & \text{für } t \geq T_t \end{cases}$$

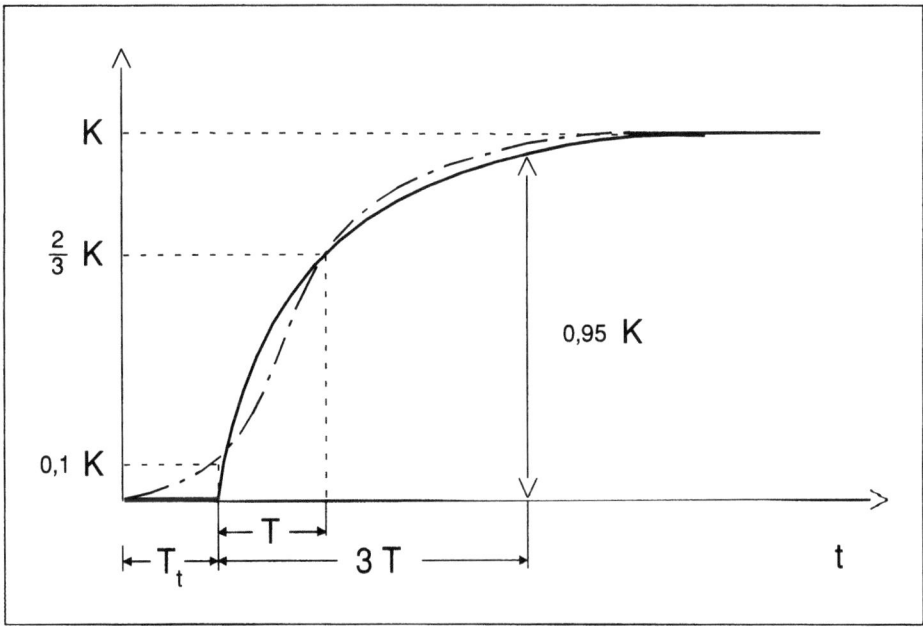

Abb. 24. Sprungantwort als Übergangsfunktion eines natürlichen Übertragungsgliedes h(t) angenähert durch ein PT_tT-Glied.

1.3 Gütemaß des Regelkreises

Die Güte eines Regelkreises ist umso größer, je kleiner die Differenz zwischen Istwert (Regelgröße) und Sollwert (Führungsgröße) ist.

Aus Abb. 25 ist zu ersehen, daß diese Differenz $e = w - y$ wie die Übergangsfunktion selbst, durch eine statische Größe die sogenannte bleibende Regelabweichung E_0 und eine dynamische Zeitfunktion f(t) bestimmt werden kann.

Abb. 25. Typischer Verlauf der Regelgröße y(t) und der Regelabweichung e(t) bei sprungförmiger Veränderung der Führungsgröße w(t) bzw. der Störgröße z(t). Die unterlegte Fläche bedeutet das Gütemaß J_{t1}.

$$e(t) = w(t) - y(t) = E_0 + K_e \cdot f(t)$$

Eine Maßeinheit, die sowohl das statische als auch das dynamische Verhalten der Regelung beschreibt, ist das sogenannte Gütemaß J_1, das die von e während eines bestimmten Zeitraumes t_1 überstrichene Fläche umfaßt.

$$J_1 = \int_0^{t_1} e(t)\, dt$$

Um sowohl positive als auch negative Regelabweichungen gleichwertig zu erfassen, muß der Absolutwert integriert werden.

$$J_2 = \int_0^{t_1} |(et)|\, dt$$

Da es bei Gütebezeichnungen zweckmäßig ist, einen normierten Bereich zu benützen, etwa 0 für die geringste Güte und 1 für die höchste Güte, wird die obige Gleichung umgeformt in die relative Güte J_r:

$$J_r = 1 - \frac{J_2}{J_{20}} \text{ mit } J_{20} = \int_0^{t_1} \underbrace{(w(t) - z(t))}_{\text{Einheitssprung}} dt$$

1.4 Stabilität des Regelkreises

Ein weiteres Merkmal des Regelkreises ist seine Stabilität. Stabilität und Instabilität stellen eine relevantes Problem bei frequenzadaptiven Systemen dar, da einige Parameter wie das Stim-T-Intervall die Möglichkeit der positiven Rückkoppelung in sich bergen. Grundsätzlich läßt sich aus der Definition des Regelkreises die Aussage ableiten: Der Regelkreis wird dann instabil, wenn die Rückkoppelung zeitlich überwiegend nicht mehr negativ (als Gegenkoppelung), sondern positiv (als Mitkoppelung) wirkt.

Dieser kritische Punkt hängt sinngemäß vom Übertragungsverhalten der einzelnen Funktionsglieder ab, also dem Koppelfaktor K und der Zeitfunktion f(t).

Wie Abb. 26 zeigt, reagiert der Regelkreis solange stabil, wie die Amplitude der einschwingenden Regelgröße (Sprungantwort) nicht größer wird, d.h. die Sprungantwort des Regelkreises muß gedämpft sein. Übertragungsfaktoren bzw. Zeitglieder bei denen der Regelkreis instabil wird, werden als kritisch bezeichnet.

Frequenzgeregelte Schrittmachersysteme sollten im Sinne hoher Sicherheit grundsätzlich eine automatische Einstellung stabiler Übertragungswerte besitzen; d.h. sie sollten stark unterkritisch bleiben.

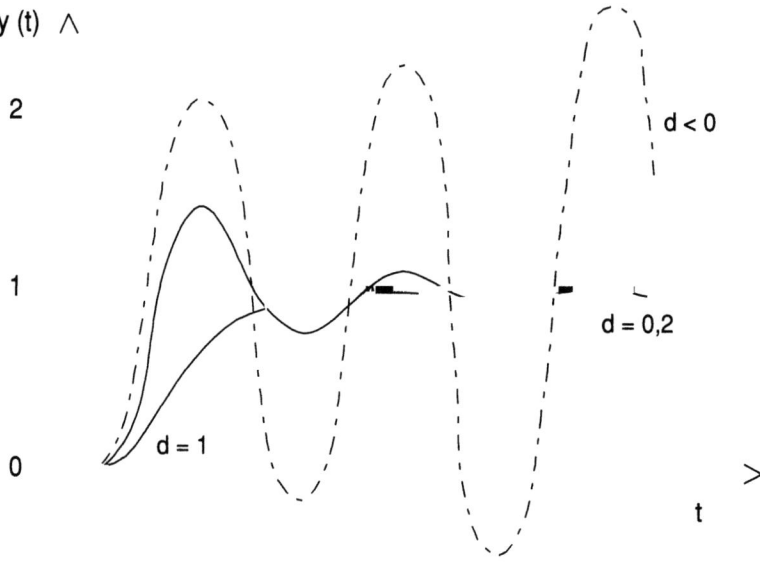

Abb. 26. Stabiles und instabiles (gestrichelt) Verhalten eines Regelkreises bei sprungartiger Veränderung der Führungsgröße (3 Stufen der Dämpfung).

2. Herz-Kreislauf-System als Regelkreis

Für die vorliegende Aufgabe, die unterschiedlichen Methoden frequenzadaptiver Systeme zu vergleichen, ist es zweckmäßig, die komplex vernetzte Kreislaufregelung des Körpers zunächst durch ein vereinfachtes Regelkreismodell darzustellen. Dieses Modell soll dabei vorrangig die Normalfunktionen berücksichtigen, die den Zusammenhang zwischen der physischen Belastung un der Pulsfrequenz beschreiben und so Alternativen für eine technische Nachbildung aufzeigen.

2.1 Grundsätze der Herzfrequenzregelung

Unter der Voraussetzung, daß die Frequenzanpassung von Herzschrittmachern primär der Anpassung des Herz-Kreislaufsystems an physische Belastungen (Energieverbrauch) dient, läßt sich folgendes Regelmodell definieren.
1. Die Herz-Kreislaufregelung dient über den Bluttransport der Aufrechterhaltung eines Gleichgewichtes von energieliefernden und energieverbrauchenden Vorgängen im Körper.
2. Das Energiegleichgewicht ist direkt abhängig vom Herzminutenvolumen, bestimmt durch das Produkt aus Herzfrequenz und Schlagvolumen.
3. Das Herzminutenvolumen ist bei Belastung unter physiologischen Bedingungen in einem bestimmten Bereich (z.B. bis 180/min) proportional zur Herzfrequenz. Bei Patienten mit eingeschränkter Myokardfunktion kann dieser Proportionalitätsbereich eingeschränkt sein.

Danach ergibt sich die Aufgabenstellung für die Entwicklung des frequenzgeregelten Herzschrittmachers:
4. Die Stimulationsfrequenz des geregelten Systems soll möglichst gleichartig zur natürlichen Herzfrequenz auf physische Belastungen reagieren.
5. Die Herzfrequenz darf nicht erhöht werden, wenn dadurch das Herzminutenvolumen reduziert wird.

2.2 Modell zur Herzfrequenzregelung

Mit der ersten Aussage lassen sich folgende Bestimmungen für das Regelkreismodell des Blutkreislaufes treffen:
Regelstrecke ist der Blutkreislauf.
  Regelgrößen sind alle durch Belastung beeinflußten physiologischen Parameter.
    Aus der 2. Aussage wird abgeleitet:
Stellglied ist das Herz.

Stellgröße ist das Herzminutenvolumen.

Daraus ergibt sich stark vereinfacht das in Abb. 27 dargestellte prinzipielle Regelmodell.

Zur Darstellung der Schrittmacherfunktion ist es nun erforderlich, die Funktion des Stellgliedes innerhalb des Regelkreises genauer zu beschreiben.

Geregelt wird die sinuale Reizbildung und damit die Herzfrequenz (fP), sie ist Teil der sympathisch getragenen Gesamtregelung, die hinsichtlich der Kreislaufzirkulation an der Sinusfrequenz, der Kontraktilität sowie dem peripheren Widerstand ansetzt.

Ebenfalls lastabhängig gesteuert ist die Atmung, die wegen ihrer Wirkung auf die Blutströmung funktionell dem „Stellglied Herz" zugeordnet wird.

Die Stromgebiete der metabolisch aktiven Gewebe, die aufgrund der dort bestehenden metabolisch getragenen Autoregulation verstärkt durchblutet werden, sind dagegen der „Regelstrecke Blutkreislauf" zuzurechnen. Da die Belastung bzw. deren Schwankungen im wesentlichen durch (zusätzlichen) Bedarf an mechanischer Muskelenergie bzw. Erzeugung thermischer Energie entsteht, ist die Funktion der Regelstrecke entsprechend vereinfacht dargestellt.

Die belastungsinduzierten metabolischen Prozesse in der Muskulatur korrelieren mit bestimmten chemischen und physikalischen Meßparametern des Blutes und werden im Regelkreis entsprechend als „Regelgröße" definiert. Zur Erfassung dieser Größen sind im Blutkreislaufsystem eine Vielzahl von Rezeptoren angeordnet, die funktionell unter dem Begriff „Meßglieder" zusammengefaßt werden.

Die von den Rezeptoren und Sinnesorganen aufgenommenen Reizinformationen werden an das zentrale Nervensystem weitergeleitet und für die Steuerung der Atem- und

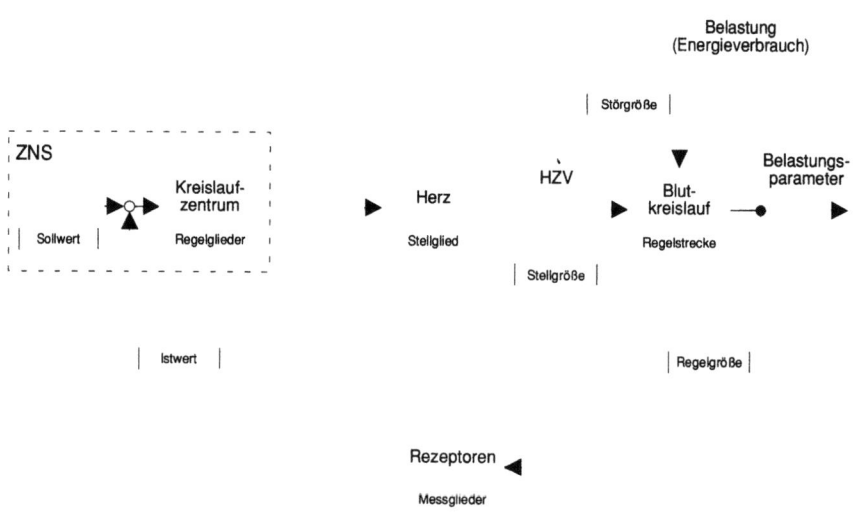

Abb. 27. Vereinfachtes Modell der Herz-Kreislauf-Regelung.

Kreislaufzentren ausgewertet. Im vereinfachten Regelkreismodell übernimmt das zentrale Nervensystem (ZNS) somit die Aufgabe, die von den Rezeptoren gelieferten Istwerte von Druck, Temperatur etc. mit autonom generierten Sollwerten zu vergleichen und das Regelglied, bestehend aus Atem- und Kreislaufzentrum, entsprechend anzusteuern. Die genauere Darstellung der kompliziert vernetzten Regelvorgänge im ZNS ist für das vorliegende Regelmodell nicht von Bedeutung, da hier nur das prinzipielle Übertragungsverhalten der Regelkreisglieder interessiert.

3. Möglichkeiten der Frequenzanpassung

Das Regelmodell in Abb. 28 läßt erkennen, daß es zunächst vier Schnittstellen gibt, an denen es praktisch möglich ist, Informationen über den Belastungsgrad des Organismus zu erhalten und sie in ein Frequenzsteuersignal für den Schrittmacher umzusetzen.

Bei intaktem Sinusknoten:
1. Das Sinussignal im rechten Vorhof.

Bei Sinusknotendysfunktion oder Fehlen des sinuatrialen Signals:
2. von Kreislauf- und Atemzentrum gesteuerte Parameter,
3. metabolische Parameter im Blut,
4. (mechanische) Körperaktivitäten messende Methoden.

3.1 Sinusknoten-gesteuerte Systeme

Bei atrioventrikulärer Leitungsstörung mit intakter Sinusknotenfunktion wird die Sinus- bzw. Vorhofaktivität abgegriffen und als Führungsgröße zur Frequenzsteuerung genutzt.

Diese vom Prinzip optimale Frequenzanpassung ist seit langem Stand der Schrittmachertechnik.

3.2 ZNS/Sympathikus-geführte Systeme

Bei Sinusdysfunktion besteht eine Möglichkeit, die Information des körpereigenen Regelkreises zu nutzen, darin, andere vom Kreislauf- bzw. Atemzentrum gesteuerten Funktionen abzutasten, um so indirekt die vom ZNS erfaßte Belastungsintensität des Organismus messen und in ein Frequenzsteuersignal umsetzen zu können. Bereits untersuchte Indikatoren sind:

STIM-T-Intervall,
rechtsventrikuläres Schlagvolumen,
Pre-ejection period,
rechtsatrialer Druck,
rechtsventrikulärer Druck und dP/dt,
Atemfrequenz, Atemzugvolumen.

Eine direkte Erfassung der humoralen und nervalen Sympathikus-Aktivität oder des peripheren Widerstandes scheidet als Methode praktisch aus.

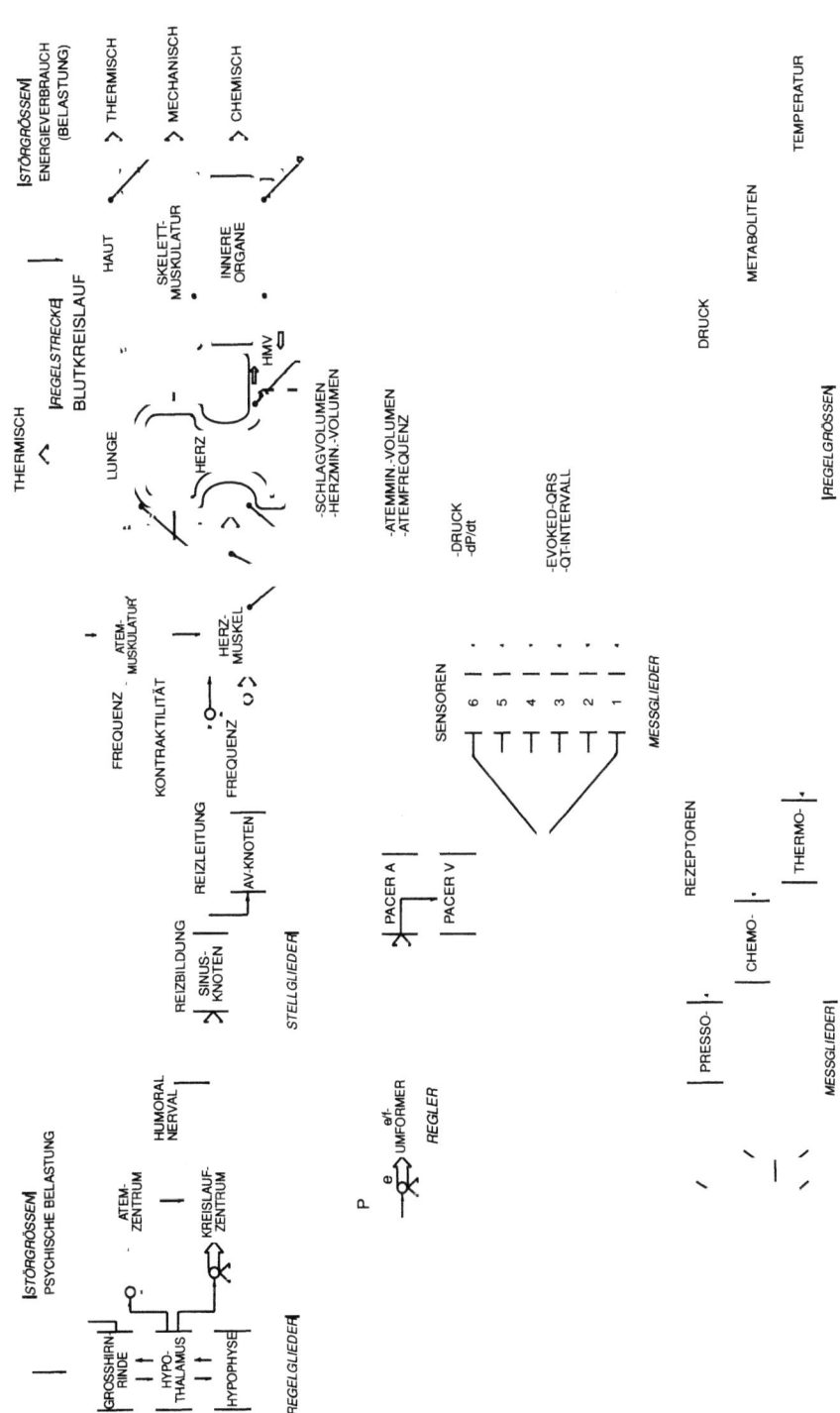

Abb. 28. Modell der Herz-Kreislauf-Regelung.

3.3 Metabolisch geregelte Systeme

Analog zur physiologischen Frequenzregelung des Körpers kann ein künstlicher Regelkreis entwickelt werden, der Metaboliten im Blut bei physischer Belastung erfaßt und in ein entsprechend geregeltes Frequenzsignal umformt. Beschränkt man die möglichen Meßparameter aus praktischen Erwägungen zunächst auf die Größen, die im rechten Herz erfaßt werden können, ergeben sich folgende Regelgrößen:
- pH,
- SO_2,
- Temperatur,
- pO2.

3.4 Aktivitätsgesteuerte Systeme

Im Regelkreis ist Aktivität als Störgröße definiert. Wesentliches Kennzeichen eines Systems mit aktivitätsgesteuerter Frequenz gegenüber den zuvor genannten Systemen ist, daß es als offene Wirkungskette keinerlei physiologische Rückkoppelung besitzt und dementsprechend unspezifisch reagieren kann.

4. Optimalregelung

Bei Patienten mit eingeschränkter Myokardfunktion kann der Bereich, in dem die steigende Herzfrequenz ein linear steigendes Herzminutenvolumen bewirkt, stark eingeschränkt sein. Ebenso kann bei starrfrequenter Frequenz in Ruhe die Zirkulation unzureichend sein.

Die in Abb. 29 dargestellte Charakteristik macht die Notwendigkeit einer Anpassung der Grundfrequenz an die individuelle Leistungsfähigkeit des Myokards deutlich. Voraussetzung für eine derartige Optimalregelung, die bei allen Systemen angezeigt ist, ist die Bestimmung des Schlagvolumens (SV) bzw. der Schlagvolumenänderung (ΔSV). Damit ergibt sich die Bedingung für die Grenzfrequenz fPmax:

$$\frac{\Delta HMV}{\Delta f_P} \leq 0 \rightarrow \frac{\Delta SV}{SV} \leq -\frac{\Delta f_P}{f_P + \Delta f_P} \rightarrow f_P = \text{konst} = f_{P\,max}$$

Allgemein kann für die optimale Frequenzregelung definiert werden: Die Stimulationsfrequenz soll nicht erhöht werden, wenn dadurch keine Verbesserung des Herzzeitvolumens resultiert.

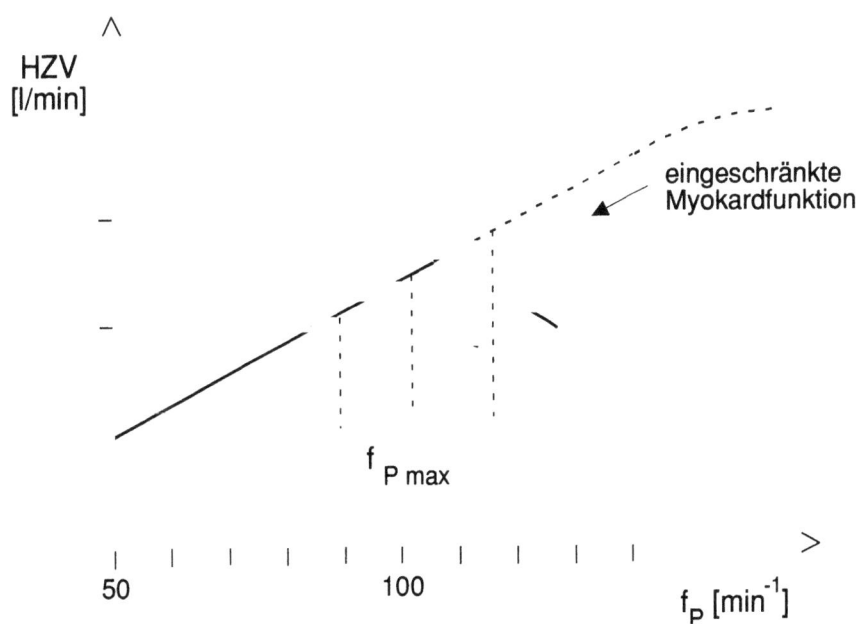

Abb. 29. Reduzierung der HMV-Anpassung bei eingeschränkter Myokardfunktion.

5. Bewertungskriterien

Die Bewertung des Regelverhaltens der genannten frequenzadaptierten Verfahren soll mit Hilfe der unter 1.2 genannten Kriterien im Vergleich zur natürlichen Anpassung des Herzens bei physischer Belastung durchgeführt werden.

Wie Abb. 30 zeigt, ist die Reaktion der Pulsfrequenz beim Herzgesunden auf physische Belastungen im Verlauf ähnlich der Übergangsfunktion eines PT_tT-Gliedes. Damit läßt sich das ideale Verhalten der Frequenzanpassung für ein Schrittmachersystem durch die Gleichung beschreiben:

$$f_H = \begin{cases} f_0 & \text{für Ruhe und Totzeit } T_t \\ f_0 + K_f(1 - e^{\frac{-t}{T}}) & \text{für Last (P) nach } T_t \end{cases}$$

Hierbei bedeuten, wenn P die gleistete Arbeit bzw. die Belastung ist:
f_0 (min^{-1}) die Ruhefrequenz (P = 0 Watt),
$K_f = f(P)$ den Proportionalitätsfaktor,
der das statische Verhalten in Abhängigkeit von der Belastung P beschreibt. Die starken individuellen Abweichungen – vor allem des Lastfaktors k – erfordern deshalb zur Bewertung der Regelgüte eines Systems eine methodische Variante der in 1.3 angegebenen Berechnung. Nach 1.3 wird die Regelgüte definiert zu:

$$J = \int_0^{t_1} |(w(t) - y(t))| \, dt$$

Abb. 30. Typische Reaktion der Pulsfrequenz (b) und Systemantwort (c) bei physischer Belastung in drei Leistungsstufen 25, 50 und 100 Watt (a).

Als ideale Sprungantwort y(t) gilt die ohne Zeitverzögerung einsetzende Übergangsfunktion mit festen Proportionalfaktor K_i.

Für die Gütebestimmung bei unterschiedlicher Belastung ist ein konstanter Faktor K_f bzw. Lastfaktor k Voraussetzung. Da diese Konstanz nur für das einzelne Individuum mit ausreichender Genauigkeit gilt, muß das Lastfaktor k zunächst bestimmt werden.

Eine Möglichkeit, die Regelgüte zu ermitteln, stellt folgendes Vorgehen dar:
1. Sprungförmige Belastung des Patienten bis zur aeroben Schwelle (AS) (bestimmt durch Ergooximeter und/oder Lactatbestimmung) und Messung der dabei bestehenden Frequenz (f_{AS}).
2. Übergang in den Ruhezustand bis zum Wiedererreichen der respiratorischen Ausgangswerte.
3. Belastung mit der möglichst genau eingestellten halben Last (0,5 AS) wieder für fünf Minuten und Messung des Frequenzverlaufes und der stabilisierten Frequenz f_{S1}.

Bestimmung der Meßparameter:
1. Stimulationsfrequenz des Systems bei hoher Last (AS) -- f_{AS}.
2. Stimulationsfrequenz des Systems bei halber Last (0,5 AS) -- f_{S1}.
3. Stimulationsfrequenz des Systems bei Ruhe -- fR.
4. Koppelfaktor ideal -- $K_i = (f_{AS} - f_{SR})$.
5. Koppelfaktor real -- $K_r = (f_{S1} - f_{SR})$.
6. Totzeit bei 0,1 Kr -- T_t.
7. Zeitkonstante bei 2/3 K_r -- T.

Daraus errechnet sich die relative Güte J_r: für einen Zeitraum ($t_1 = 5$ min).

$$J_r = 1 - \frac{T_t}{t_1} - \frac{1}{K_r \cdot t_1} \int_0^{t_1 - T_t} | K_I - K_r(1 - e^{-\frac{t}{T}}) | \, dt$$

Ein Problem dieser Methode ist die zunächst subjektiv vorgegebene obere Stimulationsfrequenz f_{AS}. Da diese Frequenz bereits im nicht linearen Bereich der Beziehung HMV = $f(f_P)$ liegen kann, empfiehlt sich die Wiederholung des Meßvorganges bei unterschiedlichen fAS-Werten.

Literatur

Antoni H (1977). Funktion des Herzens. In: Schmidt RF, Thews G (Hrsg). Physiologie des Menschen. Springer, Berlin Heidelberg New York, S 346

Heinze R (1987). Vergleichende Studie physiologischer Lastparameter für frequenzadaptierende Herzschrittmacher. Technischer Bericht Inst. f. Physik Uni BW München

Unbehauen H (1982). Regelungstechnik 1. Vieweg, Braunschweig Wiesbaden

Witzleb E (1977). Funktionen des Gefäßsystems. In: Schmidt RF, Thews G (Hrsg). Physiologie des Menschen. Springer, Berlin Heidelberg New York, S 387

Meßtechnische Aspekte

KARL STANGL, MICHAEL LAULE

1. Einleitung
2. Meßsignalerfassung
2.1 Meßmethoden
2.2 Sensoren
2.3 Meßgenauigkeit
2.4 Zuverlässigkeit der Messung
2.5 Sensorstromverbrauch
2.6 Sensordimension
2.7 Intelligenter Sensor
3. Signalverarbeitung
3.1 Vorverstärkung, Sensorsteuerung
3.1.1 A/D-Wandlung
3.2 Signalentstörung
3.3 Linearisierung
3.4 Programmierbarkeit

1. Einleitung

Für vorhofunabhängige, frequenzadaptive Schrittmacher ist die Erfassung belastungsabhängiger Meßparameter eine unabdingbare Voraussetzung. Somit besitzen die technischen Aspekte der Sensorik und der Sondentechnologie zentrale Bedeutung. In der Diskussion um die Eignung der einzelnen Parameter werden technische Gesichtspunkte der Erfassung und Verarbeitung häufig übersehen oder unterschätzt, obwohl die technische Realisierbarkeit die physiologisch optimale Lösung oft kompromittiert und somit zum eigentlichen Prüfstein wird, an dem die einzelnen Konzepte zu messen sind. Allein die Anforderungen an die Minituarisierung und Langzeitstabilität der Sensoren schließen eine Vielzahl von Meßverfahren für die Applikation in Schrittmachern von vorneherein aus.

Eine weitere Limitation der Meßwerterfassung ist durch die Lokalisation des Schrittmachersystems vorgegeben. So sind nur Parameter, die im rechten Herzen, in den großen Venen, in der Schrittmacherkapsel oder in der Schrittmachertasche gemessen werden können, bei transvenösem Zugang zu erfassen. Der Zugang zu Parametern des linken Herzens (z.B. intramuraler Drucksensor) würde einen zusätzlichen kardiochirurgischen Eingriff erfordern.

Die beim derzeitigen Stand der Technik wichtigsten erfaßbaren Parameter sind in Tabelle 18 zusammengefaßt (Weiterführende Literatur in Profos, 1978; Meyer-Waarden, 1982; Ko, 1985; Heinze, 1987; Janata, 1989).

Tabelle 18. Übersicht über frequenzadaptive Schrittmachersysteme und meßtechnische Daten.

System-Varianten	Meß-Sonde (Meßmethode)	Meß-Parameter (Signaldimension)	Last-Parameter	Nutz-Signal (Min-Max-Werte)	Stör-Einflüsse (max. Störgröße*)
	Standard Elektroden (elektrisch)	-EKG (mV)	Stim-T-Intervall QRS-Komplex	$-\Delta t$ (50–200 ms) $-\int U dt$ (10^{-4}–10^{-3} Vs)	-Pharmaka (100 ms) -Bewegung
		-Impedanz Z (Ohm)	Atem — Zugvolumen — Frequenz — Minutenvol.	$-\Delta Z_A$ (2–20 Ohm) $-\Delta f_A$ (10–50 min^{-1}) $-\Delta f_A Z$ (20–10^3 $\frac{Ohm}{min}$)	-Psych. Einfl. (10 min^{-1}) -Bewegung (20 Ohm) -Position (10 Ohm)
			Herz [Schlagvol. Preejektion	$-\Delta Z_H$ (5–30 Ohm) $-\Delta t$ (50–100 ms)	-Bewegung (20 Ohm) -Pharmaka
	Sensoren im Katheter (optisch)	-Lichtreflexion (%)	zentralvenöse O$_2$-Sättigung	$\Delta\%$ (5–10%)	-Strömungsartefakte -Reflexionsartefakte (nur ventrik: 10%)
	(thermisch)	-Widerstand R (Ohm)	zentralvenöse Bluttemperatur	ΔR % (2–6R %)	-externe Temperatur circad. Schwankung Fieber (6R %)
	piezo-vesistiv (mechanisch)	-Widerstand (Ohm)	rechtsventrik. Druck	ΔR % (0,2–0,5)	-Berührungsartefakte mit Trabekeln
	piezo-keramisch (mechanisch)	-Spannung (mV)	Druckgradient	ΔU (2–10 mV)	und Klappen (0,5)
	Sensor im Gehäuse (mechanisch)	-Intensität einer niederfrequenten Schwingung z. B. bei 10 Hz (mV)	-Aktivität	-Schwingungs-Amplit. (20–100 mV) -Häufigkeit (0–2 sec^{-1}) -Power-Spektrum	-externe Schwingungen, Bewegungen (ca. 100 mV) -Nah-/Fern-Charakteristik
	Spezial-Elektroden (elektrochem.)	Strom-Spannungs-Charakteristik (mV)	zentralvenöse pO$_2$ pH pCO$_2$	Systeme in Entwicklung	-Elektrolytänderung -Temperatur

Ventrikel · | · Atrium · | · Thorax

* Mittlere Näherungswerte weil System- und Patienten-spezifisch

2. Meßsignalerfassung

Zur Meßsignalerfassung gehören Aufbau und Wirkungsweise der sensorischen Elemente sowie der Schaltungstechnik, die zur Sensorsteuerung benutzt wird.

2.1 Meßmethoden

Die Meßmethoden bzw. Meßprinzipien, die zum Einsatz kommen, kann man im wesentlichen in drei Kategorien unterteilen:
1. *elektrisch:*
   Hierbei ist zu unterscheiden zwischen der passiven Messung von Aktionspotentialen wie des EKG's, zwischen Elektroden und der aktiven Messung der Leitfähigkeit etwa im Herzen bzw. Thorax.
2. *elektrophysikalisch:*
   Damit werden alle Methoden erfaßt, bei denen mechanische, thermische und optische Meßparameter über Sensoren passiv, d.h. ohne Stromverbrauch oder aktiv, mit Stromverbrauch in elektrische Signale umgewandelt werden.
3. *elektrochemisch:*
   Darunter sind alle Meßmethoden zu verstehen, die ebenfalls durch Umwandeln in elektrische Signale über Sensoren die Konzentration stoffwechselabhängiger, chemischer Substanzen im Organismus messen und zwar passiv, bei Erzeugung von Ladungsträgern ohne Stromverbrauch, oder aktiv, durch Steuerung chemischer Reaktionen mit Stromverbrauch.

2.2 Sensoren

Während die elektrischen Meßverfahren mit uni- oder bipolaren Standardelektroden auskommen, benötigen die elektrochemischen und physikalischen Messungen spezielle Sensoren. Aufgabe der Sensoren ist es, die physikalischen und chemischen Meßparameter die mit der Belastung des Körpers korrelieren in eine elektrisch meßbare Größe (Spannung, Strom) umzusetzen.

Die heute gebräuchlichen Sensorelemente basieren vorwiegend auf der Halbleitertechnik. Damit können z. B. erfaßt werden:
– Temperatur,
– Sauerstoffsättigung,
– Drücke
– chemische Parameter (ISFET-Technologie).

Daneben kommen spezielle keramische Elemente zur Erfassung mechanischer Schwingungen und Metalle bzw. Metallegierungen für die Spezialelektroden zum Einsatz.

2.3 Meßgenauigkeit

Die Meßgenauigkeit von Sensoren wird im wesentlichen durch drei Faktoren bestimmt. Dies sind zum einen die Sensitivität und ihre Linearität über den gesamten Meßbereich, zum anderen der Störabstand, der durch das Verhältnis von Nutzsignal zu Störsignal ausgedrückt wird. Die Faktoren sind von unterschiedlicher Wertigkeit.

Die Sensitivität ist definiert als das Verhältnis von gemessenem elektrischen Signal zur eigentlichen Meßgröße.

Eine geringe Sensitivität kann mit den heutigen schaltungstechnischen Mitteln durch eine hohe Meßsignalverstärkung wenigstens partiell kompensiert werden.

Die fehlende Linearität eines Sensors stellt ebenso keine größere Beeinträchtigung des Meßverfahrens dar, da sie entweder schaltungstechnisch oder – bei digitaler Signalverarbeitung – über das Rechenprogramm zu kompensieren ist.

Weit schwieriger ist die Kompensation von Störsignaleinflüssen auf das Meßsignal. Bei den Störsignaleinflüssen ist zwischen den physiologischen Störgrößen auf das Meßsignal, der Empfindlichkeit des Sensors gegenüber nichtspezifischen Signalen (z.B. externe Schwingungen beim Aktivitätssensor) und den Störgrößen bei der nachgeschalteten Signalverarbeitung zu unterscheiden. Als Beispiel kann die Impedanzmessung herangezogen werden: Hierbei wird über die Widerstandsänderung des Blutes (Gewebes) das Schlagvolumen (Atemzugvolumen) approximiert. Da die Änderung der Impedanz nicht nur von Volumenänderungen des Blutes (Gewebes) abhängig ist, sondern auch von anderen Parametern wie der spezifischen Leitfähigkeit des Blutes, ist das Meßsignal somit von einer zweiten physiologischen Größe überlagert. Daneben können mechanische Einflüsse, wie Positionsänderungen oder Kontakte mit Trabekeln, das Meßsignal unspezifisch beeinflussen. Da die stromverbrauchende Impedanzmessung diskontinuierlich geschieht, liegt eine weitere generelle Fehlerquelle bei der Signalverarbeitung in einer zu geringen Abtastung des Signals. Dieser Fehler bringt – z.B. bei der Bestimmung der Preejection period – eine zeitliche Unschärfe des Signals mit sich.

Analog zur Kompensation von Fehlern der Linearität gibt es bei jedem Meßverfahren Methoden der Störsignalunterdrückung. Dies können Mittelungsverfahren, Korrelationsanalysen und/oder Referenzsignalmessungen sein. Der Störabstand der einzelnen Meßverfahren, als Verhältnis zwischen Nutzsignal und Störsignal, ist Tabelle 18 zu entnehmen.

2.4 Zuverlässigkeit der Messung

Der Begriff der Zuverlässigkeit subsumiert die Langzeitstabilität sowie die Biokompatibilität der benutzten Sensorik.

Die Biokompatibilität kann als Maß dafür angesetzt werden, inwieweit vom Sensor eine Schädigung des Organismus ausgehen kann. In diesem Kontext ist die potentielle Toxizität und Thrombogenität bestimmter Sensormaterialien relevant. Die Biokompatibilität spielt bei Sensoren, die in den Blutstrom oder in die Schrittmachertasche eingebracht werden, eine Rolle.

Durch die Verwendung erprobter Materialien wie Platin oder Glas, durch hermetischen Verschluß und/oder durch Einbettung der Sensoren unter die Sondenhülle aus Silikon oder Polyurethan ist für die meisten Sensoren die Biokompatibilität gegeben. Prinzipielle Probleme stellen jedoch polarographische Meßverfahren dar, die Referenzelektroden mit potentiell toxischen Stoffen (Iridium, Silber) verwenden. Hier sind z.B. Meßverfahren auf ISFET – Basis (Ion Sensitive Field Effect Transistors) z.B. für pH-Messung, Lactat-Messung usw. anzuführen.

Eine erhöhte Thrombogenität kann bei großdimensionierten Sensoren und/oder bei rauhen Oberflächen nicht ausgeschlossen werden. Bei den Dimensionen der heute gebräuchlichen Sensoren sowie der Verwendung etablierter, z.T. antithrombogener Materialien (z.B. spezielles Polyurethan) erscheint eine erhöhte Thrombogenität durch die Sensorik unwahrscheinlich.

Bei der Langzeitstabilität ist zwischen einer elektrischen und einer mechanischen Langzeitstabilität zu unterscheiden. Die Problematik der eletrischen Langzeitstabilität ist prinzipiell für jeden Sensor relevant, stellt sich aber in Abhängigkeit vom Meßort und vom Meßverfahren unterschiedlich dringlich dar.

Grundsätzlich wird die elektrische Langzeitstabilität als Änderung (Drift) der Meßgröße pro Zeiteinheit definiert.

Kritisch sind Sensoren, deren Meßverfahren auf der Reaktionsmessung in Grenzschichten zwischen Sensor und Blut basieren. Zu nennen dabei die pO2-Messung durch Polarographie mit unterschiedlichen Materialien sowie ISFET-Sensoren zur Messung von pO2, pH, Lactat usw.

Als problematisch sind Sensoren einzustufen, bei denen keine direkten Reaktionen zwischen Sensor und Blut erfaßt werden, die aber im Blut positioniert sind. Dazu zählen die Druckmessung, die Sauerstoffsättigungsmessung und die Impedanzmessung. Bei diesen Sensoren ist bei Gewebsbelegung oder Eindringen von Flüssigkeit eine Reduzierung der Sensitivität und/oder eine Veränderung des Zeitverhaltens zu erwarten.

Unkritisch sind Sensoren, die aufgrund ihrer Lokalisation in der Schrittmacherkapsel keine Interaktion mit dem Blut haben. Dies sind Aktivitätssensoren, Lagesensoren etc.

Driftprobleme können dadurch entstehen, daß in Sensoren, die im Katheter integriert sind, Flüssigkeit eindringt und dadurch ein zum Sensor paralleler Stromfluß entsteht, der das Meßsignal verfälscht. Desweiteren kann Gewebsbelegung, vor allem bei optischen Verfahren, zu Drift führen. Zur Vermeidung von Driftproblemen werden heute etablierte technische Verfahren eingesetzt, dazu zählen Verwendung von Standardmaterialien, Silikon und Polyurethan für die Isolierung, Edelstahllegierungen für die Zuleitungen und die hermetische Kapselung der Sensoren.

Mechanische Langzeitstabilität

Bei Systemen mit Sensoren wird die mechanische Langzeitstabilität zusätzlich dadurch beeinträchtigt, daß zum einen die Sensoren selbst gegen mechanische Einflüsse wie Bewegung, Druck oder Temperatur anfällig sind, zum anderen die Verbindungen zwischen dem Sensor und dem signalverarbeiteten System (z.B. Impulsgeber) eine große Störanfälligkeit aufweisen.

2.5 Sensorstromverbrauch

Bei der Sensorik ist zwischen aktiven (stromverbrauchenden) und passiven (nicht energieverbrauchenden) Sensoren zu unterscheiden. Meßverfahren mit stromverbrauchenden Sensoren sind:
– optische Meßverfahren,
– Druck, insbesondere mit piezoresistiven Sensoren,
– Temperatur,
– polarographische Verfahren,
– Impedanz.
Nicht stromverbrauchend sind:
– Potentialmessungen wie EKG,
– piezokeramische Messungen (dP/dt, Aktivität).

Wegen der stark limitierten Energiereserve des Schrittmachersystems benutzt man bei stromverbrauchenden Sensoren das diskontinuierliche Meßprinzip. Hierbei wird der Sensor nur für eine kurze Zeit angeschaltet, so daß sich der mittlere Stromverbrauch aus dem Taktverhältnis zwischen Einschaltzeit und Ausschaltdauer des Sensor ergibt. Die Tastdauer und das Abtastverhältnis orientiert sich an der Charakteristik (Frequenzumfang) des biologischen Parameters. Während für das Temperatursignal mit einer langsamen Reaktionszeit (umgekehrt proportional zur Grenzfrequenz) eine Tastfrequenz von einem Puls pro Herzzyklus ausreicht, sind für die exakte Erfassung von Anstiegs- und Abfallzeiten von Druck- oder Impedanzsignalen Tastfrequenzen von mindesten 50 Hz notwendig.

Grundsätzlich gilt für Schrittmachersysteme, daß der mittlere Stromverbrauch der Sensoren unter 2 μA liegen sollte.

2.6 Sensordimension

Die Miniaturisierung der Sensoren ist eine wichtige Vorgabe. Insbesondere gilt dies für Biosensoren, die in der Sonde integriert werden müssen. Bei Sensoren, die im Schrittmachergehäuse positioniert sind, ist diese Anforderung weniger kritisch dar. Die technische Herausforderung wird dadurch deutlich, daß die Integration der Sensoren die Schrittmachersonde im Hinblick auf den Sondenaufbau, die mechanischen (z.B. Steifigkeit, Bruchsicherheit) und elektrischen Eigenschaften, die Steuerbarkeit (Mandrin) und die Fixierbarkeit (Vorhof !) möglichst unverändert lassen sollte. Bei Sondendiametern von 6 F oder 7 F bedeutet dies eine Reduktion des Sensordiameters auf unter 2 mm. Sensoren, deren Diameter die der Sondenkörper übertreffen, stellen potentielle Strömungshindernisse dar und können aufgrund von Strömungabrissen und/oder Wirbelbildungen an ihren Kanten die Gefahr der Belegung erhöhen. Diese Gewebsbelegung ist für optische Meßverfahren wie die Sauerstoffsättigungsmessung, für die Druckparameter – und in geringerem Ausmaß – für die Impedanzmessung (Atmung, Schlagvolumen, Pre-ejection period) kritisch, relativ unbeeinflußt davon bleibt die Temperaturmessung.

2.7 Intelligenter Sensor

Als Entwicklungsrichtung der modernen Sensortechnologie zeichnet sich ab, daß ein Teil der Signalverarbeitung bereits im Sensorgehäuse integriert wird. Dazu implementiert man ein zusätzliches Verstärkerstück im Sensor, z.B. beim optischen Sensor, oder aber es werden Sensor und Signalverarbeitung auf einem Chip untergebracht (Drucksensor). Ein wesentlicher Vorteil dieser Methode ist, Störgrößen, die auf die Signalleitung zwischen Sensor und signalverarbeitenden System einwirken können, zu reduzieren bzw. zu eliminieren. Ein zusätzlicher wichtiger Aspekt ist die Reduktion der Sensorzuleitungen. Ferner erweitert dieses Verfahren die Möglichkeiten multifunktionale Sensoren zu realisieren.

3. Signalverarbeitung

Aufgabe der Signalverarbeitung im Schrittmacher ist es, das vom Sensor gelieferte Meßsignal so aufzubereiten, daß es von der nachfolgenden Schaltung zur Frequenzsteuerung genutzt werden kann. Dies kann auf zwei Arten geschehen: Zum einen kann das verstärkte analoge Signal über einen Spannungs/Frequenzwandler (U/F-Wandler) mit oder ohne Entstörung direkt in eine Stimulationsfrequenz umgesetzt werden.

Als Beispiel für eine derartige Form der Zuordnung kann der einfache Temperaturschrittmacher gelten, der nach der Formel

$$f_{stim} = f_0 + K \cdot U_{(Temp)}$$

einstellt, d.h. die Stimulationsfrequenz ist proportional einer Grundfrequenz, zu der sich der Temperaturmeßwert (U_{Temp}), multipliziert mit einer Konstanten, addiert.

In dieser Ausführungsform sind die weiteren Kompensationsmöglichkeiten für Fehler bei der Signalverarbeitung entsprechend beschränkt.

Die andere Möglichkeit besteht darin, das analoge Signal digital zu wandeln (A/D-Wandlung) und dann weiterzuverrechnen (Abb. 31). Die Verwendung von Mikroprozessoren setzt eine A/D-Wandlung des Signals voraus; die A/D-Wandlung bietet im weiteren entsprechende Möglichkeiten der rechnerischen Verarbeitung.

3.1 Vorverstärkung, Sensorsteuerung

Als erster Schritt der Signalverarbeitung wird das Sensorsignal vorverstärkt und dadurch in den Voltbereich angehoben. So wird z.B. das intrakardiale EKG von ca. 10 mV um den Faktor 100 auf 1 Volt verstärkt. Allgemein gilt, je kleiner das Sensorsignal ist, umso größere Verstärkungsfaktoren werden notwendig und umso mehr wächst der technische Störfaktor.

Bei der Messung von Signalen unterscheidet man allgemein zwischen einer kontinuierlichen und einer diskontinuierlichen Messung. Bei Messungen von biologischen Parametern ist das Signal in der Regel analog. Unter einer kontinuierlichen Messung wird ein Verfahren verstanden, bei dem über den gesamten Meßzeitraum der Sensor eingeschaltet ist. Der Begriff der diskontinuierlichen Messung impliziert, daß der Meßvorgang während des Zeitraums unterbrochen wird. Die Wahl der Meßart hängt von folgenden Kriterien ab: Von der
– Art des Sensors und vom
– Energiebedarf des Meßvorgangs.

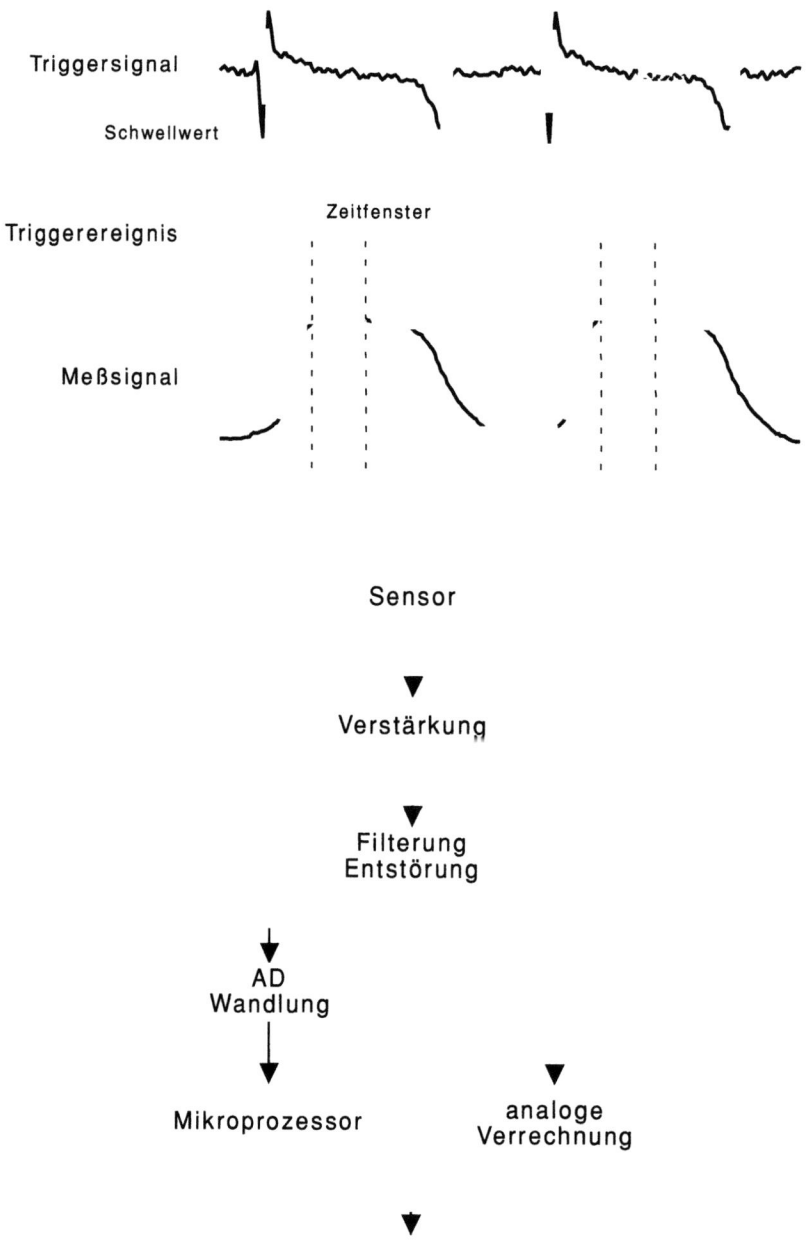

Abb. 31. Flußdiagramm Signalverarbeitung.

Ein Sensor schließt dann eine kontinuierliche Messung aus, wenn durch den kontinuierlichen Meßvorgang das zu messende Signal maßgeblich verändert würde (z.B. Widerstandsmessung in einer Elektrolytlösung durch Gleichstrom).

Die kontinuierliche Messung verbraucht im Vergleich zur diskontinuierlichen Messung im Regelfall mehr Energie und wird für Systeme mit stark begrenzter Energiereserve – wie Herzschrittmacher – kritisch.

Der Energieverbrauch der Messung differiert für die verschiedenen physiologische Parameter in frequenzadaptiven Schrittmachern.

Die diskontinuierliche Messung kann unterschiedlich erfolgen, bei frequenzadaptiven Systemen erfolgt dies hauptsächlich durch:
– Abtastung eines Signals nach festen Zeitabständen (z.B. alle 2 sec)
– Koppelung an ein bestimmtes Ereignis (Triggerung). Da für eine Reihe von Signalen der Zeitbezug zum QRS-Komplex vorgegeben ist, ist die R-Zacken-Triggerung bei der Standard-Demand-Funktion der Schrittmacher Stand der Technik.

Die erste Methode mit Abgreifen des Signals nach festen Zeitabständen kommt dann bevorzugt zur Anwendung, wenn:
– sehr langsame Signalschwankungen vorliegen oder
– kein sicherer zeitlicher Zusammenhang zwischen dem Signals und anderen Signalen (z.B. QRS-Komplex) bekannt ist oder besteht.

Als Beispiel kann die Beziehung zwischen dem EKG und der zentralvenösen Bluttemperatur gelten.

Besteht dagegen ein sicherer Zeitbezug, wie zwischen QRS-Komplex und den Druckparametern oder dem Schlagvolumen, so bietet sich die R-Zacken-getriggerte Messung an. Dabei wird entweder nur ein einzelner Wert gemessen, oder die Messung erfolgt in einem definiertem Zeitfenster.

Bei der Bluttemperatur, Atemfrequenz und Aktivität besteht keine nutzbare Beziehung zum Herzzyklus (s.o.), so daß eine R-Zacken-getriggerte Messung keine Vorteile bringt.

Beim Meßvorgang werden die Zeitfenster so gelegt, daß ein zuverlässiger, reproduzierbarer und physiologisch aussagekräftiger Wert erwartet werden kann.

Unter der Vorgabe, den Informationsverlust zu minimieren, ergibt sich bei der Abtastung von Signalen die Notwendigkeit, die Abtastfrequenz über den höchsten Frequenzanteilen des Signals zu halten. Der Faktor 5 stellt dabei eine ausreichende, empirisch ermittelte Größenordnung dar.

3.1.1 A/D-Wandlung

Bei der A/D-Wandlung werden die analogen Signale in binäre Daten umgewandelt. Dies bedeutet eine Diskretisierung in Bezug auf die Zeitachse und auf die Amplitude des Signals. Die Diskretisierung bringt zwangsläufig einen Bruch der Kontinuität mit sich und stellt eine potentielle Fehlerquelle dar.

Bei der Digitalisierung repräsentiert jeder binäre Wert einen Spannungsbereich
$D_U (U_2 - U_1)$
der durch das Auflösungsvermögen (A) des A/D-Wandlers bestimmt wird. A ist eine Funktion des erlaubten Eingangsspannungsbereiches (U_{Emax}) und N, wobei N der An-

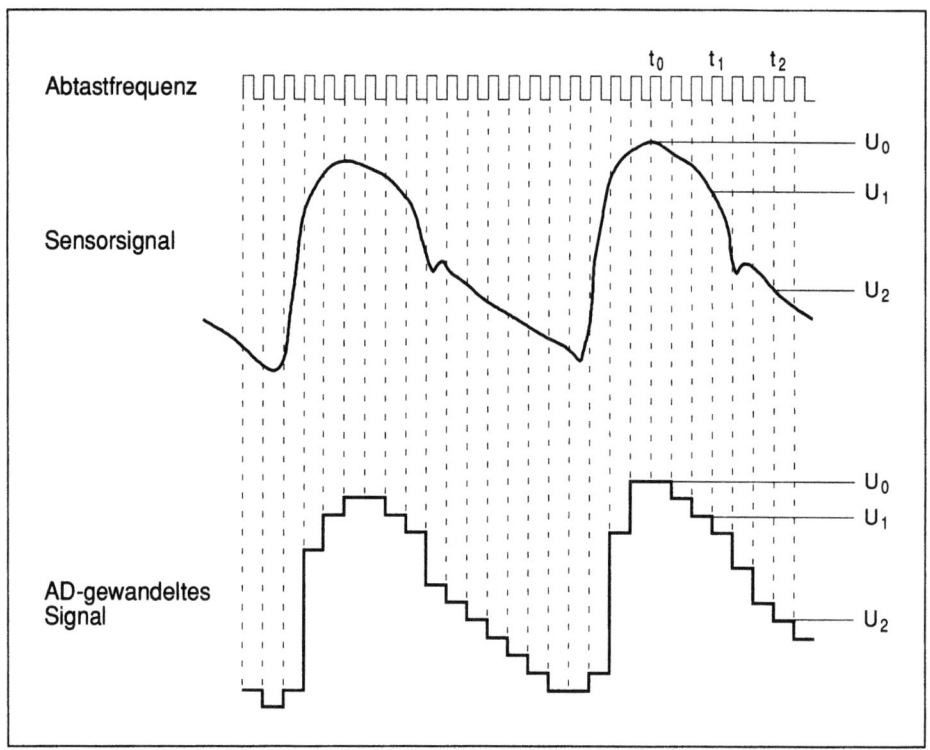

Abb. 32. A/D-Wandlung (schematisch).

zahl der Bits entspricht, die einem A/D-Wandler zur Umformung eines analogen Wertes in einen digitalen zur Verfügung stehen. So unterteilt ein 10 Bit A/D-Wandler den gesamten Eingangsbereich in 2^{10} Teilbereiche. Für das Auflösungsvermögen ergibt sich somit folgende Gleichung:

$A = U_{Emax} / 2^N$

mit U_{Emax} = erlaubter Eingangsspannungsbereich und
N = Anzahl der Bits.
Der mit der Auflösung verbundene Fehler beträgt somit ± 0,5 A.

3.2 Signalentstörung

Im weiteren Verlauf der Signalverarbeitung erfolgt eine Entstörung des Signals. Dabei kommen mehrere Verfahren zum Einsatz:
- Filterung,
- Mittelwertbildung,
- Korrelationsverfahren,
- Referenzmethoden.

Bei den Filterverfahren selektieren Hochpassfilter hohe Frequenzen, Tiefpassfilter niedrige Frequenzen und Bandpassfilter bestimmte Schwingungsfrequenzen. Als Anwendungsbeispiele bei frequenzadaptiven Schrittmachern kommen Hochpassfilter bei der Darstellung des Schlagvolumens, Tiefpassfilter bei der Sauerstoffsättigung und der Temperatur und Bandpassfilter bei Aktivität und der Atmung zu Einsatz.

Bei Mittelwertbildungen als spezielle Form des Tiefpassfilters sind das „moving averaging" und die blockweise Mittelwertbildung die gebräuchlichen Verfahren in Herzschrittmachern. Beim „moving averaging" wird über eine bestimmte Anzahl von Herzzyklen ein Mittelwert gebildet, wobei der neueingehende Wert den ältesten Wert ersetzt. Bei der blockweisen Mittelwertbildung wird über eine bestimmte Anzahl von Herzzyklen der Mittelwert gebildet, der dann über diesen Zeitraum gilt und nicht verändert wird.

Korrelationsverfahren stellen weitere Verfahren der Entstörung dar. Dabei werden phasensynchron mehrere Zyklen gemittelt und somit stochastische Einflüsse eliminiert. Ein bekanntes Beispiel für Korrelationsverfahren ist das Signalaveraging des Oberflächen-EKGs zur Bestimmung von Spätpotentialen; bei frequenzadaptiven Schrittmachern kommen die Korrelationsverfahren vor allem bei der Bestimmung der Anspannungszeit (Pre-ejection period) und des Schlagvolumens in Frage.

Durch den Einsatz von Referenzmethoden können unspezifische Einflüsse auf die Meßmethode eliminiert werden. Ein Beispiel hierfür ist die gleichzeitig zur Sauerstoffsättigungsmessung bei 660 nm durchgeführte infrarote Referenzmessung (bei 805 nm). Dadurch können Einflußgrößen der Messung wie der Hämoglobingehalt des Blutes kompensiert werden.

3.3 Linearisierung

Das Meßsignal wird nun in eine Stimulationsfrequenz umgesetzt. Die Zuordnung jedes Signalswertes zu einer bestimmten Frequenz ist durch die Kennlinien festgelegt. Da die meisten Signale keine lineare Beziehung zur Leistung über den gesamten Lastbereich aufweisen, muß eine nichtlineare Verstärkung des Signals erfolgen und entsprechend die Kennlinie die Nichtlinearität kompensieren.

3.4 Programmierbarkeit

Die individuelle Schwankungsbreite der physiologischen Meßparameter und ihre Störanfälligkeit macht es notwendig, einen Zugriff auf die Signalverarbeitung zu ermöglichen. Grundsätzlich besteht eine inverse Beziehung zwischen der Zuverlässigkeit der Meßmethode und der „Intelligenz" des Systems einerseits und dem Programmieraufwand andererseits. Das bedeutet, daß die Programmierbarkeit umso höher sein muß, je störanfälliger bzw. unspezifischer ein Meßparameter ist und je weniger intelligent das System ist. Daraus läßt sich ableiten, daß es vorrangiges Ziel der Entwicklung frequenzadaptiver

Systeme sein muß, die Systeme möglichst intelligent zu machen, um den Programmieraufwand minimieren zu können.

Als Vorgabe steht dabei der „intelligente Schrittmacher", der eine Automatisierung interner Funktionen, die Anpassung des Meßbereichs, sowie – bei geeigneten Parametern – die hämodynamische Optimierung der Stimulationsfrequenz eigenständig vornehmen kann und somit den Programmier- und Kontrollaufwand der Systeme minimiert.

Literatur

Heinze R (1987). Vergleichende Studie physiologischer Lastparameter für frequenzadaptierende Herzschrittmacher. Technischer Bericht Inst. f. Physik Uni BW München

Janata J (1989). Principles of chemical sensors. Plenum Press, New York London

Ko, WH (1985). Implantable sensors for closed-loop prosthetic systems. Futura, Mount Kisco, New York

Meyer-Waarden K (1982). Einführung in die biologische und medizinische Meßtechnik. Schattauer, Stuttgart New York

Profos P (1978). Handbuch der industriellen Meßtechnik. Vulkan, Essen

Aktivität

KARL STANGL, HUBERTUS HEUER

1   Einleitung
2   Meßtechnische Grundlagen
2.1   Piezoeffekt
2.2   Arbeitsweise
2.2.1   Activitrax^{TM}
2.2.2   Sensolog^{TM}
3.   Dynamisches Verhalten
3.1   Totzeiten
3.2   Zeitkonstanten
4   Statisches Verhalten
4.1   Funktionelle Beziehungen
4.2   Sensitivität
5   Störanfälligkeit
6   Diskussion

1. Einleitung

Der Begriff Aktivität ist dem allgemeinen Sprachgebrauch entlehnt und im Gegensatz zu den anderen physiologischen Parametern nicht exakt definierbar. Das Rationale der Schrittmachersteuerung mittels "Aktivität" ist, daß Belastung meist mit Bewegung und/ oder Lageänderung des Körpers assoziiert ist. Das Konzept basiert ferner auf der Annahme, daß zwischen Bewegung und Lasthöhe eine Proportionalität besteht.

Körperliche Aktivität kann meßtechnisch nur indirekt erfaßt werden. Als Indikatoren und/oder bewegungsassoziierte Äquivalente können Kräfte und Beschleunigungen, die bei Belastung auf den Körper – und sekundär auf das Schrittmachergehäuse – einwirken, gelten.

Unter den konkurrierenden Steuer- und Regelprinzipien der Frequenzadaptation besitzt zum gegenwärtigen Zeitpunkt die "Aktivität" die größte Akzeptanz: Mit mehr als 100.000 Implantationen ist der erste aktivitäts-gesteuerte Schrittmacher (Activitrax™) dabei das weltweit am häufigsten verwendete System seit Beginn der Schrittmachertherapie überhaupt. 1983 beschrieb Humen erstmals die Nutzung von "Aktivität" als Führungsgröße in Herzschrittmachern, die ersten Aktivitätssysteme wurden 1984 implantiert. Von hämodynamischen Verbesserungen im Kurz- und Langzeittest unter dieser Stimulationsform wurde in der Folgezeit von einer Reihe von Autoren berichtet. In diesen Studien mit invasiv erhobenen Daten wurden Verbesserungen der kardialen Förderleistung unter Belastung zwischen 19% und 28% im Vergleich zur festfrequenten VVI-Stimulation erreicht (Humen, 1985; Adamec, 1987; Aguirre, 1987; Buckingham, 1987; Nobile, 1987; Bellochi, 1988, Kay, 1988; Velimirovic, 1988). Die größere Zahl der Untersuchungen erfaßt nichtinvasive Parameter der verbesserten Leistungsbreite wie maximale Sauerstoffaufnahme und/oder die erreichte Wegstrecke am Laufband. Dabei werden unter aktivitätsgesteuerter Stimulation Verbesserungen der Leistungsbreite zwischen 13% und 86% mitgeteilt (Lindemans, 1986; Pasquier, 1986, Benditt, 1987; Brofman, 1987; Buetikofer, 1987; Djordjevic, 1987; Faerestrand, 1987; Fetter, Hartmann, 1987; Hayes, 1987; Ladusans, 1987; Lipkin, 1987; Manz, 1987; Smedgard, 1987; Zegelman, 1987; Zijlstra, 1987; den Dulk, 1988; Kay, 1988; Lau, 1988b; Page, 1988; Pipilis, 1988; Rosenquist, 1988; Treese, 1988).

Zm gegenwärtigen Zeitpunkt sind mehrere Aktivitätseinkammer systeme (Activitrax™; Activitrax II™, Medtronic Inc, Minneapolis, MN, USA; Sensolog 703™, Sensolog III™, Siemens Elema, Solna, Sweden) sowie die entsprechenden Zweikammersysteme (Synergyst™, Medtronic Inc, Minneapolis, MN, USA, und Synchrony™, Pacesetter Systems, Sylmar, CA, USA) erhältlich.

2. Meßtechnische Grundlagen

Als Sensoren für Kräfte, die bei Bewegung auf den Körper einwirken, kommen Druck- oder Beschleunigungsaufnehmer oder auch Lagesensoren (Alt, 1988b) in Frage. Die beiden heute verfügbaren Aktivitätssysteme Activitrax™ und Sensolog™ verwenden zur Meßwerterfassung piezokeramische Sensoren mit Quarz als Piezokristall.

2.1 Piezoeffekt

Das Funktionsprinzip piezoelektrischer Aufnehmer basiert auf der Eigenschaft dieser Kristalle, bei Auftreten mechanischer Kräfte elektrische Ladungen zu bilden. Diese Eigenschaft wird als Piezoeffekt bezeichnet.

Das in Sensoren am häufigsten verwendete Quarzkristall ist ein hexagonales Prisma, bei dem zwischen einer Längsachse, einer elektrischen Achse und eine mechanischen

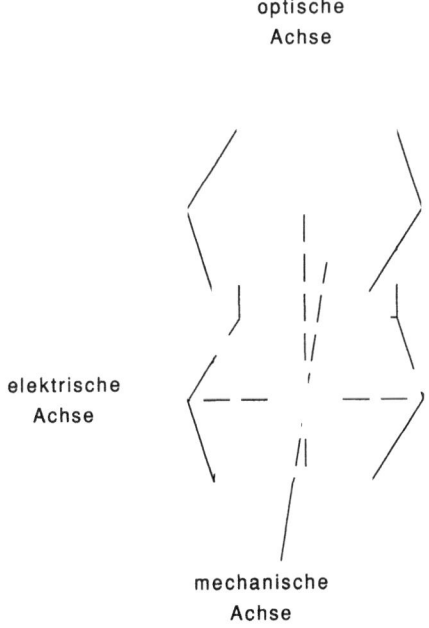

Abb. 33. Räumliche Struktur eines Piezoquarzes (hexagonales Prisma)

Achse unterschieden wird. Piezoelektrische Eigenschaften zeigt nun ein Quader, dessen Flächen senkrecht auf der mechanischen und elektrischen Achse des Prismas (Abb. 33) stehen (siehe Trapp, 1978).

Eine Kraft (F_x), die in Richtung der elektrischen Achse wirkt, erzeugt dann die Ladung (Q_x) nach

$$Qx = d \cdot F_x$$

(d = Konstante).

Eine Kraft (F_y) in Richtung der mechanischen Achse erzeugt die Ladung (Q_y) nach

$$Q_y = d \cdot l_y/l_x \cdot Fy$$

mit

l_x = Länge des Quarzes in Richtung der elektrischen Achse,
l_y = Länge des Quarzes in Richtung der mechanischen Achse.

Wird die Quarzoberfläche mit einer Metallschicht überzogen, so entsteht ein Kondensator. Für eine auf den piezoelektrischen Sensor einwirkende Kraft ergibt sich dann die entsprechende Ladung (Q) nach

$$Q = C \cdot U$$
C = Kapazität des Quarzes
U = Kondensatorspannung.

In den Aktivitätssystemen werden die Piezosensoren im wesentlichen auf zweierlei Weise erregt, nämlich 1. durch Biegeverformungen und 2. durch Schalleinkopplung über den Körper ohne Verformung der Schrittmacherkapsel.

2.2 Arbeitsweise

Da das Verhalten von "Aktivität" weitgehend von der Funktionsweise des jeweiligen Systems, also von technischen Vorgaben, bestimmt wird, ist es notwendig, die Arbeitsweise der Aktivitätsschrittmacher etwas breiter darzustellen.

2.2.1 Activitrax™

Abb.34 zeigt schematisch die Funktionsweise des Activitrax™. Die Signalerfassung erfolgt über einen Piezoquarzsensor, der sich auf der Innenseite der Gehäuserückfläche befindet. Der Sensor wandelt Schwingungen durch äußere mechanische Einflüsse in eine elektrische Spannung um, die der Schwingungsamplitude proportional ist. Das den Schrittmacher umgebende Gewebe geht mechanisch als Dämpfungsglied in den Übertra-

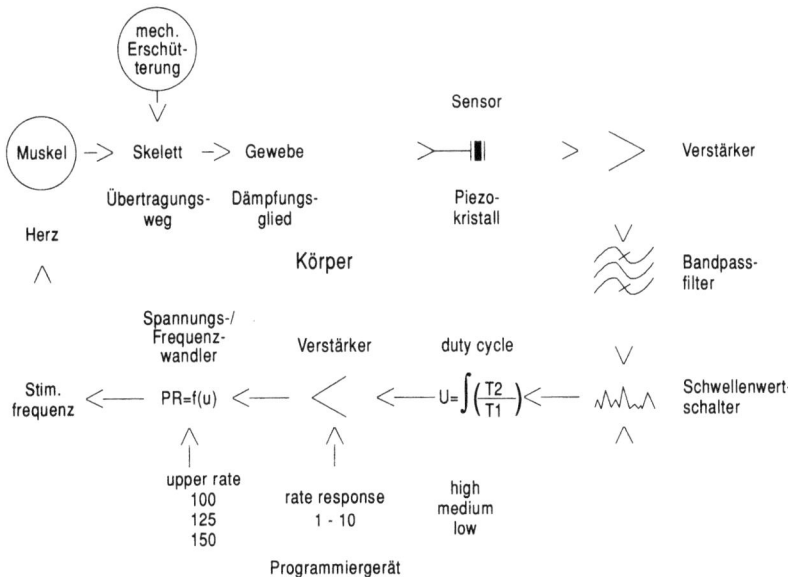

Abb. 34. Schematische Darstellung der Funktionsweise des Activitrax™.

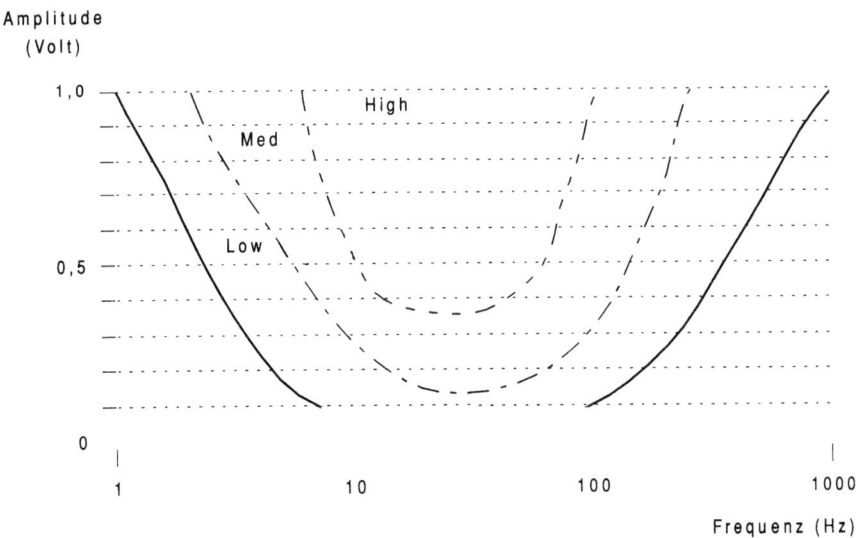

Abb. 35. Frequenzabhängigkeit des Schwellenwertes bei Beschallung.

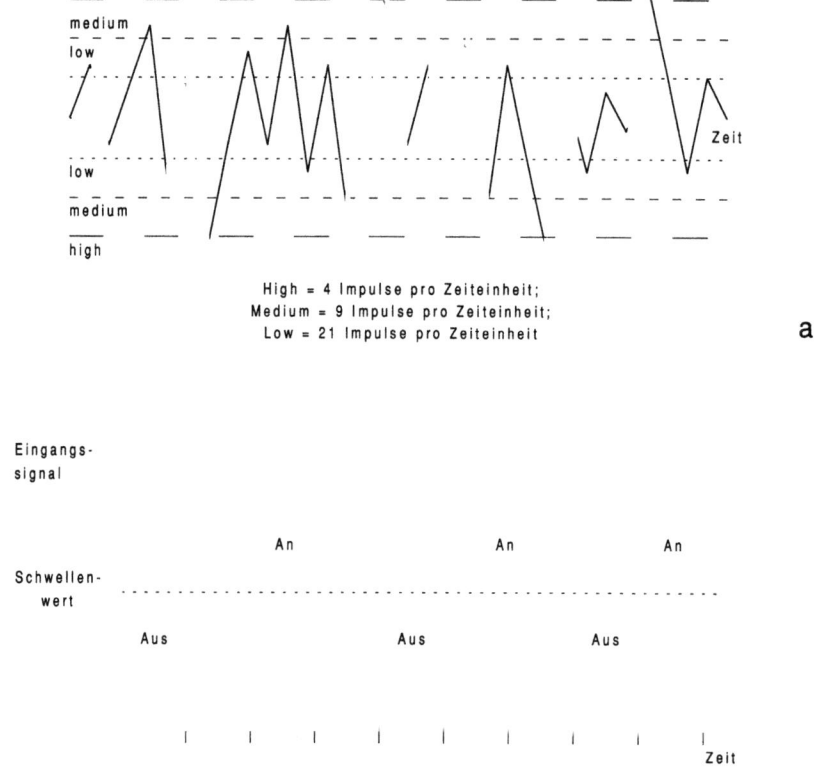

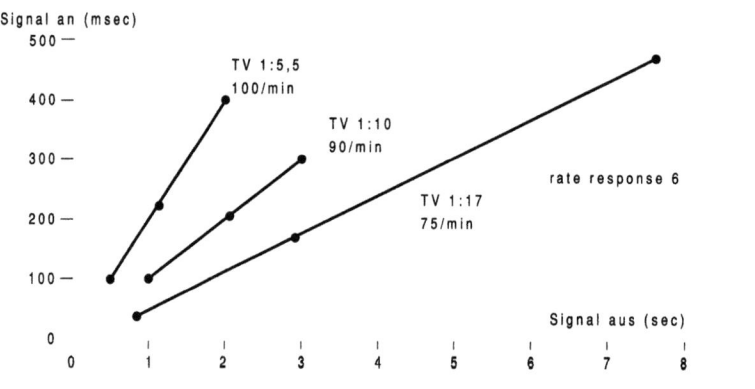

Abb. 36. a) Schematische Darstellung der Schwellenwerte ("activity threshold"). Bei gleichem Eingangssignal werden je nach Einstellung drei unterschiedliche überschwellige Impulsraten aufgenommen. b) Schematische Darstellung eines Taktverhältnisses als Quotient aus AN (überschwellig) und AUS (unterschwellig) Zeit. c) Zuordnung von Taktverhältnis und Stimulationsfrequenz.

gungsweg ein. Nach Verstärkung des Sensorausgangssignals wird es mit einem Bandpass gefiltert.

Abb. 35 zeigt die Frequenzabhängigkeit des Schwellenwertes der eingekoppelten Schwingung für die drei programmierbaren "activity threshold"-Werte bei Beschallung; als Schwellenwert wird die Amplitude der eingekoppelten Schwingung bezeichnet, deren Überschreitung zu einem Anstieg der Stimulationsfrequenz führt. Ähnlich dazu wird bei Beschleunigung des Systems die Resonanzfrequenz bei 12 Hz bestimmt (Stangl, 1987, 1989).

Die programmierbaren "activity threshold"-Werte entsprechen der Veränderung eines Schwellenwertschalters (Abb. 36a). Die Sensorausgangssignale müssen eine bestimmte Höhe erreichen, um detektiert zu werden. Durch den Schwellenwert werden die aufgenommenen Signale in über- bzw. unterschwellige Werte klassifiziert und dadurch Taktverhältnisse gebildet. Ein Taktverhältnis ist dabei durch den Quotienten aus Zeitdauer eines überschwelligen Signals ("An-Zeit") und der eines unterschwelligen Signals ("Aus-Zeit") definiert (Abb. 36b). Der Activitrax^{TM} wertet dabei die Häufigkeit der überschwelligen Ereignisse, arbeitet somit als Ereigniszähler. Die Frequenzzuordnung wird danach durch die gebildeten Taktverhältnisse in Kombination mit den gewählten "rate response"-Werten erreicht. Dabei ergibt sich eine konstante, dem jeweiligen Taktverhältnis und der gewählten "rate response" zugeordnete Stimulationsfrequenz (Abb. 36c).

Die programmierbaren Werte für die "rate response" definieren Kennlinien eines Verstärkers, der einem bestimmten Taktverhältnis verschiedene Stimulationsfrequenzen zuordnet, Abb. 37a zeigt die Zuordnung exemplarisch für drei Werte.

Der Frequenzverlauf der "rate response"-Kurven läßt sich durch die folgende Exponentialfunktion beschreiben (Abb. 37b):

$$Y = a \cdot (1 - e^{-x/K}) + b$$

mit Y = Stimulationsfrequenz, a = obere Grenzfrequenz, b = Grundfrequenz, x = Taktverhältnis und K = programmierbarer Faktor ("rate response").

Die obere Grenzfrequenz ist nicht nur vom programmierten Wert, sondern auch von der Wahl der "rate response"-Kurve abhängig (Abb. 37c). Nur die drei höchsten Frequenzantwortkurven erreichen tatsächlich die gewählte Maximalfrequenz. Durch die Kombination der Frequenzgrenzen mit der gewählten "rate-response" entstehen 30 Kennlinien der Taktfrequenz-/Stimulationsfrequenzzuordnung.

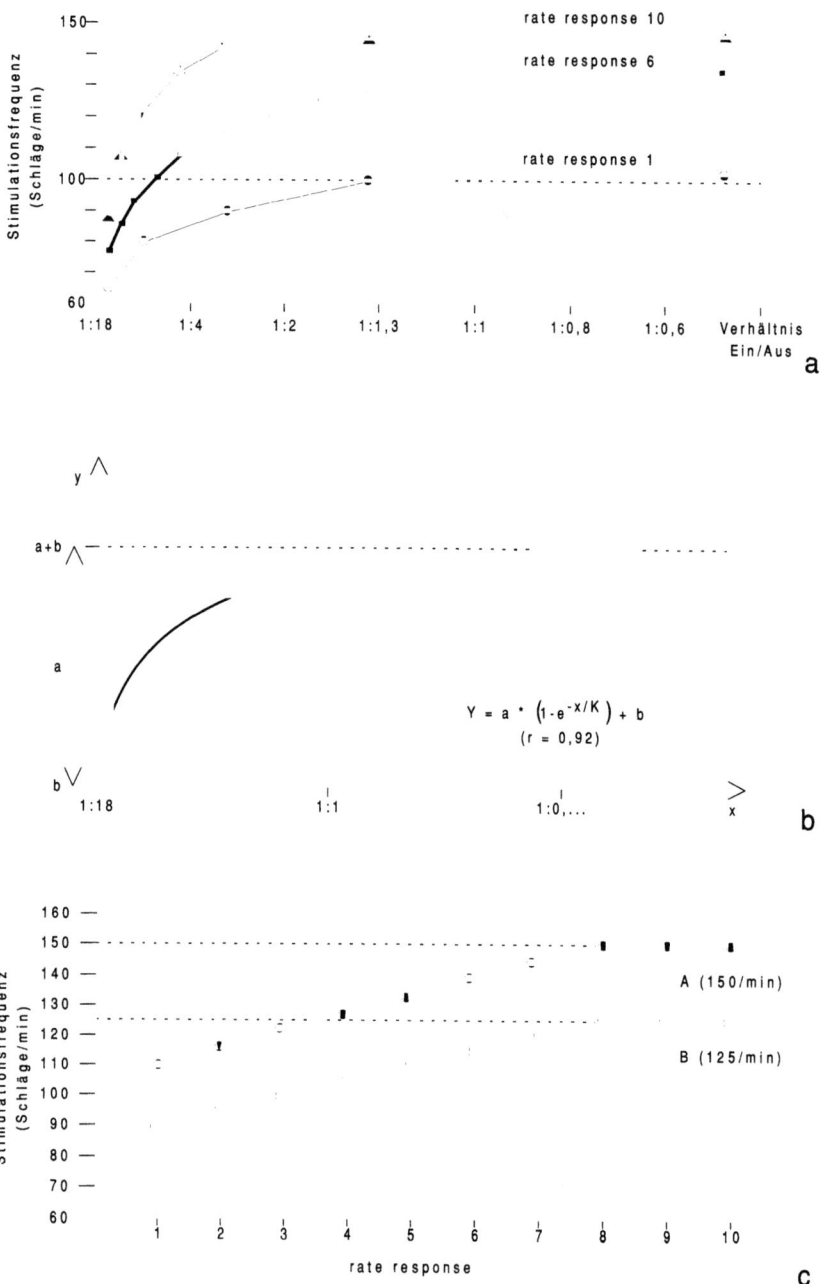

Abb. 37. a) Kennlinien der "rate response"-Programmierung. b) Funktion der Kennlinien. c) Zusammenhang zwischen "rate response"-Programmierung und maximaler Stimulationsfrequenz.

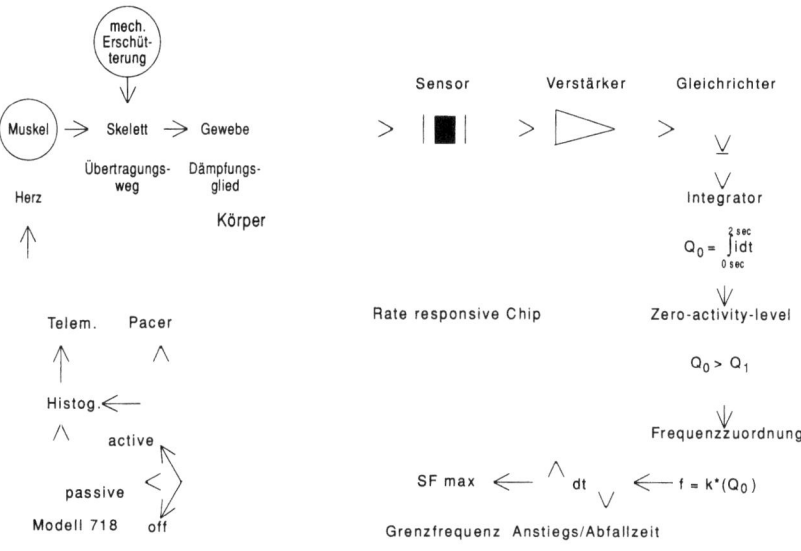

Abb. 38. Schematische Darstellung der Funktionsweise des Sensolog 703™

2.2.2 Sensolog 703™

Abb. 38 zeigt das Blockdiagramm des Sensolog™, die einzelnen Komponenten werden im folgenden dargestellt. Die Signalaufnahme des Sensolog™ entspricht der des Activitrax™.

Die Eingangssignale werden in einem Vorverstärker nach einer logarithmischen Funktion bearbeitet. Dabei werden die Signale mit niedriger Amplitude höher verstärkt als die Signale im hohen Amplitudenbereich. Dieser Signalverarbeitungsschritt führt zu einer Angleichung der Spannungsänderung, die zur weiteren Verarbeitung notwendig ist. Um bei der nachfolgenden Integration den Energieinhalt der Sensorsignale ermitteln zu können, erfolgt jetzt eine Gleichrichtung der Sensorausgangsspannung. Die Integration der gleichgerichteten Spannungskurve erfolgt über einen Kondensator, der für jeweils zwei Sekunden geladen wird. Im Gegensatz zum Activitrax™ bewertet der Sensolog™ die Intensität (Amplitude · Zeit), nicht die Häufigkeit der überschwelligen Ereignisse. Die abfließende Ladung Q entspricht dem Energieinhalt der Sensorsignale und wird in eine Zeitinformation überführt.

Von der so bestimmten Kondensatorladung Q wird ein programmierbarer Anteil Q_1 ("threshold" (0–15)) abgezogen, bevor die Frequenzzuordnung erfolgt. Dieser in 16 Stufen wählbare Anteil definiert ein "zero activity level", das Signale überschreiten müßen, um eine Frequenzantwort des Systems zu induzieren. Dadurch wird eine Störunterdrückung ermöglicht, ohne die Eingangsempfindlichkeit des Systems zu beeinflussen. Der so ermittelten Ladung $(Q - Q_1)$ wird jetzt eine Stimulationsfrequenz zugeordnet. Diese Zu-

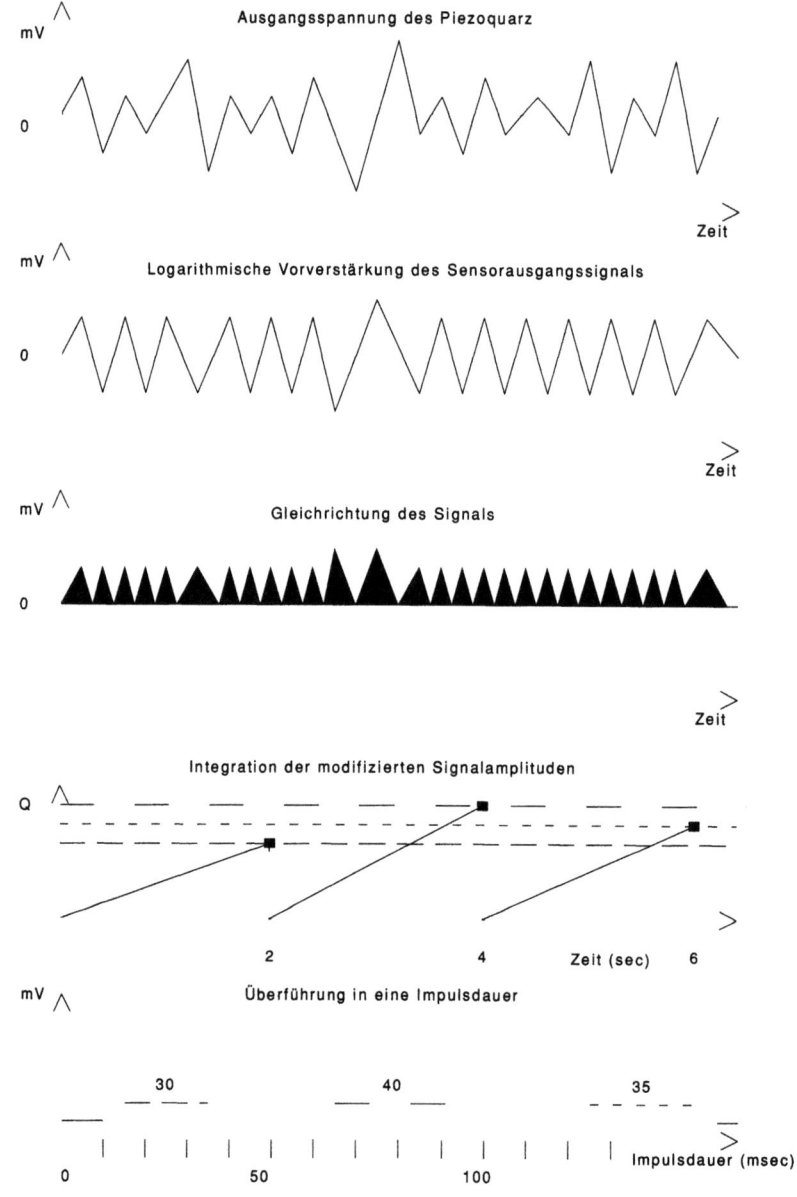

Abb. 39. Schematische Darstellung der Signalverarbeitung des Sensolog™.

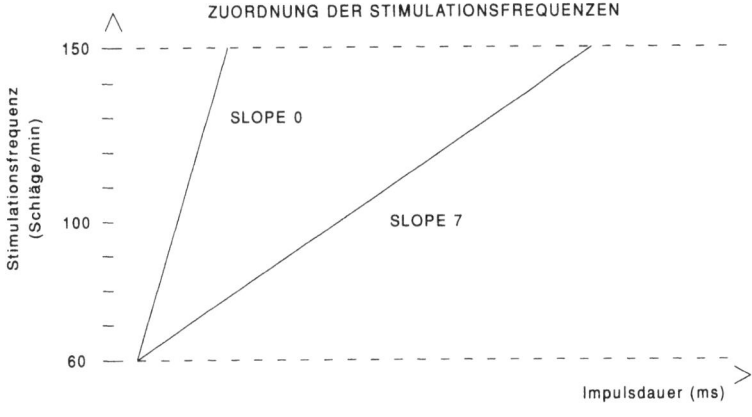

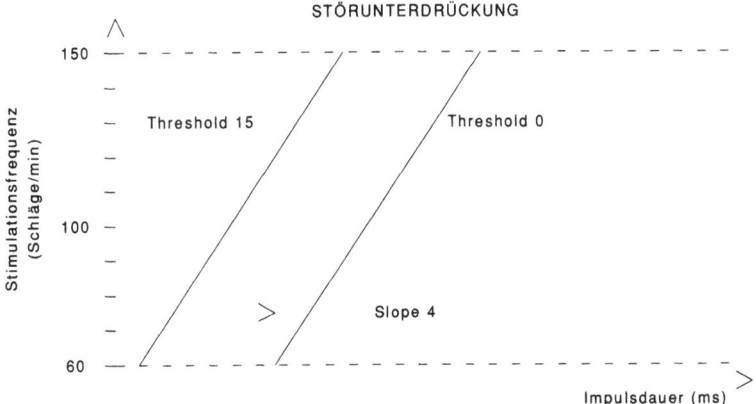

Abb. 40. Schematische Darstellung von "slope" und "threshold".

ordnung wird durch eine Gerade festgelegt, deren Steigung durch einen in acht Stufen programmierbaren Proportionalitätsfaktor K ("slope") variiert wird. "Slope" und "threshold" sind in den neuen verfügbaren Versionen durch eine spezielle Software unter "autoset" zusammengefaßt und erscheinen nicht mehr im Programm. Bei der Programmierung wird automatisch durch diese Software eine der zahlreichen Kombinationen, die sich aus 8 "slopes" und 16 "thresholds" ergeben können, errechnet.

Der Frequenzanstieg erfolgt in Stufen von je 6 Schlägen und umfaßt maximal 16 Stufen. Die Anstiegs- und Abfallzeiten werden durch die Anzahl der Stimula tionen pro Frequenzstufe festgelegt; dabei sind vier Anstiegszeiten und drei Abfallzeiten programmierbar.

3. Dynamisches Verhalten

3.1 Totzeiten

Wie in Kapitel 2 ausgeführt, ist die Totzeit als die Zeitspanne zwischen dem Beginn einer Belastung und dem Zeitpunkt, bei dem 10 Prozent der Gesamtänderung eines Parameters erreicht sind, definiert.

Im Vergleich zu physiologischen Parametern ist "Aktivität" eine an sich verzögerungsfreie Größe. Während sich für Schrittmachersysteme mit physiologische Parametern als Führungsgrößen die Gesamtverzögerung ihrer Reaktion aus der physiologischen Totzeit des Parameters und der technischen Totzeit des Systems errechnet, ist für "Aktivität" lediglich die technische Totzeit geschwindigkeitsbestimmend.

Die Totzeiten für den Activitrax^{TM} und den Sensolog^{TM} wurden bei jeweils 10 Patienten auf sprungförmige Belastungsänderungen von 25 Watt bis 100 Watt am Laufband bestimmt, die Programmierungen sind in Abb. 41 gezeigt.

Mit lastunabhängigen Totzeiten bei Belastung zwischen drei sec und 5 sec zeigen beide Systeme ein gleiches Verhalten.

Die Totzeiten bei Entlastung sind ebenfalls lastunabhängig und schwanken bei beiden Systemen zwischen 5 sec und 25 sec.

3.2 Zeitkonstanten

Die Zeitkonstante ist das Maß für die Zeitdauer, die zur Ausbildung eines neuen steady states notwendig ist. Sie ist als Zeitdauer zwischen 0% und 67% der Gesamtänderung definiert (siehe Kap. 2).

Activitrax^{TM}

Analog zu den Totzeiten besteht auch bei den Zeitkonstanten keinerlei Abhängigkeit von der Höhe und der Dauer der einsetzenden oder vorausgegangenen Belastung, sie sind vielmehr durch die technischen Vorgaben des Sytems bestimmt.

Bei Belastung beträgt sie 35 sec bis 50 sec, bei Entlastung 125 sec bis 140 sec.

Sensolog 703^{TM}

Auch beim Sensolog^{TM} sind die Zeitkonstanten ausschließlich von den Programmvorgaben abhängig. Sie werden somit von den 4 Anstiegszeiten (9 sec bis 38 sec) und der obe-

SENSOLOG

Patient	Indikation	Pacing	NYHA	Alter	Geschlecht	Einstellung
1	AV-block III	VVI	I	79	f	3/6/ Low
2	SKS	AAI	II	60	f	3/11/ High
3	AV-Block III	VVI	I	78	f	1/15 High
4	Bradyarrhythmie	VVI	II	57	m	5/3/ High
5	AV-Block III	VVI	I	82	f	6/3/ High
6	Bradyarrhythmie	VVI	II	66	m	6/0/ High
7	Bradyarrhythmie	VVI	II	83	m	3/13/ High
8	AV-Block II-III	VVI	I	58	f	5/8/ High
9	SKS	AAI	II	75	f	3/3/ Low
10	AV-Block III	VVI	I	70	m	1/14/ Low

ACTIVITRAX

Patient	Indikation	Pacing	NYHA	Alter	Geschlecht	Einstellung
1	Bradyarrhythmie	VVI	II	73	m	9/ Low
2	Bradyarrhythmie	VVI	II	83	m	5/ High
3	AV-Block III	VVI	I	57	m	8/ Low
4	AV-Block III	VVI	I	84	m	6/ Low
5	AV-Block III	VVI	I	66	m	8/ Medium
6	SKS	AAI	I	77	f	5/ Medium
7	AV-Block III	VVI	II	61	m	5/ Low
8	AV-Block II-III	VVI	I	83	m	7/ Medium
9	Bradyarrhythmie	VVI	II	76	f	6/ Low
10	SKS	AAI	II	59	m	5/ High

Abb. 41. Patientenkollektive. Die Programmierungen sind individuell so gewählt, daß bei Gehen mit 2 km/h eine Frequenz von 85 +− 5/min, bei 4 km/h 105 +− 5/min erreicht wird.

ren und unteren Grenzfrequenz bestimmt. Bei Belastung dauert es bei Programmierung der schnellsten Anstiegszeit 9 sec, bei der langsamsten 38 sec bis der maximale Frequenzbereich von der unteren Grenzfrequenz bis zur oberen Grenzfrequenz durchlaufen ist.

Analog dazu berechnen sich die Zeitkonstanten bei Entlastung aus dem Schnittpunkt zwischen der Frequenz bei 67 % des Gesamtabfalls und einer der drei programmierten Abfallzeiten mit 2 min, 4 min oder 6 min.

4. Statisches Verhalten

4.1 Funktionelle Beziehungen

Die funktionelle Beziehung beschreibt den mathematischen Zusammenhang zwischen beiden Größen mit der Leistung als unabhängigen und der "Aktivität" resp. der aus ihr errechneten Stimulationsfrequenz als abhängiger Variabler. Im Gegensatz zu den meisten physiologischen Parametern besteht keine feste Beziehung zwischen Stimulationsfrequenz und der vorgegebenen Leistung; die Stimulationsfrequenz variiert vielmehr mit dem Bewegungsmuster einer Belastung. So werden, wie in Abb. 42 gezeigt, gleiche Laststufen bei verschiedenen Tätigkeiten mit völlig unterschiedlichen Stimulationsfrequenzen beantwortet.

In Abb. 43 sind für jeweils 10 Patienten bei individuellen Programmierungen (Abb. 41) die Frequenzantworten für zwei unterschiedliche Laufbandbelastungen dargestellt. Bei alleiniger Steigerung der Laufbandgeschwindigkeit zeigen beide Systeme eine annähernd lineare Frequenzzunahme (Abb. 43). Bei alleiniger Zunahme der Steigung kommen jedoch Unterschiede in der Funktionsweise der Systeme zum Tragen (Abb. 43). Beim Activitrax^{TM} wird entsprechend der Frequenzsteuerung durch Taktverhältnisse die Maximalfrequenz bereits bei der ersten Stufe erreicht, während beim Sensolog^{TM} darüber hinaus eine weitere Frequenzzunahme erfolgt. Dieses Ergebnis wird bei gleicher Versuchsanordnung von anderen Arbeitsgruppen bestätigt (Lau, 1988a).

Berechnet man für die Versuchsanordnung in Abb. 43b die Hubarbeit nach der Formel

$$N = m \cdot V \cdot g \cdot \sin Sa$$

(N = Leistung, m = Körpergewicht (kp), v = Laufbandgeschwindigkeit (m/sec), g = 9,81(m/sec^2) und Sa = Steigungswinkel (in Winkelgrad)
die erbrachte Leistung, so findet sich der in Abb. 44 dargestellte funktionelle Zusammenhang.

Entsprechend ergibt sich für den Sensolog^{TM} eine lineare Beziehung zwischen Leistung und Stimulationsfrequenz; beim Activitrax^{TM} erweisen sich beide Größen als unabhängig.

4.2 Sensitivität

Die Sensitivität bezeichnet die Diskriminierungsfähigkeit von Belastungsänderungen und ist mathematisch als erste Ableitung der funktionellen Beziehungen definiert.

Entsprechend der aufgezeigten Lastunabhängigkeit von "Aktivität" kann eine Sensitivität für sie nicht angegeben werden.

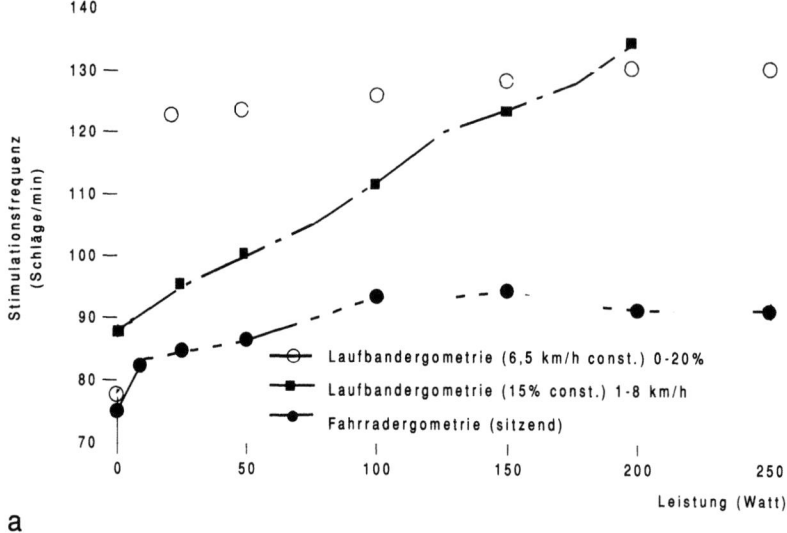

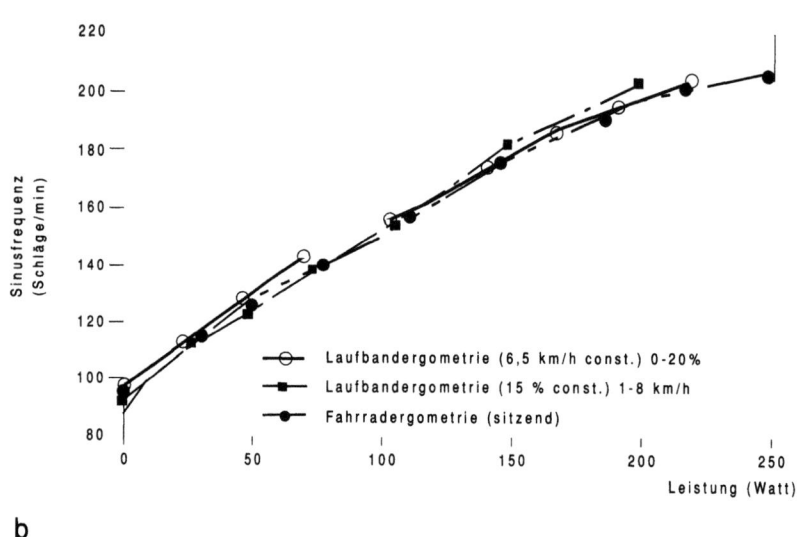

Abb. 42. a) Unterschiedliche Frequenzantworten in Abhängigkeit vom Bewegungsmuster trotz gleicher Lasthöhe. Der Schrittmacher (Activitrax™) ist bei den Probanden (n=10) extern fixiert. b) Im Vergleich dazu die mittlere Sinusfrequenz der Probanden als physiologische Referenzgröße.

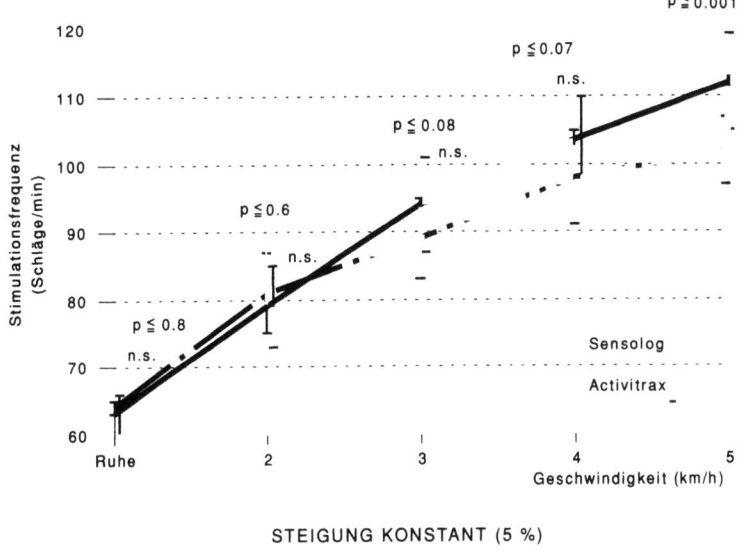

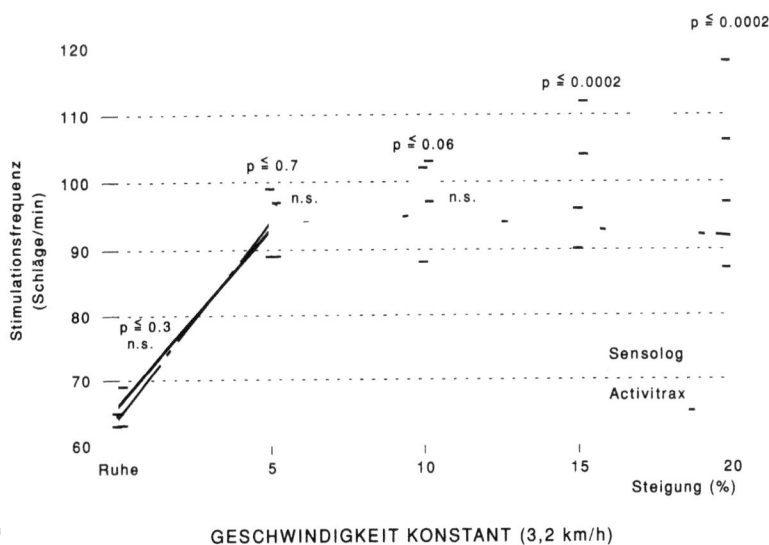

Abb. 43. a) Frequenzantwort im Laufbandversuch bei je 10 Patienten bei konstanter Steigung (5%).
b) Frequenzantwort im Laufbandversuch bei je 10 Patienten bei konstanter Geschwindigkeit (3,2 km/h).

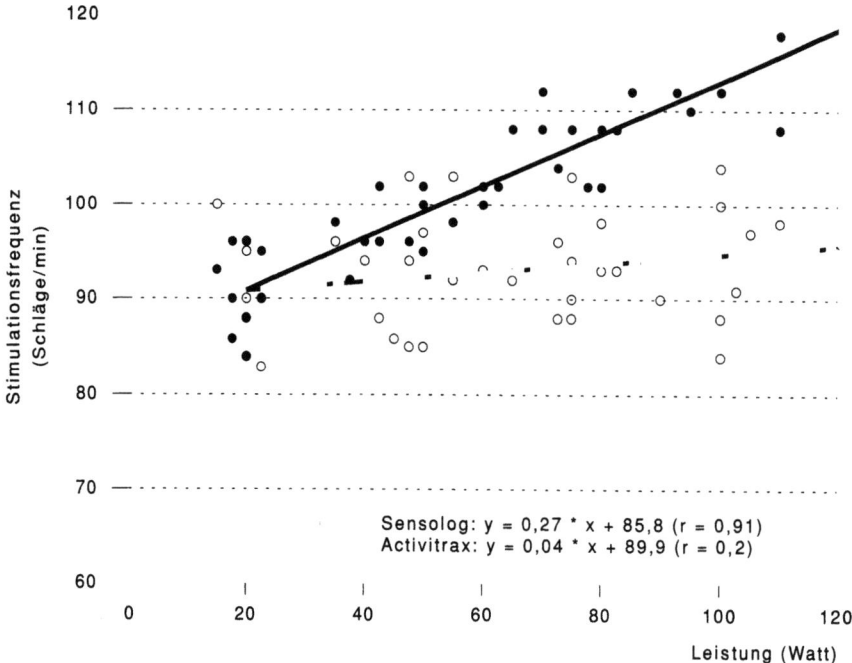

Abb. 44. Funktioneller Zusammenhang zwischen Leistung und Stimulationsfrequenz bei alleiniger Steigerung des Neigungswinkels.

5. Störanfälligkeit

Die passive Mitreaktion des Systems auf externe, belastungsunabhängige Störeinflüsse für verschiedene Situationen des Alltagslebens und auf Provokationsversuche bei den in Abb. 41 zusammengefaßten Patienten ist in Abb. 45 dargestellt. Unter Alltagsbedingungen werden bei Fahrten auf Verkehrsmitteln Frequenzanstiege von maximal 12/min erreicht.

Auf Provokationstests (Schlagbohren) kommt es zu erheblichen Frequenzanstiegen zwischen 55/min (Sensolog^{TM}) und 77/min (Activitrax^{TM}).

Auf Applikation von konstantem Druck (200 g) auf das Schrittmachergehäuse reagieren die Systeme gering mit Anstiegen zwischen 5/min und 12/min, während die Mitreaktion der Systeme in Bauchlage mit Frequenzanstiegen zwischen 18/min (Activitrax^{TM}) und 38/min (Sensolog^{TM}) – wenngleich passager – klinisch relevant ist.

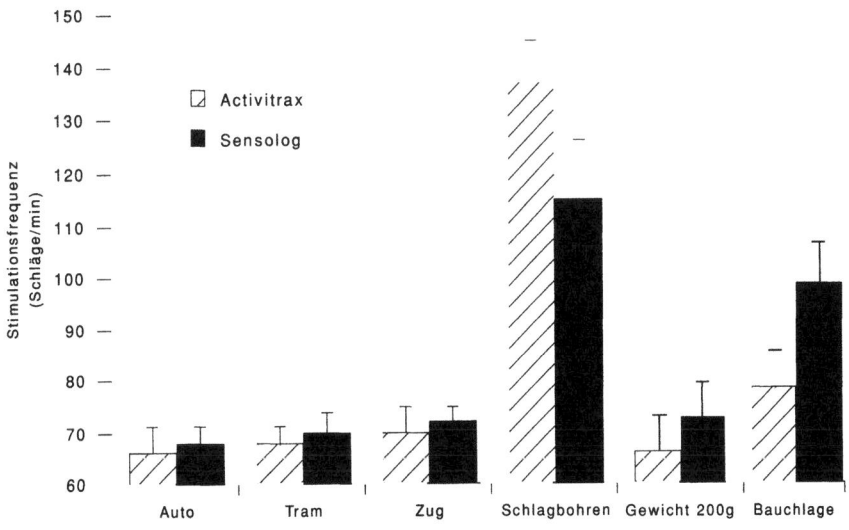

Abb. 45. Mittlere Frequenzantworten beider Systeme bei Alltagstätigkeiten und auf Provokationsversuche.

6. Diskussion

In Kapitel 2 ist die "Aktivität" den Funktionsgliedern des Regelkreises zugeordnet. Demnach ist "Aktivität" den Störgrößen, ihre Messung der Störgrößenerfassung zuzurechnen. Somit besteht keine Rückkoppelung zu den entsprechenden Funktionsgliedern des Regelkreises.

In beiden Systemen werden die von den Sensoren gelieferten Signale mittels Bandpassfilter auf Schwingungen im niederfrequenten Bereich zwischen 2 Hz und 100 Hz eingegrenzt. Die höchste Sensitivität (Resonanzfrequenz) liegt bei beiden Systemen um 10 Hz.

Diese technische Ausrichtung erscheint unter dem Aspekt sinnvoll, daß auch die Resonanzfrequenz des menschlichen Körpers in diesem Bereich liegt (Reiher, 1931; Coermann, 1937; v Bekesy, 1939; Haack, 1953; Dieckmann, 1957; Bunge, 1985) und so eine optimierte Signalerfassung durch die maximale Fortleitung eingekoppelter bewegungsassoziierter Schwingungen ermöglicht wird.

Beide Systeme zeigen hinsichtlich der Filtercharakteristik ihrer Eingangssignale ein ähnliches Verhalten. In der weiteren Verarbeitung der gefilterten Signale bestehen zwischen beiden Systemen jedoch deutliche Unterschiede: Während der Activitrax™ mit Taktverhältnissen zur Frequenzzuordnung die Häufigkeit überschwelliger Signale wertet und somit als Ereigniszähler arbeitet, integriert der Sensolog™ das Sensorausgangssignal (Stangl, 1989). Dadurch erscheint eine etwas verbesserte Leistungsdiskriminierung möglich (siehe Abb. 44). Jedoch resultiert daraus auch eine größere Störanfälligkeit gegen konstanten Druck (siehe Abb. 45b).

Dynamik

"Aktivität" ist eine sehr schnelle, annähernd verzögerungsfreie Größe. Während bei physiologischen Größen die Reaktion durch die biologische Totzeit des Parameters und der technischen Totzeit des Systems determiniert wird, kann bei der "Aktivität" lediglich die technische Totzeit des Systems, also die Zeitdauer der Signalaufnahme und -verrechnung, Mittelwertbildung usw. als geschwindigkeitslimitierend angesehen werden. Beide Systeme liegen mit Ansprechzeiten (Totzeiten) zwischen 3 sec und 5 sec im Bereich der Sinusfrequenz. Insgesamt ergibt sich für die Belastung eine gute Übereinstimmung zwischen dem dynamischen Verhalten der Sinusfrequenz als physiologischer Referenz und der Dynamik der Systeme. Bei Entlastung manifestiert sich die Problematik von Systemen ohne metabolische Rückkoppelung: Da die Zeitkonstanten des Frequenzabfalls unter physiologischen Bedingungen eine Funktion der Höhe und Dauer und daraus resultierender Sauerstoffschuld einer vorausgegangenen Belastung sind, wird der Frequenzabfall nach Belastungsende fast regelhaft zu rasch oder zu langsam erfolgen. Die schnelle Dynamik der Aktivitätssysteme legt nahe, diese Größe mit einem langsamen Parameter wie Temperatur (Heuer, 1986b; Alt, 1988a) oder dem Stim-T-Intervall (Heuer, 1987) zu kombinieren.

Leistungsspezifität

Eine Leistungsspezifität ist für beide Aktivitätssysteme nicht gegeben. Zum einen erlaubt die Nutzsignalcharakteristik der beiden Systeme keine Differenzierung zwischen belastungsabhängigen Nutzsignalen und belastungsunabhängigen Störeinflüssen, die zu einer passiven Mitreaktion des Systems führen. Ein weiterer Grund dafür liegt in der bereits fehlenden Proportionalität zwischen der Höhe einer Belastung und der dabei auf den Körper eingekoppelten Energie. So gehen rein statische Arbeitsformen mit geringer Energieeinkoppelung einher, während durch belastungsunabhängige Störeinflüsse höhere Energien einwirken können. Entsprechend besteht, wie in Abb. 42a gezeigt, keine feste Frequenz-Leistungsbeziehung, sondern die jeweils gleiche Leistung wird mit unterschiedlichen Frequenzen beantwortet. Das Problem einer adäquaten Frequenzantwort der Aktivitätssyteme zentriert sich somit auf die Frage, inwieweit die Höhe der eingekoppelten Energie bei einer bestimmten Belastungsform – mehr oder weniger zufällig – proportional zur Lasthöhe ist. Wie in Abb. 43a gezeigt, trifft dies vor allem bei mit Gehen verbundenen, dynamischen Bewegungsformen zu. Tätigkeiten des Alltags, die zumeist Mischformen aus dynamischen und statischen Komponenten sind, werden mit der "Aktivität" als Indikator für Belastung in der Regel gut detektiert (Stangl, 1987).

Störanfälligkeit

Aus der beschriebenen Erregersignalcharakteristik ist schon theoretisch die Anfälligkeit der Systeme gegen äußere, unspezifische Einflußgrößen, die das gleiche Frequenzspektrum aufweisen und den Schrittmacher zu einer belastungsunabhängigen Mitreaktion zwingen, abzuleiten. Dieses Erregersignal wird durch eine Vielzahl von lastunabhängigen, individuell so unterschiedlichen Faktoren wie Dämpfung durch Schuhwerk, individuelle Koppelungsverhältnisse, die wesentlich vom Implantationsort des Schrittmachers (subkutan/submuskulär) und dem Fettgewebsanteil des Patienten mitbestimmt werden, beeinflußt.

Hinsichtlich der Anfälligkeit gegenüber relevanten Störgrößen des täglichen Lebens (siehe Abb. 45) bestehen keine signifikanten Unterschiede zwischen beiden Systemen.

In der Originalität der in den letzten Jahren vorgestellten mehr oder weniger klinisch relevanten Provokationstests für Aktivitätssysteme spiegelt sich der Erfindungsreichtum der einzelnen Arbeitsgruppen wider, alle zeigen jedoch eine zum Teil erhebliche Störanfälligkeit der Systeme auf (Heuer, 1986; Toff, 1987; Lau, 1988a; Rahn, 1989). In unseren Untersuchungen ergeben sich deutliche Unterschiede in der Störanfälligkeit beider Systeme. Die Erklärung liegt darin, daß der Sensolog^{TM} mit seiner integrierenden Arbeitsweise anfälliger gegen die Amplitude einer Störgröße ist, der Activitrax^{TM} durch seine Ereigniszählung hauptsächlich durch den Frequenzanteil einer äußeren Störgröße beeinflußt wird. Entsprechend reagiert der Sensolog^{TM} auf konstanten Druck stärker, während der Activitrax^{TM} im Provokationsversuch mit dem Schlagbohrer, der mit hoher Drehzahl arbeitet, einen deutlich höheren Anstieg der Stimulationsfrequenz als der Sensolog^{TM} aufweist.

Die für beide Systeme gezeigte Störanfälligkeit ist nach den Ergebnissen unter klinisch relevanten Alltagsbedingungen (siehe Abb. 45) jedoch nicht kritisch.

Zusammenfassend gilt, daß bei dem großen klinischen Erfolg der Aktivitätssysteme die Argumente einer etablierten Sensortechnologie sowie die relativ einfache Handhabung der Systeme im Vordergrund stehen: Aktivitätsschrittmacher haben den Vorteil, im Gegensatz zu den meisten Biosensoren auf eine bereits etablierte Sensortechnologie zurückgegriffen zu können. Die Vorteile der Piezosensoren liegen in ihrer hohen mechanischen Stabilität sowie im fehlenden Stromverbrauch. Ferner braucht der Sensor nicht dem Blut exponiert werden, bedarf keiner Spezialsonde und kann für jeden Stimulationsort (Vorhof/Ventrikel) eingesetzt werden. Die Eignung zum Einsatz bei Impulsgeberwechsel ist ein weiteres wesentliches Argument. Diesen Vorteilen stehen klare Defizite in Bezug auf Leistungsspezifität, metabolischer Rückkoppelung und externer Störanfälligkeit entgegen.

Literatur

Alt E, Theres H, Heinz M, Thilo M, Blömer H (1988a). A new rate responsive pacemaker system optimized by combination of two sensors. PACE 11:1119

Alt E, Matula M, Thilo R, Theres H, Heinz M, Blömer H (1988b). A new mechanical sensor for detecting body activity and posture, suitable for rate responsive pacing. PACE 11 (Part II):1875

Adamec R, Righetti A, Pasquier J (1987). One-year assessment of cardiac parameters in patients with physical-activity-rate-dependent pacemaker (Activitrax). In : Belhassen B, Feldman S, Copperman Y (eds). Cardiac Pacing and electrophysiology. R&L Creative Communications Ltd., Jerusalem, p 43

Aguirre JM, Ruiz de Azua E, Molinero E, Segastagoitia D, Abrispueta J, Iriark M (1987). Hemodynamic response to isotonic exercise of rate responsive pacemaker Activitrax vs VVI. PACE 10:1205

v Bekesy G (1939). Über die Empfindlichkeit des stehenden und sitzenden Menschen gegen sinusförmige Erschütterungen. Akustische Z 4:360

Bellochi F, Montenero S, Scabbia E, Zecchi P, Scampinato A, Nobile A (1988). Long-term follow-up of activity sensing rate responsive pacemaker. PACE 11 (Suppl):798

Benditt DG, Mianulli M, Fetter J, Benson DW, Dunnigan A, Molina E, Gornick CC, Almquist A (1987). Single chamber cardiac pacing with activity-initiated chronotropic response: Evaluation by cardiopulmonary exercise testing. Circulation 75:184

Brofman P, Rossi P, Loures D, Ribeiro E, Ardito R, Braile D, Greco O, Lorga A (1987). Rate responsive pacemaker in Chagas disease. PACE 10:1208

Buckingham Th, Woodruff R, Pennington G, Reals R, Janosik D, Labovitz A, Kennedy H (1987). Hemodynamic effects of rate responsive pacing in patients with left ventricular dysfunction measured by 2d and Doppler echocardiography. PACE (Part II):652

Buetikofer J, Milstein S, Mianulli M, Benditt DG (1987). Sustained improvement in peak oxygen consumption with activity-initiated rate-variable pacing. PACE 10 (Part II):652

Bunge T, Thompson D (1985). Sensing internal and external body activities. PACE 8 (Part II):A-110

Coermann R (1937). Einwirkung von Bewegungen auf den Menschen. Ind Psychot 2-3:41

Dieckmann D (1957). Einfluß vertikaler mechanischer Schwingungen auf den Menschen. Intern Z angew Physiol 16:519

Djordjevic M, Stojanov P, Jelic V, Velimirovic D (1987):Comparative effects of rate responsive activity pacing and VVI pacing on exercise capacity. In: Belassen B, Feldman S, Copperman Y (eds). Cardiac pacing and elektrophysiology. R&L Creative Communications Ltd, Jerusalem, p 47

den Dulk K, Bouwels L, Lindemans F, Rankin I, Brugada P, Wellens HJJ (1988). The Activitrax rate responsive pacemaker system. Am J Cardiol 61:107

Faerestrand S, Ohm OJ (1987). Activity-sensing rate-responsive ventricular pacing (VVI): Relation between left ventricular dimensions and improvement in work capacity. PACE 10:1211

Fetter J, Mianulli M, Benditt DG (1987). Transcutaneous triggering of conventional implanted pulsegenerators: A technique for predicting benefits of activity initiated rate-variable pacing. PACE 10:432

Haack M (1953). Über die Beanspruchung des Menschen durch Erschütterungen auf Schleppern und Landmaschinen. Grdlgn. d. Landtechnik 4:110

Hartmann S, Konz KH, Völker W, Haasis R (1987). Improved exercise performance with an activity sensing pacemaker following augmented muscle pO2-distribution. PACE 10 (Part II):685

Hayes DL, Vlietstra RE, Christiansen J, Trusty J (1987). Experience with an activity-sensing rate responsive pacemaker. PACE 10:694

Heuer H, Koch T, Müller-Rochholz JFW (1986a). Untersuchungen über die Eignung eines Piezo-Quarzes als Sensor für ein frequenzadptierendes Schrittmachersystem Biomed Technik 31:79

Heuer H, Koch T, Frenking B, Bender F (1986b). Erste Erfahrungen mit einem zweisensorgesteuerten frequenzadaptierten System. Z Kardiol 75 (Suppl):78

Heuer H, Koch T, Isbruch F, Gülker H (1987). Pacemaker stimulation by a two sensor regulation. PACE 10 (Part II):688

Humen DP, Kostuk WJ, Klein GJ (1983). A pacemaker which automatically increases its rate with physical activity. In: Steinbach K (ed). Cardiac pacing. Steinkopff Darmstadt, pp 259

Humen D, Kostuk W, Klein G (1985). Activity-sensing rate-responsive pacing: improvement of myocardial performance with exercise. PACE 8:52

Kay GN, Bubien R (1988). Effect of His bundle ablation and rate responsive pacing on exercise capacity and quality of life in patients with atrial fibrillation. PACE 11:500

Ladusans E, Priestley K, Rosenthal E, Tynan M, Curry PVL (1987). Rate responsive pacing improves effort capacity with VVI pacing in children with symptomatic bradycardia. PACE 10:1216

Lau C. Mehta D, Toff WD, Stott RJ, Ward DE, Camm J (1988a). Limitations of rate response of an activity-sensing rate-responsive pacemaker to different forms of activity. PACE 11:141

Lau C, Tse WS, Camm J (1988b). Clinical experience with Sensolog 703: a new activity sensing rate responsive pacemaker. PACE 11:1444

Lindemans FW, Rankin IA, Murtaugh R, Chevalier PA (1986). Clinical experience with an activity sensing pacemaker. PACE 9:978

Lipkin DP, Buller N, Frenneaux M, Ludgate L, Lowe T, Webb SC, Krikler DM (1987). Randomized crossover trial of rate responsive Activitrax and conventional rate ventricular pacing. Br Heart J 58:613

Manz M, Pfitzner P, Lüderitz B (1987). Rate responsive pacing after His bundle ablation and for sick sinus syndrome. PACE 10:1219

Nobile A, Montenero S, Scabbia E, Zecchi P, Bellocci F (1987). Long-term follow-up of activity sensing rate responsive pacemaker. PACE 10:1223

Oster G, Jaffe JS (1980). Low frequency sounds from sustained contraction of human skeletal muscle. Biophys J 30:119

Page E, Wolf JE, Billette A, Contamin C, Denis B (1988). The usefulness of a noninvasive method to predict the benefits of rate responsive pacing in patients with complete atrio-ventricular block previously implanted in VVI mode. PACE 11 (Suppl): 850

Pipilis A, Bucknall C, Sowton E (1988). Sensolog – one year on. PACE 11 (Suppl):804

Pasquier J, Adamec R, Velebit V, v Segesser L (1986). Amelioration a long terme des performances a l'effort des porteurs du stimulateur cardiaque a frequence asservie a l'activite physique. Schweiz Med Wochenschr 16:1604

Rahn R, Zegelman M, Kreuzer J (1989). The influence of dental treatment on rate responsive pacemakers. PACE 12 (Part II):1300

Reiher H, Meister FI (1931). Die Empfindlichkeit des Menschen gegen Erschütterungen. Forschung 2/11:381

Rosenquist M, Ahren C, Nordlander R, Ryden L, Schüller H (1988). Atrial rate-responsive pacing-effect on exercise capacity. PACE 11:514

Smedgard P, Kristensson BE, Kruse I, Ryden L (1987). Rate responsive pacing by means of activity sensing versus single rate ventricular pacing: A double blind cross-over study. PACE 10 (Part I):902

Stangl K, Wirtzfeld A, Lochschmidt O, Heinze R, Blömer H (1987). Möglichkeiten und Grenzen eines "aktivitäts"-gesteuerten Schrittmachersystems (Activitrax). Herz/Kreisl 19:351

Stangl K, Wirtzfeld A, Lochschmidt O, Basler B, Mittnacht A (1989). Physical movement sensitive pacing: comparison of two "activity"-triggered pacing systems. PACE 12 (Part I):102

Trapp W. (1978) Meßgrößenerfassung. In: Profos P (Hrsg). Handbuch der industriellen Meßtechnik. Vulkan, Essen, 113.

Toff WD, Leeks C, Joy M, Bennett G, Camm J (1987). Activity-sensing pacemaker function during air travel. PACE 10:424

Treese H, Jungfleisch S, Rhein S, Nixdorf U, Geeren M, Pop T, Meyer J (1988). Cardiopulmonary exercise: A new approach for control of rate responsive pacing. PACE 11 (Suppl):847

Velimirovic YD, Djordjevic M, Kocovic C, Pavlovic S, Stojanov P, Jelic V (1988). Metabolic and hemodynamic assessments of rate responsive pacing: a comparative study. PACE 11 (Suppl):851

Zegelman M, Cielinsky G, Kreuzer J, Claaßen K (1987). 140 times body activity directed pacing – nonphysiological sensor with satisfying clinical results? PACE 10:1234

Ziljstra F, Polak PE, Tanis CJ, Perk R (1987). Comparison of two pacing modes of rate responsive pacing. In: Belassen B, Feldman S, Coppermann Y (eds). Cardiac pacing and elektrophysiology. R&L Creative Communications Ltd, Jerusalem, p 133

Atmung

Karl Stangl, Michael Laule

1. Einleitung
2. Physiologische Grundlagen der Atemregulation
2.1 Blutchemische Parameter
2.2 Mechanoreflektorische Kontrolle
2.3 Unspezifische Faktoren
2.4 Belastungsadaption der Atmung
3. Meßtechnische Grundlagen
3.1 Funktionsweise von Atmungsschrittmachern
4. Dynamisches Verhalten
4.1 Totzeiten
4.2 Zeitkonstanten
5. Statisches Verhalten
5.1 Funktionelle Beziehungen
5.1.1 Adipositas
5.1.2 Restriktive Ventilationsstörung
5.1.3 Obstruktive Ventilationsstörung
5.2 Sensitivität
6. Diskussion

1. Einleitung

Bei den meßtechnischen Limitationen von Herzschrittmachern können aus der Gruppe der respiratorischen Parameter derzeit nur die Atemfrequenz und das Atemzugvolumen erfaßt werden.

Die Atemfrequenz bezeichnet dabei die Anzahl der Atemzüge pro Minute, das Atemzugvolumen die Luftmenge, die bei einem Atemzug ein- und ausgeatmet wird. Atemfrequenz und Atemzugvolumen sind die Teilgrößen des Atemminutenvolumens, das sich durch Multiplikation aus beiden ergibt. Aus dem unterschiedlichen Verhalten dieser respiratorischen Basisgrößen resultieren verschiedene Atmungstypen, die für einzelne Krankheitsbilder typisch sein können. Therapeutisch sind Atemfrequenz und Atemzugvolumen Basisgrößen der künstlichen Beatmung während operativer Eingriffe und/oder intensivmedizinischer Behandlung.

Bereits 1975 schlug Funke die Atemfrequenz als Schrittmacherführungsgröße vor. Sein Modell eines atemfrequenzgesteuerten Herzschrittmachers steht am Anfang der mittlerweilen langen Entwicklungsreihe vorhofunabhängiger, frequenzadaptiver Herzschrittmacher. Dieses Konzept sah die Meßwertdetektion über einen im Pleuraspalt positionierten Drucksensor vor. Ein ähnlicher Ansatz der Atemfrequenzerfassung über Druckänderungen wurde 1980 von Ionescu beschrieben. Die Entwicklung beider Systeme kam jedoch über das tierexperimentelle Stadium nicht hinaus.

Anfang der 80er Jahre griffen Rossi und Plicci das Konzept des atmungsgesteuerten Schrittmachers unter einem anderen meßtechnischen Ansatz erneut auf: Im Gegensatz zu der von Funke beschriebenen Meßwerterfassung wird bei der bis heute üblichen Methode die Atemfrequenz einfacher über die transthorakale Impedanz bestimmt. Diese Impedanzsysteme wurden bis zur Implantationsreife im Humanbereich entwickelt, Rossi berichtete bereits 1983 und 1984 grundlegend über die Ergebnisse atmungsgesteuerter Schrittmacherstimulation bei Patienten.

In der Folgezeit verfolgten weitere Arbeitsgruppen (Lampadius, 1985; Simmons, 1986; Alt, 1987) diesen Ansatz unter der Zielsetzung, über geeignete Verrechnungsverfahren mittels Impedanz das Atemminutenvolumen zu berechnen.

Zum gegenwärtigen Zeitpunkt sind zwei Atmungsschrittmacher (RDP 3TM, Biotec; Meta MVTM, Teletronics) kommerziell erhältlich; zu beiden Systemen liegen klinische Daten vor (Rossi, 1983, 1984, 1985, 1988; Aquilina,1988; Camm, 1988; Fee, 1988; Galli, 1988; Lau, 1988a, b; Pioger, 1988; Plicchi, 1988)

2. Physiologische Grundlagen

Die Atmung ist ein komplexer Vorgang, in den mehrere Regelkreise vermascht sind. Unter regeltechnischen Aspekten kann der Partialdruck des Kohlendioxids (pCO_2) im arteriellen Blut als Regelgröße, die Lunge als Regelstrecke und das Atemminutenvolumen als Stellgröße angesetzt werden (Übersicht in Barthels, 1975; Thews, 1985).

Das Atemzentrum ist in der Medulla oblongata lokalisiert (Pitts, 1939; Leusen, 1954; Mitchell, 1963); der zentrale Atemrhythmus wird dort durch wechselnde Stimulation und Inhibition inspiratorischer und expiratorischer Neurone generiert. Die Modulation dieses Grundatemrhythmus erfolgt zum einen über chemische Parameter wie pCO_2 und Sauerstoffpartialdruck (pO_2) im arteriellen Blut (Heymans, 1930; Boukaert, 1931; Comroe, 1939, Whipp, 1980). Beide Parameter repräsentieren den Gesamtmetabolismus und den Sauerstoffverbrauch des Körpers. Zusätzlich besteht eine mechanisch-reflektorisch Kontrolle durch Rezeptoren in Lunge, Muskulatur und Gelenken. Neben diesen atmungsspezifischen Faktoren nehmen zahlreiche, für die Atemregulation primär unspezifische Faktoren Einfluß (Abb. 46).

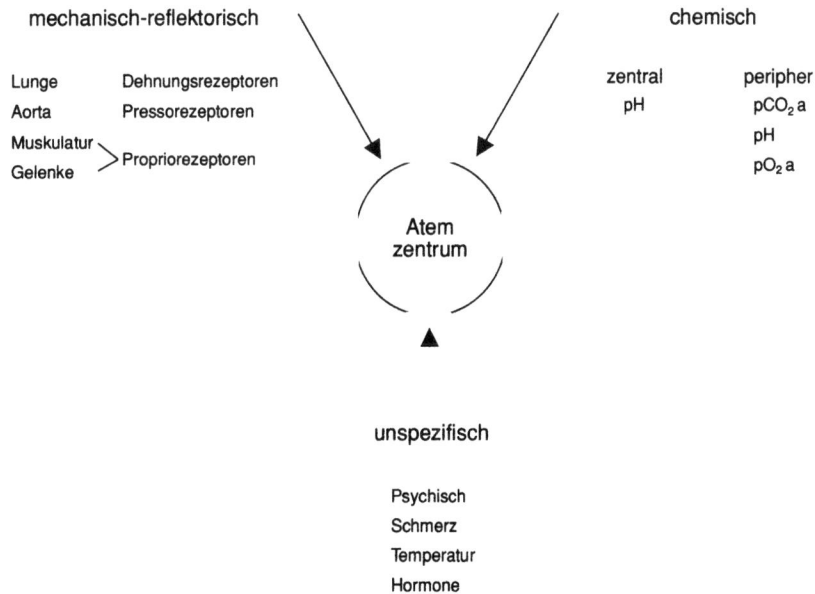

Abb. 46. Einflußgrößen der Atmung.

2.1 Blutchemische Parameter

Abb. 47 zeigt die Abhängigkeit des Atemminutenvolumens vom pCO_2, pO_2 und der Protonenkonzentration (pH-Wert) des arteriellen Blutes. Die Beziehung zwischen den einzelnen Parametern und Atemminutenvolumen als abhängiger Variable wird als die Antwortkurve des jeweiligen Parameters bezeichnet.

pCO_2

Die pCO_2-Antwortkurve weist den pCO_2 als sehr starken Atemstimulus aus. Unter physiologischen Bedingungen ist die Beziehung zwischen Atemminutenvolumen und dem pCO_2 bis ca. 65 mmHg linear, unter den pathologischen Verhältnissen der chronischen Hyperkapnie (z.B. schwere obstruktive Ventilationsstörung, Cor pulmonale) steigt die Kurve geringer an und ist nach rechts in den höheren Bereich verschoben. Mit der Atemsteuerung durch den CO_2 als Metabolit des oxydativen Stoffwechsels erfolgt ein effektiver Abgleich zwischen Sauerstoffversorgung und Sauerstoffverbrauch des metabolisch aktiven Gewebes.

Protonenkonzentration (pH-Wert)

Für die isolierte, vom pCO_2 unabhängige, metabolische Azidose kann ein eigenständiger atemstimulatorischer Effekt gezeigt werden (Abb. 47). Die steilere Kurve bezeichnet die

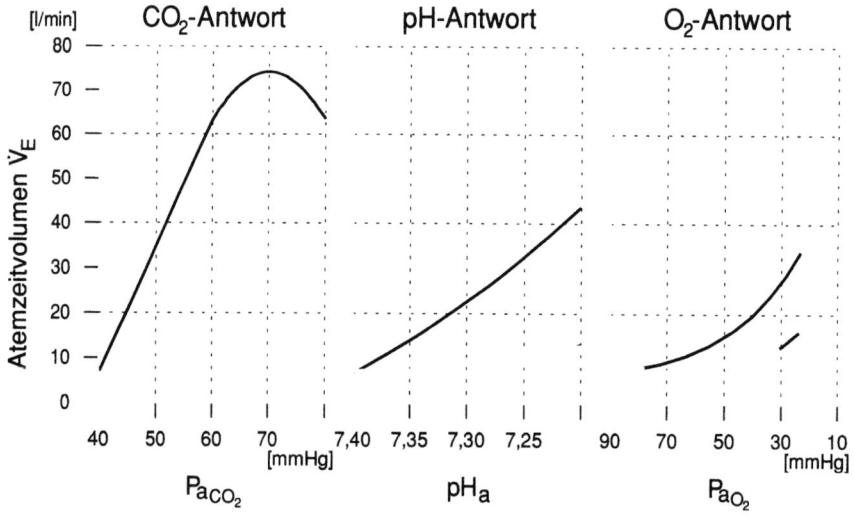

Abb. 47. Antwortkurven von pCO_2, pH und pO_2 (mod. nach Koepchen, 1975 und Thews, 1985).

pH-Antwortkurve unter experimentell konstant gehaltenem pCO_2, die flachere Kurve zeigt die pH-Antwort unter physiologischen Bedingungen als Resultante aus metabolischer Azidose und begleitender kompensatorischer Hyperventilation. Sie zeigt, daß unter physiologischen Bedingungen die kompensatorische Hypokapnie mit Abnahme des CO_2-Atemreizes den metabolisch getragenen Effekt praktisch aufhebt.

Die atemstimulatorische Wirkung des pCO_2 und pH basiert auf der Reizung chemosensitiver Strukturen im zentralen Nervensystem und wird über die Steigerung der Protonenkonzentration in der Extrazellularflüssigkeit des Gehirns und im Liquor vermittelt. Der stärkere atemstimulatorische Effekt des pCO_2 mag darauf basieren, daß im Vergleich zu Protonen seine Diffusionsgeschwindigkeit in das Hirngewebe deutlich höher ist.

pO_2

Neben den erwähnten Faktoren wird die Atmung durch den arteriellen pO_2 gesteuert; Abb. 47 zeigt die O_2-Antwortkurve. Unter konstant gehaltenem pCO_2 steigt das Atemzeitvolumen mit abfallenden pO_2 exponentiell an (steilere Kurve), unter physiologischen Bedingungen ist die O_2-Antwort wegen der kompensatorischen Hyperventilation ebenfalls deutlich abgeschwächt und damit für die Atemsteuerung von untergeordneter Bedeutung. Hingegen ist bei allen kardiopulmonalen Erkrankungen, die mit einer chronischer Hyperkapnie einhergehen, die Atmungsanpassung weitgehend vom pO_2 getragen, da bei diesen Störungen die Sensitivität des Atemzentrums für pCO_2 resp. Protonen meist deutlich herabgesetzt ist.

Im Gegensatz zu pCO_2 und den Protonen erfolgt die Vermittlung der pO_2-Wirkung ausschließlich über periphere Chemorezeptoren, die im Glomus caroticum und im Aortenbogen lokalisiert sind.

2.2 Mechanisch-reflektorische Kontrolle

Neben der Rückkoppelung mit dem Metabolismus besteht eine mechanisch-reflektorische Kontrolle über Rezeptoren, die in der Lunge sowie in Gelenken und in der Skelettmuskulatur als wesentlichstes Verbrauchsorgan lokalisiert sind.

Lungendehnungsreflex (Hering-Breuer-Reflex)

Über vagale Fasern (Adrian, 1933) werden Informationen über die Amplitude der Atemexkursionen nach zentral gemeldet. Bei dem von Breuer (1868) erstmals beschriebenen Mechanismus hemmt die Zunahme der Lungendehnung die Inspiration, die expiratorische Volumenabnahme stimuliert andererseits das Inspirationszentrum. Über die Afferenzen des Reflexes wird die Aktivität der Atemmuskulatur zentral gesteuert.

Aus teleologischer Sicht hat der Hering-Breuer-Reflex den Sinn, die Atemarbeit in einem effektiven, ökonomischen Bereich zu halten und die Überdehnung der Lunge zu verhindern.

Propriozeptoren, Barorezeptoren

Über Propriozeptoren in Gelenken und in der Skelettmuskulatur werden passive und aktive Bewegungen rückgemeldet. Eine Zunahme der Impulsrate der Rezeptoren wirkt atemstimulatorisch. In diesem Kontext ist eine, bei passiver Beugung der Gelenke einsetzende Hyperventilation als Sollwertverstellung zu interpretieren.

Zusätzlich nehmen die Drücke im venösen und arteriellen Gefäßsystem über die in den Vorhöfen und im Aortenbogen lokalisierte Barorezeptoren Einfluß auf die Atmung. Bei dieser mechanischen Kontrolle zeigen Druckanstiege inhibitorische, Druckabfälle stimulatorische Effekte. Insgesamt besitzt diese Kontrolle eine nur untergeordnete Bedeutung.

2.3 Unspezifische Faktoren

Über die zentrale Mitinnervation nehmen Faktoren, die primär für die Regulation der Atmung unspezifisch sind, als Störgrößen Einfluß (Abb. 46). Dazu zählen psychische Einflüsse, Angst, Erregung, Schmerzempfindung etc.. Ebenso können unterschiedliche Faktoren wie Temperatursteigerungen oder vermehrte Hormonfreisetzung (z.B. Katecholamine) stimulierend auf das Atemzentrum wirken.

2.4 Belastungsadaptation der Atmung

Über die in Herzschrittmachern erfaßbaren Größen hinaus kann die Belastungsadaptation weiterer relevanter respiratorischer Parameter unter den in Kapitel 2 entwickelten Bewertungskriterien des dynamischen und statischen Verhaltens dargestellt werden.

Die Sprungantwort der Atmung als Übergangsfunktion auf plötzlich einsetzende Belastung im aeroben Bereich läßt sich dabei in drei Phasen gliedern (Übersicht in Whipp, 1986a, b) (Abb. 48).

Phase 1

Die Phase 1 ist dadurch charakterisiert, daß sich nach Belastungsbeginn der gemischtvenöse pO_2 und pCO_2 noch nicht verändert haben; ebenso sind die Sauerstoffaufnahme (VO_2), der arterielle pO_2 und pCO_2 noch konstant. Dagegen wird das Atemminutenvolumen weitgehend unabhängig von der Lasthöhe um einen festen Betrag angehoben. Dieses differentielle Verhalten des Atemminutenvolumens ist eng mit der Steigerung des Herzzeitvolumens verknüpft und im wesentlichen wohl durch eine zentrale Mitinnervation bedingt (Wasserman, 1974; Tibes, 1977; Eldridge, 1981; Whipp, 1981), da weder die Blockade des gamma-efferenten Systems (Hornbein, 1969) noch die komplette Durchtrennung der spinalen Leitungen im Tierversuch (Weissman, 1979) diese Anhebung be-

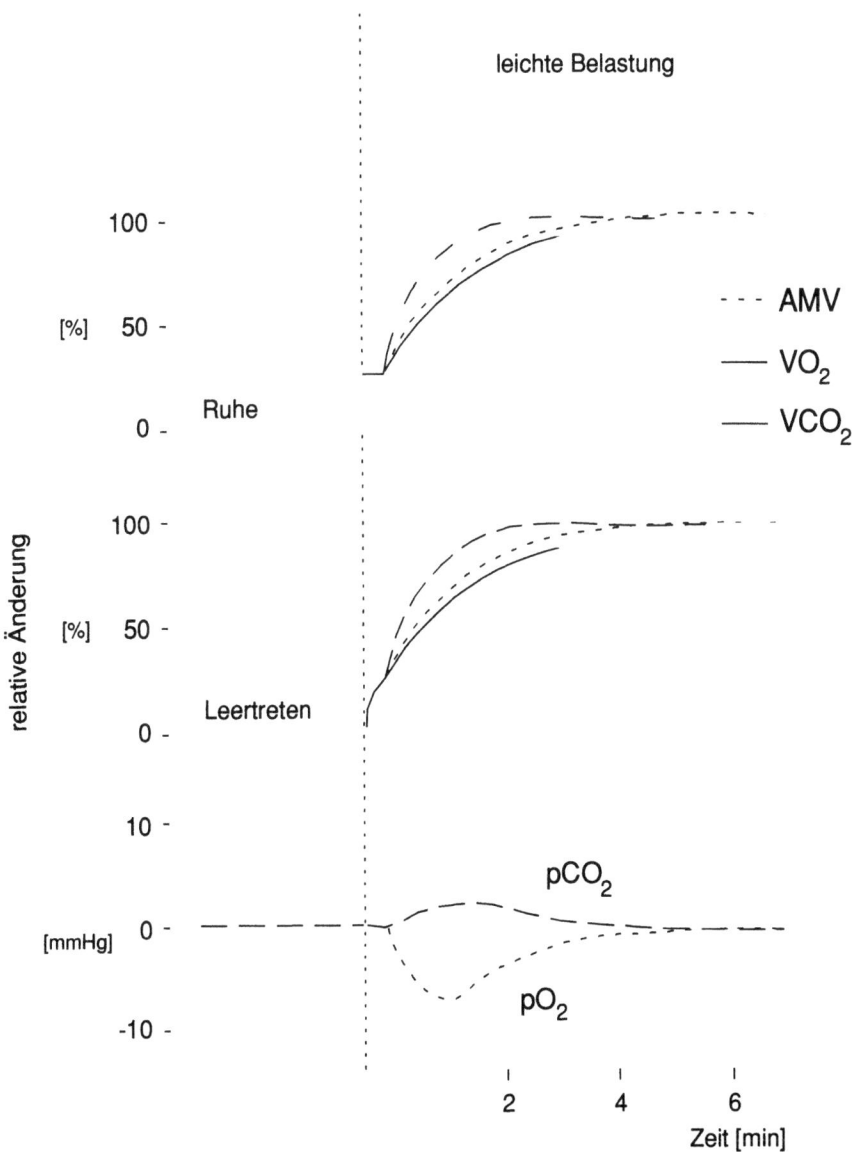

Abb. 48. Drei-Phasenantwort der Atmung (mod. nach Whipp, 1986a, b).

einflußt. Ein weiterer Beleg ist darin zu sehen, daß zu diesem frühen Zeitpunkt atemstimulierende Metaboliten in der Kreislaufzirkulation die peripheren und/oder zentralen Chemorezeptoren (Dejours, 1967) noch nicht erreicht haben können.

Die differentielle Antwort des Atemminutenvolumens kann geringer ausgeprägt sein oder ganz fehlen, wenn bereits längerdauernde oder repetitive Belastungen vorausgegangen sind.

Phase 2

Sie beschreibt das Zeitverhalten der einzelnen Größen bis zum Erreichen eines neuen Gleichgewichtzustandes. Eine Berechnungsgrundlage des Zeitverhaltens bis zum neu eingeschwungenen Zustand stellt die Zeitkonstante als die Zeitdauer zwischen 0 % und 67 % der Amplitude dar.

Diese 67-%-Marke der Gesamtänderung wird von der Sauerstoffaufnahme (VO_2) zwischen 30 sec und 40 sec nach Belastungsbeginn erreicht, während die Zeitdauer für die CO_2-Abgabe und für das Atemminutenvolumen mit 60 sec etwas länger ist (Linnarsson, 1974; Wasserman, 1975; Whipp, 1982, 1986a).

Aus dem unterschiedlichem dynamischen Verhalten von VO_2 und Atemminutenvolumen resultiert ein passagerer Abfall des arteriellen pO_2 (Young, 1978). Dagegen bleibt der arterielle pCO_2 wegen des sehr ähnlichen dynamischen Verhaltens von Atemminutenvolumen und VCO_2 unverändert. Experimentelle Daten legen nahe, daß diese Phase-II-Kinetik maßgeblich von peripheren Chemorezeptoren im Glomus caroticum vermittelt wird (Casaburi, 1978).

Phase 3

Die Phase 3 beschreibt die funktionellen Beziehungen zwischen den einzelnen respiratorischen Parametern der vorgegebenen Leistung im eingeschwungenen Zustand. Dabei herrscht zwischen der Lasthöhe und dem Atemminutenvolumen, der Sauerstoffaufnahme und der CO_2-Abgabe bis zur aeroben Schwelle eine lineare Beziehung. Oberhalb der aeroben Schwelle wird die Linearität von diesen Größen verlassen, die Zunahme erfolgt jetzt exponentiell, wobei Atemminutenvolumen und VCO_2 – bedingt durch die zusätzliche Laktatproduktion – stärker ansteigen als der VO_2. Steady-state-Zustände werden im Bereich oberhalb der aeroben Schwelle charakteristischerweise nicht mehr erreicht.

3. Meßtechnische Grundlagen

Im Schrittmacher erfolgt die Erfassung der Atemfrequenz und des Atemzugvolumens über die Messung der transthorakalen Impedanz. Das Prinzip der Impedanzmessung wird im Kapitel Schlagvolumen genauer dargestellt.

Ein entscheidender Unterschied zwischen der Atemfrequenzbestimmung und der Schlagvolumenbestimmung mittels Impedanz besteht darin, daß die Atemfrequenz keine aufwendige Quantifizierung von Volumenänderungen voraussetzt, sondern mit der Schwellenwerterkennung atmungsbedingter Impedanzänderungen auskommt. Problematischer sind die bereits erwähnten Ansätze, über die Amplitude der Impedanzschwankungen das Atemzugvolumen zu approximieren und auf das Atemminutenvolumen rückzurechnen.

In den ersten Schrittmachersystemen erfolgte die Impedanzmessung zwischen der Sondenspitze des Schrittmacherssystems und einer subkutanen Zusatzsonde (Abb. 49a). Dieses Meßprinzip kann dahingehend optimiert werden, daß zwischen
– dem Schrittmachergehäuse und der Sondenspitze (Abb. 49b) oder
– einer zusätzlichen intravasalen Elektrode und der Sondenspitze (Abb. 49c) gemessen wird.

Die Verwendung des Schrittmachergehäuses als indifferente Elektrode (Abb. 49b) hat den Vorteil, daß sich die zusätzliche intravasale Elektrode erübrigt. Dieses System benötigt somit keine Spezialsonde und ist an Standardsysteme adaptierbar. Nachteilig wirkt sich bei diesem Meßort als zusätzliche Fehlerquelle der Parallelschluß über die Haut aus; ebenso ist der Einfluß der Gewebsimpedanz von Thoraxwand und Lungenparenchym größer.

Bei der Messung zwischen der zusätzlichen intravasalen Elektrode und der Sondenspitze (Abb. 49c) sind diese Störfaktoren geringer zu werten oder entfallen – wie der Parallelschluß der Haut – ganz. Das wesentliche Argument gegen diesen Meßort ist der Umstand, daß dazu eine Spezialsonde notwendig ist.

In Abhängigkeit vom jeweiligen Meßort – 49b oder 49c – errechnet sich der Meßwert aus den Impedanzen
– der Thoraxwand,
– des Lungenparenchyms,
– des Blutes und
– des Myokards.

Daraus werden die zahlreichen Einflußgrößen und möglichen Artefaktquellen der Impedanzmessung deutlich. Als Nutzsignale sind die Volumenänderungen des Thorax während der Atemexkursion zu werten. Störsignale sind Volumenänderungen durch
– das Schlagvolumen,
– Bewegung oder Lagewechsel,
– Lageänderungen des Katheters sowie
– Polarisationseffekte bei gleichzeitiger Verwendung der Stimulationselektrode.

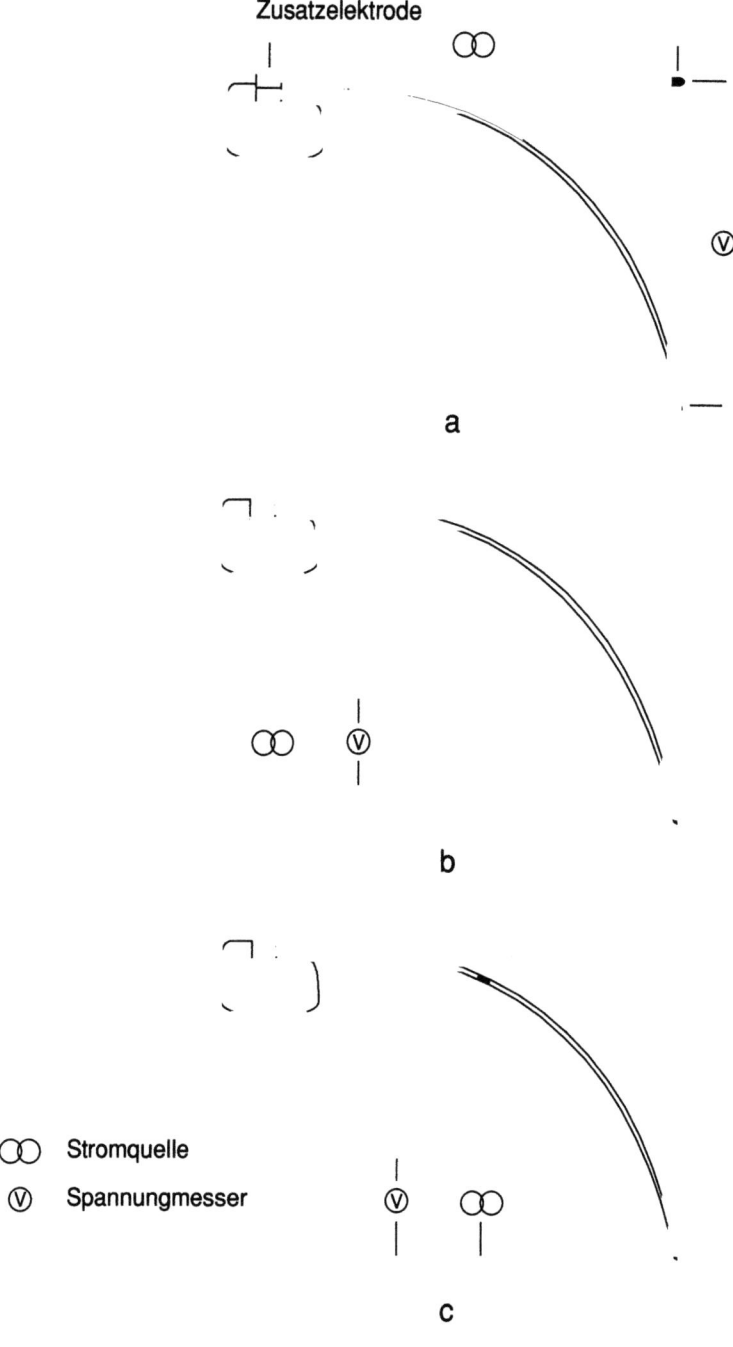

Abb. 49. Methoden der transthorakalen Impedanzmessung.
a) Messung zwischen Sondenspitze / Zusatzelektrode. b) Messung zwischen Sondenspitze / Schrittmachergehäuse. c) Messung zwischen Sondenspitze / intravasaler Elektrode.

Eine effektive Fehlerkompensation kann bei diesen Störgrößen nur bei der Schlagvolumenkomponente und dem Polarisationseinfluß vorgenommen werden: Im Vergleich zur Atemfrequenz liegt der Frequenzanteil des Schlagvolumens im höheren Bereich und kann durch einen Tiefpassfilter mit geeigneter oberen Grenzfrequenz (z.B 1 Hz) abgetrennt werden. Die Eliminierung von Polarisationseffekten ist ebenfalls unkritisch und entspricht dem Stand der Technik.

Generell ist bei der Fehlerabschätzung der transthorakalen Impedanzmessung zu bedenken, daß die Nutzsignaländerung der Atemexkursionen im Durchschnitt zwischen 10 Ohm und 30 Ohm liegt. Bei einer angenommenen mittleren Impedanz der Sonde von 600 Ohm zwischen Schrittmachergehäuse und Spitze beträgt das Nutzsignal somit maximal 5% der Sondenimpedanz. Der geringe Nutz-/Störabstand setzt zeitaufwendige Mittelungsverfahren voraus, das System büßt daher zwangsläufig Geschwindigkeit und Sensitivität ein.

Die Impedanzmessung kann getriggert mit einer kurzen Abtastung im Mikrosekundenbereich erfolgen. Der mittlere Stromverbrauch der Messung ist im Hinblick auf Lebensdauer der Batterie unkritisch und liegt bei den heutigen Systemen unter 5 μA.

3.1 Funktionsweise von Atmungsschrittmachern

Biorate MB3^{TM}

Zur Funktionsweise des Biorate MB3^{TM} sind derzeit keine Informationen erhältlich.

Meta MV^{TM}

Die Arbeitsweise des Systems basiert auf dem unter 49c beschriebenen Meßprinzip. Dabei werden über den Ring der bipolaren Elektrode Impulse mit einer Amplitude von 15 μs und einer Frequenz von 20 Hz abgegeben, über die Spitze der Elektrode erfolgt die Spannungsmessung. Pro Atemzyklus wird die Amplitude gespeichert. Die Anzahl der Nulldurchgänge sowie die Amplituden werden in einem nicht näher bestimmten Zeitraum zur sogenannten „Minutenimpedanz" multipliziert.

Dieser Wert wird in einem Minutenspeicher und in einem Stundenspeicher abgelegt. Die Differenz aus dem Mittelwert beider Speicher ergibt in Zuordnung zu verschiedenen Kennlinien des Schrittmachers dann die aktuelle Stimulationsfrequenz.

Dynamisches Verhalten

4.1 Totzeiten

In Abb. 50a sind die mittleren Totzeiten von Atemfrequenz, Atemzeitvolumen und Atemminutenvolumen auf plötzlich einsetzende Belastungen für den Lastbereich von 0 W bis 200 W dargestellt, die Daten basieren auf ergospirometrischen Messungen bei Gesunden.

Die mittlere Totzeit der Atemfrequenz ist aufgrund der zu geringen Änderung bis 100 Watt nicht meßbar. Im hohen Lastbereich (150 W) beträgt sie 46 sec und fällt auf 27 sec bei 200 W ab. Die Totzeiten des Atemzugvolumens sind mit Werten zwischen 18 sec und 21 sec weitgehend unabhängig von der Belastung. Das Atemminutenvolumen hat mit Totzeiten zwischen 18 sec und 25 sec ein nur geringfügig langsameres Ansprechverhalten.

Abb. 50b zeigt die Totzeiten nach Abbruch der Belastung.

Für die Atemfrequenz sind analog der Belastungssituation nur im hohen Lastbereich Totzeiten bestimmbar, sie steigen von 16 sec bei 150 W auf 21 sec bei 200 W an.

Atemzugvolumen und Atemminutenvolumen beginnen bei Belastungsende nach 17 sec bis 26 sec respective 11 sec bis 13 sec abzufallen.

4.2 Zeitkonstanten

Abb. 51a zeigt die Zeitkonstanten von Atemfrequenz, Atemminutenvolumen und Atemzugvolumen bei Beginn und nach Abbruch verschiedener Belastungsstufen bis 200 W. Die Zeitkonstanten der Atemfrequenz steigen lastabhängig von 65 sec auf 84 sec an.

Bei den Zeitkonstanten des Atemzugvolumens ist keine Abhängigkeit von der Lasthöhe erkennbar, die 67 %-Marken werden in einem engen Intervall zwischen 56 sec und 58 sec erreicht. Das Atemminutenvolumen steigt lastabhängig von 44 sec auf 74 sec an.

Die Abfallzeiten nach Abbruch der jeweiligen Belastungsstufe sind für das Atemzugvolumen, das Atemminutenvolumen und die Atemfrequenz proportional zur Höhe der vorausgegangenen Belastung. Sie steigen mit zunehmender Lasthöhe von 52 sec auf 90 sec respective von 43 sec auf 73 sec an. Bei der Atemfrequenz ist mit Abfallzeiten von 60 sec und 66 sec ein leichter Anstieg erkennbar.

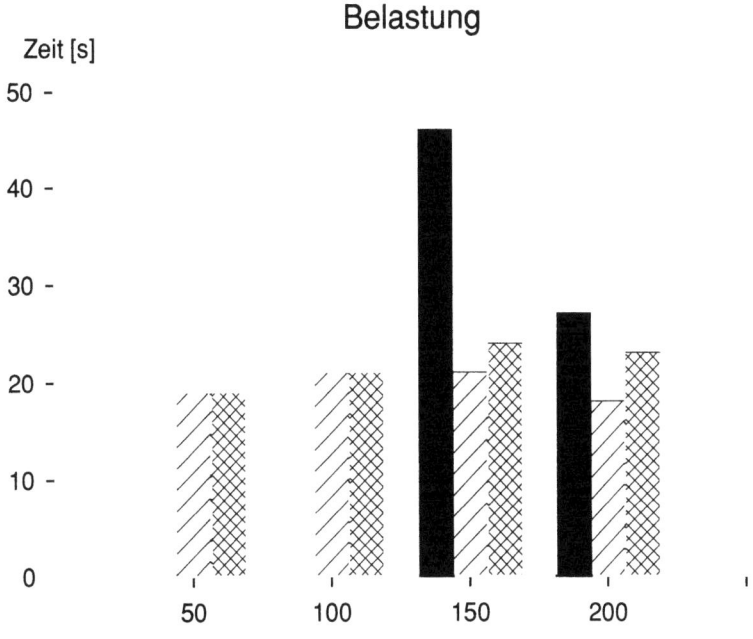
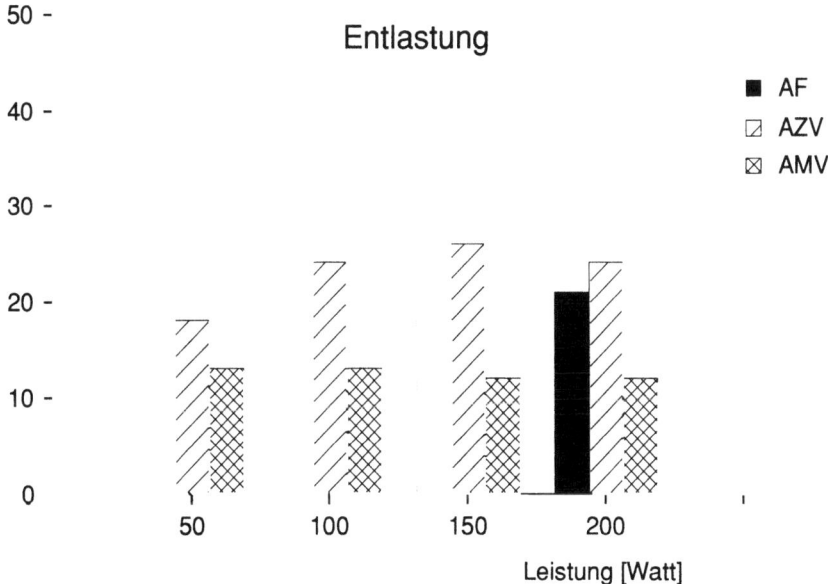

Abb. 50. Mittlere Totzeiten. Oben: Belastung. Unten: Entlastung. Die Atemfrequenz bei 50 W und 100 W zeigt keine wertbare Reaktion.

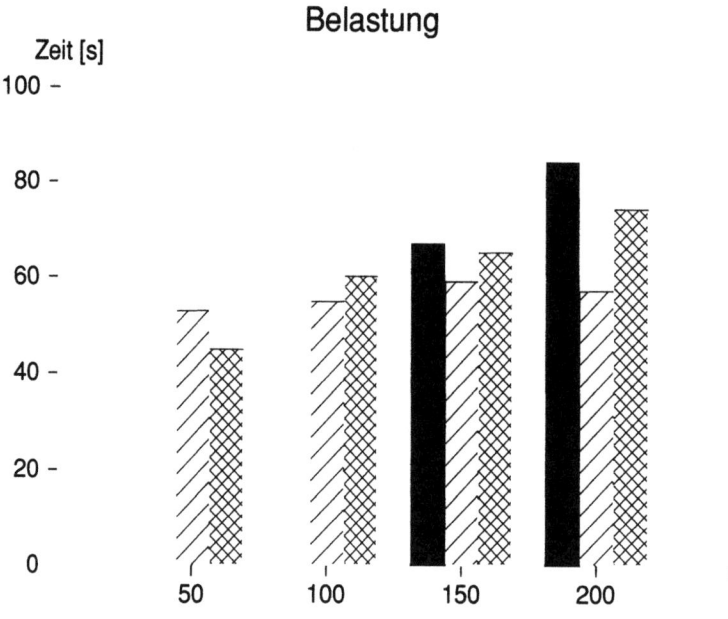
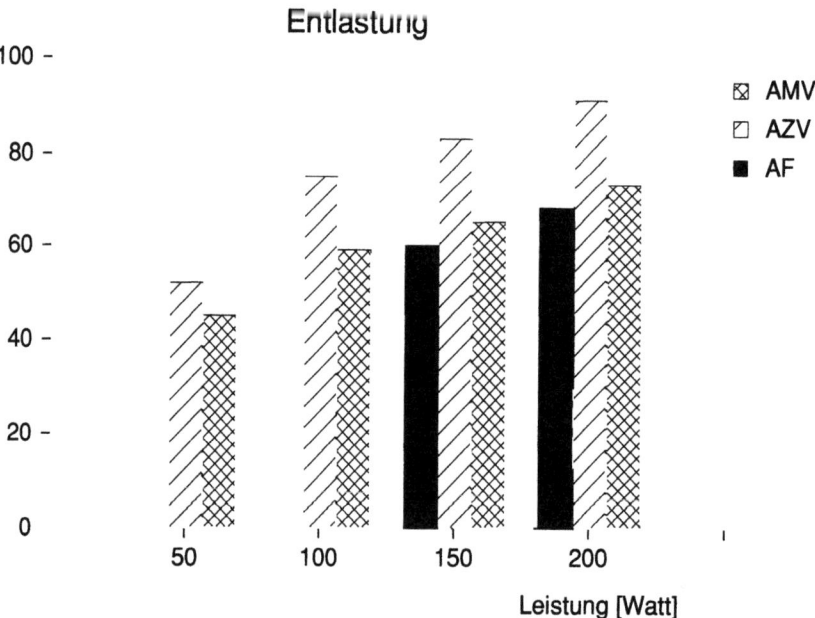

Abb. 51. Mittlere Zeitkonstanten. Oben: Belastung. Unten: Entlastung.

5. Statisches Verhalten

5.1 Funktionelle Beziehungen

Abb. 52 zeigt das Atemminutenvolumen und seine Teilgrößen Atemfrequenz und Atemzugvolumen als Funktion der Leistung.

Das mittlere Atemminutenvolumen steigt mit zunehmender Belastung linear bis zum Endpunkt von 200 W an. Die aerobe Schwelle der Probanden ist bei dieser Lasthöhe noch nicht überschritten.

Für die Atemfrequenz besteht zwischen Ruhewerten und den Werten bis 100 W kein signifikanter Unterschied, erst im höheren Lastbereich kommt es zu einer wertbaren Zunahme, die Beziehung von Atemfrequenz und Leistung ist über 100 W dann exponentiell.

Das Atemzugvolumen zeigt eine logarithmische Beziehung zur Leistung, entsprechend dieser Funktion flacht die Kurve im mittleren und hohen Lastbereich ab.

Atemzugvolumen und Atemfrequenz zeigen somit ein inverses Verhalten. Diese unter physiologischen Bedingungen bestehenden Beziehungen zwischen der Lasthöhe und dem Atemminutenvolumen sowie seinen Teilgrößen Atemzugvolumen und Atemfrequenz sind nach Normierung auf den individuellen Leistungsbereich prinzipiell auf Schrittmacherpatienten ohne pulmonologische Erkrankungen übertragbar.

Im Gegensatz dazu bedürfen diese Beziehungen bei bestimmten Krankheitszuständen einer gesonderten Darstellung bzw. entsprechenden Modifikation:
In Abb. 53 und Abb. 54 sind Abweichungen der Teilgrößen vom oben beschriebenen Verhalten für relevante Gesundheitsstörungen dargestellt.

5.1.1 Adipositas (Abb. 53)

Die pathologischen Veränderungen respiratorischer Parameter bei Adipösen liegen meist in einer verminderten maximalen Sauerstoffaufnahme. Das Atemzugvolumen kann leicht vermindert sein, die Belastungsadaptation von Atemfrequenz und Atemzugvolumen ähnelt jedoch der Anpassung unter physiologischen Bedingungen.

5.1.2 Restriktive Ventilationsstörung (Abb. 54)

Kennzeichen der restriktiven Ventilationsstörung ist die deutliche Verminderung der Vitalkapazität resp. des Atemzugvolumens sowie des Atemminutenvolumens. Da bei der restriktiven Ventilationsstörung das Atemzugvolumen nicht oder nur geringfügig gesteigert werden kann, erfolgt die Anpassung des Atemminutenvolumens im Gegensatz zur physiologischen Reaktion bereits im niedrigen Lastbereich fast ausschließlich über die Steigerung der Atemfrequenz.

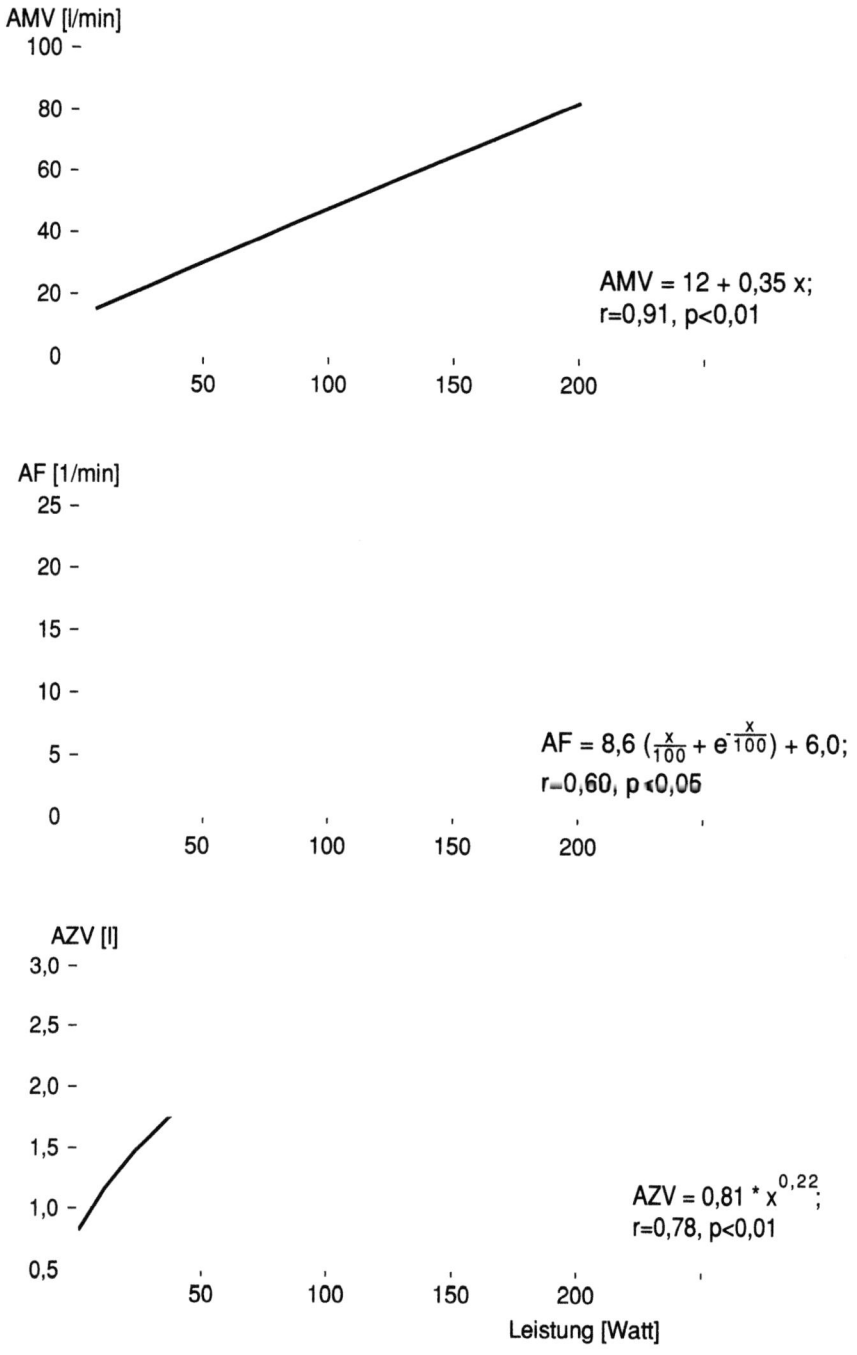

Abb. 52. Funktionelle Beziehungen zwischen ergospirometrisch ermittelten Atemminutenvolumen, Atemzugvolumen und der Atemfrequenz bei 23 Gesunden.

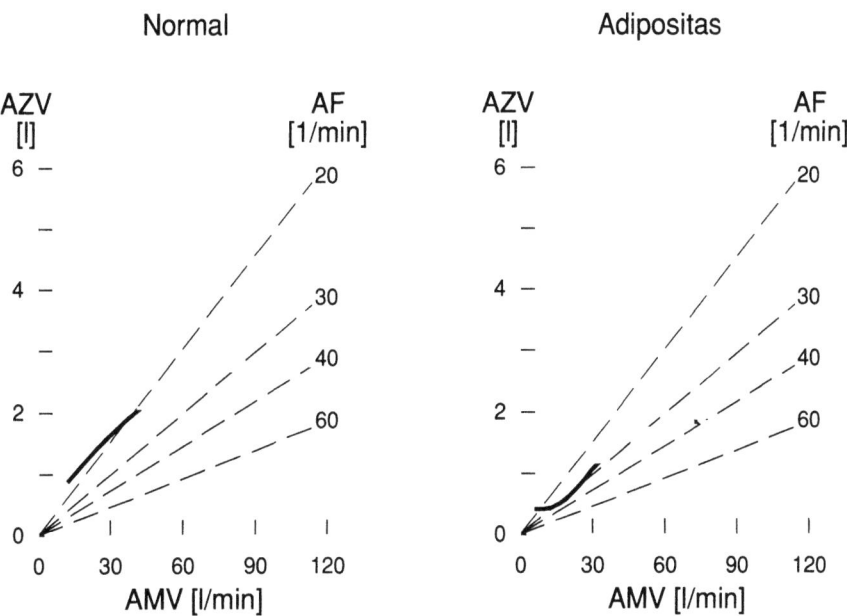

Abb. 53. Beziehung zwischen Atemfrequenz, Atemzugvolumen und Atemminutenvolumen. Links: physiologische Verhältnisse. Rechts: bei Adipositas, (mod. nach Hansen, 1986).

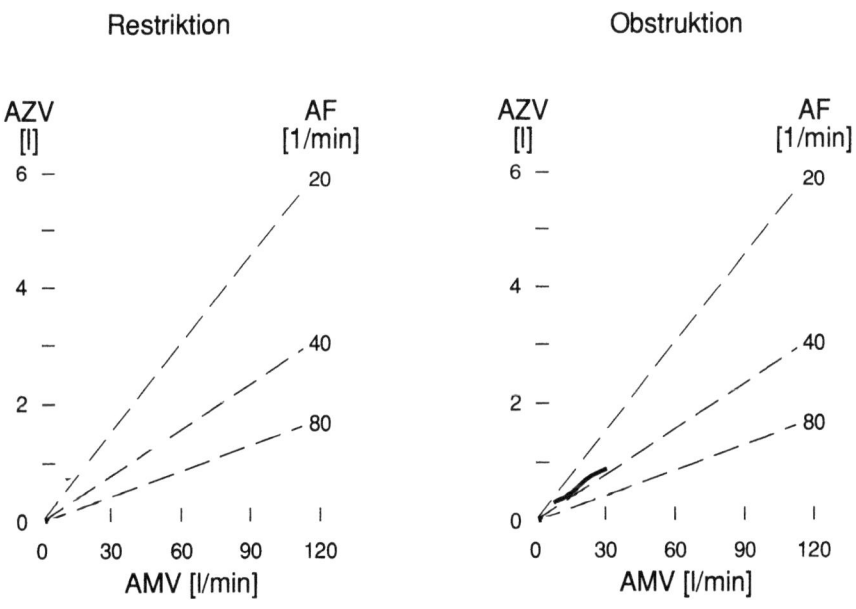

Abb. 54. Beziehung zwischen Atemfrequenz, Atemzugvolumen und Atemminutenvolumen. Links: restriktive Ventilationsstörung. Rechts: obstruktive Ventilationsstörung (mod. nach Hansen, 1986).

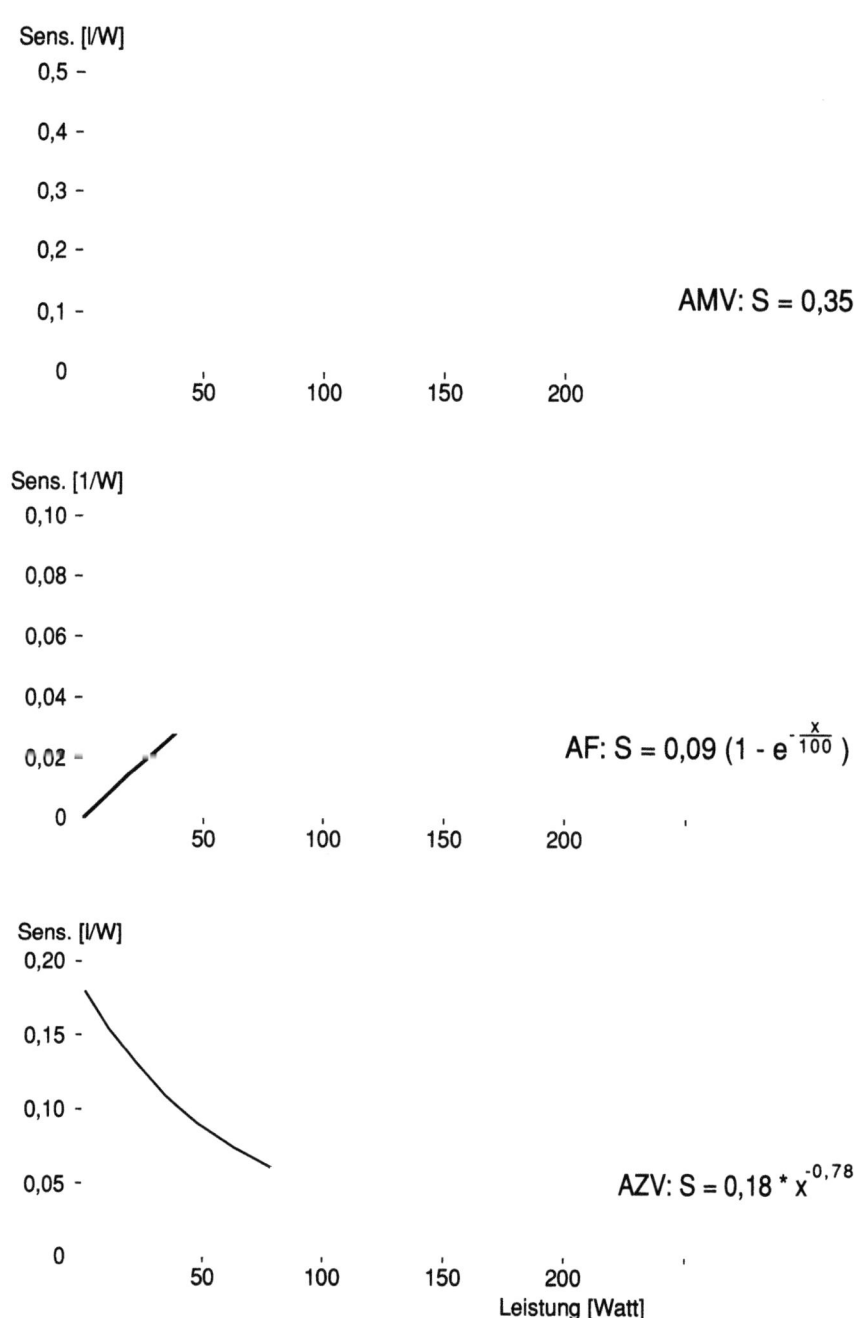

Abb. 55. Sensitivitätsverläufe von Atemminutenvolumen, Atemfrequenz und Atemzugvolumen.

5.1.3 Obstruktive Ventilationsstörung (Abb. 54)

Je nach Schweregrad der Obstruktion sind die Vitalkapazität, das Atemminutenvolumen sowie die obere Grenze der Atemfrequenz stark herabgesetzt. Die nur geringe Steigerung des Atemminutenvolumens wird zu annähernd gleichen Teilen von dem stark verminderten Atemzugvolumen sowie von der Atemfrequenz, in ihrem limitierten Bereich, getragen.

5.2 Sensitivität

Unter physiologischen Bedingungen resultieren aus den funktionellen Beziehungen für die drei Größen die folgenden Sensitivitätsverläufe:

Das Atemminutenvolumen ist über den gesamten Lastbereich konstant sensitiv, das Atemzugvolumen erreicht im niedrigen und mittleren Bereich seine höchste Sensitivität und fällt im hohem Lastbereich ab. Die Atemfrequenz zeigt einen reziproken Sensitivitätsverlauf und ist im niederen und mittleren Lastbereich geringer sensitiv.

6. Diskussion

Die Atmung repräsentiert einen vom zentralen Nervensystem geführten Parameter und kann als Stellglied den einzelnen Funktionsgliedern des Regelkreises zugeordnet werden.

Die in Abb. 46 dargestellten Einflußgrößen der Atmung weisen diese als einen multifaktoriell bestimmten physiologischen Parameter aus, der vom Sauerstoffverbrauch, mechanisch-reflektorisch, und von einer Reihe unspezifischer Faktoren beeinflußt wird. Über die Rückkoppelung mit dem CO_2 als Endprodukt des oxydativen Stoffwechsels und dem Sauerstoffpartialdruck kann die Atmung den jeweiligen metabolischen Bedürfnissen des Körpers adäquat angepaßt werden. Sie stellt unter physiologischen Gesichtspunkten eine fast ideale, den O_2-Verbrauch repräsentierende Schrittmacherführungsgröße dar.

Die in einem Schrittmachersystem implementierbare Meßtechnik beschränkt die Erfassung respiratorischer Parameter auf die Atemfrequenz und das Atemzugvolumen, beide Größen sind auch nur in Näherung zu ermitteln. Durch Verrechnung der beiden Größen kann der Schrittmacher das Atemminutenvolumen approximieren. Dabei ist zu berücksichtigen, daß die Multiplikation der beiden Meßgrößen natürlich auch eine Multiplikation des Meßfehlers bedeutet.

Das in diesem Kapitel aufgezeigte dynamische und statische Verhalten der drei Größen repräsentiert unter idealen Versuchsbedingungen am Spirometer gewonnenen Daten, die zu dieser Referenzmethode parallel durchgeführte transthorakale Impedanzmessung zeigt dagegen eine deutlich größere Streuung und Fehlerbreite.

Entsprechend der metabolischen Rückkoppelung ist das Atemminutenvolumen über den gesamten Lastbereich linear, die Linearität im oberen Bereich weist darauf hin, daß die aerobe Schwelle der trainierten Probanden bis 200 W noch nicht überschritten wurde. Die Kurven der beiden Teilgrößen Atemzugvolumen und Atemfrequenz zeigen, daß die Steigerung des Atemminutenvolumens im niedrigen und mittleren Lastbereich nahezu ausschließlich von der Erhöhung des Atemzugvolumens getragen wird, erst ab dem höheren Lastbereich kommt es zu einer signifikanten Steigerung der Atemfrequenz. Dagegen erfolgt im Bereich hoher bis maximaler Belastung jede weitere Zunahme des Atemminutenvolumens fast ausschließlich durch die Erhöhung der Atemfrequenz. Entsprechend ist die Atemfrequenz im unteren und mittleren Lastbereich unter physiologischen Verhältnissen nur gering sensitiv und kann daher nur im hohen Lastbereich als Führungsgröße im Schrittmacher adäquat genutzt werden. Dagegen besitzt das Atemzugvolumen bereits im unteren Lastbereich eine hinreichend hohe Sensitivität. Der geringe Nutz-/Störsignalabstand des Impedanzsignals erlaubt beim Atemzugvolumen jedoch erst ab dem mittleren Lastbereich eine sichere Signalerkennung.

Nach Normierung auf ihren individuellen (niedrigeren) Lastbereich ist das Sensitivitätsverhalten von Atemfrequenz und Atemzugvolumen ist auf Schrittmacherpatienten ohne pulmonologische Erkrankungen analog übertragbar. So zeigen auch Patienten mit

Adipositas oder Linksinsuffizienz in ihrer mehr oder weniger eingeschränkten maximalen Sauerstoffaufnahme eine ähnliche Belastungsadaptation. Unabhängig von begleitenden respiratorischen Ventilationsstörungen gilt, daß mit zunehmenden Alter die Rigidität des Thorax zunimmt und dadurch die Fähigkeit, das Atemzugvolumen zu steigern, zwangsläufig abnimmt. Aus der veränderten Atemmechanik kommt der Atemfrequenz bei der Belastungsadaptation der Atmung mit zunehmenden Alter eine größere Bedeutung im niedrigeren Lastbereich zu. Bei Ventilationstörungen – besonders bei schwerer Restriktion – die mit nahezu fixierten Atemzugvolumina einhergehen, verbleibt die Atemfrequenzsteigerung als alleiniger Faktor der Atmungsanpassung.

Bei Totzeiten um 20 sec ist das Atemzugvolumen ein mittelschnell reagierender Parameter, die Atemfrequenz erweist sich im Mittel als langsam, wird aber im hohen Lastbereich zunehmend schneller. Die ergospirometrisch bestimmten dynamischen Werte stehen dabei in guter Übereinstimmung mit den Totzeiten, die bei Patienten mit Atmungsschrittmachern gemessen wurden (Lau, 1988b). Beide Parameter zeigen ausgeprägte individuelle Unterschiede, im Einzelfall kann die Belastungsadapatation der Parameter im Sinne einer Störgrößenaufschaltung bereits vor Belastungsbeginn einsetzen. Bei Zeitkonstanten um eine Minute werden neue Gleichgewichtszustände relativ langsam erreicht. Die Abfallzeiten des Atemzugvolumens und des Atemminutenvolumens nach Belastung spiegeln in ihrer Lastabhängigkeit das physiologische Verhalten der Atmung wider.

Zur biologischen Totzeit der entsprechenden Atemparameter addiert sich im Schrittmacher die technische Totzeit des Systems, die aus den mit der Impedanzmessung verbundenen Mittelungsverfahren resultiert. Sie stellt einen relevanten geschwindigkeitsbestimmenden Faktor dar und führt zu einer Verlangsamung des Systems.

Neben der belastungsbedingten Steigerung des Atemminutenvolumens führen mehrere Faktoren unabhängig davon zur Hyperventilation und sind als Störgrößen zu betrachten. Der dabei zu erwartende Frequenzanstieg eines atmungsgesteuerten Schrittmachers ist dann nicht als Fehladaptation des Systems zu werten, wenn es unter physiologischen Bedingungen auch zu entsprechenden Frequenzanstiegen kommt. Somit erscheinen Frequenzanstiege bei kompensatorischer Hyperventilation im Rahmen einer Hypoxie, die z.B. kardiopulmonal und anämisch bedingt sein kann oder aus dem Aufenthalt in großer Höhe resultiert, adäquat. Ähnliches gilt für die metabolische Azidose, die respiratorisch kompensiert wird.

Als physiologische Störbeeinflussung ist dagegen die Ventilationssteigerung im Rahmen des Hyperventilationssyndroms zu interpretieren. Ähnliches gilt für die Atemstimulation durch Faktoren, die unabhängig von der metabolischen und der kardiopulmonalen Situation der Patienten sind. Dazu zählen direkte Affektionen des Atemzentrums durch lokale Prozesse oder Hirndrucksteigerung, chemische Reizungen durch Toxine (z.B. bei Infektionen, Coma hepaticum) oder durch Pharmaka (z.B. Azetylsalicylsäure). Als unspezifisch sind auch von der physiologischen Regelung entkoppelte, meist mit schweren oder terminalen Krankheitsbildern assoziierte Atmungstypen wie die Kußmaulatmung, die Cheyne-Stokes-Atmung oder die Biot-Schnappatmung zu klassifizieren. Ähnlich ist die Hypoventilation bei pathologischen Zuständen wie dem Pickwick-Syndrom oder der Schlafapnoe im Rahmen zentralen Läsionen (zentrale Schlafapnoe) oder Obstruktion der oberen Luftwege (periphere Schlafapnoe) als Ausdruck einer Fehladaptation zu werten.

Trotz der Vielzahl möglicher physiologischer Störgrößen sind sie in ihrer Bedeutung insgesamt von untergeordneter Bedeutung.

Die eigentliche Problematik des Systems liegt in den mit der Impedanzmessung verbundenen Meßfehlern und ihrer Störanfälligkeit. Zum einen sind die durch die Atemexkursion bedingten Impedanzschwankungen (Nutzsignale) nur sehr klein und liegen unter 5 % der Gesamtimpedanz der Sonde. Ferner bringen die aufgeführten Einflußgrößen (s.o.) eine entsprechende Artefaktanfälligkeit der Methode mit sich. Als klinisch relevant ist der lastunspezifische Einfluß von Bewegung und Lageänderung, Sprechen, Lachen, Husten etc. zu werten. Dies wird durch Berichte von bewegungsinduzierten Frequenzanstiegen bis zur oberen Grenzfrequenz unterstrichen (Lau, 1988a).

Zusätzliche Fehlerquellen der Messung entstehen dadurch, daß durch die in Abb. 49 dargestellten Meßorte weder die atmungsbedingten Änderungen des Transversaldurchmessers des Thorax noch die Zwerchfellbewegungen exakt erfaßt werden können.

Aufgrund der angeführten Faktoren wird der Nutz-/Störsignalabstand erst im mittleren und hohen Belastungsbereich ausreichend groß, so daß unter normalen Bedingungen das Atemzugvolumen erst im mittleren, die Atemfrequenz als Führungsgröße erst im hohen Lastbereich sicher genutzt werden können.

Trotz dieser methodischen Einschränkungen erscheint bei entsprechender Verrechnung im höheren Lastbereich eine ausreichende Annäherung des spirometrisch bestimmten Atemminutenvolumens mittels Impedanzmessung möglich (Alt, 1987).

Bei den zwei optimierten Verfahren (Abb. 49b, c) setzt die Bestimmung der Impedanz zwischen Sondenspitze und intravasal gelegener Elektrode eine Spezialsonde voraus. Bei Verwendung des Schrittmachergehäuses als Elektrode kann die Messung mit Standardsonden durchgeführt werden, was bei Impulsgeberwechsel den großen Vorteil der Adaptierbarkeit an bestehende Systeme mit sich bringt.

In der zusammenfassenden Beurteilung erscheint aufgrund der Defizite in der Dynamik und der Sensitivität die Atemfrequenz als alleinige Führungsgröße von nur begrenztem Wert. Dagegen stellt das Atemminutenvolumen einen unter physiologischen Gesichtspunkten hervorragenden Parameter dar. Die meßtechnischen Limitationen machen eine Steuerung mittels Atemminutenvolumen realistischerweise erst ab dem individuell mittleren Lastbereich möglich. Eine partielle Kompensation dieser Nachteile erscheint jedoch durch die Kombination mit schnellen Größen wie Aktivität oder Schlagvolumen realisierbar. Im Gegensatz zu anderen physiologischen Parametern ist die diagnostische Wertigkeit der Atmungsparameter relativ gering.

Literatur

Adrian ED (1933) Afferent impulses in the vagus and their effect on respiration. J Physiol (Lond.) 79: 332

Alt E, Heinz M, Hirgstetter C, Emslander P, Daum S, Blömer H (1987) Control of pacemaker rate by impedance-based respiratory minute ventilation. Chest 92: 247

Aquilina M, Liverani L, Giulianini G, Musi P (1988) Data processing of transthoracic impedance signal (TIS) to optimize its relationship with physical activity in respiratory dependent pacemakers. PACE 11:809

Bartels H (1975) Gaswechsel (Atmung) In: Keidel WD (Hrsg) Kurzgefaßtes Lehrbuch der Physiologie. Thieme, Stuttgart

Bouckaert JJ, Dautrebande L, Heymans C (1931) Sinus caroticus and respiratory reflexes. Influence of CO_2, hydrogen ion concentration and anoxaemia. J Physiol (Lond.)71, v-vi

Breuer J (1868) Die Selbststeuerung der Atmung durch den Nervus Vagus. Sitzber Math Naturw Cl (Wien) 57(2):672

Camm AJ, Garratt CJ (1988) Rate-adaptive pacing guided by minute ventilation. In: Santini M, Pistolese M, Alliegro A (eds) Progress in Clinical Pacing. Excerpta Medica, Amsterdam, Hong Kong, Manila, Princeton, Sydney, Tokyo, p107

Casaburi R, Whipp BJ, Wasserman K (1977) Ventilatory and gas exchange dynamics in response to sinusoidal work. J Appl Physiol 42: 300

Comroe JH (1939) The location and function of the chemoreceptors of the aorta. Am J Physiol 127(1):179

Dejour P (1964) Control in respiration in muscular exercise. In: Fenn WO, Rahn H (eds) Handbook of Physiology. Respiration 1. Washinghton, DC, p631

Eldrigde FL, Milhorn DE, Waldrop TG (1981) Exercise hyperpnea and locomotion: parallel activation from the hypothalamus. Science 211:844

Fee JA, Schultz K, Fischer S, Abi-Samra F, Batey R, Benge W, Camm J, Kay N, Lau CP, Lin H, Maloney JD, Mond H, Redd R, Sweet RL, Shehane R (1988) Preliminary clinical results of the Meta MV rate responsive pacemaker. PACE 11:810

Funke HD (1975) Ein Herzschrittmacher mit belastungsabhängiger Frequenzregulation. Biomed Technik 20:225

Galli R, Aquilina M, Parlapiano M, Coli G, Laporta P (1988) A patient simulator for „in vitro" analysis of respiratory dependent pacemakers. PACE 11:809

Hansen JE (1886) Respiratory abnormalities: exercise evaluation of the dyspnoic patient. In: Leff AR (ed) Cardiopulmonary exercise testing. Grune & Stratton, Orlando, p69

Heymans C, Bouckaert JJ, Dautrebande L (1930). Role reflexogene respiratoire des zones vaso-sensibles cardio-aortique et sino-carotidiennes: Ion hydrogene, CO_2, sinus-carotidiens et reflexes respiratoires. CR Soc Biol (Paris) 105:881

Hornbein TF, Sorensen SC, Parks CR (1969). Role of muscle spindles in lower extremities in breathing during bicycle exercise. J Appl Physiol 27:476

Ionescu VL (1980). An „on demand pacemaker" responsive to respiration rate. PACE 3:375

Koepchen HP (1975). Atmungsregulation. In: Gauer OH, Kramer K, Jung R (Hrsg) Physiologie des Menschen (Bd.6): Atmung. Urban und Schwarzenberg, München, Berlin, Wien

Lampadius MS (1985). Event-triggered rheographic ventilation sensor for pacemaker rate control. In: Gomez FP (ed) Cardiac Pacing. Electrophysiology. Tachyarrhythmias. Editorial Grouz, Madrid, p817

Lau C, Leigh-Jones M, Kingwell S, Ward D, Camm J (1988a). Comparative evaluation of two respiratory sensing rate responsive pacemakers. Pace 11:487

Lau C; Butrous G, Ward D, Camm J (1988b). A rational assessment of rate responsive pacemakers. experience on six different units. Pace 11:488

Leusen IR (1954). Chemosensitivity of the respiratory center. Influence of CO_2 in the cerebral ventricles on respiration. Am J Physiol 176:39

Linnarsson D (1974). Dynamics of pulmonary gas exchange at start and end of exercise. Acta Physiol Scand 415 (Suppl):1

Mitchell RA, Loeschke HH, Severinghaus JW, Richardson BW, Massion WH (1963). Regions of respiratory chemosensitivity on the surface of the medulla. Ann NY Acad Sci 109:661

Pioger G, Darwiche H, Vai F, Plicci G (1988). A clinical evaluation of accuracy of respiratory rate detection in multibiorate MB1 pacemaker. PACE 11:809

Pitts RF, Magoun HW, Ranson SW (1939). Localization of the medullary respiratory centers in the cat. Am J Physiol 126:673

Plicci G, Aquilina N, Rognoni G, Capucci A (1988). Bipolar and tripolar electrode configurations for an intravascular respiratory impedance measurement. PACE 11:809

Rossi P, Plicchi G, Canducci G, Rognoni G, Aina F (1983). Respiratory rate as a determinant of optimal pacing rate. PACE 6 (Part II):502

Rossi P, Aina F, Rognoni G, Occhetta E, Plicchi G, Prando MD (1984). Increasing cardiac rate by tracking the respiratory rate. PACE 7 (Part II):1246

Rossi P, Rognoni G, Occhetta E, Aina F, Prando MD, Plicchi G, Minella (1985). Respiration – dependent ventricular pacing compared with fixed ventricular and atrial-ventricular synchronous pacing: aerobic and hemodynamic variables. JACC 6:646

Rossi P, Prando MD, Magnani A, Aina F, Rognoni G, Occhetta E (1988). Physiological sensitivity of respiratory-dependent cardiac pacing: four year follow up. PACE 11:1267

Simmons T, Maloney J, Abi-Samra, Valenta H, Napholtz T, Castle L, Morant V (1986). Exercise – responsive intravascular impedance changes as a rate controller for cardiac pacing. PACE 9:285

Thews G (1985). Lungenatmung. In: Schmidt RF, Thews G. (Hrsg) Physiologie des Menschen. Springer, Berlin Heidelberg New York Tokyo, S500.

Tibes U (1977). Reflex inputs to the cardiovascular and respiratory centers from dynamically working canine muscles. Circ Res 41:173

Wasserman K, Whipp BJ, Castagna J (1974). Cardiodynamic hyperpnea: hyperpnea secondary to cardiac output increase. J Appl Physiol 36:457

Wasserman K, Whipp BJ (1975). Exercise physiology in health and disease. Am Rev Resp Dis 112:219

Weissman ML, Wasserman K, Huntsman DJ, Whipp BJ (1979). Ventilation and gas exchange during phasic hindlimb exercise in the dog. J Appl Physiol 46:878

Whipp BJ, Wasserman K (1980). Carotid bodies and ventilatory control dynamics in man. Fed Proc 39:2628

Whipp BJ (1981). The control of exercise hyperpnea.
In: Hornbein (ed) The regulation of breathing. Dekker, New York, p1069

Whipp BJ, Ward SA, Lamarra N, Davis JA, Wasserman K (1982). Parameters of ventilatory and gas exchange dynamics during exercise. J Appl Physiol 52:1506

Whipp BJ (1986a). Exercise bioenergetics and gas exchange.
In: Leff AR (ed) Cardiopulmonary exercise testing. Grune & Stratton, Orlando, p1

Whipp BJ, Ward SA (1986b). The normal respiratory response in exercise. In: Leff AR (ed) Cardiopulmonary exercise testing.
Grune & Stratton, Orlando, p45

Young IH, Woolcock AJ (1978). Changes in arterial blood gas tensions during unsteady-state exercise. J Appl Physiol: Respirat Environ Exercise Physiol 44 (1):93

Druckparameter, Kontraktilitätsindizes

Karl Stangl, Alexander Wirtzfeld

1 Einleitung
2 Physiologische Grundlagen
2.1 Vorhofdruck
2.2 Ventrikeldruck
2.3 Determinanten
2.3.1 Flußmenge
2.3.2 Pumonaler Gefäßwiderstand
2.3.3 Postkapillärer Druck
3 Kontraktilitätsindizes
3.1 Klassifizierung
3.2 Druckparameter
3.3 Systolische Zeitintervalle
3.3.1 Anspannungszeit
3.4 Austreibungszeit
4 Meßtechnische Grundlagen
4.1 Piezoresistive Druckaufnehmer
4.2 Piezoelektrische Druckaufnehmer
5 Dynamisches Verhalten
5.1 Totzeiten
5.2 Zeitkonstanten
6 Statisches Verhalten
6.1 Funktionelle Beziehungen
6.2 Sensitivität
7 Diagnostische Möglichkeiten
7.1 Vorhofdruck
7.2 Ventrikeldruck
8 Diskussion

1. Einleitung

Schrittmachersysteme mit Sensorkathetern erlauben den Zugriff auf die Druckparameter des rechten Herzens. Dies sind die Drücke im rechten Vorhof (RAP), im rechten Ventrikel (RVP) sowie die Druckanstiegsgeschwindigkeit dP/dt als erste Ableitung des RVP nach der Zeit. Für jede der drei Größen existieren Konzepte zur Führung frequenzadaptiver Schrittmacher.

Cohen (1984) beschrieb den Vorhofdruck als Steuergröße des Herzzeitvolumens im Rahmen eines Kreislaufmodells; die Frequenzsteuerung mittels Vorhofdruck ist bis heute jedoch über diesen theoretischen Ansatz nicht hinausgekommen. Neben der physiologischen Problematik (s.u.) zeichnen dafür technische Schwierigkeiten, die aus der dafür piezoresistiven Messung des Vorhofdrucks resultieren, verantwortlich.

Die gleiche meßtechnische Problematik besteht bei der Langzeitmessung des rechtsventrikulären Drucks. Obwohl im Akutversuch die gute Eignung des Ventrikeldruckes beim Menschen gezeigt werden konnte (Reynolds, 1987; Stangl, 1987, 1988), limitiert derzeit die Meßtechnik die Entwicklung implantierbarer piezoresistiver Drucksysteme.

Im Gegensatz dazu sind Schrittmacher, die auf piezoelektrischer Basis dP/dt messen, seit Jahren technisch realisiert. Bennett (1985a,b) und Anderson (1987) teilten Ergebnisse chronisch implantierter dP/dt-Systeme in Hunden mit; im Humanbereich wurden die ersten Implantationen von Sharma (1987, 1988) vorgenommen. Mittlerweile haben weitere Gruppen (Sutton, 1987; Lau, 1988) Erfahrungen mit diesem System (Deltatrax^{TM}, Medtronic Inc., Minneapolis, MN, USA) gesammelt.

2. Physiologische Grundlagen

Physikalisch ist Druck als eine Kraft, die auf eine Flächeneinheit einwirkt, definiert. Druckeinheit ist das Newton pro Quadratmeter (N/m^2), im medizinischen Bereich ist die Einheit mmHg die gebräuchlichste; ein mmHg entspricht 132,3 N/m^2. Die von Vorhof und Kammer entwickelten Drücke (p) werden nach der LaPlace-Beziehung mit
$p = 2d \cdot K/r$
mit d = Diameter [cm]; r = Wanddicke [cm]; K = Wandspannung [N/m^2],
bestimmt.

2.1 Vorhofdruck

In Abb. 56 ist der typische Verlauf einer Vorhofdruckkurve bei Sinusrhythmus in ihrer Beziehung zum Oberflächen-EKG gezeigt, die Normbereiche der einzelnen Anteile sind in Tabelle 19 aufgelistet.

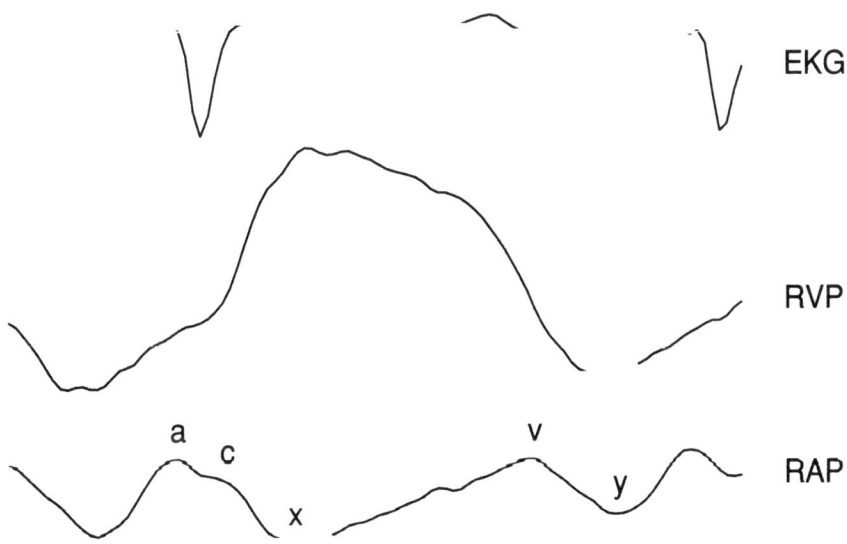

Abb. 56. Rechtsatrialer Druck (RAP) und rechtsventrikulärer Druck (RVP) in Zuordnung zum Oberflächen-EKG.

Tabelle 19. Normwerte der hämodynamischer Parameter im kleinen Kreislauf (nach Buchwalski, 1985).

Rechter Vorhof [mmHg]	a-Welle	5–9
	v-Welle	4–6
	Mitteldruck	4–5
Rechter Ventrikel [mmHg]	frühdiastolisch	0
	enddiastolisch	5
	systolisch	25–30
Pulmonalarterie [mmHg]	diastolisch	8–12
	systolisch	20–30
	Mitteldruck	12–16
Pulmonaler Gefäßwiderstand [dyn · sec · cm^{-5}]		50–150

Die a-Welle ist Ausdruck der Vorhofkontraktion, sie koinzidiert bei normaler AV-Überleitung entsprechend der Verzögerung zwischen elektrischer und mechanischer Vorhofsystole mit dem QRS-Komplex im Oberflächen-EKG. Sie ist bei Trikuspidalstenose, bei erhöhten rechtsventrikulären Drücken und/oder Compliancestörung des Ventrikelmyokards erhöht, sie fehlt bei Vorhofflimmern. Die c-Welle im abfallenden Teil der a-Welle wird durch Schwingungen beim AV-Klappenschluß bedingt. Das x-Tal markiert den Druckabfall, der aus der Erschlaffung der Vorhofmuskulatur sowie aus der Ventrikelkontraktion resultierenden Verschiebung der Ventilebene resultiert.

Die v-Welle entsteht durch den Einstrom des Blutes bei noch geschlossenen AV-Klappen. Sie ist bei Trikuspidalinsuffizienz mit entsprechender Regurgitation überhöht. Der auf die v-Welle folgende Druckabfall (y-Tal) ist durch die Öffnung der AV-Klappen mit frühdiastolischem Bluteinstrom bedingt.

2.2 Ventrikeldruck

Abb. 57 zeigt einen typischen Druckverlauf im rechten Ventrikel und dP/dt in der Zuordnung zum Oberflächen-EKG.

In der Systole werden unter physiologischen Bedingungen in Ruhe Druckmaxima zwischen 25 und 30 mmHg erreicht. In der frühen Diastole fällt der Druck auf 0 mmHg ab, um dann auf ein enddiastolisches Niveau von 4 bis 6 mmHg anzusteigen (siehe Tabelle 19).

Pathologische Erhöhungen der systolischen Druckwerte sind Folge von Druckbelastung (Pulmonalstenose, prä- und postkapilläre pulmonale Hypertonie) und/oder Volumenbelastung (Links-Rechts-Shunts). Erhöhte diastolische Werte können Ausdruck der Pumpinsuffizienz sein, kommen aber auch bei Compliancestörungen des Ventrikels ohne Pumpinsuffizienz vor.

Für den rechtsatrialen Druck stellen bei normalen Klappenverhältnissen die Vorlast und das nachgeschaltete diastolische Druckniveau des rechten Ventrikels, das zur Klappenöffnung überschritten werden muß, die Determinanten dar. Analog dazu ist für die

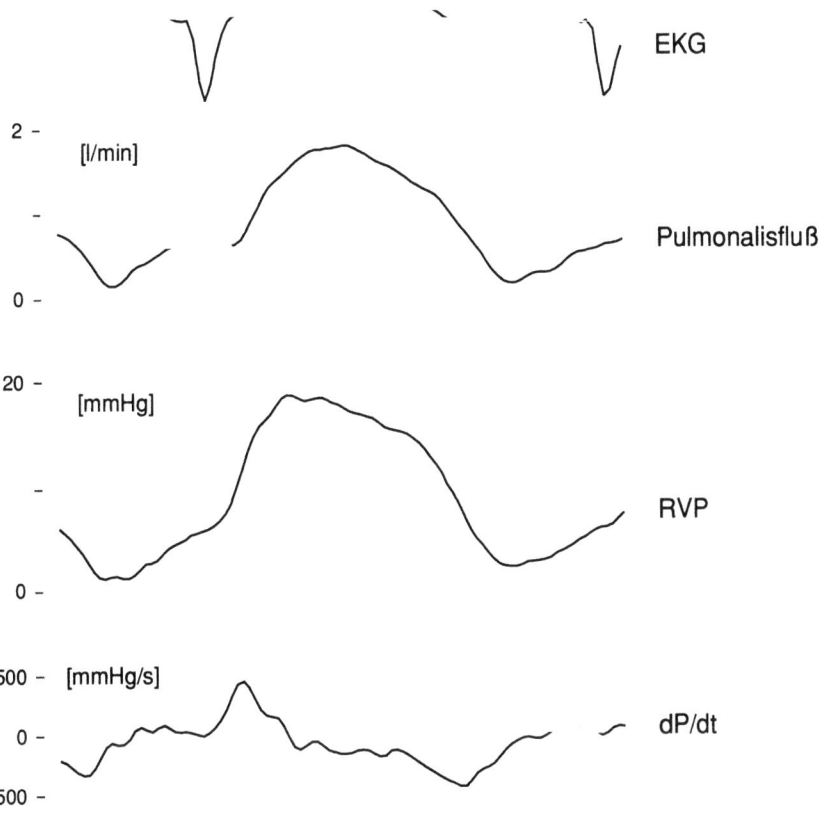

Abb. 57. Rechtsventrikulärer Druck (RVP), dP/dt und Pulmonalisfluß (elektromagnetische Messung) in Zuordnung zum Oberflächen-EKG.

Druckentwicklung des Ventrikels der diastolische Pumonalarteriendruck entscheidend. Der Lungenkreislauf gehört funktionell dem Niederdruckgebiet an, Drücke und Widerstände im kleinen Kreislauf betragen lediglich ein Fünftel bis ein Zehntel der korrespondierenden Drücke im arteriellen System. Der pulmonale Gefäßwiderstand (PVR) errechnet sich nach:

$PVR = (PA_m - LA_m) \cdot 80 / HMV$,

LA_m = mittlerer linksatrialer Druck,

$PCWP_m$ = mittlerer pulmonalkapillärer Verschlußdruck,

PA_m = mittlerer Pulmonalarteriendruck,

HMV = Herzminutenvolumen.

Vereinfachend wird der LA_m dem $PCWP_m$ gleichgesetzt, der pulmonale Gefäßwiderstand ergibt sich dann mit:

$PVR = (PA_m - PCWP_m) \cdot 80 / HMV$.

Er beträgt unter physiologischen Bedingungen etwa ein Zehntel des systemischen Widerstandes und liegt in Ruhe unter Werten von 150 dyn $\cdot$ sec $\cdot$ cm^{-5} (siehe Tabelle 19).

2.3 Determinanten

Der Pulmonalarteriendruck ist im wesentlichen von drei Faktoren abhängig:
1. Flußmenge im kleinen Kreislauf,
2. pulmonalen Gefäßwiderstand,
3. postkapilläre Druckverhältnisse.

2.3.1. Flußmenge

Nach Modifikation des Ohm-Gesetzes ist der Druck p (mmHg) nach
$p = I \cdot R$
mit: I = Stromstärke [cm^3/s]; R = Widerstand[dyn·sec/cm^5]
zur Flußmenge proportional. Unter physiologischen Bedingungen kann die Flußmenge im kleinen Kreislauf entsprechend der Belastungsadaptation des Herzminutenvolumens etwa um den Faktor 5 gesteigert werden. Aufgrund der überwiegend druckpassiven Flußsteigerung im pulmonalen Stromgebiet kommt es bis zu einer Steigerung um die zwei- bis dreifache Menge zu keiner wesentlichen Drucksteigerung. Unter Belastung ist eine leichte Abnahme des Widerstandes zu beobachten, sie ist jedoch weniger ausgeprägt als im systemarteriellen Kreislauf.

Neben passageren Flußsteigerungen in Folge der physiologischen Belastungsadaptation kommt es im Rahmen von Shunt-Vitien mit Links-Rechts-Shunt, bei pulmonalen arteriovenösen Fisteln und bei Hyperthyreose zur chronischen Hyperzirkulation mit Volumenbelastung des rechten Herzens und – in Abhängigkeit von der Zeitdauer – Ausbildung einer präkapillären pulmonalen Hypertonie. Dabei können die Drücke im kleinen Kreislauf sich den systemarteriellen angleichen und diese überschreiten, was dann zur Shuntumkehr führt.

2.3.2 Pulmonaler Gefäßwiderstand

Der Widerstand in der Pulmonalarterie kann bei einer Vielzahl von Erkrankungen akut oder chronisch erhöht sein (präkapilläre pulmonale Hypertonie) und zu einer Druckbelastung des rechten Herzens führen. Die Normwerte der Drücke für die einzelnen Gefäßabschnitte sind in Tabelle 19 gezeigt.

Für akute Drucksteigerungen sind hauptsächlich Lungenembolien, plötzlich auftretende Zustände schwerer Hypoxie oder Obstruktion (z.B. Status asthmaticus) verantwortlich.

Die chronische präkapilläre pulmonale Hypertonie kann in primäre und sekundäre Formen unterteilt werden. Für die seltene Widerstandserhöhung ohne erkennbare Ursache (primäre pulmonale Hypertonie) ist die Persistenz embryonaler Druckverhältnisse im kleinen Kreislauf als Ursache anzusetzen.

Sekundäre Formen können drei Grundaffektionen zugeteilt werden:
– primär vaskulären Veränderungen,
– Veränderungen des Lungenparenchyms,
– alveoläre Hypoxie.

Diesen ätiologisch völlig unterschiedlichen Gruppen ist die konsekutive Abnahme des Gesamtquerschnitts der Lungenstrombahn gemeinsam. Dies kann je nach Erkrankung aus dem Umbau der Gefäßwand (z.B. Intimahyperplasie) mit konsekutiver Abnahme des Lumens, aus der Obliteration oder thrombembolischen Verschlüssen von Gefäßen (z.B. Lungenembolie) und/oder Gefäßrarefizierung (z.B. Lungenemphysem) resultieren.

Die Reduktion des Gesamtquerschnitts wird erst dann hämodynamisch in Form einer Widerstandssteigerung wirksam, wenn der Querschnitt auf etwa 1/3 des Ursprungswertes abgenommen hat.

Primär vaskuläre Veränderungen

In dieser Gruppe kommmt es zu einer Abnahme des Gefäßquerschnitts durch Erkrankungen mit primärer Manifestation in den Lungengefäßen und/oder durch Mitbeteilung im Rahmen bestimmter Grunderkrankungen. Pathogenetische Mechanismen sind die Veränderung des Gefäßwandaufbaus mit konsekutiver Lumenreduktion, Gefäßobliterationen und thrombembolische Verschlüsse. In diese Gruppe fallen Erkrankungen wie die Endarteriitis obliterans, Vaskulitiden auf dem Boden von Autoimmunerkrankungen wie Lupus erythematodes, dem Goodpasture-Syndrom oder der Wegner-Granulomatose. Zu thrombembolischen Verschlüssen kommt es vor allem bei (rezidivierenden) Lungenembolien.

Lungenparenchymveränderungen

Im wesentlichen führen bei primär pulmonalen Erkrankungen drei pathogenetische Faktoren zur konsekutiven Widerstanderhöhung im pulmonalen Stromgebiet:
– externe Kompression durch Veränderungen des Lungenparenchyms,
– externe Kompression durch intrapulmonale Drucksteigerungen,
– Gefäßrarefikation durch Umbauvorgänge des Parenchyms.

Zu entsprechenden Veränderungen des Lungenparenchyms führt das Fibrosestadium bei Erkrankungen wie Tuberkulose, M. Boeck, Z.n. Radiatio, allergische (z.B. Farmerlunge) oder medikamenteninduzierte (z.B. Methotrexat) Alveolitiden und Mitbeteiligung der Alveolen bei Autoimmunerkrankungen (z.B. Hamman-Rich-Syndrom).

Pathologische, vor allem exspiratorisch auftretende intrapulmonale Druckerhöhungen, die sich dem Druckniveau der Pulmonalarterie aufpfropfen, werden bei chronisch obstruktiven Lungenerkrankungen wie der chronisch obstruktiven Bronchitis oder dem Asthma bronchiale relevant. Zugleich prädisponieren obstruktive Lungenerkrankungen zu emphysematösen Veränderungen, die zur Rarefizierung des kapillären Stromgebiets mit entsprechender Querschnittsreduktion führen.

Alveoläre Hypoxie

Die mit den meisten Lungenparenchymerkrankungen vergesellschafteten obstruktiven und/oder restriktiven Ventilationsstörungen können funktionell in eine alveoläre Hypoventilation und Hypoxie münden, die zu einer Verstärkung der pulmonalen Hypertonie führt. Dies kann durch eine Widerstandserhöhung in den Alveolen mit erniedrigten Sauerstoffpartialdruck (Euler-Liljestrand-Reflex) als Mechanismus der lokalen Durchblutungsregulation erklärt werden (v. Euler, 1946). In Kombination mit den oben genannten Faktoren führt dies zu einer Verstärkung der pulmonalen Hypertonie und dem unter physiologischen Bedingungen – teleologisch – sinnvollen Reflex kommt dadurch eine pathogenetische Bedeutung zu.

2.3.3 Postkapilläre Druckverhältnisse

Unabhängig von intrapulmonal lokalisierten Faktoren kann es durch Druckerhöhungen im linken Vorhof und/oder im linken Ventrikel zur passiven Druckerhöhung im kleinen Kreislauf (postkapilläre pulmonale Hypertonie) kommen.

Isolierte Druckerhöhungen im linken Vorhof sind bei Mitralvitien zu beobachten.

Zur konsekutiven Drucksteigerung im linken Vorhof kommt es bei einer Erhöhung des enddiastolischen Drucks im linken Ventrikel. Ein erhöhter enddiastolischer Druck wird mit und ohne Pumpinsuffizenz des linken Ventrikels gefunden. Die Vielzahl pathogenetischer Faktoren für diese Druckerhöhung im linken Ventrikel kann allgemein in
– valvuläre Erkrankungen (Mitralinsuffizienz, Aortenvitien),
– vaskuläre Faktoren (koronare Herzerkrankung, ischämische Kardiomyopathie) sowie
– primäre und sekundäre Kardiomyopathien
unterteilt werden.

Übergreifend gibt es in allen drei Gruppen Erkrankungen, die unabhängig von der Ventrikelfunktion mit erhöhten enddiastolischen Drücken einhergehen und aus Compliancestörungen der Ventrikelmuskulatur, wie sie bei Hypertrophie (z.B. bei Hypertonie, restriktiver Kardiomyopathie) oder bei Narbenbildung des Myokards (koronare Herzerkrankung) vorkommt, resultieren.

3. Kontraktilitätsindizes

Bei der Beurteilung der Funktionsweise des Herzens kommt neben dem Herzzeitvolumen und den Drücken dem kontraktilen Status des Myokards eine wesentliche Bedeutung zu. Entsprechend dem Stand diagnostischer Verfahren wurden im Laufe der Zeit zahlreiche, mehr oder weniger aussagekräftige Parameter als Kontraktilitätsindizes des linken Ventrikels eingeführt.

Die therapeutische Nutzung systolischer Zeitintervalle des linken Ventrikels in Herzschrittmachern wurde erstmals von Niederlag (1987) vorgeschlagen; der Realisierung eines solchen Schrittmachersystems stehen naturgemäß die limitierten meßtechnischen Möglichkeiten der Schrittmachertechnologie entgegen.

Entsprechend der geringeren meßtechnischen Probleme bei der Erfassung der systolischen Zeitintervalle des rechten Ventrikels ist jedoch bereits ein frequenzadaptives System (Precept™, CPI, St. Paul, MN, USA) mit der rechtsventrikulären Anspannungszeit (pre-ejection period) als Führungsgröße realisiert (Chirife, 1987, 1988). Das System nutzt zur Bestimmung bzw. Approximation der Anspannungszeit das intrakardiale EKG sowie die intrakavitäre Impedanz als Schlagvolumenäquivalent; es stellt somit das erste System mit einer Parameterkombination dar; derzeit befindet es sich in mehreren Zentren in klinischer Erprobung (Klein, 1987; Higgins, 1988; McGoon, 1988; Russie, 1988).

Die noch geringe Erfahrung mit der rechtsventrikulären Anspannungszeit erlaubt derzeit keine systematische Charakterisierung des dynamischen und statischen Verhaltens des Parameters, so daß sich im folgenden die Darstellung auf seine physiologischen Grundlagen beschränkt.

3.1 Klassifizierung

Eine grundsätzliche Unterscheidung zwischen den einzelnen Parametern kann durch verschiedene Wertungskriterien getroffen werden (Übersicht in Binkley, 1986) (Tabelle 20):

Tabelle 20. Kontraktilitätsindizes. Einteilung nach den Kriterien der systolischen Druckentwicklung, der systolischen Verkürzung und den Zeitintervallen der Systole.

Kontraktilitätsindizes

Druck	Systolische Verkürzung	Zeitmaße
dP/dt max	Auswurffraktion (EF)	Elektromechanische Systole
dP/dt/p max	(Angiographie, RNV)	Anspannungszeit (PEP)
t (dP/dt max)	fractional shortening (FS)	Austreibungszeit (LVET)
dP/dt max/LVEDP	(Echokardiographie)	

Ein Teil der Inotropieindizes basiert auf der Bewertung der Druckentwicklung während der Systole, dazu zählen im wesentlichen dP/dt_{max} und davon abgeleitete Größen.

Die neueren bildgebenden Verfahren wie Echokardiographie und Radionuklidventrikulographie benutzen als Kriterium die systolische Verkürzung.

Auf reinen Zeitkriterien basieren schließlich als dritte Gruppe die systolischen Zeitintervalle als Zeitmaße der verschiedenen Abschnitte der elektrischen und mechanischen Kammersystole (Weissler, 1961; Wallace, 1963; Aronow, 1970; Luisada, 1972; Manolas, 1975; Übersicht in Heiss, 1977).

Eine andere Einteilung ordnet die einzelnen Kontraktionsindizes verschiedenen Phasen der Systole zu (Tabelle 21): Als Kontraktionsindizes der isovolumetrischen Phase können somit dP/dt_{max} sowie die Anspannungszeit (PEP) klassifiziert werden.
Parameter der Austreibung sind die Austreibungszeit des linken Ventrikels (LVET), die Auswurffraktion (EF) sowie die Verkürzungsfraktion (fractional shortening, FS). Die elektromechanische Kammersystole schließt beide Phasen ein.

In der kardiologischen Routinediagnostik haben die meisten Parameter nie eine größere diagnostische Bedeutung erlangt, andere, wie dP/dt_{max}, sind von neueren, nichtinvasiven bildgebenden Verfahren wie der Radionuklidventrikulographie oder der Echokardiographie abgelöst worden und/oder auf Spezialfragen beschränkt.

Bei der Suche nach Parametern zur Schrittmacherführung stoßen auf Druck basierende Kontraktilitätsindizes sowie die systolischen Zeitintervalle neuerdings wieder auf verstärktes Interesse. Mit der in Schrittmachern implementierbaren Meßtechnik sind dabei
– dP/dt_{max},
– dP/dt_{max} normiert nach dem maximal entwickelten Druck ($dP/dt_{max}/p_{max}$) sowie
– die Zeitdauer (t) zum Erreichen von dP/dt_{max}
erfaßbar.

Bei erhöhtem meß- und rechentechnischen Aufwand gilt dies ebenso für die systolischen Zeitintervalle des rechten Ventrikels, also die elektromechanische Kammersystole mit ihren Anteilen Anspannungszeit und Austreibungszeit.

Ein grundsätzliches Problem bei der Nutzung dieser Parameter als Führungsgrößen besteht darin, daß sie als Kontraktilitätsindizes des linken Ventrikels etabliert sind, für den rechten Ventrikel jedoch weniger Daten vorliegen (Curtiss, 1975; Leighton, 1975; Boudoulas, 1987; Rustici, 1989). Grundsätzliche Probleme bei der Übertragung der linksventrikulären Verhältnisse auf den rechten Ventrikel können aus den verschiedenen Druckhöhen des systemarteriellen Kreislaufes gegenüber dem Niederdrucksystem resultieren. Ein weiteres Problem ergibt sich aus der Abhängigkeit der verschiedenen Parameter von Vor- und Nachlast (Tabelle 22), deren Einfluß im großen und kleinen Kreislauf unterschiedlich ist. So ist der Einfluß der Nachlast auf die Kontraktilitätsparameter des rech-

Tabelle 21. Kontraktilitätsindizes. Zuordnung zu den einzelnen Phasen der Systole.

Elektromechanische Systole

isovolumetrisch	Austreibungsphase
dP/dt max	Austreibungszeit (LVET)
Anspannungszeit (PEP)	Verkürzungsfraktion (FS)

ten Ventrikels bei relativer Konstanz des Gefäßwiderstands im pulmonalen Stromgebiet geringer. Dagegen besitzt die Vorlast, die im Niederdrucksystem atmungs- und lagebedingt größeren Schwankungen unterworfen ist, eine weit größere Bedeutung; vor allem für die Atmung kann ein deutlicher Einfluß auf die systolischen Zeitintervalle des rechten Ventrikels gezeigt werden (Boudoulas, 1987; Rustici, 1989).

3.2 Druckparameter

Rechtsventrikulärer dP/dt$_{max}$

Abb. 57 zeigt eine rechtsventrikuläre Druckkurve mit dP/dt als erste Ableitung dieser Kurve nach der Zeit. Die maximale Anstiegsgeschwindigkeit des Ventrikeldruckes (dP/dtmax) wird in der frühen Systole vor Beginn der Austreibungsphase erreicht.

Für die linksventrikulären Verhältnisse (Abb. 58) konnte gezeigt werden, daß dP/dt$_{max}$ einen sehr aussagekräftigen Parameter der myokardialen Kontraktilität darstellt (Glea-

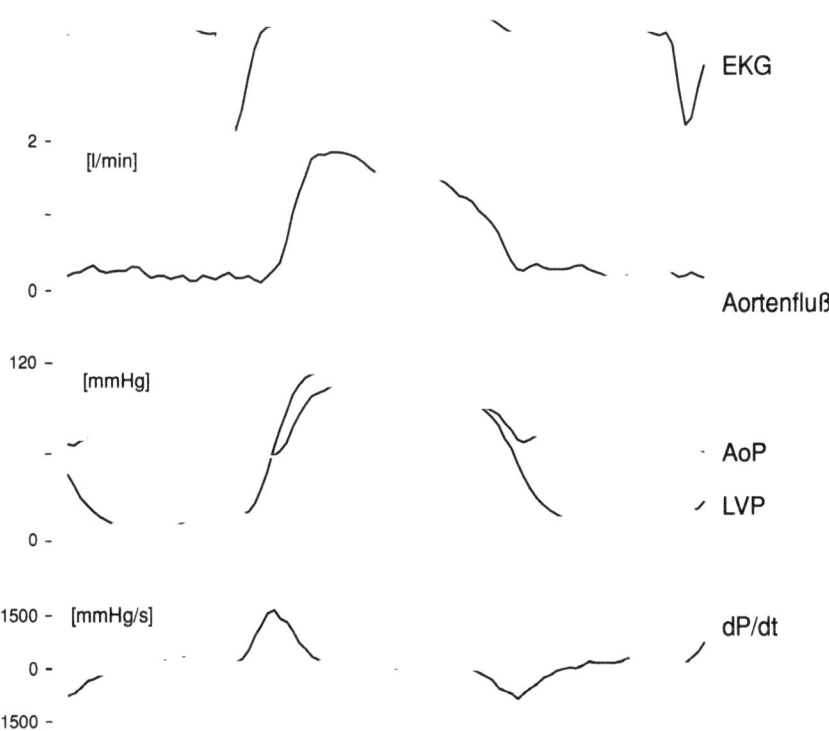

Abb. 58. Linksventrikulärer Druck (LVP), dP/dt und Aortenfluß (elektromagnetische Messung) in Zuordnung zum Oberflächen-EKG.

son, 1962; Landry, 1965; Wallace, 1963; Mason, 1967, 1969; Braunwald, 1969). Bei der starken individuellen Schwankungsbreite des Parameters erscheinen jedoch Absolutwerte von dP/dt von eingeschränkter Wertigkeit (Landry, 1965). Wesentliche, dP/dt_{max} beeinflussende Faktoren sind:
- Vorlast,
- Nachlast,
- Frequenz.

Gerade die unter Frequenzerhöhung beobachtete Steigerung von dP/dt_{max} (Wallace, 1963; Mason, 1967; Boudoulas, 1982) ist für die Schrittmacherführung relevant, da sie die Voraussetzung für eine positive Rückkoppelung darstellt. Eine Kompensation der Vorlastkomponente auf dP/dt_{max} kann durch die Normierung als Quotient von dP/dt_{max} nach dem enddiastolischen Druck (dP/dt_{max} / EDP) oder dem enddiastolischen Volumen (dP/dt_{max} / EDV) versucht werden. Diese Normierung erscheint für das rechtsventrikuläre dP/dt_{max} / EDP mittels eines intelligenten Schrittmachers realisierbar. Eine Normierung nach dem enddiastolischen rechtsventrikulären Volumen (RVEDV) durch die Kombination von Druck und Impedanzmessung ist dagegen unsicherer. Der normierte Wert dP/dt_{max} / EDP zur Kompensation des Vorlasteinflusses wird dadurch relativiert, daß bei Compliance-Störungen (z.B. Hypertrophie, Restriktion) die Aussagekraft des enddiastolischen Drucks über das enddiastolische Volumen deutlich eingeschränkt ist (Reeves, 1960). Zur Normierung der Nachlastkomponente kann der Quotient zwischen dP/dt_{max} und dem isovolumetrisch entwickelten Druckmaximum (p_{max}) gebildet werden (dP/dt_{max} / p_{max}). Einen weiteren, im Schrittmacher erfaßbaren Kontraktilitätsparameter stellt die Zeitdauer (t) von Beginn der Druckentwicklung bis zum Erreichen von dP/dt_{max} (siehe Abb. 57) dar.

3.3 Systolische Zeitintervalle

Unter dem Begriff der systolischen Zeitintervalle werden die elektromechanische Kammersystole (EMS), die Anspannungszeit (pre-ejection period, PEP) und die Austreibungszeit (left ventricular ejection time, LVET) zusammengefaßt (Abb. 59).

Die elektromechanische Kammersystole ist definiert als Zeitdauer von Beginn der Negativitätsbewegung der Q-Zacke bis zur Inzisur in der Aortendruckkurve bzw. der Karotispulskurve. Die elektromechanische Kammersystole setzt sich zusammen aus der Anspannungszeit (PEP) und der Austreibungszeit.

3.3.1 Anspannungszeit

Die Anspannungszeit (ASZ; Pre-ejection period, PEP) errechnet sich als Differenz zwischen elektromechanischer Systole und Austreibungszeit, sie kann weiter in präisovolumetrische (PKZ) und isovolumetrische Kontraktionszeit (IKZ) unterteilt werden. Sie bezeichnet somit den Beginn der elektrischen Systole mit Beginn der Q-Zacke sowie die isovolumetrische Anspannungsphase bis zum Öffnen der Aorten-/Pulmonalklappe (siehe Abb. 59). Die Normwerte für den linken Ventrikel werden zwischen 50 ms bis 100 ms angegeben (Blumberger, 1940), bei Berücksichtigung einer Frequenzabhängigkeit kann

nach Stafford (1970) der normierte Wert (PEPI) nach
PEPI = 131/133 − 0,4 · HF (HF = Ruhefrequenz)
für Männer/Frauen ermittelt werden.
Aronow (1970) und Manolas (1975) geben mit
PEPI = PEP + 0,4 · HF
ein ähnliches Korrekturverfahren an.

3.4. Austreibungszeit

Die Austreibungszeit (ATZ; ventricular ejection time, LVET) ist definiert als Fußpunkt des steilen Anstiegs der Aortendruckkurve bis zur Inzisur, entsprechend der Öffnung und dem Schluß der Aortenklappe (siehe Abb. 59).

Die Normwerte werden zwischen 200 ms und 310 ms (Blumberger, 1940) angegeben, nach Frequenznormierung errechnet sich nach Stafford (1970) die ATZ des linken Ventrikels nach:

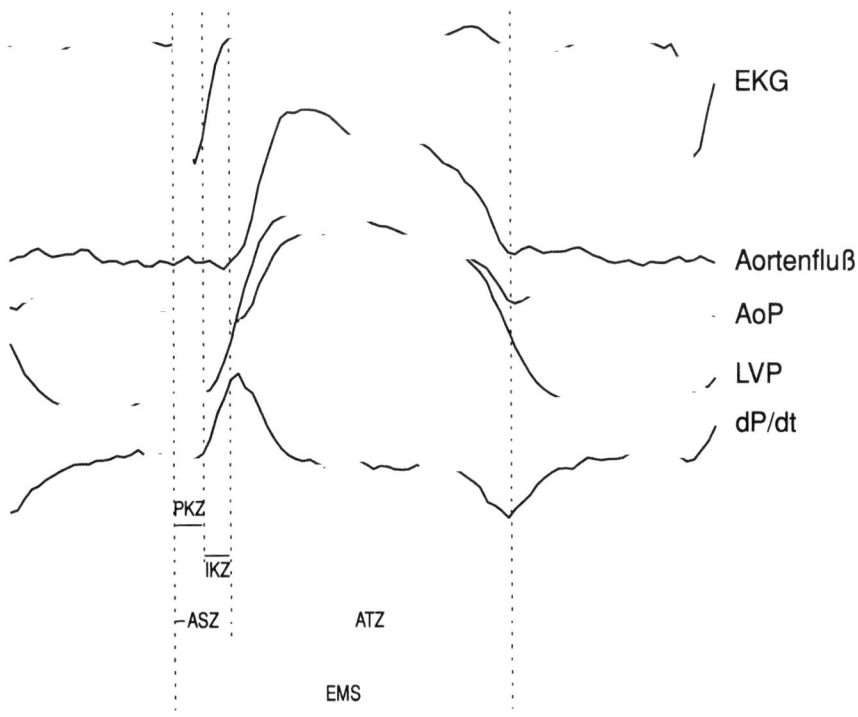

Abb. 59. Systolische Zeitintervalle mit präisovolumetrischer Kontraktionszeit (PKZ), isovolumetrischer Kontraktionszeit (IKZ), Anspannungszeit (ASZ), Austreibungszeit (ATZ) und elektromechanischer Systole (EMS).

ATZ = 413/418 − 1,7/1,6 · HF; (Männer/Frauen); HF = Herzfrequenz.

Prinzipiell sind die Zeitintervalle der rechtsventrikulären Systole analog zum linken Ventrikel festgelegt.

Die systolischen Zeitintervalle werden von einer Reihe von Faktoren beeinflußt (Tabelle 22). Anspannungszeit und Austreibungszeit zeigen häufig ein reziprokes Verhalten. Dies hat zur Folge, daß für die gesamte elektromechanische Systole der Nettoeffekt gering sein kann oder gar fehlt.

Vorlast

Die Vorlast stellt eine wesentliche Determinante der systolischen Zeitintervalle dar. Sie ist invers mit der Anspannungszeit (PEP) korreliert, mit Zunahme der Vorlast kommt es zu einer Verkürzung der Anspannungszeit (Martin, 1971; Weissler, 1968; Wallace, 1963; Stafford, 1970) während die Austreibungszeit ansteigt (Blumberger, 1940; Reindell, 1949). Bei Vorlastsenkung verhalten sich beide Parameter reziprok im Sinne einer Zu- bzw. Abnahme. Der Nettoeffekt von Vorlaständerungen auf die elektromechanische Systole ist aufgrund des reziproken Verhaltens von Anspannungsteit und Austreibungszeit marginal.

Ventrikelfunktion/Inotropie

Eine Steigerung der Inotropie verkürzt die Anspannungszeit und die Gesamtdauer der elektromechanischen Systole (Lewis, 1972), negativ inotrope Substanzen verlängern bei-

Tabelle 22. Einflußgrößen der systolischen Zeitintervalle.

		Anspannungszeit	Austreibungszeit	Elektromechanische Systole
Vorlast	↑	↓	↑	⇩
	↓	↑	↓	⇧
LV-Funktion	↑	↓	↓	↓
	↓	↑	↓	⇩⇧
Inotropie	↑	↓	↓	↓
	↓	↑	↓	⇧
Nachlast	↑	↑	↓	⇩
	↓	↓	↑	⇧
Frequenz	↑	?	↓	↓
	↓	?	↑	↑
Diastolendauer	↑	↓	↑	⇧
	↓	↑	↓	⇩

de (Weissler, 1965, 1971; Willems, 1967; Metzger, 1970; Martin, 1971; Forester, 1974; Leier, 1978, 1980; Geleris, 1980, Boudoulas, 1981). Auf die Austreibungszeit haben sowohl positiv inotrope wie auch negativ inotrope Substanzen einen verkürzenden Effekt (Wallace, 1963; Harris, 1967; Lewis, 1972; Leier, 1978, 1980; Boudoulas, 1981). Das scheinbar paradoxe Verhalten kann dadurch erklärt werden, daß unter positiv inotroper Stimulation die Verkürzungsgeschwindigkeit des Myokards zwar zunimmt, die gleichzeitige Zunahme des Schlagvolumens diesen primär verkürzenden Effekt jedoch überdeckt. Unter negativ inotroper Medikation kann die Abnahme der Austreibungszeit so interpretiert werden, daß bei Abnahme der Verkürzungsgeschwindigkeit gleichzeitig auch das Schlagvolumen abnimmt und als Nettoeffekt eine Verkürzung der Austreibungszeit trotz Verminderung der Verkürzungsgeschwindigkeit resultiert.

Ähnlich ist die Verkürzung der Austreibungszeit sowohl bei Zu- wie bei Abnahme der linksventrikulären Funktion zu interpretieren. Analog nehmen Anspannungszeit und elektromechanische Systole mit Zunahme der linksventrikulären Funktion ab; bei Verschlechterung wird eine Verlängerung der Anspannungszeit beobachtet (Harris, 1967; Boudoulas, 1981; Leier, 1978, 1980).

Nachlast

Änderungen der Nachlast folgt die Anspannungszeit proportional, die Austreibungszeit zeigt ein inverses Verhalten; die elektromechanische Systole bleibt durch Änderung der Nachlast relativ unbeeinflußt (Blumberger, 1940; Wallace, 1963, Leier, 1982).

Frequenz

Für die Schrittmacherführung ist der Frequenzeinfluß sehr wesentlich, da ein potentieller eigenständiger Frequenzeinfluß die Möglichkeit einer positiven Rückkoppelung mit Aufschauckelung der Frequenz impliziert. Die Frage des Frequenzeinflusses auf die Anspannungszeit wird nicht einheitlich beantwortet, da die von einigen Autoren mitgeteilte Verkürzung der Anspannungszeit mit steigender Frequenz (Blumberger, 1940; Weissler, 1977) von anderen nicht bestätigt wird (Talley, 1971; Wikstrand, 1978; Spodick, 1984; Chirife, 1988).

Unstrittig ist die inverse Beziehung zwischen Frequenz und der Austreibungszeit (Weissler, 1961; Wallace, 1963, Spodick, 1984). Entsprechend des geringen oder fehlenden Effektes der Frequenz auf die Anspannungszeit wird durch die eindeutige Verkürzung der Austreibungszeit mit steigender Frequenz auch die elektromechanische Systole verkürzt.

Zur Diastolendauer ist die Anspannungszeit invers korreliert, die Austreibungzeit und die elektromechanische Systole dagegen proportional (Wallace, 1963; Weissler, 1968).

Bedeutsam ist bei Wechsel zwischen Eigenrhythmus und Schrittmacherstimulation, daß die Anspannungszeit unabhängig von Belastung bereits bei durch die Änderung der Erregungsausbreitung entsprechend den Verhältnissen beim Linksschenkelblock beeinflußt bzw. verlängert wird (Braunwald, 1957; Bourassa, 1962; Oravetz, 1967) .

4. Meßtechnische Grundlagen

Bei der Druckmessung kann zwischen Aufnehmern für statische Drücke und Aufnehmern für dynamische Drücke unterschieden werden.

4.1 Piezoresitive Druckaufnehmer

Das Element für die statische Druckmessung basiert auf der Halbleitertechnik (piezoresistive Aufnehmer) (Abb. 60)

Auf einer ca. 15 μm dicken Meßmembran sind symmetrisch zwei oder 4 Widerstände angeordnet. Die Membran trennt den Meßraum (z.B. Blut) vom Referenzraum (Luftkammer). Bei Druckänderungen des Meßraumes wird die Membran deformiert, und proportional zur Auslenkung der Membran verändern sich die Widerstandswerte der Brücke. Dieses Meßverfahren ist die Methode der Wahl zur Bestimmung des statischen und dynamischen Druckverlaufes im Herzen.

Der Vorteil des Halbleitersensors (piezoresistiver Aufnehmer) liegt seiner Fähigkeit, auch statische Drücke zu erfassen. Das Hauptproblem liegt im hohen Stromverbrauch, der im Dauerbetrieb im mA-Bereich liegt und dadurch die Lebensdauer des Schrittmachersystems deutlich limitiert. Der Stromverbrauch läßt sich durch Pulsintervallbetrieb reduzieren, ist aber bei den notwendigen Abtastraten noch zwischen 20 μA und 30 μA an-

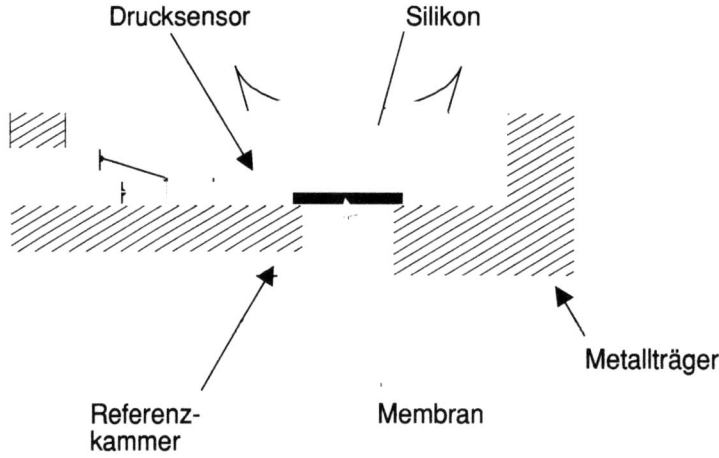

Abb. 60. Schematische Darstellung eines piezoresistiven Druckaufnehmers.

zusetzen. Ferner wirkt sich nachteilig aus, daß der Halbleitersensor – ohne zusätzliche schaltungstechnische Integration in den Sensor – nicht ohne drei Zuleitungen für die Halbbrücke und nicht ohne 4 Zuleitungen für die Vollbrücke zu betreiben ist. Die Langzeitstabilität des Sensors ist bis heute nicht ausreichend belegt, beim gegenwärtigen Stand der Technik sind Zeiten bis zu zwei Jahren zu erwarten.

4.2 Piezoelektrische Druckaufnehmer

In miniaturisierter Form werden piezoelektrische Sensoren eingesetzt, die entsprechend der Eigenschaft des Quarzkristalls Druckänderungen in Ladungsänderungen umformen. Das Druckelement entspricht im Aufbau einem Kondensator und gibt entsprechend diesem Bauteil ein differenzielles Meßsignal ab, d.h. die Ableitung des Drucks nach der Zeit (dP/dt). Da der piezoelektrische Sensor eine extrem hochohmige Signalverstärkung erfordert, ist er ohne integrierten Verstärker, der den Arbeitswiderstand des Sensors vom Gigaohmbereich in den Kiloohmbereich transformiert, nicht einsetzbar. Der Stromverbrauch derartiger Sensoren liegt im Bereich zwischen ein und $5\,\mu A$ im Dauerbetrieb.

Die Vorteile piezoelektrischer Sensoren liegen darin, daß ihr Stromverbrauch etwa um den Faktor 1000 niedriger ist als beim Halbleitersensor und die Sensoren mit zwei Zuleitungen auskommen.

Die Limitation besteht darin, daß die Erfassung statischer Drücke nicht möglich ist. Die Langzeitstabilität ist bis jetzt nicht ausreichend belegt, potentielle Probleme ergeben sich aus Parallelschlüssen bei nicht hermetisch versiegelten elektrischen Stromleitungen.

Zur Arbeitsweise von Druckschrittmachern (Deltatrax^{TM}) liegen derzeit noch keine Informationen vor.

5. Dynamisches Verhalten

5.1 Totzeiten

Abb. 61 zeigt bei Herzgesunden die Totzeiten der drei Parameter RVP_{max}, dP/dt_{max} und RA-Mitteldruck (RA_m) auf sprungförmige Belastungen.

Bei Belastungsbeginn ergeben sich für den RVP_{max} Werte zwischen 5 sec und 8 sec. Die Totzeiten des RAP liegen zwischen 4 sec und 9 sec, die für dP/dt sind mit 6 sec bis 11 sec nur geringfügig höher.

Bei Belastungsende beginnt der RVP nach 10 sec bis 15 sec, dP/dt_{max} nach 13 sec bis 17 sec und RAP_m nach 10 sec bis 15 sec abzufallen.

5.2 Zeitkonstanten

Abb. 62 zeigt die Zeitkonstanten der drei Parameter für die Belastung und die Entlastungsphase.

Bei Belastungsbeginn werden die 67 % der Gesamtänderung der jeweiligen Laststufe nach 24 sec bis 62 sec (RVPmax) resp. 28 sec bis 48 sec (dP/dtmax) und 25 sec bis 44 sec (RAPm) erreicht.

Die Abfallzeiten sind proportional zur Höhe der vorausgegangen Last und steigen von 40 sec bis 88 sec (RVP_{max}), 35 sec bis 55 sec (dP/dt_{max}) und 33 sec bis 76 sec (RAPm) bei der höchsten Laststufe an.

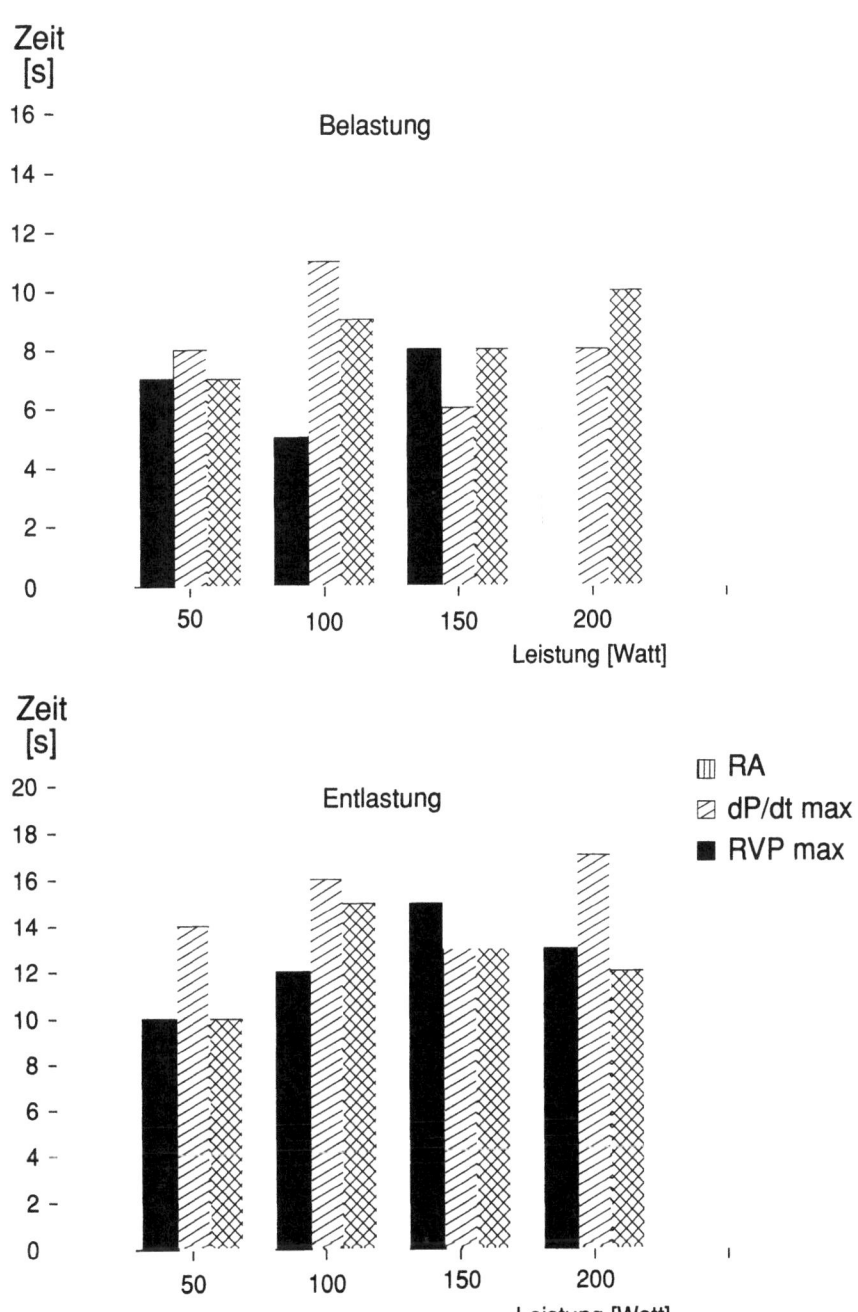

Abb. 61. Totzeiten von RAP, RVP, dP/dt bei Herzgesunden (n=10). Oben: Belastung, unten: Entlastung.

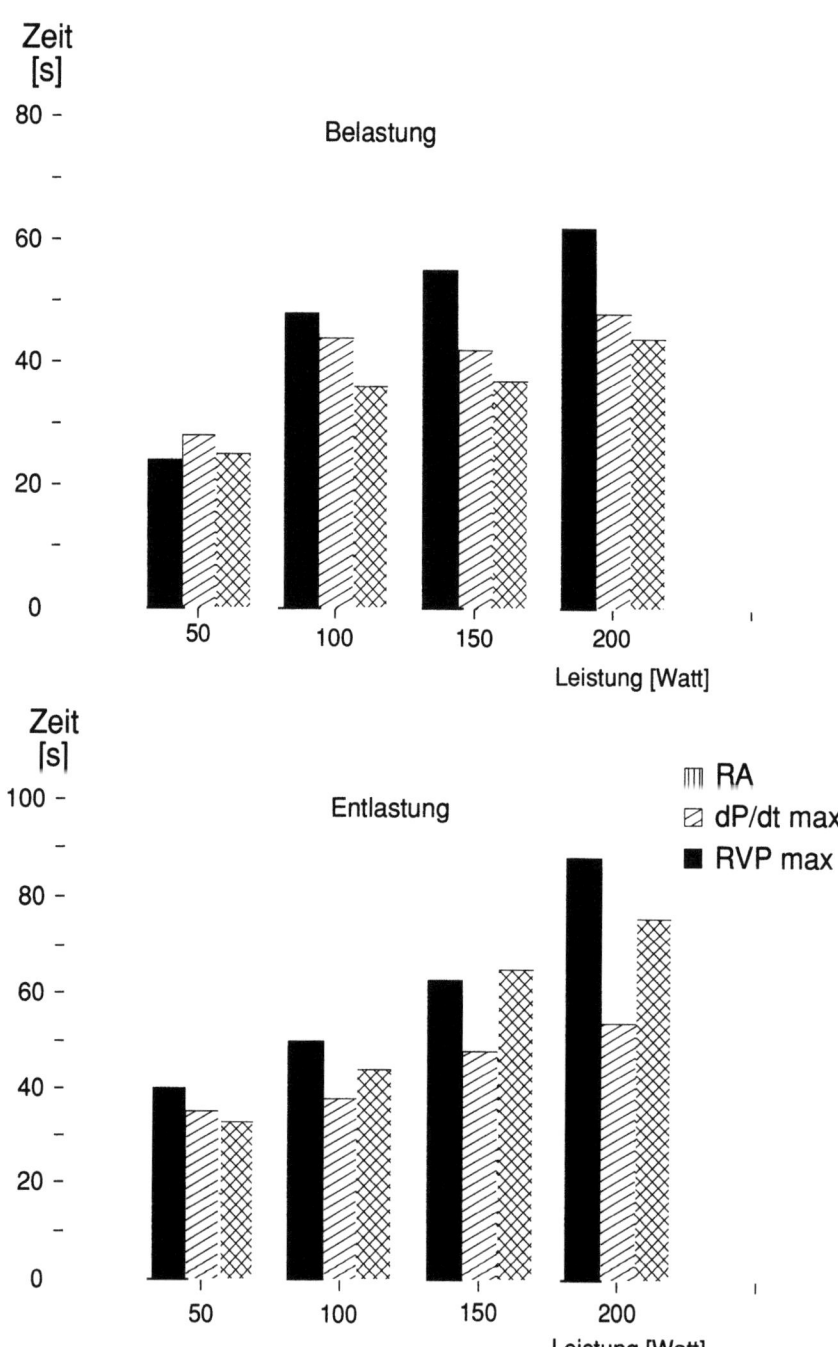

Abb. 62. Zeitkonstanten von RAP, RVP, dP/dt. Oben: Belastung, unten: Entlastung.

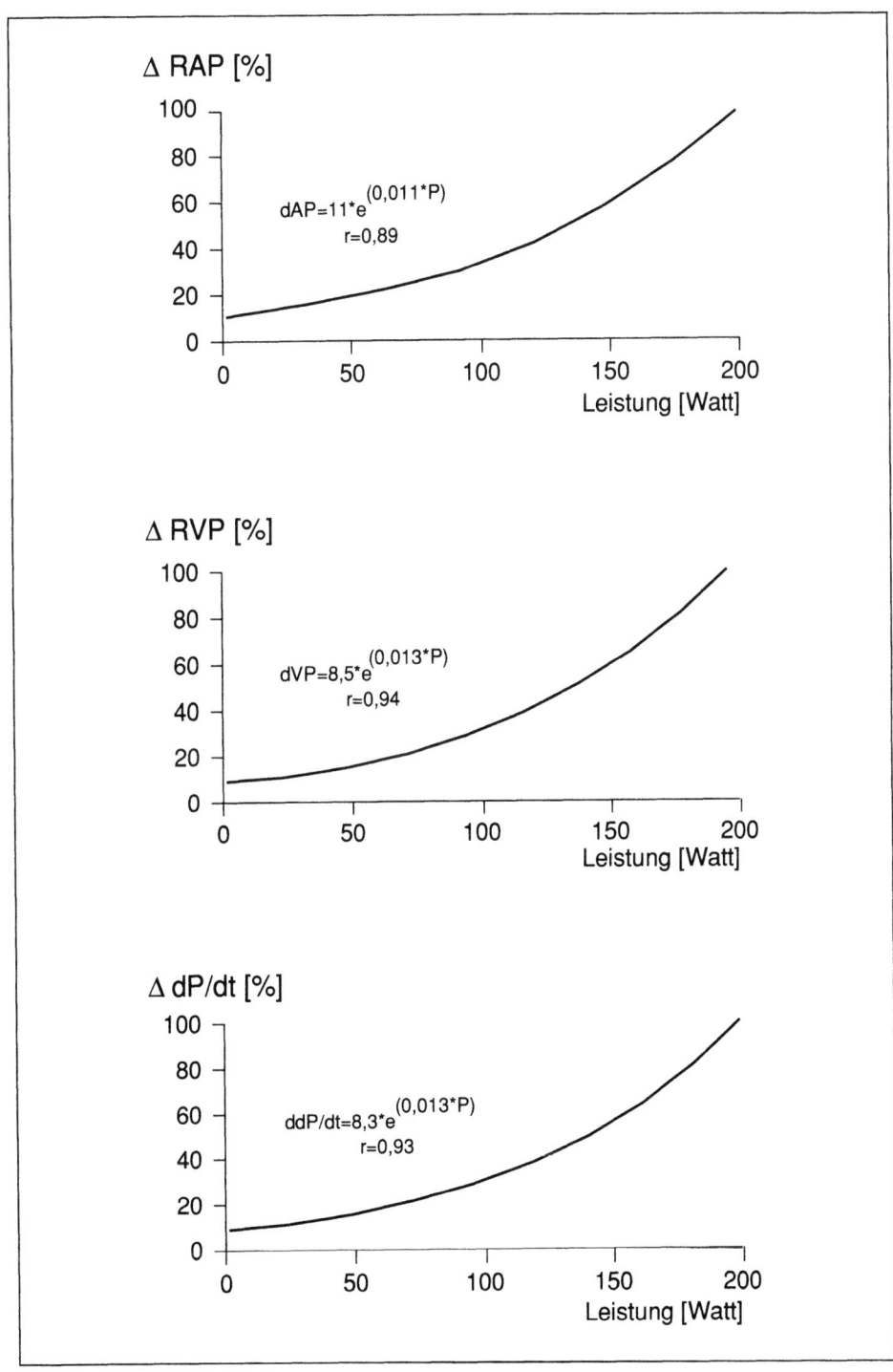

Abb. 63. Funktionelle Beziehungen. RAP, RVP und dP/dt als abhängige Variable der vorgegebenen Leistung bei Herzgesunden (n=10).

6. Statisches Verhalten

6.1 Funktionelle Beziehungen

Die Kurvenverläufe von RVP_{max}, dP/dt_{max} und RAP_m bei Herzgesunden sind als abhängige Variable der vorgegebenen Leistung in Abb. 63 dargestellt.

Für jeden der drei Parameter ergibt sich ein exponentielles Verhalten zur Leistung.

6.2 Sensitivität

Aus den funktionellen Beziehungen in Abb. 63 resultieren für die drei Parameter die in Abb. 64 dargestellten Sensitivitätsverläufe.

Wie daraus ersichtlich, ist für jeden Parameter das Auflösungsvermögen im unteren Lastbereich niedriger als bei mittleren und hohen Belastungen.

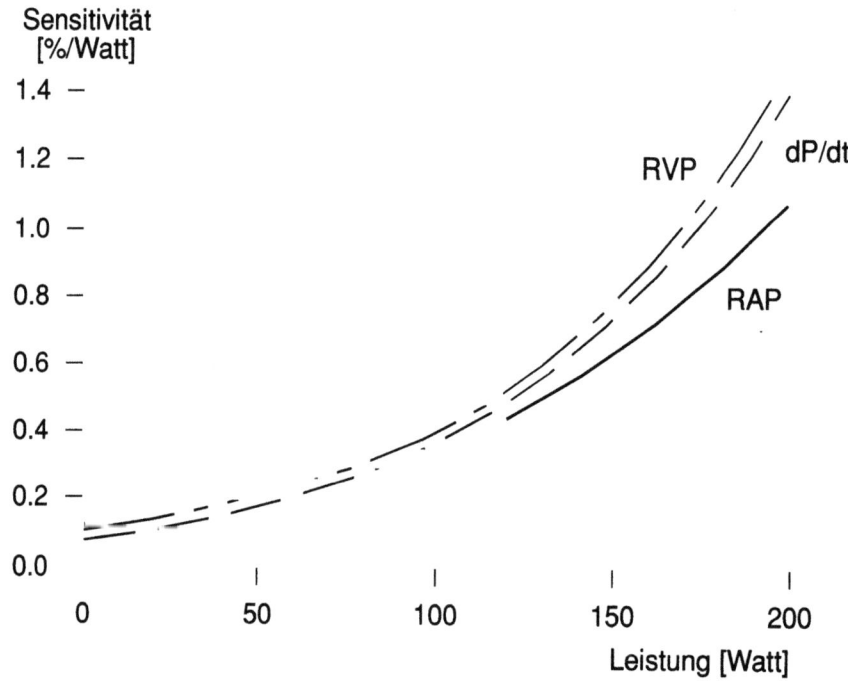

Abb. 64. Sensitivitätsverlauf von RAP, RVP und dP/dt.

7. Diagnostische Möglichkeiten

Als hämodynamische Parameter bieten RAP, RVP und dP/dt über die bloße antibradykarde Stimulation hinaus weitere therapeutische und insbesondere diagnostische Möglichkeiten.

7.1 Rechtsatrialer Druck

Der rechtsatriale Mitteldruck ist für den Füllungszustand des venösen Systems repräsentativ. Die Lokalisation von Dehnungsrezeptoren im rechten Vorhof sowie die Synthese und Liberation des natriuretischen Hormons durch myoendokrine Atriumzellen unterstreichen zudem seine Bedeutung als Meßstrecke der Vorlast. Ein Schrittmacher mit Druckmessung im rechten Vorhof bietet die Möglichkeit, nichtinvasiv diese Information abzufragen und/oder Trends zu erstellen.

Abb. 65 zeigt eine weitere Nutzungsmöglichkeit: Aufgrund des niedrigen Druckniveaus im rechten Vorhof gehen die atmungsbedingten intrathorakalen Druckschwankungen in die Vorhofkurve ein. Für die Schrittmacherführung mittels Druck müßen diese Atemeinflüsse kompensiert werden, sie können natürlich aber auch selbst zur Detektion der Atemtätigkeit genutzt werden. Gegenwärtig erscheint die primäre Detektion der Atmung über die Druckmessung jedoch als zu aufwendig, da die konkurrierende Meß-

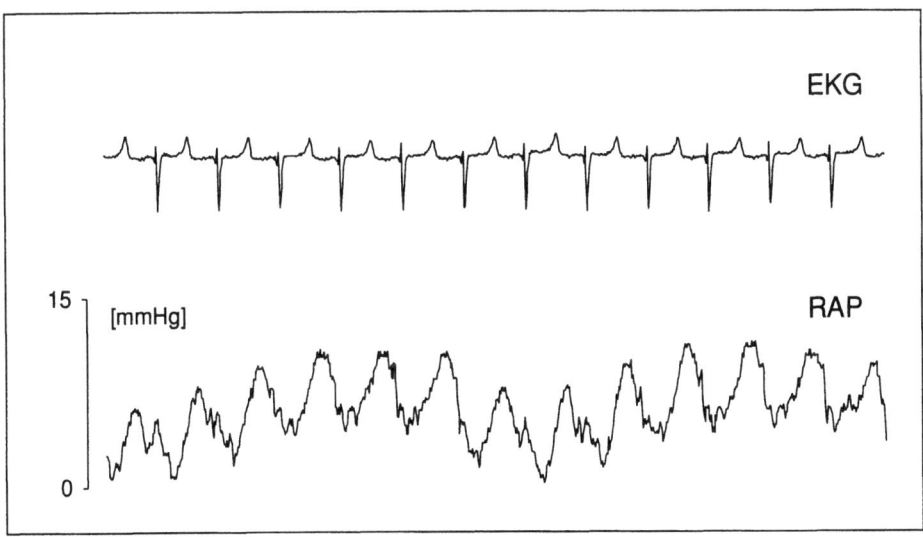

Abb. 65. Atemabhängigkeit des RAP.

methode mittels Impedanz geringere technische Probleme – insbesondere hinsichtlich der Langzeitstabilität – aufgibt.

Darüberhinaus erlaubt die Morphologie der Vorhofdruckkurve grundsätzliche Aussagen über die AV-Synchronität. Ein normaler Kurvenverlauf setzt eine normale Kontraktionssequenz zwischen Vorhof und Ventrikel voraus.

Der Verlust der AV-Synchronität führt zu charakteristischen Veränderungen der Vorhofdruckkurve. Bei retrograder Erregungsleitung mit Vorhofaktivierung unter ventrikulärer Stimulation sind Pfropfungswellen ein konstantes Phänomen (Abb. 66). Sie sind Teil der hämodynamisch adversen Effekte, die aus der Umkehrung der physiologischen Kontraktionssequenz resultieren.

Die retrograde Vorhofaktivierung kann Folge ventrikulärer Einkammerstimulation sein, sie kann aber auch bei tachykarden Rhythmusstörungen auftreten. Relevanz gewinnt dies bei der automatischen Tachykardiedetektion in implantierbaren antitachykarden Systemen. Diese hämodynamischen Veränderungen stellen wertvolle diagnostische Parameter zusätzlich zu den rein elektrischen Kriterien dar und legen die Kombination von elektrischen und hämodynamischen Parametern nahe.

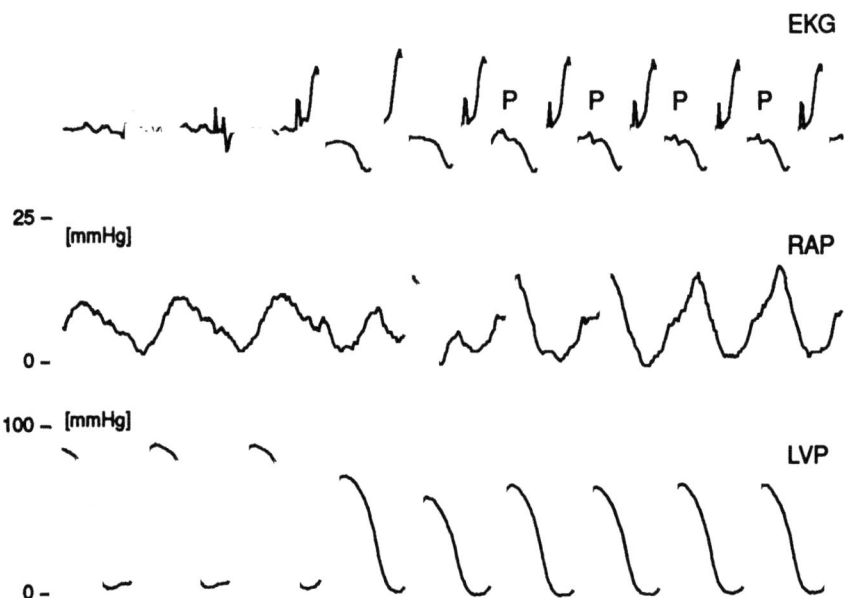

Abb. 66. Vorhofpfropfungswellen bei retrograder Vorhofaktivierung unter ventrikulärer Stimulation.

Eine spezielle Anwendungsmöglichkeit des rechtsventrikulären Drucks liegt im Bereich der hämodynamischen Tachykardiediagnostik. Zusammen mit dem Schlagvolumen ist der Druck hervorragend geeignet, tachykarde Rhythmusstörungen nicht nur indirekt über elektrische Kriterien wie Frequenz und „probability densitiy function (PDF)" zu erfassen, sondern vielmehr über ihre hämodynamischen Auswirkungen selbst zu diagnostizieren (Bennett, 1987; Stangl, 1988). Wie Abb. 68 zeigt, stellt der RVP dabei eine sehr schnelle, sensitive Größe bei ventrikulären Tachykardien und Kammerflimmern dar.

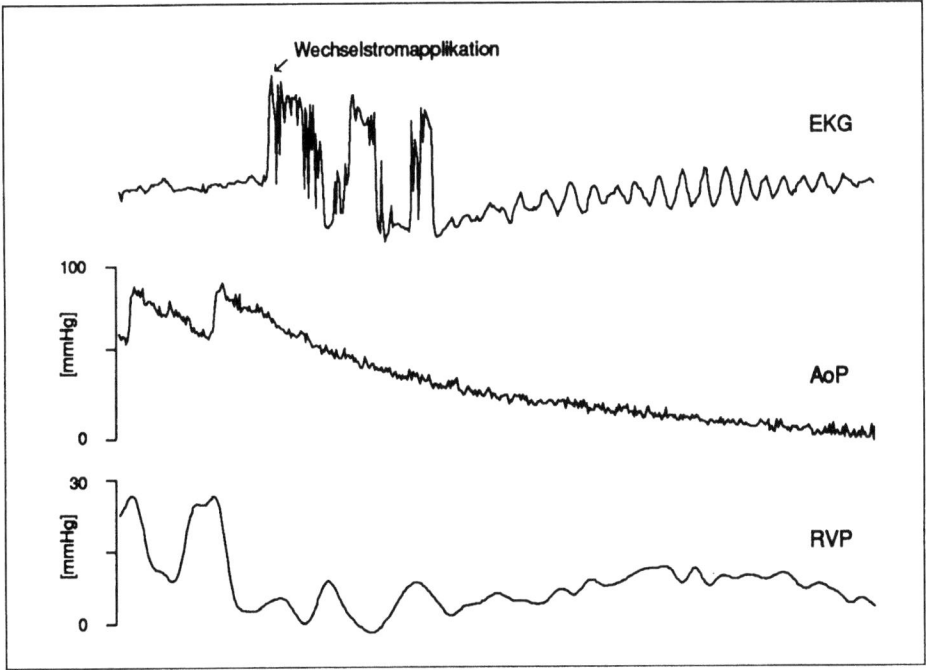

Abb. 68. Verhalten von RVP und AoP bei experimentell induziertem Kammerflimmern.

7.2 RVP und dP/dt

Die rechtsventrikuläre Druckkurve ist Ausdruck und Bestätigung der mechanischen Systole des Ventrikels. Diese banale Tatsache gewinnt bei Schrittmachern eine wichtige Bedeutung, wenn die Höhe des elektrischen Stimulus nahe an der Reizschwelle liegt und deshalb die Effektivität der Stimulation nicht unbedingt vorausgesetzt werden kann. Diese Situation ist bei einer möglichen automatischen Reizschwellenfindung (autocapture) durch das Schrittmachersystem gegeben. Die Minimierung der Stimulationsenergie stellt die effektivste Form der Energieersparnis im Schrittmacher dar und wird mit zunehmender Verwendung von Biosensoren und Mikroprozessoren, die einen relevanten Stromverbrauch haben, notwendig. Da die Reizschwelle eine vitale Funktion des Herzens berührt, ist bis heute eine automatische Reizschwellenfindung nach rein elektrischen Kriterien problematisch. Die Verwendung des rechtsventrikulären Drucks ermöglicht die zusätzliche Rückmeldung über die mechanische Kammersystole und erhöht somit entscheidend die Sicherheit der Effektivitätsbewertung eines elektrischen Stimulus.

Neben dieser grundsätzlichen Aussage gibt die Höhe und Form der rechtsventrikulären Druckkurve eine Vielzahl diagnostischer Zusatzinformationen über die Funktionszustand des rechten Ventrikels sowie über die Höhe der Drücke im kleinen Kreislauf.

Als markantes Beispiel mag die akute Druckbelastung des rechten Herzens bei fulminanter Lungenembolie in Abb. 67 gelten.

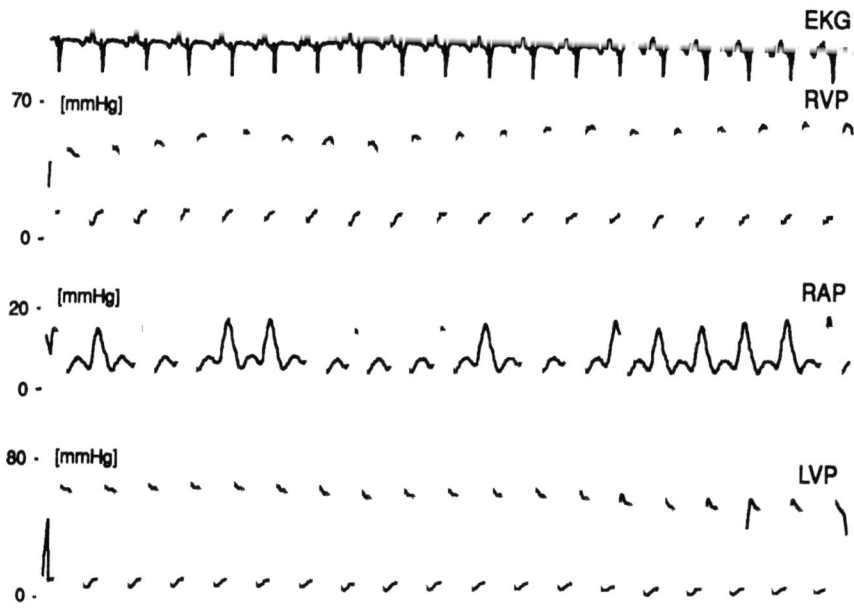

Abb. 67. Druckparameter bei fulminanter Lungenembolie. Unmittelbar nach Embolisation massiver RVP-Anstieg bis 70 mmHg, Ausbildung von hohen a-Wellen im RAP, Abfall des Aortendrucks von 120 mmHg (Ausgangswert) auf 70 mmHg.

8. Diskussion

Für RAP_m, RVP_{max} und dP/dt_{max} liegen die Totzeiten über dem gesamten Lastbereich unter 10 sec, die Größen sind somit als schnell reagierende Parameter zu charakterisieren. Das schnelle dynamische Verhalten kann aus dem starken neurohumoralen sympathischen Einfluß erklärt werden. Im Rahmen der Belastungsadaptation kann es bereits vor oder mit Einsetzen der Belastung zu einem verstärkten venösen Rückstrom kommen, woraus sich das rasche Ansprechen des Vorhofdruckes erklärt. Neben der Erhöhung der Vorlast führt der sympathische Einfluß unmittelbar zu einer Steigerung von RVP und dP/dt_{max}. Die im Vergleich zu Parametern wie der Sauerstoffsättigung längeren Abfallzeiten nach Belastung können ebenfalls aus der noch zirkulierenden humoralen sympathischen Komponente erklärt werden.

Rechtsatrialer Druck (RAP)

Unter physiologischen Bedingungen zeigt der Vorhofdruck ein proportionales Verhalten mit einer guten Sensitivität über den gesamten Lastbereich. Die Amplituden, die belastungsinduziert erreicht werden, betragen dabei nur wenige Millimeter Hg. In diesem sehr niedrigen Nutzsignal liegt das Hauptproblem einer Schrittmacherführung mittels RAP. So gibt es eine Reihe von physiologischen Störgrößen, die in der Höhe um ein Mehrfaches über der Amplitude des Nutzsignals liegen. Allgemein bekannt sind dabei die durch die Atemtätigkeit bedingten intrathorakalen Druckschwankungen, die die Vorhofkurve überlagern und kompensiert werden müssen. Dieser Faktor gewinnt vor allem bei obstruktiven Ventilationsstörungen eine besondere Bedeutung. Ähnlich wie bei der Schlagvolumenbestimmung mittels Impedanz gehen darüberhinaus Lageänderungen, Bewegungen, Lachen, Husten usw. als relevante Störfaktoren in die Messung des RAP ein. Der geringe Störbestand des RAP macht aufwendige Filter- bzw. Mittelungsverfahren notwendig. Diese Mittelungsverfahren führen notwendig zu einer Abnahme der Reaktionsgeschwindigkeit der primär schnellen biologischen Größe. Neben den physiologischen Störgrößen sind die technischen Probleme der RAP-Messung mittels piezoresistiver Druckmessung zur Zeit unzureichend gelöst. Wie bei der Beschreibung der Meßmethodik ausgeführt, bestehen sie im Stromverbrauch des Sensors, der derzeit als limitierend für die Lebensdauer eines solchen Schrittmachersystems anzusetzen ist. Des weiteren ist die Langzeitstabilität in keiner Weise belegt; optimistisch kann zum gegenwärtigen Zeitpunkt von einer Zeitdauer bis zu zwei Jahren ausgegangen werden.

Die Vielzahl physiologischer Störgrößen sowie die technischen Schwierigkeiten lassen den RAP als alleinige Führungsgröße eines antibradykarden Schrittmachersystems ungeeignet erscheinen. Dagegen ist seine Verwendung und Bewertung in antitachykarden Systemen in Kombination mit anderen Parametern wohl weniger kritisch und aufgrund seiner diagnostischen Wertigkeit hilfreich.

Rechtsventrikulärer Druck (RVP)

Entsprechend den funktionellen Beziehungen ist die Sensitivität des RVP im Nutzbereich fast gleichmäßig hoch und kommt in darin den Anforderungen eines „idealen" Parameters nahe. Im Vergleich zum Vorhofdruck ist die Amplitude des biologischen Signals sowie das Nutzsignal selbst um den Faktor 5 bis 10 höher. Prinzipiell bestehen die gleichen physiologischen Störfaktoren wie beim RAP, sie sind aber bei dem deutlich höheren Nutzsignal/Störabstand weniger kritisch. Das annähernd lineare Verhalten unter physiologischen Bedingungen ist nicht ohne Einschränkungen auf die pathologischen Verhältnisse der pulmonalen Hypertonie und/oder der Rechtsherzinsuffizienz übertragbar, jedoch ist unter pathologischen Verhältnissen ebenfalls eine Proportionalität zwischen Lasthöhe und Druckanstieg bzw. höherem Nutzsignal zu erwarten. Nach dem in Kapitel 2 entwickeltem Regelmodell eignet sich der rechtsventrikuläre Druck grundsätzlich zur Regelung eines Schrittmachersystems. Grundlage dafür ist, daß der systolische rechtsventrikuläre Druck unter Frequenzadaptation im DDD-Modus geringer ansteigt als unter festfrequenter VVI-Stimulation. Dies kann daraus erklärt werden, daß für die größeren Schlagvolumina im festfrequenten VVI-Modus entsprechend der LaPlace-Beziehung höhere Drücke aufgebracht werden müssen als unter Frequenzadaptation. Die Amplitude zwischen dem RVP in Ruhe und unter Belastung stellt die Regeldifferenz dar, die zur Frequenzänderung proportional sein muß; der Regelalgorithmus hat die Vorgabe, diese Regeldifferenz möglichst gering zu halten.

Das Hauptproblem eines RVP-Schrittmachers liegt in der piezoresistiven Druckmessung mit ihrem hohen Stromverbrauch und der noch nicht belegten Langzeitstabilität.

Ein Schrittmachersystem, das eine kontinuierliche RVP-Messung ermöglicht, besitzt eine große diagnostische Wertigkeit. Diese liegen im antibradykarden Bereich, bei der Beurteilung der Druckverhältnisse im kleinen Kreislauf sowie bei der Erkennung und Differenzierung tachykarder Rhythmusstörungen.

DP/dt

Unter physiologischen Bedingungen zeigt dP/dt_{max} ein ähnliches dynamisches und statisches Verhalten wie RVP_{max}. Problematisch wird diese Größe bei Patienten mit eingeschränkter Ventrikelfunktion bzw. Myokardinsuffizienz, hierbei ist unter Belastung kein adäquater dP/dt-Anstieg zu erwarten. Ein weiteres Problem resultiert aus der Zunahme von dP/dt_{max} bei steigender Frequenz, was eine positive Rückkoppelung mit Aufschaukeln des Systems möglich macht. Der Grund, weswegen zum gegenwärtigen Zeitpunkt nur ein dP/dt-System technisch realisiert ist, liegt in der derzeit zuverlässigeren Arbeitsweise piezoelektrischer Sensoren. Zum einen ist die Langzeitstabilität weniger kritisch, zum anderen liegt der Stromverbrauch dieser Sensoren etwa um den Faktor 1000 unter dem piezoresistiver Sensoren, die für die RVP-Messung notwendig sind.

Die rechtsventrikuläre dP/dt-Messung kann grundsätzlich wertvolle diagnostische Informationen liefern; sie kann ebenso wie der RVP zur Bestätigung der mechanischen Systole genutzt werden. Die Nutzbarkeit in der Diagnostik tachykarder Rhythmusstörungen ist zur Zeit noch nicht geklärt, jedoch erscheint die Interpretation von dP/dt im Vergleich zum RVP die Interpretation schwieriger.

Literatur

Anderson KM, Moore AA (1987). Cardiac sensors for hemodynamic assessment. PACE 10 (Part II):634

Aronow WS (1970). Isovolumic contraction and left ventricular ejection times. Am J Cardiol 26:238

Bennett TD, Baudino M, Bornzin G, Anderson K, Olsen W (1985). Rate-responsive pacing using dynamic right ventricular pressure in heart-blocked dogs. JACC 5:393

Bennett T, Olson WH, Bornzin GA, Baudino MD (1985). Alternative modes for physiological pacing. In: Gomez FP (ed). Cardiac Pacing, electrophysiology, tachyarrhythmias. Editorial Grouz, Madrid, p577

Bennett T, Beck R, Erickson M (1987). Right ventricular dynamic pressure parameters for differentiation of supraventricular and ventricular rhythms. PACE 10(39):415

Binkley PF, Boudoulas H (1986). Measurement of of myocardial inotropy. In: Leier CV (ed). Cardiotonic drugs. A clinical survey. Dekker, New York, Basel, p5

Blumberger K (1940). Die Anspannungszeit und Austreibungszeit beim Menschen. Basic Res Cardiol 6:203

Boudoulas H, Geleris P, Lewis RP, Leier CV (1981). Effect of increased adrenergic activity on the relationship between electrical and mechanical systole. Circulation 64:28

Boudoulas H, Karayannacos PE, Lewis RP, Leier CV, Vasko JS (1982). Effect of afterload on left ventricular performance in experimental animals. J Med 13:373

Boudoulas H, Weinstein PB, Shaver JA, Wooley CF (1987). Atrial septal defect: attenuation of respiratory variation in systolic and diastolic time intervals. JACC 9:53

Bourassa MG, Boiteau GM, Allenstein BJ (1962). Hemodynamic studies during intermittent left bundle branch block. Am J Cardiol 10:792

Braunwald E, Morrow AG (1957). Sequence of ventricular contraction in human bundle branch block. Am J Med 23:205

Braunwald E. Ross J, Gault JH, Mason DT, Mill C, Gabe IT, Epstein SE (1969). Assessment of cardiac function. Ann Intern Med 70:369

Buchwalsky R (1985). Einschwemmkatheter. Technik, Auswertung und praktische Konsequenzen. Perimed, Erlangen, S166

Chirife R (1987). The pre-ejection period: an ideal physiologic variable for closed-loop rate responsive pacing. PACE 10:425

Chirife R (1988). Physiological principles of a new method for rate responsive pacing using the pre-ejection interval. PACE 11 (Part I):154

Cohen TJ (1984). A theoretical right atrial pressure feedback heart rate control system to restore physiological control to the rate-limited heart. PACE; 7:671

Curtiss EI, Matthews RG, Shaver JA (1975). Mechanism of normal splitting of the second heart sound. Circulation 51:157

Forester W, Lewis RP, Weissler AM, Wilke TA (1974). The onset and magnitude of the contractile response to commonly used digitalis glycosides in normal subjects. Circulation XLIX:517

Geleris P, Bouduolas H, Schaal SF, Lewis RP, Lima JJ (1977). Effect of procainamide on the left ventricular performance in patients with primary myocardial disease. Europ J Clin Pharmacol 18:170

Gleason WL, Braunwald E (1962). Studies on the first derivative of the ventricular pressure pulse in man. J Clin invest 41:80

Harris WS, Schoenfeld CD, Weissler AM (1967). Effects of adrenergic receptor activation and blockade on the pre-ejection period, haert rate and arterial pressure in man. J Clin Invest 46:1704

Heiss HW (1977). Systolische und diastolische Zeitmaße des Herzzyklus. In: Reindell H, Roskamm H.(Hrsg). Herzkrankheiten. Pathophysiologie, Diagnostik, Therapie. Springer, Berlin, Heidelberg, New York, S209

Higgins JR, Olive A, Salo R, Pederson B, Shapland J, Chirife R (1988). Pre-ejection interval for controlling pacing rate. PACE 11:505

Klein H, Olive A, Pederson B, Salo R, Shapland E, Schröder E (1987). The pre-ejection interval: a reliable biosensor for rate-responsive pacing. PACE 10:1215

Landry AB, Goodyer AVN (1965). Rate of rise of left ventricular pressure. Indirect measurement and physiologic significance. Am J Cardiol 15:660

Lau C, Butrous G, Ward D, Camm J (1988). A rational assessment of rate responsive pacemakers: experience on six different systems. PACE 11:488

Leier CV, Heban PT, Huss P, Bush CA, Lewis RP (1978). Comparative systemic and regional hemodynamic effects of dopamine and dobutamine in patients with cardiomyopathic heart failure. Circulation 58:466

Leier CV, Desch CE, Magorien RD, Triffon DW, Unverferth DV, Boudoulas H, Lewis RP (1980). Positive inotropic effects of hydralazine in human subjects: comparison of prazosin in the setting of congestive heart failure. Am J Cardiol 46:1039

Leier CV, Magorien RD, Boudoulas H, Lewis RP, Bambach D, Unverfehrt DV (1982). The effect of vasodilator therapy on systolic and diastolic time intervals in congestive heart failure. Chest 81:793

Lewis RP, Boudoulas H, Forester WF, Weissler AM (1972). Shortening of electromechanical systole as a manifestation of excessive adrenergic stimulation in acute myocardial infarction. Circulation XLVI:856

Luisada AA, McCanon DM (1972). The phases of cardiac cycle. Am Heart J 83:705

Manolas J, Rutishauser W, Wirz P, Arbenz U (1975). Time relation between apex cardiogram and left ventricular events using simultaneous high-fidelity tracings in man. Br Heart J 37:1263

Martin CE, Shaver JA, Thompson JA, Reddy PS, Leonard JJ (1971). Direct correlation of external systolic time intervals with external indices of left ventricular function in man. Circulation 44:419

Mason DT (1967). Usefulness and limitations of the rate of rise of intraventricular pressure (dp/dt) in the evaluation of myocardial contractility in man. Am J Cardiol 23:516

McGoon MD, Olive A, Salo R, Pederson B, Shapland (1988). Preejection interval as a determinant of physiological pacing. PACE 1:499

Metzger CC, Chough CB, Kroetz GW, Leonard JJ (1970). True isovolumic contraction time. Am J Cardiol 25:434

Niederlag W, Rentsch W, Foelske H, Wunderlich E, Schmidt PKH (1987). Rate control by systolic time intervals. PACE 10:1223

Oravetz J, Wissner S, Argano B, Luisada AA (1967). Dynamic analysis of heart sounds in right and left bundle branch blocks. Circulation 36:275

Reeves TJ, Hefner LL, Jones WB, Coghlan C, Prieto G, Carroll J (1960). The hemodynamic determinants of the rate of change in pressure in the left ventricle during isometric contraction. Am Heart J 60:745

Reindell H, Klepzig H (1949). Untersuchungen über die Anspannungs-und Austreibungszeit des Herzens bei Herzmuskelschädigung und bei veränderter Kreislaufregulation. Z Kreislaufforschg 38:129

Reynolds D, Turner S, Bridges S, Bennett T (1987). Right ventricular pressure parameters in patients with normal and reduced cardiac function. PACE 10:437

Rustici A, Fugari, R, Grossoni M, Tommasini R, Ukmar G, Morpurgo M (1989). Influence of spontaneous respiration on the right ventricular time intervals and pulmonary artery pressure. In: Daum S (ed) Interaction between heart and lung. Thieme, Stuttgart, (in press)

Russie R, Chastain S, Olive A, Pederson B, Salo R (1988). Right ventricular impedance sensing: considerations in design of a DDDR pacemaker. PACE 11 (Suppl):797

Sharma A, Yee R, Bennett T, Erickson M, Beck R, Sutton R, Klein G (1987). The effects of ventricular pacing on right ventricular maximum positive dP/dt: implications for a rate-responsive pacing system based on this parameter. PACE 10:1229

Sharma A, Bennett T, Sutton R, Ericson M, Yee R, Klein G (1988). Randomized single blind assessment of rate responsive pacing based upon maximum positive right ventricular dp/dt during treadmill exercise. PACE 11:487

Spodick DH, Doi YL, Bishop RL, Hashimoto T (1984). Systolic time intervals reconsidered. Reevaluation of the preejection period: absence of relation to haert rate. Am J Cardiol 53:1667

Stafford RW, Harris WS, Weissler AM (1970). Left ventricular systolic time intervals as indices of postural circulatory stress in man. Circulation XLI:485

Stangl K, Munteanu J, Wirtzfeld A (1987). Right atrial pressure, right ventricular pressure and dP/dt: new parameters for regulating rate response in pacemakers. PACE 10:1230

Stangl K, Wirtzfeld A, Heinze R, Laule M, Seitz K, Göbl G (1988). A new multisensor pacing system using stroke volume, respiratory rate, mixed venous oxygen saturation, and temperature, right atrial pressure, right ventricular pressure, and dP/dt. PACE 11:712

Sutton R, Sharma A, Ingram A, Camm J (1987). First-derivative of right ventricular pressure as a sensor for an implantable rate responsive VVI pacemaker. PACE 10:1230

Tailey RC, Meyer JF, McNay JL (1971). Evaluation of the pre-ejection period as an estimate of myocardial contractility in dogs. Am J Cardiol 27:384

v Euler US, Liljestrand G (1946). Observations on the pulmonary arterial blood pressure in the cat. Acta Physiol Scand 12:309

Wallace AG, Skinner NS, Mitchell JH (1963). Hemodynamic determinants of the maximal rate of rise of left ventricular pressure. Am J Physiol 205 (1):30

Weissler AM, Peeler RG, Roehll WH (1961). Relationsships between left ventricular ejection time, stroke volume and heart rate in normal individuals and patients with cardiovascular disease. Amer Heart J 62:367

Weissler AM, Kamen AR, Bornstein RS, Schoenfeld CD, Cohen S (1965). Effect of deslanoside on the duration of the phases of ventricular systole in man. Am J Cardiol 15:153

Weissler AM, Harris WS, Schoenfeld CD (1968). Systolic time intervals in heart failure in man. Circulation XXXVII:149

Weissler AM, Garrand CL (1971). Systolic time intervals in cardiac disease (1). Mod Concepts Cardiovasc Dis XL:1

Weissler AM (1977). Current concepts in cardiology. Systolic time intervals. N Engl J Med 296:321

Wikstrand YJ, Berglund G, Wilhelmsen L, Wallentin I (1978). Value of systolic and diastolic time intervals. Br Heart J 40:256

Willems J, Kesteloot H (1967). The left ventricular ejection time: Its relation to heart rate, mechanical systole and some anthropometric data. Acta Cardiol 22:401

Gemischtvenöse Sauerstoffsättigung

KARL STANGL, ALEXANDER WIRTZFELD

1. Einleitung
2. Physiologie der Sauerstoffbindung
2.1 Sauerstoffbindungskurve
2.2 Allosterische Effekte
2.3 Sauerstoffaffinität
2.3.1 Bohr-Effekt
2.3.2 2,3-Diphosphoglycerat
2.3.3 Temperatur
3. Meßtechnische Grundlagen
3.1 Arbeitsweise
3.1.1 Oxytrax™
3.1.2 P55™
4. Dynamisches Verhalten
4.1 Totzeit
4.2 Zeitkonstanten
5. Statisches Verhalten
5.1 Funktionelle Beziehungen
5.2 Sensitivität
6. Diskussion

1. Einleitung

Die gemischtvenöse Sauerstoffsättigung (SO_2) bezeichnet die prozentuale Besetzung der Bindungsstellen des Hämoglobins mit Sauerstoff im rechten Ventrikel und der Pulmonalarterie. Als diagnostische Größe ist sie seit langem in der invasiven kardiologischen Diagnostik etabliert: Nach dem Fick-Prinzip ist die Bestimmung des Herzzeitvolumens möglich, ferner ermöglicht die Entwicklung von Fiberoptikkathetern die kontinuierliche SO_2-Messung an verschiedenen Stellen des rechten Ventrikels und des pulmonalen Ausflußtrakts. Diese Vorgehen erlaubt über die Erfassung von Sättigungssprüngen eine Lokalisationsdiagnostik von Links-Rechts-Shunts (Frommer, 1965; Krovetz, 1978), ferner ist dabei nach der Wood-Formel die Berechnung des Shuntvolumens möglich.

Neben der Nutzung in der kardiologischen Diagnostik findet die SO_2 als Meßgröße in der Intensivmedizin und bei der intra- und perioperativen Überwachung von Patienten Verwendung.

Als Regelgröße wurde in einem frequenzadaptiven Schrittmachersystem die SO_2 erstmals von Wirtzfeld (1981) vorgeschlagen. Nach 7 Jahren physiologischer und technischer Vorarbeiten (Wirtzfeld, 1982, 1983a,b, 1984; Stangl, 1986, 1988; Heinze, 1988) erfolgten die ersten Humanimplantationen Anfang 1988 (Stangl, 1988).

Unabhängig davon wurde eine alternative technische Entwicklungsrichtung von einer zweiten Arbeitsgruppe betrieben (Bennett, 1984). Die ersten Humanimplantationen durch diese Gruppe wurden im Sommer 1988 vorgenommen (Faerestrand, 1988).

Zum gegenwärtigen Zeitpunkt sind zwei Systeme in der klinischen Prüfung (P55™, Siemens Elema, Solna, Sweden; Oxytrax™, Medtronic Inc., Minneapolis, MN, USA)

2. Physiologische Grundlagen der Sauerstoffbindung

Das adulte Hämoglobin (HbA) ist unter physiologischen Bedingungen das spezifische Transportprotein des Blutes für Sauerstoff (O_2). Das Hämoglobin besteht als Tetramer aus vier Polypeptiduntereinheiten mit Molekulargewichten von ca. 17000. Diese vier Polypeptidketten gliedern sich in je zwei a- und b-Ketten. Die O_2-Bindung erfolgt durch die reversible Anlagerung (Oxygenierung) des O_2-Moleküls an das zweiwertige Eisen der prosthetischen Hämgruppen des Hämoglobins $(HbO_2)_4$. Ein Gramm Hämoglobin bindet 1,34 ml Sauerstoff (Hüfner-Zahl); bei einem durchschnittlichen Hämoglobingehalt von 14,5 g % beträgt die Sauerstoffkapazität somit 19,4 ml O_2/100 ml Blut, ein Liter Blut transportiert dann 194 ml gebundenen Sauerstoff. Der im Blut physikalisch gelöste Sauerstoff beträgt unter physiologischen Bedingungen 0,3 ml/100 ml Blut und ist somit vernachlässigbar gering.

2.1 Sauerstoffbindungskurve

Die Beziehung zwischen dem O_2-Partialdruck und dem Grad der Besetzung der O_2-Bindungsstellen des Hämoglobins wird durch die Sauerstoffbindungskurve (Abb. 69) festgelegt und ist seit Anfang des Jahrhunderts bekannt (Barcroft, 1909a, 1928).

Als Maß für die Affinität des Sauerstoffs kann der Halbsättigungsdruck (P_{50}) angesetzt werden. Er bezeichnet den O_2-Partialdruck, bei dem 50 % der Hb-Bindungsstellen für Sauerstoff besetzt sind. In Abb. 69 sind die Bindungskurven für Hämoglobin und das monomere Myoglobin dargestellt. Für Myoglobin ergibt sich eine hyperbole Kurvenform mit einem P_{50} von einem Torr Sauerstoff. Im Gegensatz dazu ist die Sauerstoffbindungskurve des Hämoglobins sigmoid. Dieser Kurvenverlauf resultiert aus einer kooperativen Sauerstoffbindung, d.h. die Bindung eines O_2-Moleküls erleichtert die Anlagerung der weiteren O_2-Moleküle. Der Zusammenhang zwischen der Sauerstoffsättigung und dem O_2-Partialdruck bei der kooperativen Bindung ist entsprechend der Hill-Gleichung mit
$Hb-O_2/Hb = (pO_2/P_{50})^n$
formuliert.

Danach entspricht bei einem gegebenen O_2-Partialdruck (pO_2) das Verhältnis zwischen oxygeniertem ($Hb-O_2$) und desoxygeniertem (Hb) Hämoglobin der n-ten Potenz des Quotienten aus dem gegebenen O_2-Druck und dem Halbsättigungsdruck (P_{50}). Im Vergleich zu Myoglobin ($P_{50} = 1$ Torr/O_2) ist die Affinität des Sauerstoffs zu Hämoglobin, das in Abb. 1 einen P_{50} von 26 Torr aufweist, weit geringer.

2.2 Allosterische Effekte

Im wesentlichen zeichnen für die Affinitätsabnahme mit Rechtsverschiebung der Sättigungskurve allosterische Effekte verantwortlich. Der Begriff subsumiert Veränderungen

der Quartärstruktur des Hämoglobins, die aus Änderungen von Affinitätsmodulatoren wie
- der Protonenkonzentration (pH-Wert),
- des Kohlendioxidpartialdruckes (pCO_2),
- der 2,3-Diphosphoglyceratkonzentration im Erythrozyten und
- der Temperatur

resultieren. Die Quartärstruktur des Hämoglobins ändert sich in Abhängigkeit von der Oxygenierung, dabei wird die Quartärstruktur des oxygenierten Hämoglobins als R("relaxed")-Form, die des desoxygenierten Hämoglobins als T("tensed")-Form bezeichnet. R-Form und T-Form unterscheiden sich in der etwa 300mal höheren Affinität der R-Form zu Sauerstoff. Der gemeinsame Wirkmechanismus der Affinitätsmodulatoren basiert auf der Verschiebung des Gleichgewichtes R-Form ⇌ T-Form zur T-Form, die weit weniger sauerstoffaffin ist.

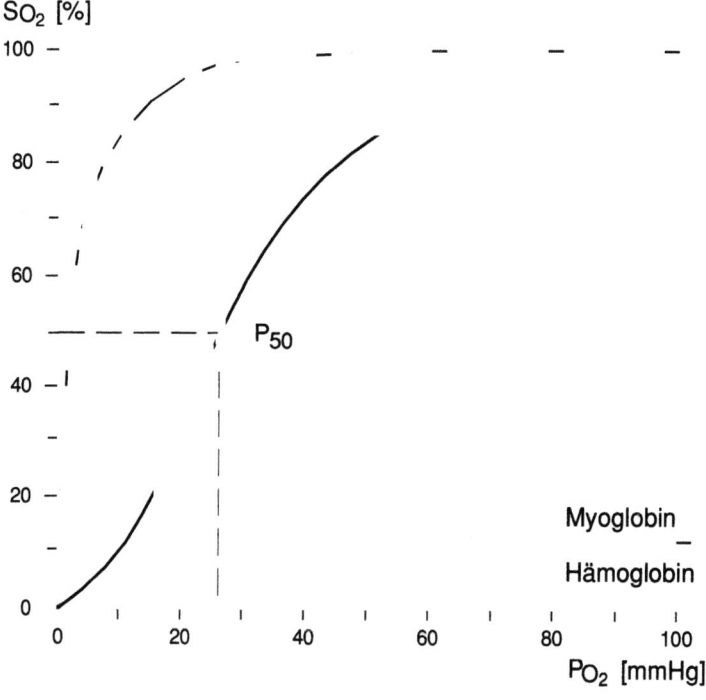

Abb. 69. Sauerstoffbindungskurven. Sauerstoffsättigung des Myoglobins und Hämoglobins als Funktion des Sauerstoffpartialdrucks (PO_2). Die Kurve des monomeren Myoglobins ist hyperbol, die des tetrameren Hämoglobins sigmoid. Der P_{50} als Affinitätsmaß bezeichnet den Sauerstoffpartialdruck bei 50 % Sättigung.

2.3 Sauerstoffaffinität

Ausdruck der Affinitätsminderung des Hämoglobins zum Sauerstoff ist die Rechtsverschiebung der Sauerstoffbindungskurve (Abb. 70).

Wie aus Abb. 70 ersichtlich, sind infolge der Rechtsverschiebung nun höhere Sauerstoffpartialdrücke notwendig, um die Oxygenierung des Hämoglobins zu erreichen. Umgekehrt wird bereits bei höheren Partialdrücken im Gewebe Sauerstoff abgegeben. Im wesentlichen zeichnen für die Rechtsverschiebung drei Effekte verantwortlich.

2.3.1 Bohr-Effekt

Die erleichterte Abgabe von Sauerstoff an das Gewebe in Gegenwart erhöhter Konzentrationen von Kohlendioxid (CO_2) und Protonen, wurde erstmals von Bohr (1904a, b) beschrieben. Diese Konstellation entspricht der metabolischen Situation der arbeitenden, stoffwechselaktiven Muskulatur mit lokaler und/oder systemischer Azidose bei erhöhtem Anfall saurer Stoffwechselprodukte. Entsprechend werden die O_2-Bindungsstellen

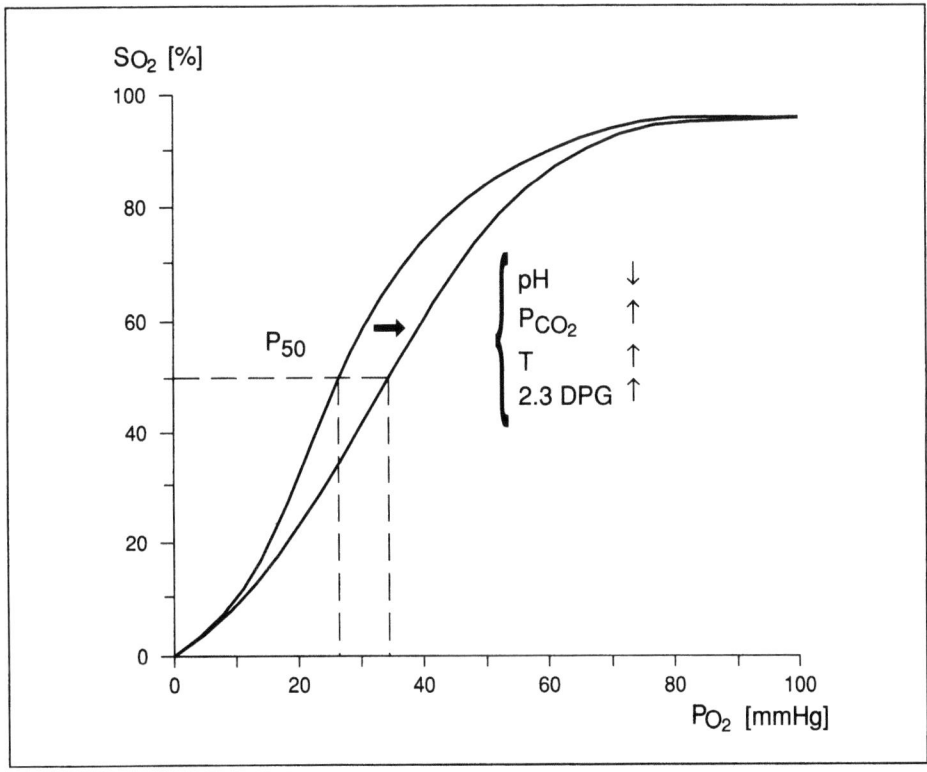

Abb. 70. Rechtsverschiebung der Sauerstoffbindungskurve mit Affinitätsabnahme des Hämoglobins gegenüber Sauerstoff bei Abfall des pH-Wertes, Temperatur- und PCO_2-Anstieg und Zunahme des 2,3-Diphosphoglycerats.

vermehrt mit Protonen besetzt. Zusätzlich bildet CO_2 mit Aminogruppen des Hämoglobins nach (R-NH_2 + CO_2 = R-NHCOO^{--} + H+) Carbamatgruppen aus, die die geringere Sauerstoffaffinität der Quartärstruktur (T-Form) des Hämoglobins favorisieren und somit zur Affinitätabnahme beitragen.

Die Umkehrung des Bohreffektes, nämlich die vermehrte Freisetzung von Protonen und CO_2 in Gegenwart hoher Konzentrationen von Sauerstoff findet vorwiegend in der Lunge bei hohen O_2-Partialdrücken statt und stellt einen Puffermechanismus des Körpers dar.

2.3.2. 2,3-Diphosphoglycerat

Neben der Protonenkonzentration (pH-Wert) und Temperatur kommt dem 2,3-Diphosphoglycerat (2,3-DPG), einer organischen Phosphorverbindung, eine entscheidende Bedeutung bei der Bindung des Sauerstoffs zu.

Die höchsten Konzentrationen von 2,3-DPG werden im Erythrozyten gemessen. 2,3-DPG entsteht in einem Nebenweg der Glycolyse. Wie in Abb. 71 dargestellt, wird dabei 1,3-Diphosphoglycerat durch eine Mutase in 2,3-DPG umgewandelt, das nach Abspalten eines Phosphatrestes wieder in die Glycolyse einmünden kann. Dieser Nebenweg mit verstärkter Synthese von 2,3-DPG wird durch Azidose, Hypoxie und Hypoxämie begünstigt (Übersicht in Petrides, 1975). Infolge dieser Abhängigkeit fanden sich bei Patienten mit Anämien (Mulhausen, 1967; Oski, 1969) und/oder kardiopulmonalen Erkrankungen (Mulhausen, 1967) erhöhte 2,3-DPG-Spiegel. Ferner wurde beim Aufenthalt in großer Höhe mit verminderten athmosphärischen Sauerstoffpartialdrücken ein 2,3-DPG-Anstieg beobachtet.

Die Befunde zu belastungsinduzierten 2,3-DPG-Anstiegen sind dagegen uneinheitlich (Eaton, 1969; Shapell, 1971; Hasart, 1973; Böning, 1978).

Die Bedeutung des 2,3-DPG für die Regulation des Sauerstofftransports wurde Ende der 60er Jahre erkannt (Benesch, 1967; Chanutin, 1967; Gomez, 1973); der Wirkmechanismus des 2,3-DPG beruht auf der Kompetition mit dem O_2-Molekül um die Bindungsstellen des Hämoglobins ergibt sich nach der Gleichung
$Hb(O_2)_4$ + 2,3-DPG ⇌ Hb · 2,3-DPG · 4 O_2.

Bei hohen 2,3-DPG-Spiegeln wird das Gleichgewicht nach rechts verschoben, zur Oxygenierung müssen somit höhere Sauerstoffpartialdrücke aufgebracht werden, was einer Rechtsverschiebung der Bindungskurve entspricht.

2.3.3 Temperatur

Der Einfluß der Temperatur auf die Sauerstoffaffinität kann aus dem Massenwirkungsgesetz abgeleitet werden. Nach
Hb + 4 O_2 ⇌ $Hb(O_2)_4$ + Wärme
stellt die Anlagerung von Sauerstoff eine exotherme Reaktion dar, bei der Wärme freigesetzt wird. Wird dieser Gleichgewichtsreaktion Wärme zugeführt, so verschiebt sich das Gleichgewicht nach links und Sauerstoff wird freigesetzt. Diese Gleichgewichtsverschie-

bung (Barcroft, 1909b) findet bei einem belastungsinduzierten Temperaturanstieg in der stoffwechselaktiven Muskulatur statt und führt ebenfalls zu einer Affinitätsminderung mit erleichterter Sauerstoffabgabe an das Gewebe.

Die Abnahme der Sauerstoffaffinität des Hämoglobins, die durch Temperatur, 2,3-DPG und der Protonenkonzentration gesteuert wird, stellt – teleologisch gesehen – einen sinnvollen Adaptationsmechanismus des Körpers an wechselnde Belastung dar. Die belastungsinduzierte Affinitätsabnahme führt in stoffwechselaktiven Geweben, hauptsächlich in der quergestreiften Muskulatur, in der ein Sauerstoffpartialdruck von etwa 25 mmHg herrscht, zu einer erleichterten Sauerstoffabgabe und somit zu einer verbesserten Sauerstoffversorgung.

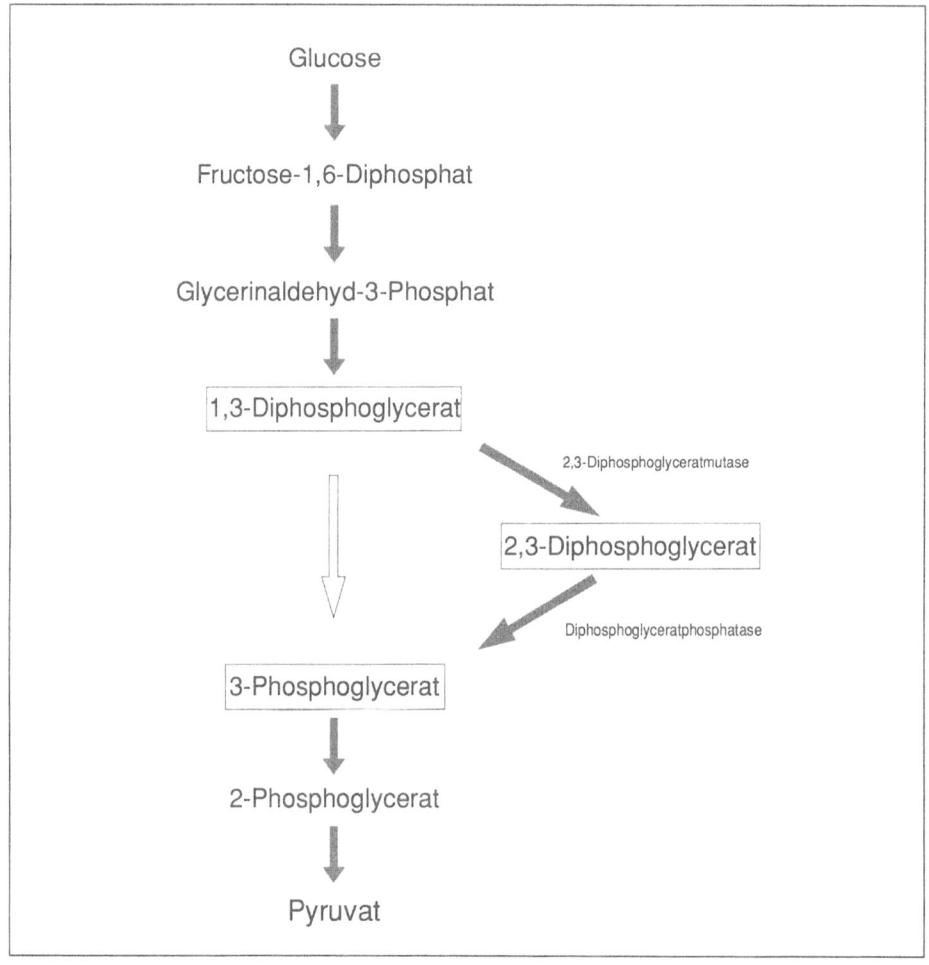

Abb. 71. 2,3-Diphosphoglyceratsynthese im Erythrozyten als Nebenweg der Glykolyse.

3. Meßtechnische Grundlagen

Die Bestimmung der Sauerstoffsättigung des Blutes erfolgt nach dem Prinzip der Reflexionsoximetrie.

Bei diesem Verfahren werden zwei Lichtimpulse mit Wellenlängen von 660 nm und 805 nm in das Blut abgegeben und die reflektierte Lichtintensität gemessen. Wie aus Abb. 72 ersichtlich, ist bei der Wellenlänge von 660 nm der Reflexionsfaktor von oxygeniertem Hämoglobin (Hb-O_2) doppelt so groß wie der des desoxygenierten Hämoglobins (Hb).

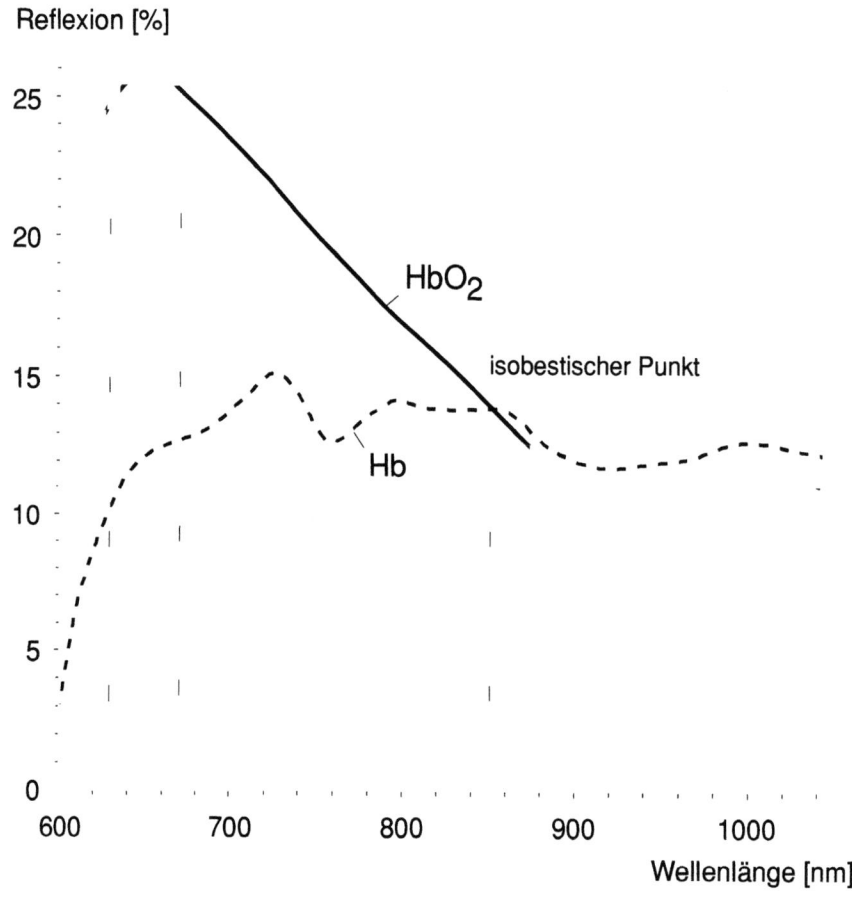

Abb. 72. Absorptionsspektren von oxygeniertem und desoxygeniertem Hämoglobin. Der isobestische Punkt bezeichnet die Wellenlänge gleicher Absorption.

Dagegen sind die Reflexionsfaktoren für Hb-O_2 und Hb bei 805 nm gleich (isobestischer Punkt).

Mit Hilfe der Reflexionsfaktoren r660 und r805 sowie zwei vom Aufbau des optischen Sensors abhängigen Konstanten a und b läßt sich die Sauerstoffsättigung (SO_2) aus der Gleichung

$$SO_2 = a - b \cdot (r_{805} / r_{660}) \cdot 100 \%$$

bestimmen.

Dieses Verfahren ist seit langem für In vivo- und In-vitro-Messungen standardisiert. Zum gegenwärtigen Zeitpunkt existieren zwei Prinzipien, die sich im wesentlichen durch die im Katheter verwendete Sonde unterscheiden.

1. Lichtleitersonde

Sie benutzt als Überträger zwischen dem Meßort und dem im Schrittmacher oder im Stecker integrierten optischen Sensor einen Lichtleiter (z.B Glasfiberkabel). Dieser Sondentyp wird heute für kurzzeitige In-vivo-Bestimmungen genutzt, für spezielle Lichtleitersonden zur Schrittmachersteuerung liegen noch keine Daten vor.

2. Halbleitersonde

Mit den speziellen Vorgaben an die Dimensionierung, Langzeitstabilität und Flexibilität verwenden die heute verfügbaren Sauerstoffschrittmacher (P55™; Oxytrax™) beim gegenwärtigen Entwicklungsstand der Schrittmachertechnologie Halbleitersonden. Bei diesem Sondentyp ist der optische Sensor direkt am Meßort, also im rechten Herzen plaziert, die Verbindung zum Schrittmacher erfolgt über eine elektrische Zuleitung.

Als Halbleitersonden sind gegenwärtig die beiden oben erwähnten Systeme technisch realisiert. Beide Systeme arbeiten im Pulsintervallbetrieb, d.h. sie werden immer synchron zum EKG bzw. Stimulationspuls für kurze Zeit (0,1 ms bis 1 ms) angesteuert. Durch das Verhältnis von eingeschalteten zu ausgeschalteten Zustand ergibt sich der für diese Systeme notwendig niedrige Stromverbrauch im μA-Bereich.

In beiden Schrittmachersysteme wird die Sauerstoffmessung unterschiedlich vorgenommen:

Das technische Konzept, das im Oxytrax™ Verwendung findet, ermöglicht eine Absolutwertbestimmung der Sauerstoffsättigung. Das System enthält einen im Sensor integrierten Meßverstärker, der Sensor mit integriertem Schaltkreis wandelt das Meßsignal direkt in ein binär kodiertes Signal um.

Vorteil dieser Schaltung ist ein hoher Signal/Störabstand, nachteilig ist ein bisher noch relativ hoher Stromverbrauch von ›20 μA. Ferner kann der Sensor bei einer eventuellen Meßbereichsdrift infolge von Beschichtung der Oberfläche nicht kompensatorisch beeinflußt werden.

Das zweite Sensorkonzept mit analogem Meßsignal ist im P55™ realisiert (Abb. 73). Es enthält lediglich Lichtsende- und Empfangselemente.

Der Vorteil dieses Sensoraufbaus liegt in dem sehr viel niedrigeren Stromverbrauch mit mittleren Werten <3 µA. Ferner kann bei ihm in einem weiten Bereich eine potentielle Meßwertdrift infolge Fibrinablagerungen kompensiert werden.

Beide Prinzipien erfordern jeweils spezielle Leistungsmerkmale, die sich jedoch folgenden Forderungen unterordnen:

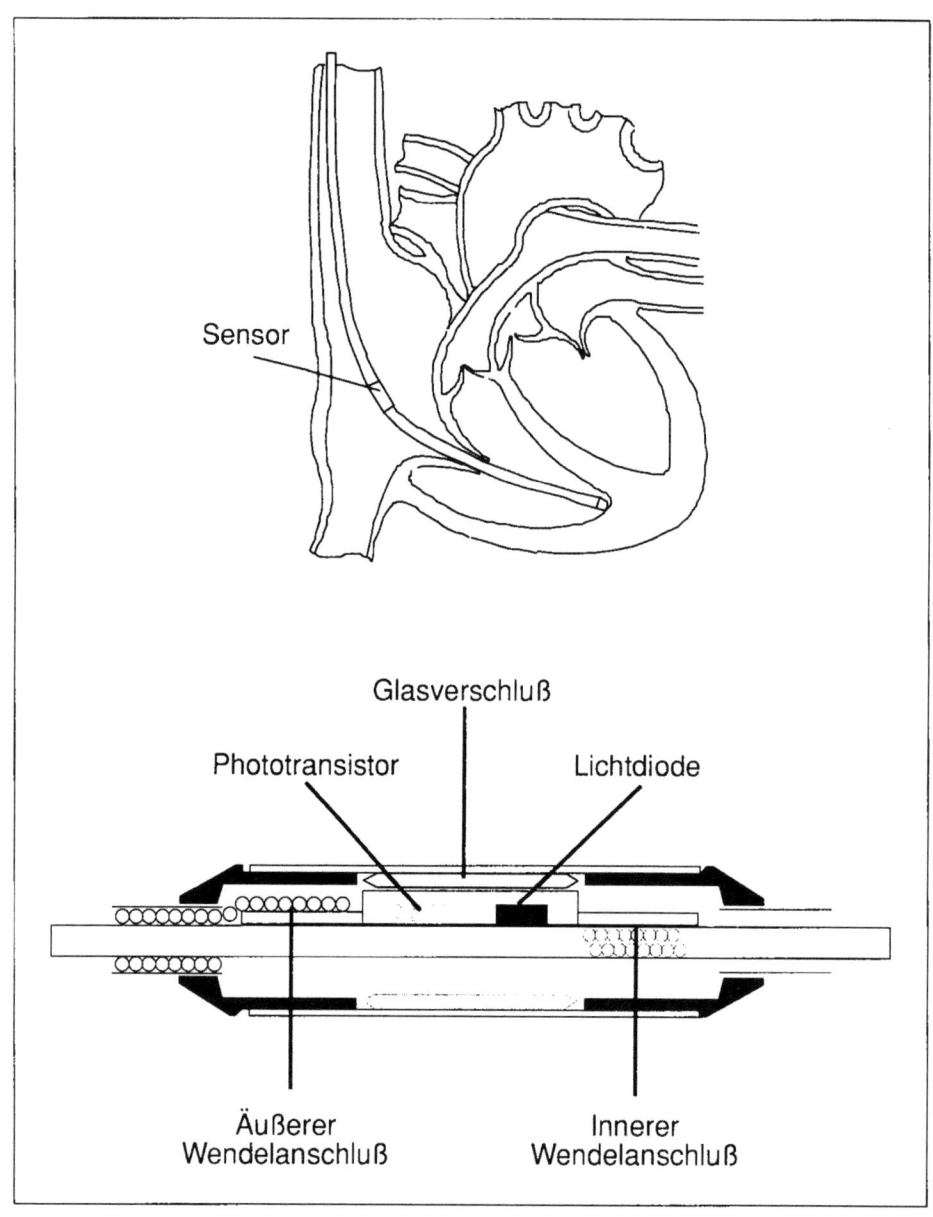

Abb. 73. Querschnitt durch den Sensor mit lichtemittierender Diode und Phototransistor.

1. Geringer Stromverbrauch: Der Stromverbrauch für die SO_2-Messung sollte 10 μA nicht übersteigen.
2. Geringe Baugröße: Die Sonde muß im Katheter, der Meßverstärker in der Schrittmacherkapsel integrierbar sein.
3. Hohe Sensitivität: Eine nicht auszuschließende Fibrinbeschichtung des Sensors von ein bis zwei Millimeter dürfen die Messungen nicht kompromittieren.

3.1 Arbeitsweise

3.1.1 Oxytrax™

Zur Arbeitsweise des Oxytrax™ liegen derzeit keine Informationen vor.

3.1.2 P55™

Die Sauerstoffsättigung wird im rechten Vorhof mittels des oben dargestellten Prinzips der Reflexionsoximetrie bestimmt. Der Sensor ist 8 cm hinter der Spitze in der Sonde integriert. Lichtemittierende Diode und Transistor sind hermetisch dicht in Glas eingelassen. Der Sondenkörper wie der Sensor sind mit Polyurethan überzogen. Der Meßvorgang erfolgt einmal pro Herzzyklus, die Messung selbst erfolgt EKG-getriggert 80 ms nach dem QRS-Komplex. Die Meßdauer beträgt 0,25 ms. Als Mittelungsverfahren kommt das „moving averaging" über 8 Schläge zur Anwendung. Diese aktuellen Mittelwerte (S_a) werden in der weiteren Signalverarbeitung einer Normierung des Meßwertes nach
$S_a - S_{min} / S_{max} - S_{min}$
(S_a = aktueller SO_2-Wert; S_{max} = höchster SO_2-Wert; S_{min} = Minimaler SO_2-Wert).
unterzogen. Nach dieser Normierung erfolgt die Zuordnung zu einer Schar von Kennlinien.

Regelung

Aufgrund des Fick'schen Prinzips besteht bei der Sauerstoffsättigung eine hämodynamische Rückkoppelung, was eine Regelung der Stimulationsfrequenz ermöglicht. Der P55™ enthält als erster Schrittmacher eine hämodynamische Regelung:
Dieses Regelkonzept läuft in der ersten Stufe nach folgendem Prinzip ab: Der Sensor überträgt den momentanen SO_2-Wert des Blutes zum Sollwertvergleicher, der die Differenz zu dem vorgegebenen festen SO_2-Wert berechnet. Dieser feste Sollwert ist der individuelle Ruhewert des einzelnen Patienten. Daraus ergibt sich für den Ruhezustand die Differenz (Regelabweichung) von Null. Im anschließenden Regler wird die als Spannungswert übertragene Regelabweichung in eine Frequenz umgesetzt. Das bedeutet, daß bei einer Regelabweichung von Null im Ruhezustand die vorgegebene Minimalfre-

quenz, z.B. 60 Schläge/min, eingestellt ist. Der unter der individuell maximalen Belastung gemessene niedrigste SO_2-Wert bedeutet die maximale Regelabweichung, der die höchste Stimulationsfrequenz, z.B. 150 Schläge/min, zugeordnet ist. Dieses Verfahren beschreibt eine Kennlinienregelung. Diese Form der Regelung berücksichtigt jedoch noch nicht die individuelle SO_2- Frequenzbeziehung, die stark durch die Myokardfunktion der einzelnen Patienten bestimmt wird.

Als Beispiel für den positiven hämodynamischen Effekt dieser Regelung ist in Abb. 78 der geringere SO_2-Abfall bei Belastung in Vergleich zur starrfrequenten VVI-Stimulation dargestellt. Das Beispiel zeigt, daß die SO_2-Messung mit der Verwendung eines Parameters im Rückkoppelungskreis eine Verbesserung der hämodynamischen Situation erbringt.

Optimalregelung

Da die Kennlinienregelung nur in dem Maße eine optimale Anpassung an die Lastsituation erlaubt, in dem individuelle Abweichungen durch die Variation des Schlagvolumens kompensiert werden können, ergibt sich bei myokardialer Vorschädigung mit reduzierter oder fehlender Schlagvolumenadaptation die Notwendigkeit einer weitergehenden optimierten Frequenzregelung. Bei einer fehlenden Schlagvolumenadaptation wird das Herzzeitvolumen allein durch die Herzfrequenz bestimmt. Dementsprechend wird bei der optimierten Regelung zunächst gemessen, inwieweit bei konstanter Belastung eine Frequenzänderung eine Änderung der SO_2 bewirkt, was als Änderung des Herzzeitvolumens gewertet wird. Die Stimulationsfrequenz gilt dann als hämodynamisch optimal, wenn ihre Erhöhung keine Verbesserung des Herzminutenvolumens ergibt.

Meßtechnisch bedeutet dies, daß zur Bestimmung der jeweiligen Stimulationsfrequenz (fs) nicht der Absolutwert, sondern nur der Gradient A des Herzminutenvolumens:

$$A = \Delta HMV / \Delta fs$$

zu bestimmen ist.

In Abb. 74 ist das von Heinze (1988) entwickelte Meßprinzip zur Detektion von Herzminutenvolumenänderungen durch Änderungen der Stimulationsfrequenz mittels phasensynchroner Abtastung evozierter vom Herzminutenvolumen abhängiger Signale (PAEHS) dargestellt. Nach diesem Verfahren wird die SO_2-geregelte Stimulationsfrequenz fs nach einer definierten Anzahl von Stimuli wechselnd um den Betrag fs sprungförmig verändert. Synchron dazu wird jeweils ein SO_2-Wert S_n abgetastet und gespeichert. Danach erfolgt die Verrechnung von jeweils drei aufeinander folgenden Werten nach:

$A_s = (S_{n-1} - S_{n-2}) - 1/2(S_n - S_{n-2})$

Unter der Voraussetzung, daß der SO_2-Wert während der Meßphase im vorgegebenen Ruhe- oder Lastbereich liegt, kann definiert werden:

fs ist optimal, wenn n fs-Wechsel:

$\Delta A_s < A_l$, wobei z.B. n = 16

Durch die Kombination aus Mittelwertbildung und phasensynchroner Abtastung von 16 (p) evozierten Meßwertänderungen wird es dadurch möglich, SO_2-Änderungen infolge von Frequenzänderung um $\pm \Delta S = 0{,}1 \cdot fs$ im Bereich von 1 % SO_2 zu diskriminieren.

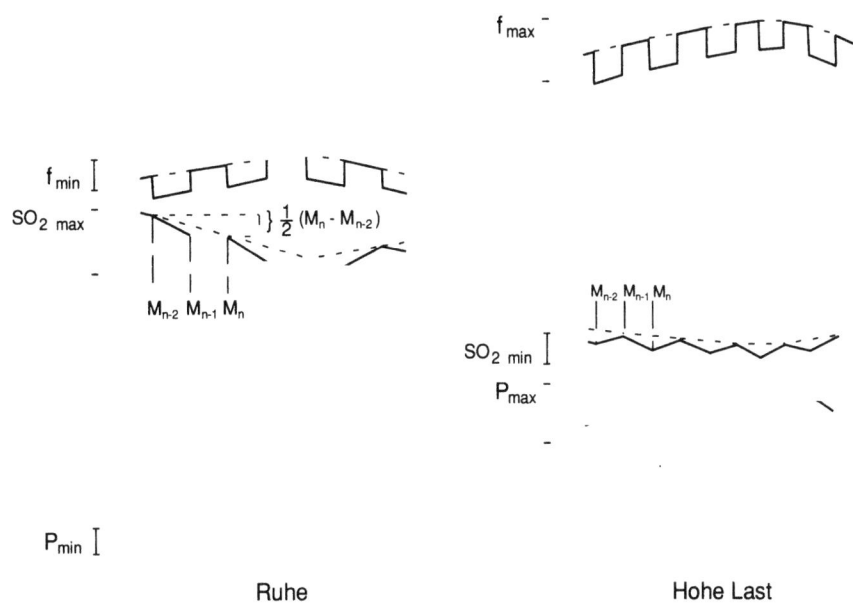

Abb. 74. Schematische Darstellung der Optimalregelung.

4. Dynamisches Verhalten

4.1 Totzeiten

Wie in Kapitel 2 ausgeführt, ist die Totzeit eines Parameters als die Zeitspanne zwischen dem Beginn der Belastungsänderung und dem Zeitpunkt, bei dem 10 Prozent der Gesamtänderung dieser Belastungsstufe erreicht sind, definiert. Sie ist somit das Maß, wie schnell ein Parameter auf Belastungsänderungen reagiert.

Die Totzeit der SO_2 wird im wesentlichen durch zwei Komponenten bestimmt: von der Zeitdauer vom Belastungsbeginn bis zum Einsetzen der verstärkten Sauerstoffextraktion und der
Rückstromzeit des vermehrt ausgeschöpften Blutes zum rechten Herzen.

Für die Flußgeschwindigkeit v [cm/s] ergibt sich nach
$v = I/Q$
mit I [cm³/s] = Stromstärke; Q [cm] = Gefäßquerschnitt
und
$I = (p_1 - p_2) / R$
mit $p_1 - p_2$ = Druckdifferenz [dyn/cm²]; R = Gefäßwiderstand [dyn · sec/cm⁵]
und
$R = 8 l \eta / r^4$
mit l = Stromstrecke [cm]; r = Gefäßdurchmesser [cm]; η = Viskosität [dyn · s/cm²]; = Kreiskonstante
durch Umformung:
$v = (p_1 - p_2) \cdot r^4 / 8 \cdot l \cdot \eta \cdot Q$.

Die Strömungsgeschwindigkeit ist zur Totzeit umgekehrt proportional: je höher die Flußgeschwindigkeit, desto kleiner ist die Totzeit. Somit ist die Totzeit vor allem durch den Gefäßdurchmesser (r^4) determiniert.

Neben diesen gefäßgeometrischen Faktoren geht das Herzminutenvolumen (HMV) über die Stromstärke (I, [cm³/sec])
$I = v \cdot Q$
mit v = Flußgeschwindigkeit (cm/sec), Q = Gefäßquerschnitt (cm²)
in die Totzeit ein. Das bedeutet, daß aufgrund der schnelleren Kreislaufzeit bei einem höherem HMV die Totzeit kleiner wird. Die Abhängigkeit der Totzeit (t) von den aufgeführten Faktoren kann demnach mit
$t \sim 1/Q$
formuliert werden.

In Abb. 75 sind die mittleren Totzeiten der SO_2 bei plötzlich einsetzenden Belastungen (Sprungfunktion) und Entlastungen für den Leistungsbereich bis 200 Watt dargestellt. Die Zeiten repräsentieren die Verhältnisse bei Herzgesunden, ihre durchschnittlichen Totzeiten lagen über den gesamten, individuellen Leistungsbereich zwischen 6 und 8 Sekunden. Bei drei Patienten mit Sauerstoffschrittmachern ergab sich mit 8 sec bis 14 sec

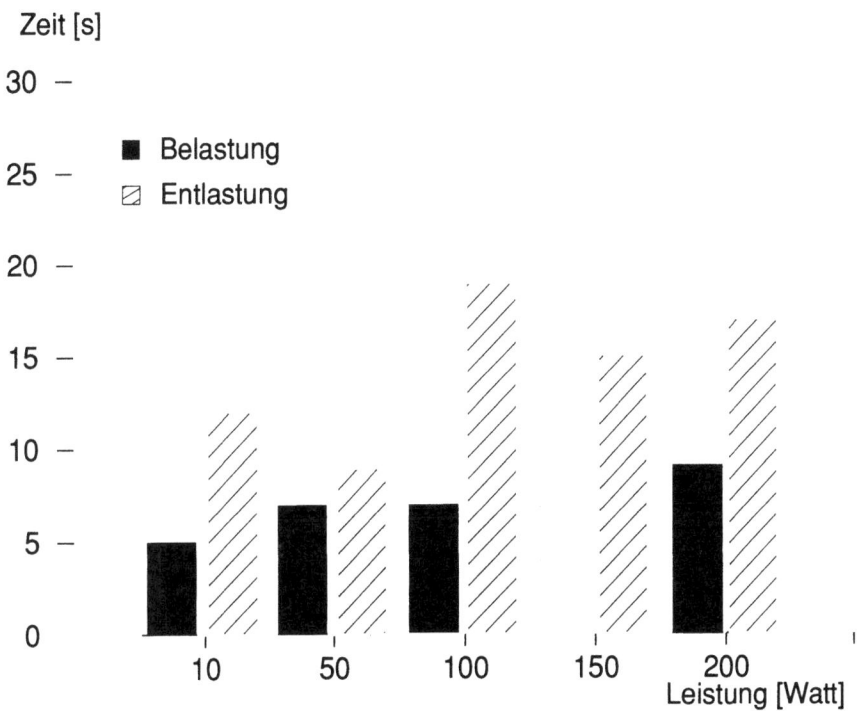

Abb. 75. Mittlere Totzeiten der Sauerstoffsättigung bei Be- und Entlastung bei 10 herzgesunden Probanden.

ein ähnliches Ansprechverhalten. Die mittleren Totzeiten der SO_2 für die Entlastung, analog zur Belastung sind die Totzeiten bei Entlastung kurz und liegen zwischen 10 sec und 20 sec.

4.2 Zeitkonstanten

Die Zeitkonstante eines Parameters ist als die Zeitdauer zwischen dem Beginn der Belastungsänderung und dem Zeitpunkt, bei dem 67 Prozent der gesamten Änderung erreicht sind, definiert. Sie ist die Einheit, nach der die Zeitdauer zur Ausbildung eines neuen Gleichgewichts berechnet werden kann.

Abb. 76 zeigt die Zeitkonstanten bei Herzgesunden bis 200 Watt.

Danach verhält sich die Zeitkonstante (Abfallzeit) der SO_2 auf Belastungsänderung exponentiell zur vorgegebenen Belastung. Im niedrigen Lastbereich (< 50 Watt) wird das neue Steady state nach jeweils 15 sec bis 20 sec erreicht. Ab 50 Watt nähert sich der Kurvenverlauf asymptotisch einem Zeitwert von 40 sec an.

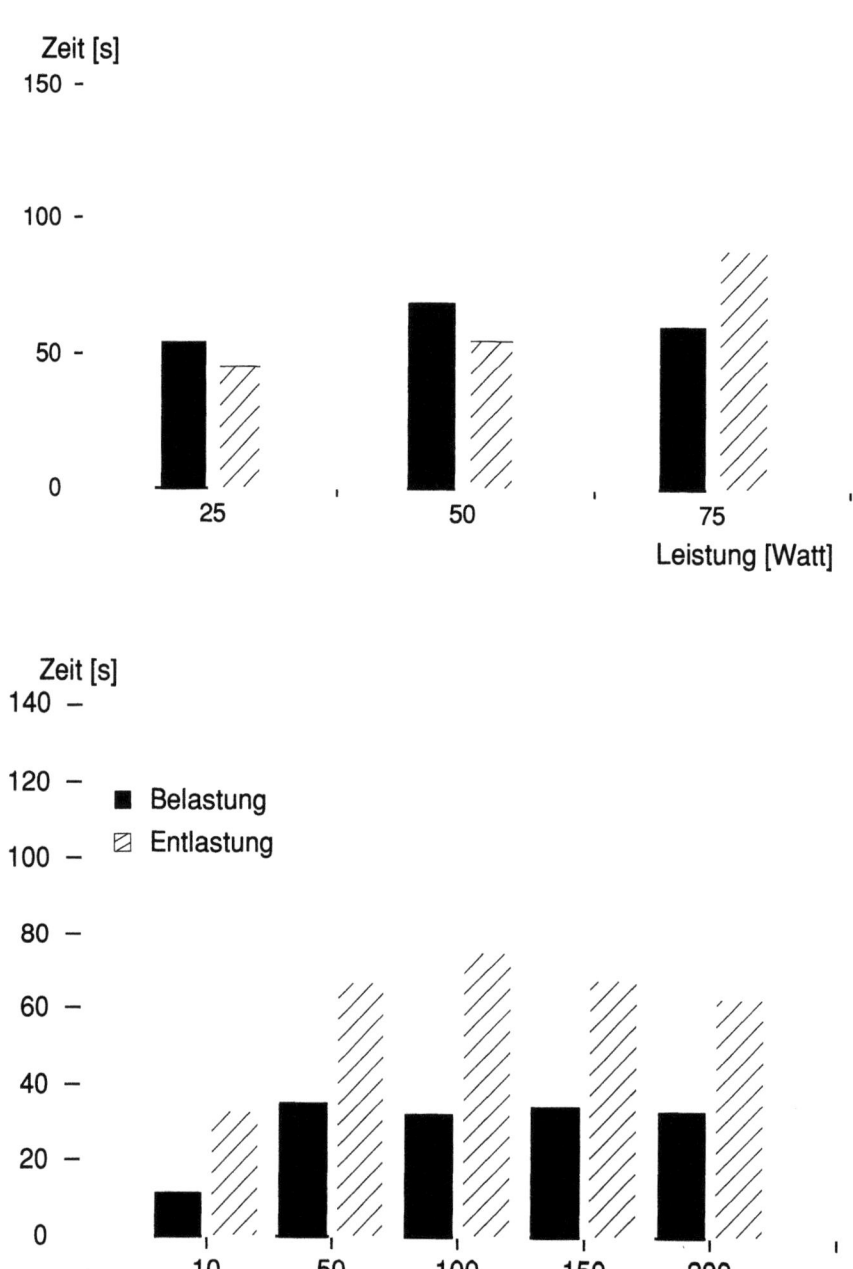

Abb. 76. Zeitkonstanten der Sauerstoffsättigung bei Belastung und Entlastung. Oben: bei Schrittmacherpatienten (P55™) (n=3). Unten: bei Herzgesunden (n=10).

Die Zeitkonstante bei Entlastung (Belastungsende) ist eine wichtige Größe. Sie determiniert – in Abhängigkeit von Höhe und Dauer der vorausgegangenen Belastung – den Frequenzgang bis zum Erreichen der Ausgangs- oder Ruhefrequenz und bestimmt somit, inwieweit eine eingegangene Sauerstoffschuld abgetragen werden kann.

Die Zeitkonstanten der SO_2 nach Belastungsende (Anstiegszeiten) variieren in Abhängigkeit von Höhe und Zeitdauer der vorangegangenen Belastung. In Abb. 76 oben ist die Anstiegszeit als Funktion der Leistung bei intakter Frequenzadaptation dargestellt. In Analogie zur Belastungsphase zeigt sich ein exponentielles Verhalten der Anstiegszeiten, wobei die Kurve bei im niedrigen Lastbereich bei 50 Watt bereits stark abflacht. Im mittleren und höheren Bereich werden die Ausgangswerte vor Belastung in annähernd gleicher Zeit erreicht.

Im Gegensatz dazu zeigen die Anstiegszeiten der Schrittmacherpatienten bei fehlender oder mangelnder Frequenzadaptation ein proportionales Verhalten zur Lasthöhe und steigen von 50 sec im individuell niedrigen Lastbereich auf 120 sec bei submaximaler Belastung (Abb. 76 unten).

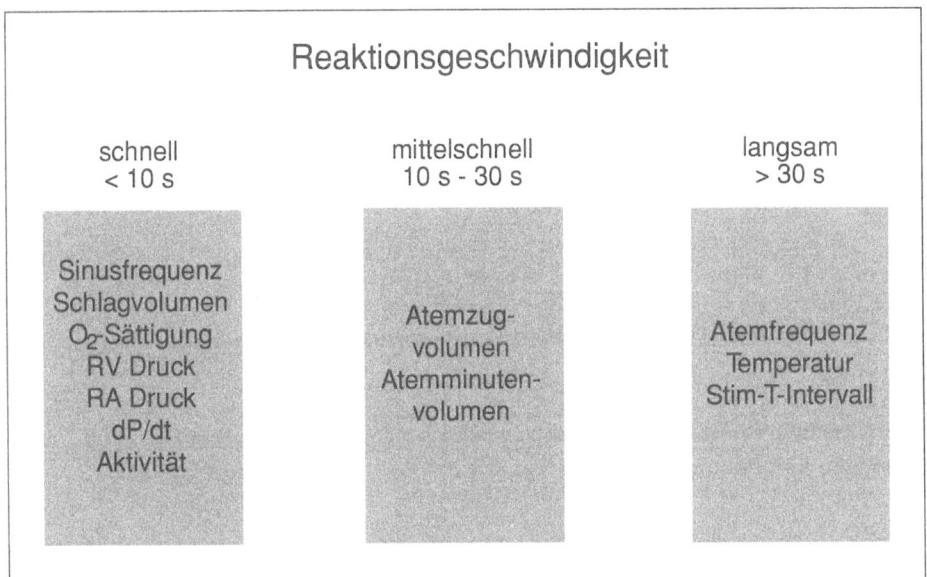

5. Statisches Verhalten

5.1 Funktioneller Zusammenhang

Der funktionelle Zusammenhang bezeichnet die mathematische Beziehung zwischen den beiden Größen, wobei die vorgegebene Leistung die unabhängige, die SO_2 die abhängige Variable darstellt.

In unseren Versuchsreihen ergab sich bei Patienten mit totalem AV-Block im VVI- und im DDD-Modus jeweils ein exponentieller Zusammenhang zwischen SO_2 und Leistung. Der exponentielle Kurvenverlauf in Abb. 77 verdeutlicht, daß der stärkste Abfall der SO_2 im individuell niedrigen Lastbereich Watt stattfindet; so werden 50 % des maximalen Abfalls bereits bei 20 % des Leistungsbereichs erreicht. Im individuell hohen Lastbereich

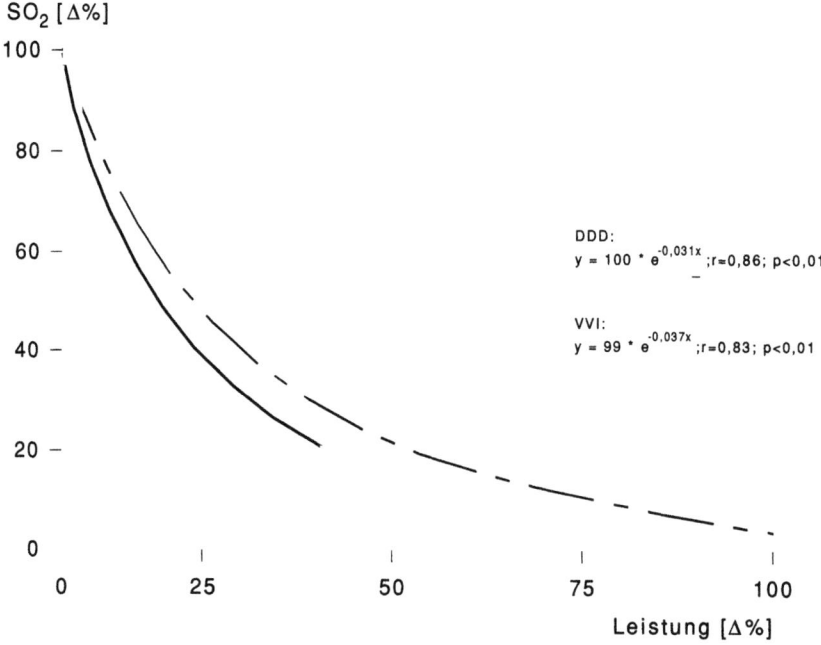

Abb. 77. Funktioneller Zusammenhang zwischen prozentualer Änderung der Leistung und Sauerstoffsättigung bei Patienten mit DDD-Systemen bei AV-Block III (n=18), normiert auf die individuelle Leistungsbreite (100 %). Vergleich zwischen starrfrequenter VVI-Stimulation mit 70/min und vorhofgetriggerter DDD-Stimulation in Ruhe und unter Belastung.

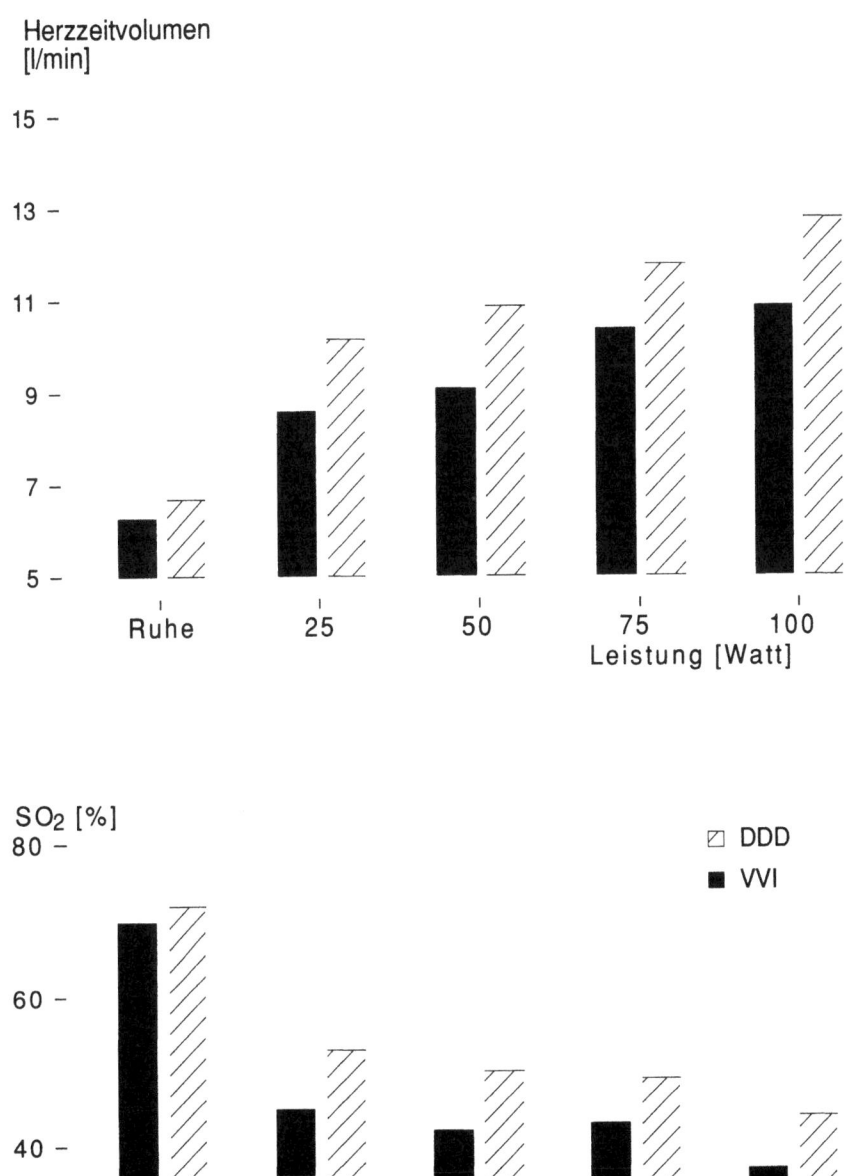

Abb. 78. Durchschnittliche Herzzeitvolumina und SO_2-Werte unter VVI_{70} und DDD-Stimulation bei 18 Patienten mit AV-Block III. Bei allen Belastungsstufen signifikante Unterschiede ($p < 0{,}01$).

flacht die Kurve zunehmend ab; bei 2/3 der maximalen Leistungsbreite sind bereits 90 % des maximalen Abfalls erreicht, eine weitere Erhöhung der Belastung führt lediglich noch zu einer geringen Änderung der SO_2.

Dieses exponentielle Verhalten der SO_2 gilt in Bezug auf ihren Leistungsbereich in analoger Weise bei Patienten mit und ohne myokardiale Vorschädigung.

Abb. 78 zeigt die dabei korrespondierenden Herzzeitvolumina unter den beiden Stimulationsformen. Die Unterschiede in der kardialen Förderleistung spiegeln sich gemäß dem Fick-Prinzip in der Differenz der SO_2 auf den verschiedenen Belastungsstufen wider. Während sich in Ruhe die Herzzeitvolumina unter beiden Modi nicht signifikant unterscheiden, ergeben sich auf allen Belastungsstufen unter der vorhofgesteuerten DDD-Stimulation höhere Herzzeitvolumina. Entsprechend sind die Ruhewerte der SO_2 nicht signifikant unterschiedlich, unter Belastung erfolgt jedoch im starrfrequenten VVI-Modus kompensatorisch eine bis zu 10 % stärkere Sauerstoffausschöpfung auf den jeweiligen Belastungsstufen.

5.2 Sensitivität

Die Sensitivität (dSO_2/dP) der SO_2 bezeichnet das Auflösungsvermögen bzw. die Diskriminationsfähigkeit von Belastungsänderungen und ist mathematisch als erste Ableitung

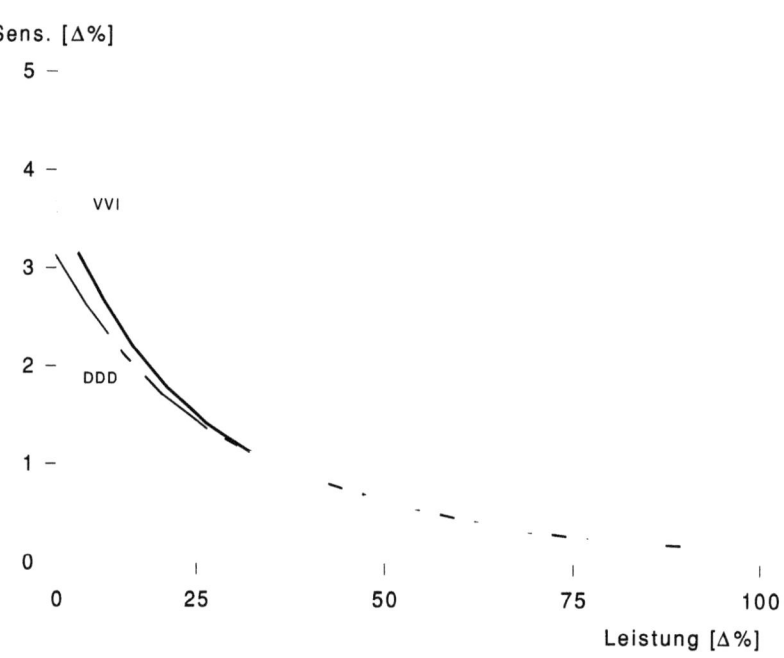

Abb. 79. Sensitivitätsverlauf der Sauerstoffsättigung bei 18 Patienten mit AV-Block III, normiert auf die individuelle Leistungsbreite.

der Beziehung zwischen der Leistung und der Sauerstoffsättigung definiert. Aus dem Sensitivitätsverlauf kann somit auf jeder beliebigen Belastungsstufe die prozentuale Änderung der SO_2 pro 1 Watt weiterer Leistungsänderung abgelesen werden.

In Abb. 79 sind die Sensitivitätsverläufe für Herzgesunde und für Patienten mit AV-Block dargestellt. Wie ersichtlich, besitzt die SO_2 im individuell niedrigen Lastbereich die höchste Sensitivität und klingt entsprechend der Exponentialfunktion im hohen Lastbereich ab.

6. Diskussion

Die SO$_2$ ist als metabolischer Parameter zu klassifizieren. Sie stellt eine komplexe physiologische Größe dar, die über das Fick'sche Prinzip vom Sauerstoffverbrauch, vom Herzminutenvolumen und dem Hämoglobingehalt des Blutes determiniert wird. Somit stellt sie eine hervorragende belastungsabhängige Regelgröße in einem frequenzadaptiven Schrittmachersystem dar. Darüberhinaus liefert sie Informationen über die hämodynamischen Effekte von Frequenzänderungen im Sinne einer optimierenden Frequenzanpassung. Die zusätzliche Abhängigkeit von affinitätsmodulierenden Faktoren wie der Protonenkonzentration (pH-Wert), der Temperatur und des 2,3-Diphosphoglycerats bedeutet keine negative Beeinflussung der oben beschriebenen lastspezifischen Reaktionsform, da die Affinitätsabnahme des Hämoglobins einen Adaptationsvorgang des Körpers auf Belastung repräsentiert und die Affinitätsmodulatoren somit nicht gegensinnig wirken. Die Affinitätsmodulatoren sind demnach in dem Regelkreis nicht als Störgrößen, sondern als multiplikative Faktoren zu werten.

Unspezifische Einflüsse stellen belastungsunabhängige Temperaturanstiege bei Fieber oder eine isolierte metabolische Azidose (z.B. diabetisches Koma) dar. Der dabei zu erwartende Frequenzanstieg eines SO$_2$-geregelten Schrittmachersystems ist jedoch nicht als Fehladaptation zu werten, weil er der Reaktion des Herzgesunden in dieser Situation entspricht.

Ein weiterer belastungsunabhängiger Faktor ist der Hämoglobingehalt des Blutes, der unter physiologischen Bedingungen als intraindividuell konstant angesetzt werden kann. Maßgebliche Beeinflussungen sind durch Konzentrationsänderungen sind vor allem bei Blutverlust und/oder der Abnahme der O$_2$-Bindungsstellen des Hämoglobins zu erwarten, wie sie bei Rauchern durch die Besetzung des desoxygenierten Hämoglobins durch Kohlenmonoxid vorkommt.

Kohlenmonoxid kann bei Rauchern bis zu 10 % der O$_2$-Bindungsstellen besetzen, was funktionell einem Blutverlust in gleicher Höhe entspricht. Die Reduktion der Sauerstoffbindungsstellen infolge von Blutverlust und/oder Kohlenmonoxideffekt bedeutet eine verstärkte Ausschöpfung mit entsprechend niedrigeren SO$_2$-Werten und höheren Stimulationsfrequenzen. Die Reaktion des Systems entspricht damit prinzipiell der physiologischen Anpassungsreaktion des Körpers.

Die zu dem Sauerstoffverbrauch zusätzlich wirkenden lastabhängigen, affinitätsmodulierenden Faktoren sind aufgrund ihrer multiplikativen Wirkung für die hohe Sensitivität der SO$_2$ im niedrigen Lastbereich sowie für die Ausbildung einer minimalen Grenzsensitivität im individuell hohen Lastbereich verantwortlich. Im Systemvergleich gewährleistet die SO$_2$ eine optimale lastspezifische Reaktion.

Die wesentliche Problematik des Systems muß in der Langzeitstabilität der optischen Messung gesehen werden. Sie wird bestimmt durch die mechanischen Stabilität des optischen Sensorkatheters und der Transparenz des Sensorfensters für die optische Messung. Die mechanische Stabilität ist durch die Entwicklung hermetisch in Glas gekapselter zweipoliger Sensoren gewährleistet, so daß hierdurch die Voraussetzung für einen Langzeiteinsatz gegeben sind. Die Sicherung der optischen Transparenz des Sensors ist prinzipiell durch einen doppelten methodischen Ansatz realisierbar. Zum einen werden Fibrinablagerungen auf dem optischen Fenster durch die Verwendung antithrombogener Sensorbeschichtungen auf Polyurethanbasis minimiert. Zum anderen wird die Sensitivitätsreserve des Sensors durch eine automatische Adaptierung des Meßsystems soweit maximiert, daß Beschichtungen bis zu einem Millimeter Fibrin ohne relevanten Einfluß auf das Regelsystem bleiben. Zum gegenwärtigen Zeitpunkt beträgt der Beobachtungszeitraum von implantierten Sauerstoffsystemen (P55™) über ein Jahr. Obwohl dieser Zeitraum zur definitiven Beantwortung der zentralen Fragestellung einer Sensorbelegung noch zu kurz und die Fallzahl zu gering ist, sind diese ersten Ergebnisse jedoch vielversprechend.

Mit Totzeiten zwischen 6 sec und 14 sec ist die SO_2 ein schnell reagierender Parameter. In der Zuordnung zu den Funktionsgliedern des SO_2-Regelkreises ist die Totzeit im wesentlichen von der Rückstromzeit des desoxygenierten Blutes zum rechten Herzen bestimmt. Die sehr kurze Totzeit erlaubt zum einen die Interpretation, daß die meßtechnisch nicht direkt erfaßbare Zunahme der O_2-Extraktion in der stoffwechselaktiven Muskulatur bei Belastungsbeginn annähernd verzögerungsfrei einsetzt. Zusätzlich muß ein unspezifischer Effekt, nämlich der verstärkte Rückstrom bereits ausgeschöpften Blutes bei Einsetzen der Belastungsreaktion angenommen werden. Im Gegensatz zu anderen Phänomenen der Belastungsreaktion – wie dem Temperaturdip – ist dieser initiale, nicht direkt von der Lasthöhe abhängige SO_2-Abfall konstant und verschwindet nicht bei repetitiven Belastungsformen. Da die SO_2 mit etwa 40 sec eine schnelle und nahezu lastunabhängige Zeitkonstante bei Belastung besitzt, erreicht sie schnell den eingeschwungenen Zustand (Steady state). Aufgrund dieser Charakteristik weist die SO_2 ein dem Sinusrhythmus sehr ähnliches dynamisches Verhalten auf. Zur physiologischen Totzeit addiert sich eine meßtechnisch bedingte Verzögerung (z.B. durch Mittelungsverfahren) der Frequenzanpassung des Schrittmachers von 3 sec bis 5 sec, was sich in der mit 8 sec bis 14 sec leicht verlängerten Totzeit bei den Patienten mit Sauerstoffsystemen niederschlägt. Physiologisch bedeutsam ist die lastabhängige Abfallzeit nach Belastungsende bei den Patienten, die Ausdruck der hämodynamischen Rückkopplung ist und die die Abtragung einer Sauerstoffschuld ermöglicht.

Aufgrund der hämodynamischen Rückkopplung erlaubt die SO_2 prinzipiell die Selbstoptimierung der Frequenz durch das System und minimiert dadurch den Programmieraufwand für den frequenzadaptiven Modus auf die Zuschaltung der Optimierungsfunktion. Im P55 wird dies durch das Verfahren einer phasensynchroner Abtastung evozierter, vom Herzminutenvolumen abhängiger Signale (Heinze,1988) erreicht.

In Abb. 80 ist die automatische Selektion der hämodynamisch optimalen Stimulationsfrequenz mit Hilfe dieser Methode am Patienten dargestellt. Die entsprechenden Frequenz/Herzzeitvolumenkurven wurden vor der SO_2-geregelten Stimulation ermittelt. In Ruhe wird automatisch mit 60/min die niedrigste Frequenz eingestellt, bei der das „adäquate" Herzzeitvolumen noch erreicht wird. Die Plateaubildung des Herzzeitvolumens über dieser Frequenz zeigt, daß diese Frequenz adäquat ist und daher eine weitere Anhebung zu keiner weiteren Steigerung des Herzzeitvolumens führt.

Unter (sub)maximaler Belastung weist die Frequenz/Herzeitvolumenbeziehung bei dem Patienten, der an einer schweren koronaren Herzkrankheit leidet, die Frequenz von

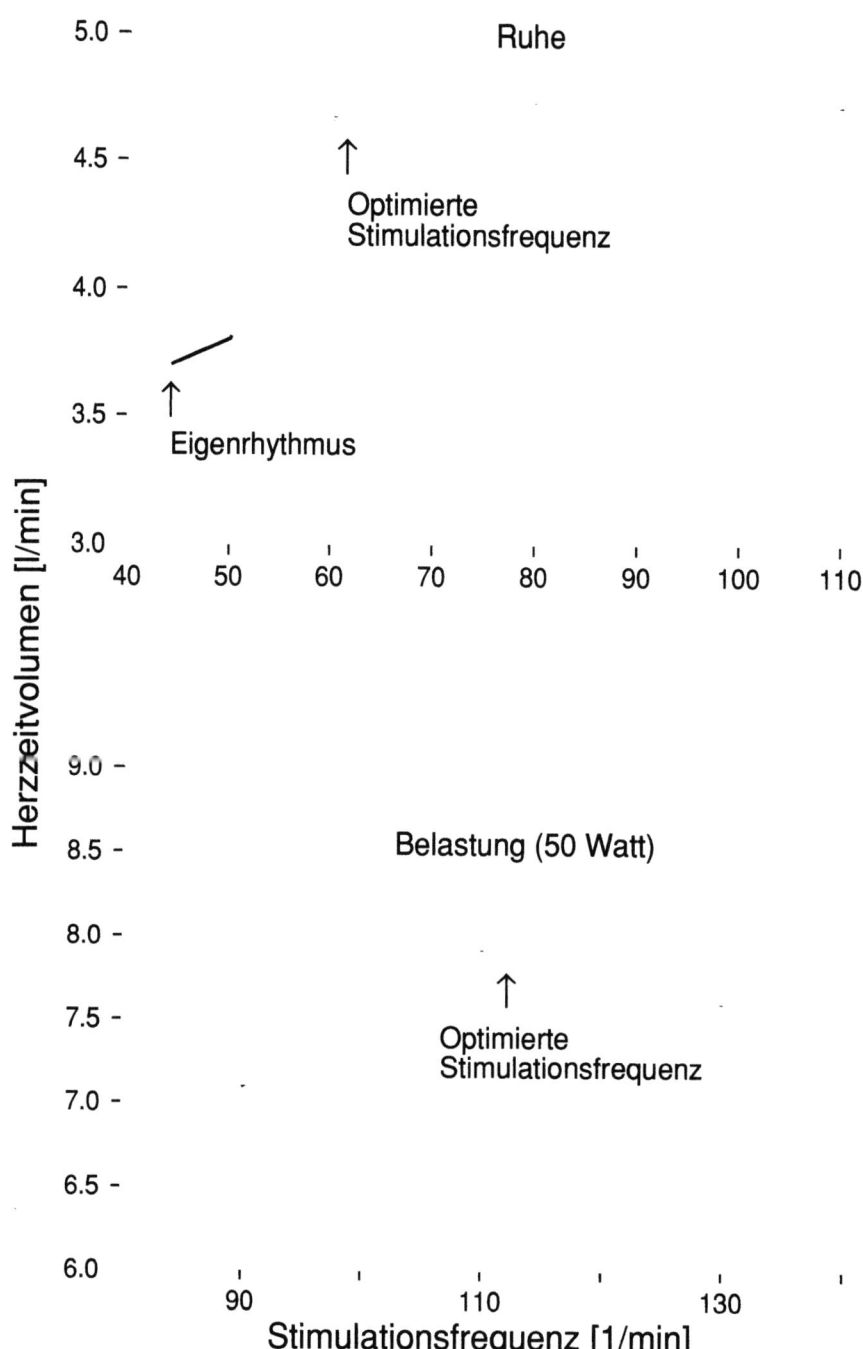

Abb. 80. Hämodynamische Selbstoptimierung bei einem Patienten mit P55™ (siehe Text).

110/min als kritische Frequenz aus, bei deren Überschreiten es zu keinem weiteren Anstieg, vielmehr zu einem Abfall des Herzzeitvolumens kommt. In guter Übereinstimmung mit dieser physiologischen Vorgabe überschreitet die maximale Stimulationsfrequenz des Schrittmachers diese Grenzfrequenz nicht. Die Aufgaben der Optimalregelung bestehen somit darin, in Ruhe ein adäquates Herzzeitvolumen durch die niedrigst mögliche Frequenz zu ermöglichen und unter Belastung die Grenzfrequenz zu erkennen, bei der ein weiteres Anheben der Stimulationsfrequenz keine Verbesserung bzw. vielmehr eine Abnahme des Herzzeitvolumens bedeuten würde.

Ein SO_2-messendes Schrittmachersystem hat neben der reinen Frequenzregelung einen hohen diagnostischen Stellenwert. So können die telemetrisch erfaßten SO_2-Werte zur Bestimmung des des Herzzeitvolumens genutzt werden. Zusätzlich erlaubt die SO_2 Rückschlüsse auf die respiratorische Situation des Patienten und liefert zusätzlich therapeutische Entscheidungshilfen. Nach dem Fick-Prinzip, bei dem der Sauerstoffverbrauch (VO_2) dem Produkt aus dem Herzzeitvolumen und der arteriovenösen Sauerstoffdifferenz ($AVDO_2$) entspricht, repräsentiert die gemischtvenöse Sauerstoffsättigung als Determinant der $AVDO_2$ einen spezifischen Indikator der hämodynamischen und respiratorischen Situation des Körpers und kann darüberhinaus Hinweise auf die Koronarzirkulation (Shapell, 1970) geben. Aus diesem Grund kommt ihr über die Verwendung als Schrittmacherführungsgröße hinaus ein eigenständiger diagnostischer und prognostischer Wert zu. Bei intensivmedizinischen Fragestellungen kann die SO_2 als wertvoller diagnostischer Parameter gelten. So gilt eine auffällig hohe SO_2 als frühes Kriterium der Zyanidvergiftung (Divertie, 1984) und des septischen Schocks (Siegel, 1967). Die hohe SO_2 ist dabei Ausdruck der vermindertem $AVDO_2$, die aus der hyperdynamen Kreislaufzirkulation und der gleichzeitig bestehenden gestörten peripheren Sauerstoffutilisation resultiert. Aufgrund der direkten Beziehung zum Herzzeitvolumen und zum Sauerstoffverbrauch stoffwechselaktiver Gewebe (Tenney, 1974; Thomsen, 1978) ist die SO_2 Bestandteil des intensivmedizinischen Monitorings. Ihre Aussagekraft bei der Beurteilung derHämodynamik von Intensivpatienten (Goldman, 1968; de LaRocha, 1977), bei Rhythmustörungen (Lee, 1979), sowie bei der Kontrolle medikamentöser (Duke, 1969; Martin, 1973; Krauss, 1975; Hansen, 1978; Kandel, 1983) und pflegerischer Therapiemaßnahmen (Baele, 1982; Rah, 1984) wurde vielfach beschrieben. Ferner kann die SO_2 in der intra- und postoperativen Überwachung (Theye, 1964; Stanley, 1974; Prakash, 1978; Kazarian, 1980) nutzbringend eingesetzt werden.

Neben der Verwendung als hämodynamische Meßgröße ist die SO_2 auch bei beatmungspflichtigen Patienten im Rahmen der Steuerung und Feinabstimmung der Ventilation (z.B. „best PEEP") sinnvoll (LaFarge, 1970; Lutch, 1972; Bryan-Braun, 1975; Quist, 1975; Suter, 1975; Armstrong, 1978; Springer, 1979; Wilkinson, 1979; Divertie, 1983, 1984; Fahey, 1984).

Darüberhinaus erlaubt die Zuordnung der Sauerstoffsättigung zu hämodynamischen und respiratorischen Parametern prognostische Aussagen. So konnte für Patienten mit Myokardinfarkt (Goldman, 1968; Scheinman, 1969; Muir, 1970) und für Patienten nach kardiochirurgischen Eingriffen gezeigt werden, daß gemischtvenöse Sauerstoffsättigungwerte über 65 % mit einer guten Prognose assoziiert waren (McArthur, 1962; Krauss, 1975; Jameson, 1982; Divertie, 1984). Dagegen waren Sauerstoffsättigungswerte zwischen 50 und 60 % bereits Ausdruck einer kardialen und/oder respiratorischen Insuffizienz, Sättigungen unter 50 % wurden bei Patienten mit stark eingeschränkter kardialer

Förderleistung beobachtet und waren mit einer hohen Mortalität bis 88 % (McArthur, 1962) verbunden. Auch für Patienten mit chronisch obstruktiver Lungenerkrankung korreliert die Mortalität der Erkrankung mit der Höhe der Sauerstoffsättigung in Ruhe und unter Belastung (Kawakami, 1983).

Diese diagnostische und prognostische Wertigkeit weist die Sauerstoffsättigung somit als einen Parameter aus, der über die bloße Nutzung in antibradykarden Systemen in der kardiologischen Diagnostik, der Intensivmedizin und der peri- und postoperativen Überwachung eingesetzt werden kann.

Literatur

Armstrong RF, Andrew DST, Cohen SL, Walker JS, Cobbe SM, Lincoln JCR (1978). Continuous monitoring of mixed venous oxygen tension (PvO2) in cardiorespiratory disorders. Lancet, 25:632

Baele PL, McMichan JC, Marsh HM, Sill JC, Southorn PA (1982). Continuous monitoring of mixed venous saturation in critically ill patients. Anesth Analg 61:513

Barcroft J, Camis M (1909a). The dissociation curve of blood. J Physiol (Lond.) 39:123

Barcroft J, King WOR (1909b). The effect of temperature on the dissociation curve of blood. J Physiol (Lond.) 39:374

Barcroft J (1928). The dissociation curve of haemoglobin. In: The respiration function of Blood, Part II, Haemoglobin. Cambridge University press, London, p104

Benesch R, Benesch RE (1967). The effect of organic phosphates from the human erythrocyte on the allosteric properties of hemoglobin. Biochem Biophys Res Commun 26 (2):162

Bennett T, Bornzin G, Baudino M, Olson W (1984). Rate responsive pacing using mixed venous oxygen saturation in heart blocked dogs. Circulation 70 (Suppl II) 246 982

Böning D, Schweigart U, Tibes U, Hemmer B (1975). Influences of exercise and endurance training on the oxygen dissociation curve of blood under in vivo and in vitro conditions. Europ J Appl Physiol 34:1

Bohr C, Hasselbalch K, Krogh (1904a). Über einen in biologischer Beziehung wichtigen Einfluß, den die Kohlensäurespannung des Blutes auf dessen Sauerstoffspannung übt. Skand Arch Physiol 16:408

Bohr CH (1904b). Theoretische Behandlung der quantitativen Verhältnisse bei der Sauerstoffaufnahme des Hämoglobins. Zentralblatt Physiol 23:682

Bryan- Brown CW (1975). Tissue blood flow and oxygen transport in critically ill patients. Crit Care Med 3:103

Chanutin A, Curnish RR (1967). Effect of organic phospates on the oxygen equilibrium of human erythrocytes. Arch Biochem Biophys 121 (1):101

De La Rocha AG, Edmonds JF, Williams WG, Poirier C, Trusler GA (1978). Importance of mixed venous oxygen saturation in the care of critically ill patients. Canad J Surg 21:227

Divertie MB, McMichan MB (1984). Continuous monitoring of mixed venous saturation. Chest 85:423

Divertie MB, McMichan JC, Michel L, Offord KP, Ness AB (1983). Avoidance of aggravated hypoxemia during measurement of mean pulmonary wedge pressure in ARDS. Chest 83:70

Duke M, Abelmann WH, Walter (1969). The hemodynamic response to chronic anemia. Circulation 39:503

Eaton JW, Faulkner JA, Brewer GJ (1969). Response of the human red cell to muscular activity. Proc Soc Exp Biol Med 132:886

Faerestrand S, Skadberg BT, Anderson K, Ohm OJ (1988). Rate responsive guide by central venous oxygen saturation. Cardiostimulatione 4:2218

Fahey PJ, Harris K, Vanderwarf C (1984). Clinical experience with continuous monitoring of mixed venous saturation in respiratory failure. Chest 86:748

Frommer PL, Ross J, Mason DT, Gault JH, Braunwald E (1965). Clinical applications of an improved, rapidly responding fiberoptic catheter. Am J Cardiol 15:672

Goldman RH, Klughaupt M, Metcalf T, Spivak AP, Harrison DC (1968). Measurement of central venous saturation in patients with myocardial infarction. Circulation 38:941

Gomez DM, Caldwell PRB (1973). A formulation for the partition of free vs hemoglobin-bound 2,3-Diphosphoglycerate. Respir Physiol 19:290

Hansen JF, Hessle B, Christensen NJ (1978). Enhaced sympathetic nervous activity after intravenous propranolol in ischaemic heart disease: plasma noradrenaline splanchnic blood flow and mixed venous oxygen saturation at rest and during exercise. Europ J Clin Invest 8:31

Hasart E, Roth W, Jagemann K, Pansold B (1973). 2,3-Diphosphoglycerat-Konzentration in Erythrozyten und körperliche Belastung. Med Sport 13:112

Heinze R, Hoekstein KN, Liess HD, Laule M, Stangl K, Wirtzfeld A (1988). Automatische Anpassung frequenzgeregelter Herzschrittmacher an die cardiale Leistungsfähigkeit der Patienten. Biomed Technik 39 (Suppl):19

Jameson WRE, Turnbull KW, Larieu AJ, Dodds WA, Allison JC, Tyers GFO (1982). Continuous monitoring of mixed venous oxygen saturation in cardiac surgery. Canad J Surg 25:538

Kandel G, Aberman A (1983). Mixed venous saturation: Its role in the assessment of the critically ill patient. Arch Intern Med 143: 1400

Kasnitz P, Druger GL, Yorra F, Simmons DH (1976). Mixed venous oxygen tension and hyperlactatemia. JAMA 236:570

Kawakami Y, Kishi F, Yamamoto H, Miyamoto K (1983). Relation of oxygen delivery, mixed venous oxygenation, and pulmonary hemodynamics to prognosis in chronic obstructive pulmonary disease. N Engl J Med 308:1045

Kazarian KK, Del Guercio LRM (1980). The use of mixed venous blood gas determinations in traumatic shock. Ann Emerg Med 9:179

Krauss XH, Verdoux PD, Hugenholtz PG, Nauta J (1975). On-line monitoring of mixed venous saturation after cardiothoracic surgery. Thorax 30:636

Krovetz LJ, Brenner JI, Polanyi, Ostrowski (1978). Application of an improved intracarciac fiberoptic system. Br Heart J 40:1010

LaFarge CG, Miettinen OS (1970). The estimation of oxygen consumption. Cardiovasc Res 4:23

Lutch JS, Muray JF (1972). Continuous positive-pressure ventilation: effects on systemic oxygen transport and tissue oxygenation. Ann Intern Med 76:193

Lee J, Wright F, Barber R, Stanley L (1972). Central venous oxygen saturation in shock: a study in man. Anestesiol 36:472

Martin WE, Cheung PW, Johnson CC, Wong KC (1973). Continuous monitoring of mixed venous saturation in man. Anesth Analg 52:784

McArthur KT, Clark LC, Lyons C, Edwards S (1961). Continuous recording of blood oxygen saturation in open-heart operations. Surg 51:121

Muir AL, Kirby BJ, King AJ, Miller HC (1970). Mixed venous oxygen saturation in relation to cardiac output in myocardial infarction. Brit Med J 4:276

Mulhausen R (1967). Oxygen affinity in patients with cardiovascular diseases, anemia and cirrhosis of the liver. Scan J clin Lab Invest 19:291

Oski FA, Gottlieb AJ, Delivoria-Papadopoulos M, Miller VW (1969). Red-cell 2,3-diphosphoglycerate levels in subjects with chronic hypoxemia. New Engl J Med 280:1165

Petrides PE (1985). Blut. In: Löffler G, Petrides PE, Weiss L, Harper HA (Hrsg) Physiologische Chemie. Springer, Berlin, Heidelberg, New York, Tokyo, S709

Prakash O, Meij SH, Clementi G, Mak J (1978). Cardiovascular monitoring with special emphasis on mixed venous oxygen measurements. Act Anaesth Belg 3:253

Qvist J, Pontoppidan H, Wilson RS, Lowenstein E, Laver MB (1975). Hemodynamic responses to mechanical ventilation with PEEP. Anesthesiol 1:45

Rah KH, Dunwiddle WC, Lower R (1984). A method for continuous postoperative measurement of mixed venous oxygen saturation in infants and children after open heart procedures. Anesth Analg 63:873

Scheinman MM, Brown MA, Rapafort E (1969). Critical assessment of use of central venous oxygen saturation as a mirror of mixed venous oxygen in severely ill cardiac patients. Circulation 40:1965

Shapell SD, Murray JA, Nasser MG, Wills RE, Torrance JD, Lenfant CJM (1970). Acute change in hemoglobin affinity for oxygen during angina pectoris. New Engl J Med 282:1219

Shapell SD, Murray JA, Bellingham AJ, Woodson RD, Detter JC, Lenfast C (1971). Adaptation of exercise: role of hemoglobin affinity for oxygen and 2,3-diphosphoglycerate. J Appl Physiol 30:827

Springer RR, Stevens PM (1979). The influence of PEEP on survival of patients in respiratory failure. Am J Med 66:196

Stangl K, Wirtzfeld A, Göbl G, Heinze R, Laule M, Seitz K, Lochschmidt O (1986). Rate control with an external SO_2 closed loop system. PACE 9 (PartII):992

Stangl K, Wirtzfeld A, Heinze R, Laule M (1988). First experience with an oxygen controlled pacemaker in man. PACE 11 (PartII):1882

Stanley TH, Isern-Amaral J (1974). Periodic analysis of mixed venous oxygen tension to monitor the adequacy of perfusion during and after cardiopulmonary bypass. Canad Anaesth Soc J 21:454

Suter PM, Fairley HB, Isenburg MD (1975). Optimum end-expiratory airway pressure with acute pulmonary failure. New Engl J Med 292:284

Tenney SM (1974). Theoretical analysis of the relationship between venous blood and mean tissue oxygen pressures. Resp Physiol 20:283

Theye RA, Tuohy GF (1964). The value of venous oxygen levels during general anesthesia. Anesthesiol 26:49

Thomsen A (1978). Calculation of oxygen saturation of mixed venous blood in infants. Scand J Clin Lab Invest 38:389

Wilkinson AR, Phibbs RH, Gregory GA (1979). Continuous in vivo oxygen saturation in newborn with pulmonary disease. A new fiberoptic catheter oximeter. Crit Care Med 7:232

Wirtzfeld A, Goedel-Meinen L, Bock T, Heinze R, Ließ HD, Munteanu J (1981). Central venous oxygen saturation for the control of automatic rate-responsive pacing. Circulation 64:Suppl IV,299

Wirtzfeld A, Goedel-Meinen L, Bock T, Heinze R, Liss HD, Munteanu J (1982). Central venous oxygen saturation for the control of automatic rate-responsive pacing. PACE 5:829

Wirtzfeld A, Stangl K, Heinze R, Bock T, Liess HD, Alt E (1983a). Mixed venous oxygen saturation for rate control of an implantable pacing system. In: Steinbach K (ed) Cardiac pacing. Steinkopff, Darmstadt, p271.

Wirtzfeld A, Heinze R, Liess HD, Stangl K, Alt E (1983b). An active optical sensor for monitoring mixed venous oxygen-saturation for an implantable rate regulating pacing system. PACE 6:494

Wirtzfeld A, Heinze R, Stangl K, Hoekstein K, Alt E, Liess HD (1984). Regulation of pacing rate by variations of mixed venous oxygen saturation. PACE 7 (Part II):1257

Schlagvolumen

Karl Stangl, Alexander Wirtzfeld

1. Einleitung
2. Physiologische Grundlagen
2.1 Vorlast
2.2 Kontraktilität
2.3 Nachlast
3. Meßtechnische Grundlagen
3.1 Vierpolmessung
3.2 Zweipolmessung
4. Dynamisches Verhalten
4.1 Totzeiten
4.2 Zeitkonstanten
5. Statisches Verhalten
5.1 Funktionelle Beziehungen
5.2 Sensitivität
6. Diskussion

1. Einleitung

Das ventrikuläre Schlagvolumen bezeichnet als Differenz zwischen dem enddiastolischen (EDV) und endsystolischen Volumen (ESV) die in der Systole ausgeworfene Blutmenge des entsprechenden Ventrikels. Schlagvolumen und Herzfrequenz sind die Teilgrößen des Herzzeitvolumens, das im Regelmodell des Blutkreislaufs (Kapitel 2) das Stellglied repräsentiert.

Für die im Rahmen der Schrittmachertechnologie maßgebliche Bestimmungsmethode des Schlagvolumens mittels Impedanzmessung wurde von Baan (1981, 1984) grundlegende Arbeiten für die linksventrikulären Verhältnisse geleistet. Die Impedanzmethode wurde von anderen Gruppen (McKay, 1984; Kass, 1986; Kindler, 1986) aufgegriffen; McKay (1984) erweiterte ihre Applikation zur Schlagvolumenbestimmung des rechten Ventrikels.

Salo (1984, 1986) stellte erstmals die Nutzung des Schlagvolumens als Führungsgröße eines frequenzadaptiven Systems vor. Bennett (1985) und Neumann (1985) berichteten bereits 1985 über Ergebnisse größerer tierexperimenteller Versuchsreihen mit externen schlagvolumengeführten Schrittmachersystemen. Zum gegenwärtigen Zeitpunkt arbeiten mehrere Gruppen an Impedanzsystemen (Boheim, 1985, 1987; Stangl, 1987; Snoek, 1988; Voelz, 1988); derzeit befindet sich bereits ein im Menschen implantierbares System in der klinischen Prüfung (Precept™, CPI, Inc, St. Paul, MN, USA)

Neben dieser neuen therapeutischen Nutzung in Herzschrittmachern sind Schlagvolumen, enddiastolisches und endsystolisches Volumen in Ruhe und unter Belastung seit langem etablierte Parameter in der kardiologischen Diagnostik (Adam, 1969; Strauss, 1971; Zaret, 1981; Borer, 1977, 1979; Schön, 1986).

2. Physiologische Grundlagen

Determinanten

Das Schlagvolumen ist eine multifaktoriell bestimmte Größe, in die die Parameter Herzfrequenz, Vorlast, Kontraktilität und Nachlast eingehen. Die meisten tier-und humanexperimentellen Untersuchungen erarbeiten die Bedeutung dieser Determinanten für das Schlagvolumen des linken Ventrikels; diese Ergebnisse müssen daher zum Teil analog auf die rechtsventrikulären Verhältnisse übertragen werden. Obwohl deutliche Unterschiede in der Höhe der Drücke und der nachgeschalteten Widerstände zwischen beiden Ventrikeln bestehen, besitzen diese Faktoren grundsätzlich auch für den rechten Ventrikel Gültigkeit, wenngleich die Wertigkeit der einzelnen Faktoren – z.B. der Nachlast – unterschiedlich sein mag.

2.1 Vorlast

Der Herzmuskel verfügt über autoregulatorische myogene Mechanismen, das Schlagvolumen den mit dem Herzeitvolumen, neurohumoralen Faktoren, Venentonus und intravasalen Blutvolumen stark wechselnden enddiastolischen Volumina resp. Drücken anzupassen. Die Beziehungen zwischen Druck und Volumen am Myokard wurden von Frank (1895) und Starling (1915) am Herz-Lungen-Präparat grundlegend erarbeitet. Die nach ihnen benannten autoregulatorischen Mechanismen sind auf die Arbeitsweise des menschlichen Herzens in situ übertragbar und stellen eine wesentliche Determinante des Schlagvolumens dar.

Die Gleichgewichtskurven zwischen Druck und Volumen sind in Abb. 81 am isolierten Herzen dargestellt. Wird der Hohlmuskel zunehmend passiv volumenbelastet, so entspricht jeder Volumenmenge ein bestimmter Druck. Die Beziehung zwischen Volumen und dem Druck als abhängiger Variable wird durch die Ruhedehnungskurve beschrieben. In Abhängigkeit vom nachgeschalteten Widerstand ergeben sich bei Reizung des Ventrikels unterschiedliche Kontraktionsformen. Bei der Grenzfallbetrachtung eines unendlich hohen Widerstands kann kein Volumen vom Ventrikel ausgeworfen werden, die Kontraktion ist rein isovolumetrisch. Jedem Punkt auf der Ruhedehnungskurve entspricht dann ein Druckmaximum, die Verbindung dieser Punkte ergibt die Kurve der isovolumetrischen Druckmaxima.

Im anderen Grenzfall kann bei einem hinreichend kleinen Widerstand der Ventrikel Volumen ohne Drucksteigerung auswerfen; die Kontraktion erfolgt isotonisch. Jeder Vordehnung ist ein maximales Schlagvolumen zugeordnet, die einzelnen Endwerte werden durch die Kurve der isotonischen Maxima verbunden.

Der Kontraktionszyklus des Herzens in situ beinhaltet beide Formen sowie die Kombination aus beiden. In dem von Frank (1895) eingeführten Druck-Volumendiagramm ist die Abfolge der Kontraktionsformen dargestellt (Abb. 81): Vom enddiastolischen Druckniveau aus erfolgt in der Systole bis Erreichen des diastolischen Aortendrucks eine isometrische Kontraktion, der sich die Austreibungsphase mit gleichzeitiger Druck und Volumenänderung, die auxotone Kontraktion, anschließt. Der dabei maximal entwickelte Druck markiert den systolischen Aortendruck. Die anschließende Relaxationsphase bis zum Einsetzen der diastolischen Füllung ist isometrisch. Der Abschluß der Füllung schließt mit dem Erreichen des enddiastolischen Drucks die Schleife des Arbeitsdiagramms.

Die mechanischen Eigenschaften des Herzmuskels sind Grundlage der Adaptationsmechanismen des intakten Herzens, eine wechselnde Vorlast mit einer entsprechenden Änderung des Schlagvolumens und des Drucks autoregulativ zu beantworten. Die Bedeutung dieser Autoregulation liegt wohl weniger in der Adaptation an Belastung, sondern mehr in der Abgleichung der Förderleistung beider Ventrikel bei Volumenänderungen, wie sie auch ohne erhöhte sympathische Aktivität bei Lageänderungen oder akuten Verschiebung der intravasalen Blutmenge vorkommen (Antoni, 1977, 1980). Diese druckpassive Volumenadaptation gewinnt dann besondere Bedeutung bei der Belastungsadaptation, wenn andere Mechanismen wie die Steigerung der Kontraktilität bei bestimmten Erkrankungen (z.B. koronare Herzerkrankung, kongestive Kardiomyopathie) eingeschränkt sein können oder gar fehlen.

2.2 Kontraktilität

Neben den druckpassiven, auf den elastischen Eigenschaften des Myokards basierenden autoregulativen Adaptationsmechanismen des Schlagvolumens verfügt das Herz über ei-

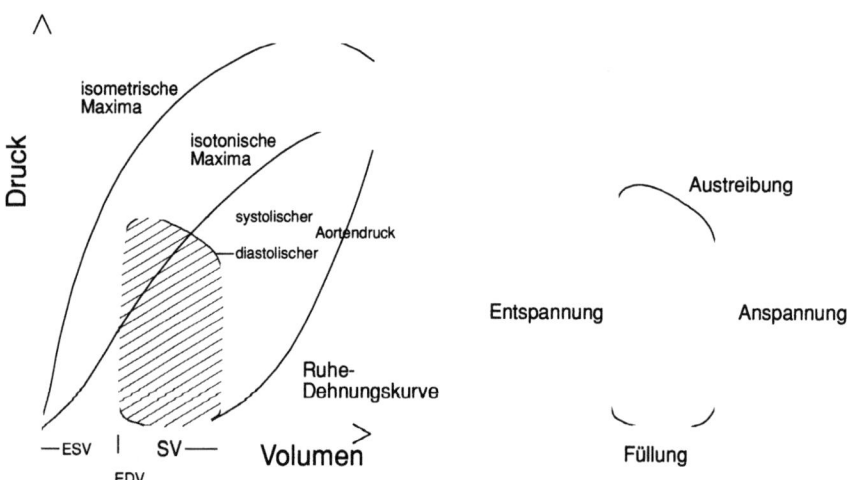

Abb. 81. Ruhedehnungskurve. links: Isovolumetrische und isotonische Maxima am isolierten Herzen. rechts: Druckvolumendiagramm.

ne von der Vordehnung unabhängige Variationsmöglichkeit der Kontraktionskraft. Diese Steigerung der Kontraktilität führt im Arbeitsdiagramm zu einer Verschiebung der Kurve der isometrischen Maxima nach oben. Zugleich erfolgt eine Versteilerung der Unterstützungskurve. Die unterschiedliche Kontraktionsfähigkeit resultiert in einer Veränderung der Kraft-Geschwindigkeitsbeziehung des Myokards.

Diese Beziehung bezeichnet die Abhängigkeit der Verkürzungsgeschwindigkeit des Myokards von einer gegebenen Vordehnung. Wie Abb. 82 zeigt, stellt sich die Funktion

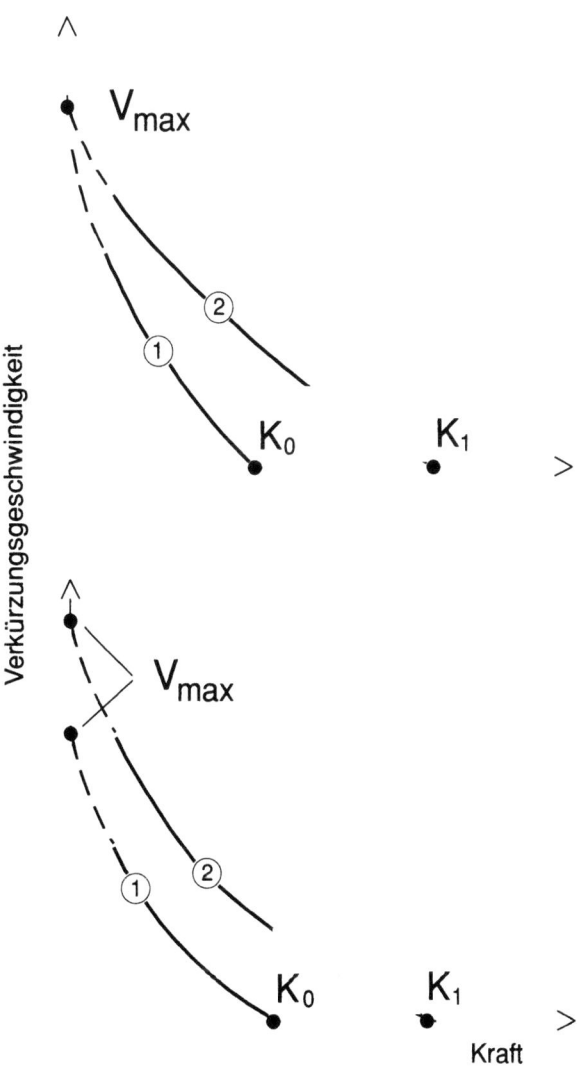

Abb. 82. Kraft-Geschwindigkeitsbeziehung des Myokards in Abhängigkeit vom kontraktilen Zustand (mod. nach Jacob, 1971; Antoni, 1977).

zwischen der angelegten Kraft und der Geschwindigkeit als abhängiger Variable als Hyperbel dar. Der Punkt K_o bezeichnet die Kraft, bei der die Verkürzungsgeschwindigkeit Null wird und markiert somit das isometrische Maximum bei einer gegebenen Vordehnung. Die bei dieser Vordehnung maximale Verkürzungsgeschwindigkeit ergibt sich durch Extrapolation für den Grenzfall, daß die Kraft den Wert Null annimmt. Bei der druckpassiven Adaptation wird die Kraft-Geschwindigkeitsbeziehung so beeinflußt, daß es bei einer Erhöhung der Vordehnung zu einer Verschiebung entlang der Ruhe-Dehnungskurve mit einer Zunahme des isovolumetrischen Maximums (K_1) kommt. Die maximale Verkürzungsgeschwindigkeit bleibt dabei konstant. Im Gegensatz dazu erhöht eine Kontraktilitätszunahme nicht nur das isovolumetrische Maximum, sondern führt gleichzeitig zu einer Zunahme der maximalen Kontraktionsgeschwindigkeit.

Die Kontraktilitätssteigerung eröffnet dem Ventrikel die Möglichkeit, ohne Zunahme des enddiastolischen Volumens entweder einen höheren Druck aufzubauen und/oder ein größeres Schlagvolumen auswerfen zu können. Die Steigerung der Kontraktilität ist vorwiegend neurohumoral sympathisch mediiert und stellt den Hauptmechanismus der Belastungsadaptation des gesunden Herzens dar.

2.3 Nachlast

Die Nachlast bezeichnet die Wandspannung des Ventrikels (K), die zur Förderung des Schlagvolumens gegen den diastolischen Aortendruck nötig ist. Sie errechnet sich aus der Laplace Beziehung mit
K = P · 2 · d / r mit
P = intraventrikulärer Druck (N/m^2),
r = Radius (cm),
d = Wanddicke (cm).

Das Herzzeitvolumen (HZV) kann in Näherung analog dem Ohm-Gesetz mit
HZV = P / R
als Abhängige der Druckdifferenz (P) zwischen den Mitteldrücken in der Aorta (AoP_m) und im rechten Vorhof (RAP_m) sowie des peripheren Widerstandes (R) angegeben werden. Die Gleichung beschreibt die inverse Beziehung zwischen Herzzeitvolumen und peripherem Widerstand, der sich nach Umformung der Gleichung aus
R = AoP_m − RAP_m / HZV · 80
und der Multiplikation mit dem Faktor 80 errechnet.

Der periphere Widerstand dient als Stellglied der Regulation der Gesamtzirkulation. Durch die lokale Änderung des Widerstandes in einem bestimmten Stromgebiet kann aber eine Adaptation des Blutflusses an die nutritiven Bedürfnisse dieses speziellen Versorgungsgebiets erreicht werden. Die Einstellung des peripheren Widerstandes ist ein multifaktorielles Geschehen, in das nervale, humorale und lokale Komponenten eingehen.

Die nervale Regulation des peripheren Widerstandes basiert auf der Lumenänderung der Widerstandsgefäße durch das autonome Nervensystem. Alle Widerstandsgefäße verfügen über eine sympathisch adrenerge Innervation, die Gefäßvasokonstriktion wird über die Impulsrate dieser Fasern moduliert. Einige Gefäßabschnitte sind zusätzlich mit vasodilatierenden parasympathischen Fasern besetzt. Im afferenten Schenkel erfolgt die Rückmeldung über Presso- und Dehnungsrezeptoren im zentralen arteriellen Gefäßsystem und durch Dehnungsrezeptoren in Vorhöfen und Ventrikeln.

Die lokale Adaptation des peripheren Widerstandes und der Durchblutung an die wechselnden nutritiven Bedürfnisse des Gewebestoffwechsels erfolgt hauptsächlich durch die metabolische Autoregulation. Diese Form der Flußanpassung besteht vor allem in der stoffwechselaktiven Skeletmuskulatur. Die belastungsbedingte Depletion des Gewebes an energiereichen Phosphatverbindungen führt zur Akkumulation von Metaboliten wie Adenosinmonophosphat (AMP) und Adenosin, die eine ausgeprägte vasodilatatorische Wirkung besitzen. Ähnliches gilt für die bei lokaler Azidose vermehrt anfallenden Protonen und den dabei erhöhten Partialdruck von Kohlendioxid (pCO_2).

Eine weitere Einflußgröße des peripheren Widerstands liegt in der unterschiedlichen Ausprägung der myogenen Autoregulation der Gefäßtypen, die sich in den verschiedenen Druck-Stromstärke-Beziehungen niederschlägt. Diese myogene Autoregulation ist besonders in den Nierenarterien ausgeprägt; eine Drucksteigerung führt reaktiv zu einer verstärkten Konstriktion, der Blutfluß kann dadurch über weite Druckbereiche konstant gehalten werden. Diese Autoregulation ist im kleinen Kreislauf weit weniger ausgeprägt, so daß die für den rechten Ventrikel maßgebliche Nachlast nur geringen Schwankungen unterworfen ist.

Neben den genannten Faktoren bestehen zahlreiche humorale Regulationsmechanismen des peripheren Widerstandes. Die wichtigsten Hormone sind dabei Adrenalin und Noradrenalin, die vom Nebennierenmark als sympathischem Ganglion liberiert und in Abhängigkeit von der Plasmakonzentration und dem Rezeptorbesatz der einzelnen Gefäßabschnitte vasokonstriktorische wie auch vasodilatierende Wirkung haben können. Daneben besitzen das Renin-Angiotensin-, das ADH-, das Aldosteronsystem sowie Vasokinine Bedeutung.

3. Meßtechnische Grundlagen

Die im Rahmen der Schrittmachertechnologie zur Zeit mögliche meßtechnische Erfassung von Volumenänderungen im rechten Ventrikel erfolgt über das Prinzip der Impedanzmessung.

Der Begriff Impedanz (Z) bezeichnet den Quotienten aus Wechselspannung und Strom (U/I, Ohm). Bei einer Frequenz von Null (Gleichstrom) wird dieser Quotient als Widerstand bezeichnet. Für die Schlagvolumenbestimmung in rechten Ventrikel wird die Impedanz intrakavitär zwischen zwei Elektroden gemessen. Dabei wird eine Spannung zwischen den beiden Elektroden angelegt und der Stromfluß zwischen beiden bestimmt. Die Meßfrequenz wird dabei über ein Megahertz gewählt, der Widerstand ist dabei im Bereich zwischen ein Megahertz und ein Kilohertz weitgehend konstant (Frewer, 1972).

Grundlage der bisherigen Impedanzmeßmethoden ist die Annahme einer zylindrischen Form des Ventrikels (Abb. 83). Für einen Zylinder der Länge (l) und der Querschnittsfläche (A) wird der Widerstand (Z) bestimmt durch:

$$Z = l / A \cdot s \quad (1)$$
wobei
Z = Widerstand (Ohm),
l = Zylinderlänge (cm),

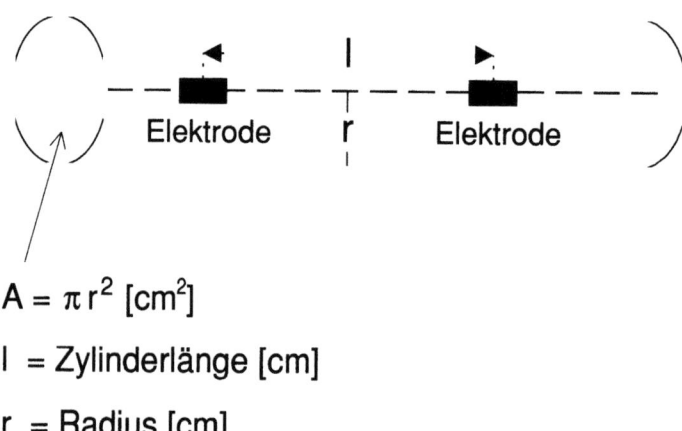

$A = \pi r^2 \ [cm^2]$

l = Zylinderlänge [cm]

r = Radius [cm]

Abb. 83. Geometrie eines Zylinders als Berechnungsgrundlage des Schlagvolumens mittels intrakavitärer Impedanzänderungen.

s = spezifischer Widerstand des Bluts (Ohm/cm),
A = Querschnittsfläche (cm^2)
repräsentiert.
Das Volumen des Zylinders ergibt sich aus:
$V = A \cdot l$.
Eingesetzt in Formel (1) errechnet sich der Widerstand (Z):
$Z = l^2 / V \cdot s$.
Nach V aufgelöst resultiert daraus:
$V = l^2 / Z \cdot s$.
Methodenkritisch muß angemerkt werden, daß diese mathematischen Näherungen auf mehreren Grundannahmen beruhen:
– das Ventrikelkavum wird als zylindrisch angesetzt;
– der Katheter liegt in der Mitte des Zylinders;
– der spezifische Blutwiderstand bleibt konstant;
– der Widerstand des Myokards ist als unendlich anzusetzen;
– die Strömungsgeschwindigkeit des Blutes hat keinen Einfluß auf den Widerstand (Z).

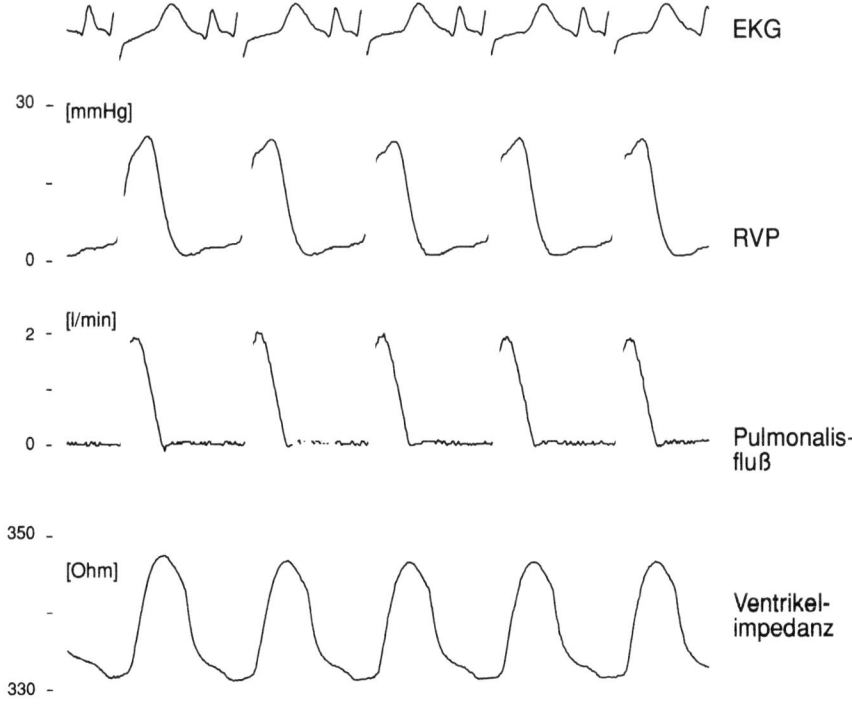

Abb. 84. Impedanzsignal im rechten Ventrikel in Zuordnung zum RVP, Pulmonalisfluß und Oberflächen-EKG.

3.1 Vierpolmessung

Basierend auf diesen Annahmen besteht zwischen Blutvolumen im Ventrikel und der Impedanz eine inverse Beziehung: je größer das Volumen, desto geringer die Impedanz. Die enddiastolisch-endsystolischen Volumendifferenzen drücken sich durch diese Beziehung in Impedanzänderungen aus und sind die Grundlage der Schlagvolumenbestimmung (Abb. 84).

Die Vierpolmessung stellt die standardisierte Meßmethode dar. Bei diesem Verfahren wird zwischen den beiden äußeren Elektroden eine Spannung angelegt; dabei fließt zwischen beiden Elektroden ein Strom. Durch diesen Stromfluß fällt eine Spannung ab, die von den beiden mittleren Elektroden abgegriffen wird (Abb. 85a).

Die Vorteile dieses Verfahrens liegen darin, daß dadurch die Störeinflüsse der Elektrodenimpedanz eliminiert und die der Myokardimpedanz vermindert werden. Nachteil dieser Methode sind der dazu notwendige Spezialkatheter und die Anzahl der zugehörigen Elektroden mit ihren entsprechenden Zuleitungen. Eine Optimierung dieses Meßverfahrens bedeutet die Verwendung des Schrittmachergehäuses als vierte Elektrode, wodurch die Zahl der Katheterelektroden auf drei reduziert werden kann (Abb. 85b).

3.2 Zweipolmessung

Die Zweipolmessung (Abb. 85c) ist ein alternatives Verfahren zur Vierpolmessung. Bei dieser Methode wird zwischen beiden Elektroden eine Spannung angelegt, die Strommessung erfolgt nun ebenfalls über diese Elektroden. Der Vorteil dieser Methode liegt darin, daß bipolare Standardkatheter genutzt werden können. Nachteilig wirkt sich bei dieser Meßmethode aus, daß als Störgrößen die Myokardimpedanz sowie die Elektrodenimpedanz in das Meßergebnis eingehen.

Neben den bereits ausgeführten Faktoren müssen bei der Impedanzmessung mit beiden Methoden weitere Störgrößen berücksichtigt werden: Zum einen beeinflußen Bewegungsartefakte des Katheters, verursacht durch die Herzkontraktion und/oder Lageänderungen und Bewegung des Patienten, die Messung. Entgegen der von vielen Autoren beschriebenen Konstanz des spezifischen Blutwiderstandes unter stationären Bedingungen (Schwan, 1956, 1957; Mungall, 1961; Rush, 1963; Geddes, 1973; Hill, 1975; Mohapatra, 1975; Trautmann, 1983; Zimmermann, 1984) kann sich die Leitfähigkeit des Blutes verändern; dies ist bei Verschiebung der Elektrolytkonzentrationen des Blutes, bei Hämatokritänderungen und insbesondere als Temperatureffekt möglich.

Die Ausführungen zeigen, daß in die Schlagvolumenbestimmung mittels Impedanzmessung viele Faktoren eingehen und die Messungen realistischerweise nur Relativänderungen erfassen können.

Zur Arbeitsweise des ersten Schlagvolumen-gesteuerten Schrittmachers (Precept™) liegen zum gegenwärtigen Zeitpunkt noch keine Informationen vor.

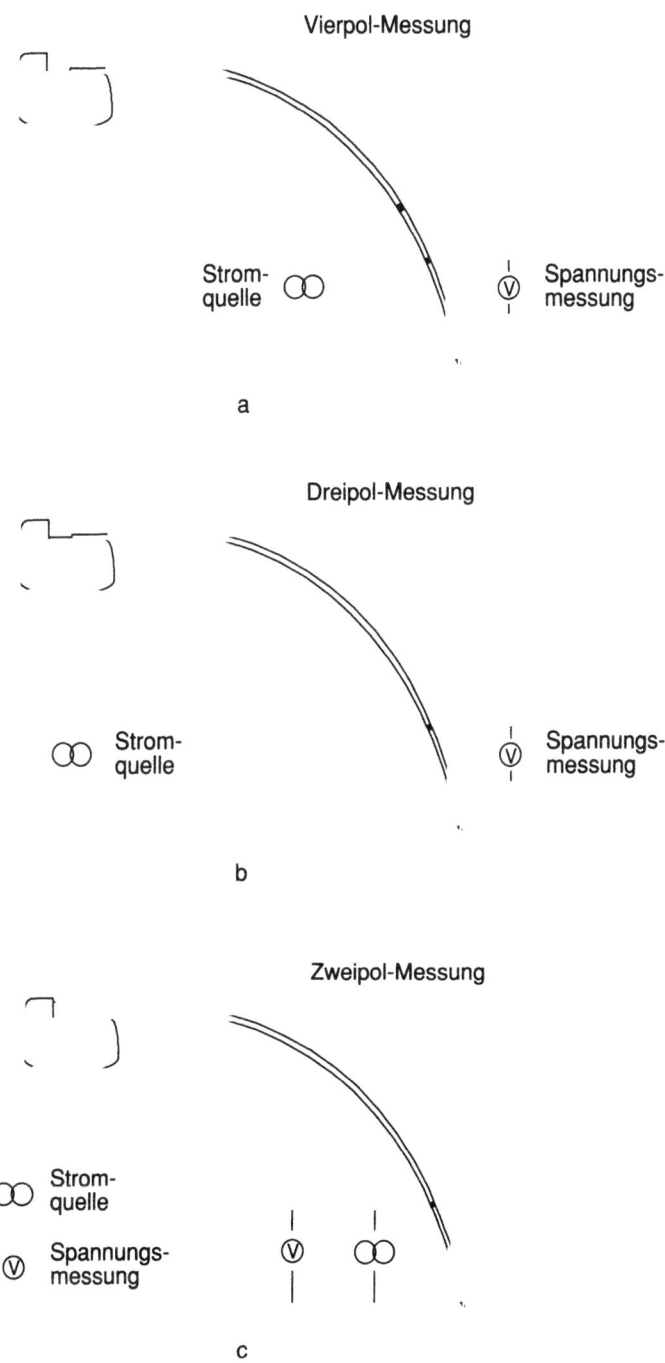

Abb. 85. Methoden der Schlagvolumenbestimmung: a: Vierpolmessung, b: Dreipolmessung, c: Zweipolmessung

4. Dynamisches Verhalten

4.1 Totzeiten

Die Totzeit als Maß für die Reaktionsgeschwindigkeit auf den Beginn oder Änderungen von Belastungen ist für die Belastung und Entlastung in Abb. 86 für sprungförmige Belastungen bis 200 Watt bei 12 Herzgesunden dargestellt. Die Meßwerte basieren auf kontinuierlich bestimmten Schlagvolumenänderungen.

Bei Belastungsbeginn sind die Totzeiten über den gesamten Lastbereich weitgehend unabhängig von der Höhe der Belastung; die Werte liegen zwischen 4 sec und 7 sec. Nach Abbruch der Belastung liegen die Totzeiten zwischen 10 sec und 15 sec.

4.2 Zeitkonstanten

Die Zeitkonstante dient als Maßzahl für die Zeitdauer, die vom Belastungsbeginn bis zur Ausbildung eines neuen Gleichgewichtes des Schlagvolumens verstreicht.

Abb. 86 unten zeigt die Zeitkonstanten für den Belastungsbeginn bei gesunden Probanden unter Fahrradergometrie im Sitzen. Die Zeitdauer des Einschwingvorganges zeigt sich dabei ebenfalls weitgehend lastunabhängig und ist mit Werten zwischen 10 sec und 17 sec sehr kurz. Nach Beendigung einer Belastung verstreichen bis zur Ausbildung eines neues Plateaus 30 sec und 50 sec.

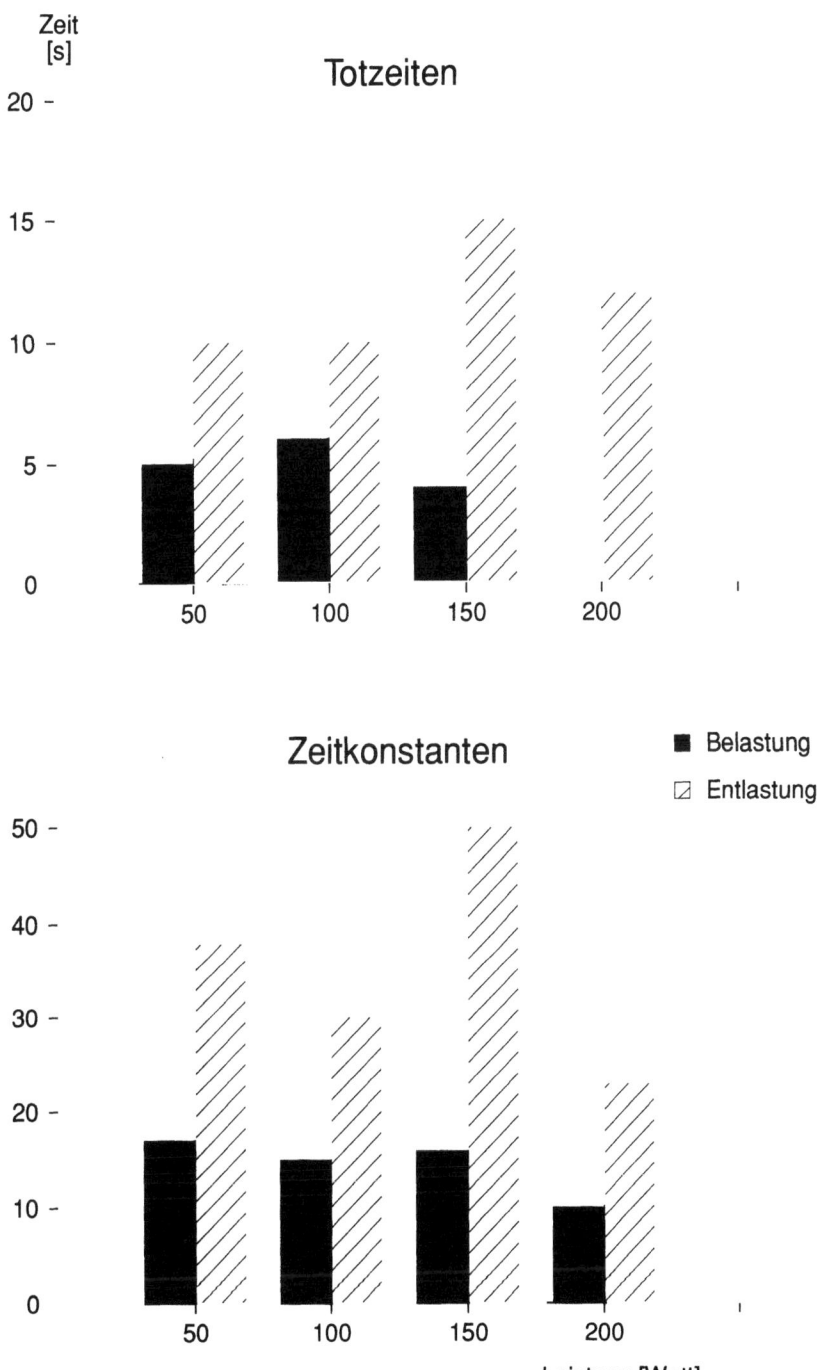

Abb. 86 oben. Mittlere Totzeiten bei Belastung und Entlastung bei Herzgesunden (n=12).
Abb. 86 unten. Mittlere Zeitkonstanten für Belastung und Entlastung (gleiche Anordnung).

5. Statisches Verhalten

5.1 Funktionelle Beziehungen

In Abb. 87 ist die Beziehung zwischen Schlagvolumen und der Herzfrequenz unter physiologischen Verhältnissen dargestellt.

Der Kurvenverlauf zeigt, daß das Schlagvolumen unter Belastung etwa 50 % über den Ruhewert liegt. Diese 50 %ige Zunahme wird bereits bei niedriger Belastung erreicht und markiert zugleich das maximale Belastungsschlagvolumen. Das Schlagvolumen unter Belastung ist über den gesamten Lastbereich weitgehend konstant und zeigt sich damit unabhängig von der Lasthöhe.

Ein ähnliches Verhalten des Belastungsschlagvolumens fanden wir bei Patienten mit AV-Block III und Zweikammerschrittmachern bei erhaltener Frequenzanpassung im Liegen (Abb. 88): Im DDD-Modus wird bereits im niedrigen Lastbereich bei 25 W das

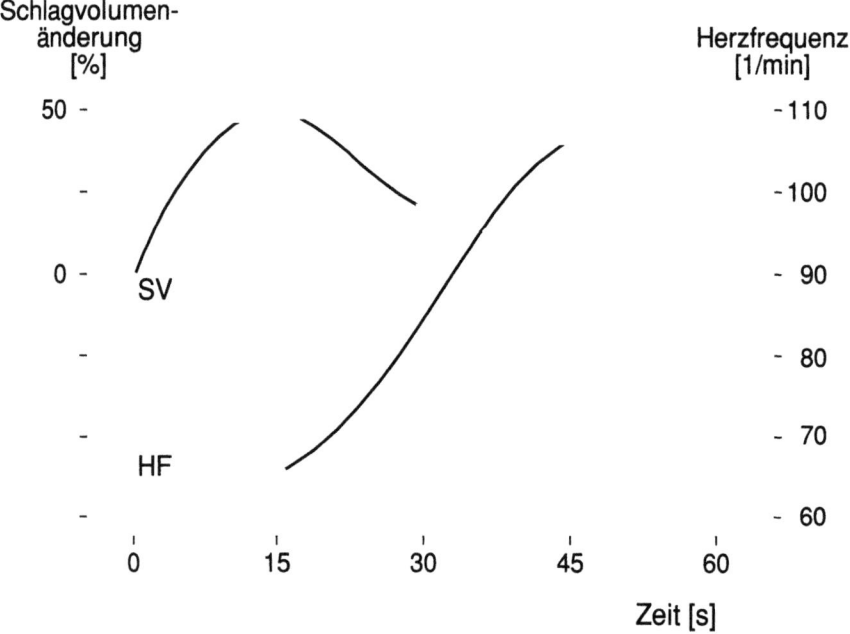

Abb. 87. Kontinuierlich aufgezeichnete Schlagvolumenänderung (SV) bei Belastung (100 Watt) ausgehend vom Ruhezustand (0 %). Abhängigkeit des Schlagvolumens von der Herzfrequenz (HF) bei einem Herzgesunden in aufrechter Position.

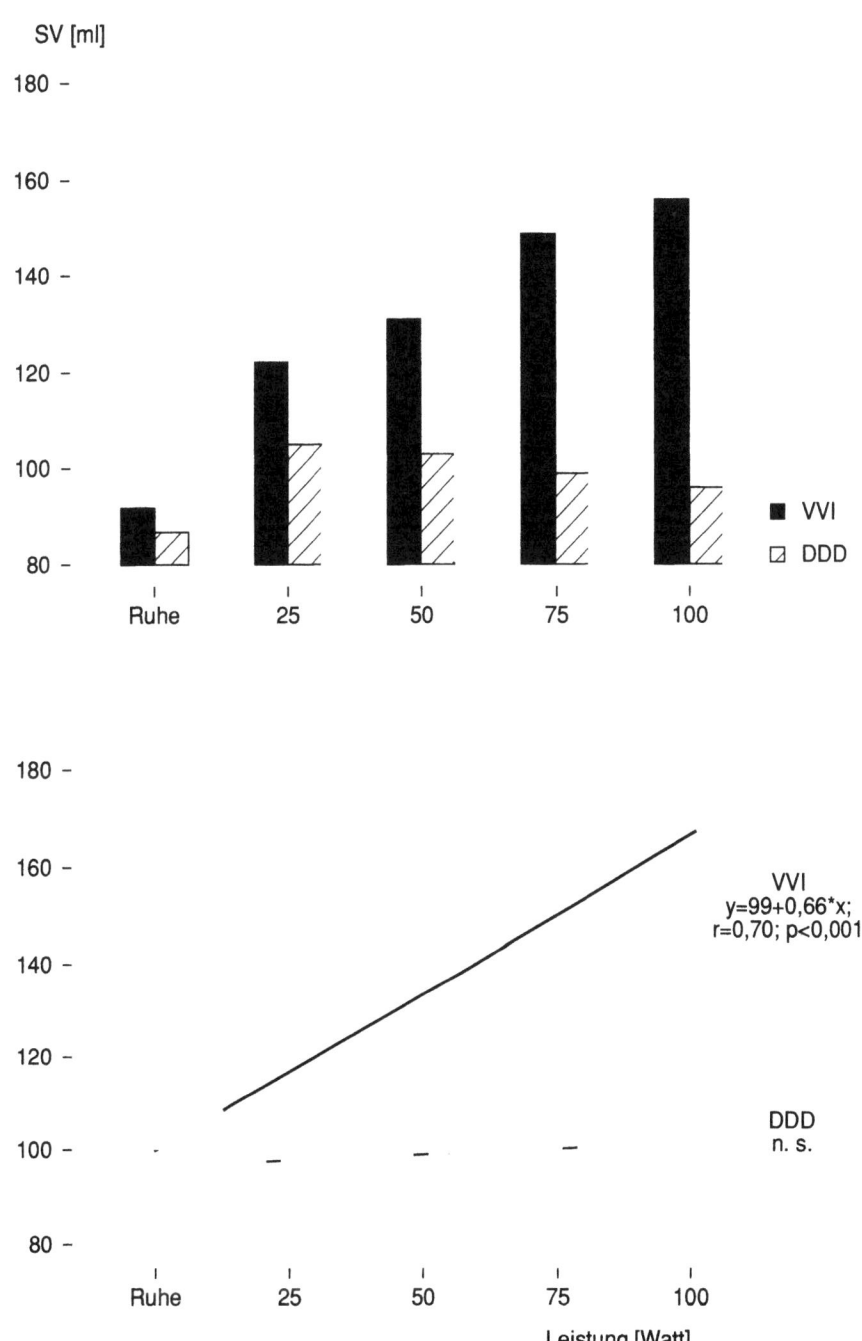

Abb. 88. Funktionelle Beziehung zwischen Schlagvolumen und Leistung bei Patienten mit AV-Block III (n=18) im Liegen. Oben: Mittelwerte in Abhängigkeit von der Stimulationsform. Unten: Korrespondierende Regressionsgeraden.

maximale Schlagvolumen erreicht; es ist dabei ebenfalls unabhängig von der Leistung.

Ein völlig unterschiedliches Verhalten des Schlagvolumens ergibt sich bei fehlender Frequenzadaptation (VVI-Modus): Hier verhält sich das Schlagvolumen proportional zur Leistung, die Beziehung zwischen beiden Größen ist linear.

5.2 Sensitivität

Entsprechend den funktionellen Beziehungen ergibt sich nach Differentiation für das Schlagvolumen im festfrequenten VVI-Modus eine konstante Sensitivität über den gesamten Lastbereich (Abb. 89).

Für das Sensitivität im DDD-Modus ergibt sich mit 0,04 ml/min*Watt zwar rein rechnerisch ein Wert, eine erkennbare Diskriminierungsfähigkeit von Laständerungen besteht jedoch nicht.

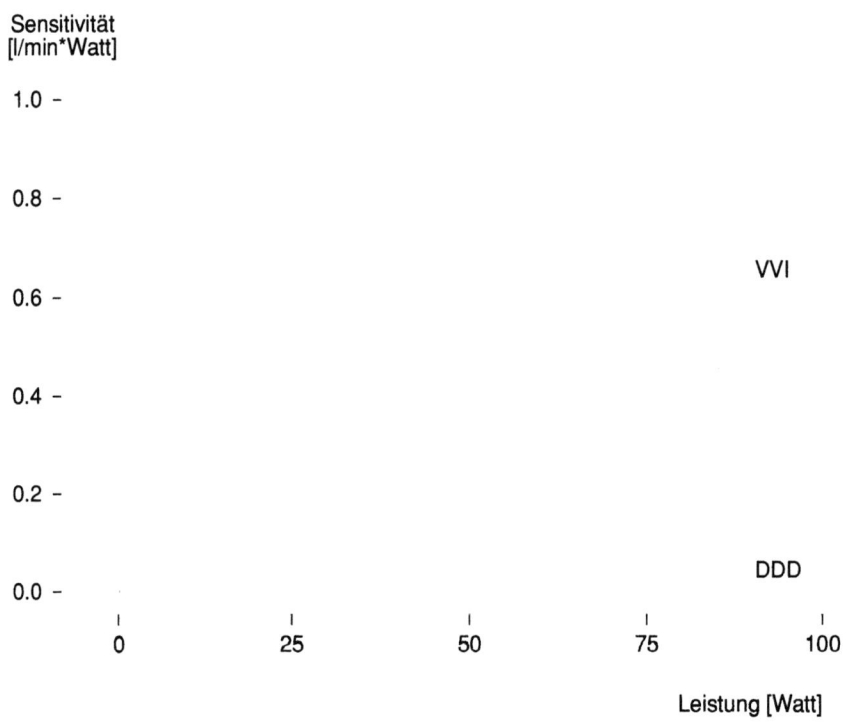

Abb. 89. Sensitivitätsverlauf des Schlagvolumens bei Patienten mit AV-Block III (n=18) in Abhängigkeit von der Stimulationsform.

6. Diskussion

Die Totzeiten des Schlagvolumens auf Belastungsänderungen liegen über den gesamten Lastbereich unter 10 sec; die physiologische Größe ist somit als schnell reagierender Parameter zu klassifizieren. Die schnelle Reaktion basiert auf dem nerval und humoral getragenen sympathischen Einfluß. Er setzt im Sinne einer Störgrößenaufschaltung bereits vor oder zu Belastungsbeginn ein und führt über eine Erhöhung der Kontraktilität und/oder über eine Verstärkung des venösen Rückstroms sehr rasch zu einer Schlagvolumenzunahme. Neue Gleichgewichtszustände bilden sich bei Belastung ebenfalls sehr schnell aus; die Einschwingdauer ist dabei weitgehend unabhängig von der Belastungshöhe.

Besteht eine intakte Frequenzanpassung des Herzens, kann bei kontinuierlicher Aufzeichnung des Schlagvolumens ein biphasischer Verlauf (siehe Abb. 87) gezeigt werden: Nach Erreichen und Ausbildung eines initialen Plateaus wird mit Anstieg der Frequenz diese Schlagvolumenzunahme wieder abgetragen; das neu eingestellte Plateau markiert den Bereich der optimalen enddiastolischen Vordehnung, die Werte liegt dabei über denen in Ruhe.

Nach anfäglich kontroverser Diskussion (Rushmer, 1959; Chapman, 1960) ist die aufgezeigte Zunahme des Schlagvolumens beim Menschen in aufrechter Position als Adaptationsmechanismus an Belastung weitgehend akzeptiert (Clausen, 1976; Astrand, 1977; Higginbotham, 1986) Der Maximalwert des Belastungsschlagvolumens liegt bis zu 50 % über den Ausgangswerten in Ruhe und wird bereits im niedrigen Lastbereich erreicht (Thadani, 1978; Higginbotham, 1986). Bei intakter Frequenzanpassung ist die Schlagvolumenvariation mehr als Mechanismus der Feinabstimmung des Herzzeitvolumens zu interpretieren, da dessen Zunahme im wesentlichen aus dem im weiten Bereich zur Leistung linearen Frequenzanstieg resultiert. Aus der Konstanz des Belastungschlagvolumens über den gesamten Lastbereich resultiert, daß die jeweiligen Belastungshöhen nicht detektiert werden können.

Einschränkend muß angeführt werden, daß die Belastungsadaptation des Schlagvolumens positionsabhängig ist und die für die aufrechte Position dargestellte Verhalten nicht vorbehaltlos auf die Verhältnisse im Liegen übertragen werden kann. Die Positionsunterschiede basieren darauf, daß im Liegen die Vorlast größer ist, und dadurch eine optimale Vordehnung oft bereits in Ruhe erreicht werden kann. Entsprechend können im Liegen die Volumina in Ruhe die Maximalwerte des Schlagvolumens unter Belastung im Stehen erreichen (Higginbotham, 1986). Analog dazu kann im Liegen die belastungsinduzierte Schlagvolumenzunahme im niedrigen Lastbereich fehlen (Sonnenblick, 1965; Braunwald, 1967, Horvitz, 1972; Vatner, 1972) und die Zunahme im hohen Lastbereich weniger ausgeprägt sein (Braunwald;1967; Vatner, 1976).

Entfällt – wie bei den im festfrequenten VVI-Modus stimulierten Patienten mit AV-Block – die Möglichkeit der Frequenzadaptation, so stellt die Zunahme des Schlagvolumens bei Belastung den alleinigen Mechnismus der Belastungsadaptation des Herzzeitvolumens dar. Entsprechend der LaPlace-Beziehung braucht diese Arbeitsweise aufgrund der größeren Volumina jedoch ein höheres Druckniveau und wird somit oftmals unökonomischer.

Das Schlagvolumen repräsentiert nach dem in Kapitel 2 entwickelten Regelmodell eine Stellgröße (Warner, 1960). Das bedeutet, daß bei fester Frequenz durch die Änderung der Belastung auch eine Änderung des Schlagvolumens induziert wird. Die belastungsinduzierte, in unseren Versuchen lineare Zunahme des Schlagvolumens ist die physiologische Grundlage einer Schrittmacherführung mit Hilfe dieser Größe. Besteht die Möglichkeit der Frequenzadaptation, wie in Abb. 87 die dynamischen Messungen bei Herzgesunden zeigen, so wird diese Zunahme durch den Frequenzanstieg weitgehend wieder abgetragen, das Belastungsschlagvolumen erreicht jedoch nicht den Ausgangswert in Ruhe.

Das Hauptproblem einer Schrittmacherführung mit Hilfe des Schlagvolumens besteht in der Ausschaltung oder Kompensation von biologischen Schwankungen des Nutzsignals sowie von Artefakten, die aus der intrakavitären Impedanzmeßung resultieren. Die Problematik der physiologischen Schlagvolumenschwankung liegt darin, daß belastungsunabhängige, positionsbedingte und atmungsbedingte (Santamore, 1984; Olsen, 1985) Schlagvolumenschwankungen gleich oder höher als die Regeldifferenz zwischen Ruhe- und Belastungsschlagvolumen sein können. Somit besteht zwischen lastspezifischen Nutzsignal und lastunabhängigen, physiologischen Schlagvolumenschwankungen praktisch kein Störabstand. Aus diesem Grund ist das Auflösungsvermögen des Systems sehr gering. Die lagebedingten Volumenschwankungen sind dabei als Störgrößen zu klassifizieren, weil sie zwangsläufig der physiologischen Adaptation gegenläufige Frequenzreaktionen des Systems bedingen. Beispielsweise führt das Hinlegen nach Abbruch einer Belastung im Stehen zu einer Zunahme des Schlagvolumens, was vom System als erneuter Belastungsbeginn interpretiert und mit einer unphysiologischen Frequenzsteigerung beantwortet werden muß. Diese positionsbedingten Fehlreaktionen erscheinen durch geeignete Algorithmen und/oder die zusätzliche Verwendung von Lagesensoren partiell eliminierbar; insgesamt aber bleibt die Bewältigung dieser Problematik zweifelhaft.

Neben der physiologischen Schwankungsbreite des Parameters ist die Meßmethode an sich artefaktbehaftet. Wie oben bereits ausgeführt, beeinflussen Bewegungsartefakte, Sondenkontakt mit Klappen oder Trabekeln, Änderungen der Elektrolytkonzentration, des Hämatokrits oder der Bluttemperatur die Impedanzmeßung. Dabei sollte bedacht werden, daß die durch Schlagvolumenänderungen bedingten Impedanzänderungen mit Werten unter 2 % der Sondenimpedanz einen nur sehr geringen Teil der Gesamtimpedanz ausmachen. Die Messung muß somit mit einem Nutzsignal, das nur 1/50 des Gesamtsignals beträgt, auskommen. Der geringe Signal/Störabstand der Führungsgröße bringt die Notwendigkeit mit sich, spezielle Filterverfahren bei der Meßwerterfassung zu verwenden. Der Signal/Störabstand kann dabei durch die phasensynchrone Abtastung, sog. Korrelationsverfahren, verbessert werden. Der Nachteil dieser Verfahren liegt jedoch darin, daß die Reaktionsweise des Systems über die Reaktionsgeschwindigkeit des ungefilterten biologischen Signals hinaus deutlich verlangsamt wird. Das Schlagvolumen als sehr schnell reagierende Größe büßt dadurch deutlich an Geschwindigkeit ein. Regelungstechnisch führt diese Signalerfassung und Verrechnung zu einer Arbeitsweise des Systems im unterkritischen Bereich.

Insgesamt erscheint die Verwendung des rechtsventrikulären Schlagvolumens als alleinige Führungsgröße eines Schrittmachersystems problematisch. Dagegen erscheint die Verwendung des Schlagvolumens als Kombinationsparameter einfacher. Eine Möglichkeit besteht in der Verwendung des Schlagvolumens als bloße Triggergröße in Verbindung mit einem langsam reagierenden Parameter. In dieser Kombination indiziert die initiale Schlagvolumenzunahme lediglich den Belastungsbeginn. Die Verwendung als bloßer Trigger verzichtet auf aufwendige Filterverfahren, der Parameter büßt kaum an Geschwindigkeit ein und das geringe Auflösungsvermögen ist in dieser beschränkten Anwendung nicht kritisch.

Eine weitere Möglichkeit besteht im Einsatz in einem hämodynamisch optimierenden System mit negativer Rückkoppelung wie der Sauerstoffsättigung. In dieser Kombination wird das Herzzeitvolumen mittels der Schlagvolumenbestimmung optimiert (siehe Kapitel 2), die verlangsamte Dynamik des Schlagvolumens, die aus den beschriebenen Mittelungsverfahren resultiert, wird dabei unkritisch.

Ein Schrittmachersystem mit kontinuierlicher Schlagvolumenbestimmung besitzt über die reine antibradykarde Stimulation hinaus vor allem in antitachykarden Systemen eine große diagnostische Bedeutung. Diese enormen therapeutischen und diagnostischen Möglichkeiten werden jedoch durch den Umstand relativiert, daß die meßtechnische Erfassung mit akzeptablen Sondendimensionen (Vierpolmessung) Absolutmessungen des Schlagvolumens nicht erlaubt und dadurch das Herzzeitvolumen bei meßtechnischer Optimierung nur abgeschätzt werden kann, bzw. nur Relativmessungen erfolgen können. Darüberhinaus ist – entsprechend der Sondenplazierung im rechten Ventrikel – keine direkte Erfassung der für die kardiale Förderleistung primär repräsentativen linksventrikulären Parameter möglich. Trotz dieser grundsätzlichen Limitationen erlaubt die Erfassung relativer Schlagvolumenänderungen wertvolle Aussagen über die hämodynamische Situation und legt eine zusätzliche Verwendung dieses Parameters in antitachykarden Systemen und in der intensivmedizinischen oder perioperativen Überwachung nahe.

Literatur

Antoni H (1977). Auslösung, Mechanismus und Steuerung der Kontraktion. In: Reindell H, Roskamm H (Hrsg). Herzkrankheiten. Pathophysiologie, Diagnostik, Therapie. Springer, Berlin, Heidelberg, New York, S54

Antoni H (1980). Funktion des Herzens. In: Schmidt RF, Thews G. Physiologie des Menschen. Springer, Berlin, Heidelberg, New York,S391

Astrand PO, Cuddy TE, Saltin B, Stenberg J (1977). Cardiac output during submaximal and maximal work. J Appl Physiol 19:268

Baan J, Aouw Jong TT, Kerkhof PLM, Moene RJ, van Dijk AD, van der Velde ET Koops J (1981). Continuous stroke volume and cardiac output from intraventricular dimensions obtained with impedance catheter. Cardiovasc Research 15: 328

Baan J, van der Velde ET, de Bruin HG, Smeenk GJ, Koops J, van Dijk AD, Temmerman D, Senden J, Buis B (1984). Continuous measurement of left ventricular volume in animals and humans by conductance catheter. Circulation 70:5, 812

Bennett TD, Olson WH, Bornzin GA, Baudino MD (1985). Alternatives modes of pacing. In: Gomez FP (ed) Cardiac Pacing. Electrophysiology. Tachyarrhythmias. Editorial Grouz, Madrid, p577

Boheim G, Schaldach M (1985). Physiologische Herzschrittmachersteuerung mit Frequenzadaptation. Biomed Technik 30 (Ergbd):64

Boheim G, Schaldach M (1987). A pacemaker that measures the heart volume to realize closed loop rate adaptation. PACE 10:1209

Borer JS, Bacharach SL, Green MV, Kent KM, Epstein SE, Johnson GS (1977). Real-time radionuclide cineangiography in the noninvasive evaluation of global and regional left ventricular function at rest and during exercise in patients with coronary artery disease. N Engl J Med 296:839

Borer JS, Kent KM, Bacharach SL, Green MV, Rosing DR, Seides GF, Epstein SE, Johnston GS (1979). Sensitivity, specificity and predictive accuracy of radionuclide cineangiography during exercise in patients with coronary artery disease: comparison with exercise electrocardiography. Circulation 60:572

Braunwald E, Sonnenblick EH, Ross J, Glick G, Epstein E (1967). An analysis of the cardiac response to exercise. Circ Res XX (Suppl I):I-44

Chapman CB, Fisher JN, Sproule BJ (1960). Behavior of stroke volume at rest and during exercise in human beings. J Clin Invest 30:1208

Clausen JP (1976). Circulatory adjustments to dynamic exercise and effects of physical training in normal subjects and patients with coronary artery disease. Prog Cardiovasc Dis XVIII:459

Frank O (1895). Zur Dynamik des Herzmuskels. Z Biol 32:370

Frewer RA (1972). The effect of frequency changes on the electrical conductance of moving and stationary blood. Med Biol Eng 10:734

Geddes LA, Sadler C (1973). The specific resistance of blood at body temperature. Med Biol Eng 11:336

Higginbotham MB, Morris KG, Williams RS, McHale PA, Coleman RE, Cobb FR (1986). Regulation of stroke volume during submaximal and maximal upright exercise in normal man. Circ Res 58:281

Hill DW, Thompson FD (1975). The effect of haematocrit on the resistivity of human blood at 37 °C and 100 kHz. Med Biol Eng 13: 182

Horwitz LD, Atkins JM, Leshin SJ (1972). Role of Frank-Starling mechanism in exercise. Circ Res 31:868

Jacob R, Gülch R, Kissling R, Sick W (1971). Autoregulative Mechanismen des Herzens bei akuter Druck-und Volumenbelastung. Ärtzl Forsch 25:85

Kass DA; Yamazaki T, Burkhoff D, Maughan WL, Sagawa K (1986). Determination of left ventricular end-systolic pressure-volume relationships by the conductance (volume) catheter technique. Circulation 73:586

Kindler M, Thormann J, Kramer W (1986). Klinischer Einsatz eines neuartigen Herzkatheters zur simultanen Erfassung von Druck- und Volumensignalen. Biomed Technik 31(Ergbd):74

McKay RG, Spears JR, Aroesty JM, Baim DS, Royal HD, Heller GV, Lincoln W, Salo RW, Braunwald E, Grossman W (1984). Instantaneous measurement of left and right ventricular stroke volume and pressure-volume relationships with an impedance catheter. Circulation 69:703

Mohapatra SN, Hill DW (1975). The changes in blood resistivity with haematocrit and temperature. Europ J Intens Care Med 1:153

Mungall AG, Morris D, Martin WS (1961). Measurement of the dielectric properties of blood. IRE Trans Biomedical Electronics 8:109

Neumann G, Bakels N, Niederau C (1985). Intracardiac impedance as a stroke volume sensor. In: Gomez FP (ed) Cardiac Pacing. Electrophysiology. Tachyarrhythmias. Editorial Grouz, Madrid, p803

Olsen CO, Tyson GS, MAier GW, Davis JW, Rankin JS (1985). Diminished stroke volume during inspiration: a reverse thoracic pump. Circulation 72:668

Rush S, Abildskov JA, McFee R (1963). Resistivity of body tissues at low frequencies. Circ Res XII:40

Rushmer RF (1959). Constancy of stroke volume in ventricular response to exertion. Am J Physiol 196:745

Schön HR, Ried CR, Arnold-Schneider M, Sebening H, Sauer E, Bauer R, Papst HW, Blömer H (1986). Radionuclide assessment of normal left ventricular response to exercise in patients without evidence of heart disease. Europ Heart J 7:118

Salo RW, Pederson BD, Pederson BD, Olive AL, Lincoln WC, Wallner TG (1984). Continuous ventricular volume assessment for diagnosis and pacemaker control. PACE 7:1267

Salo RW, Wallner TG, Pederson BD (1986). Measurement of ventricular volume by intracardiac impedance: theoretical and empirical approaches. IEEE Trans on Biom Eng BME-33:189

Santamore WP, Heckman JL, Bove AA (1984). Right and left ventricular pressure-volume response to respiratory maneuvers. J Appl Physiol: Respirat Environ Exercise Physiol 57(5):1920

Snoek J, Berkhof M, Vrinis C (1988). Bipolar impedance measurement as sensor for rate responsive pacing. PACE 11 (Suppl):813

Schwan HP, Kay CF (1956). Specific resistance of body tissues. Circ Res IV:664

Schwan HP, Kay CF (1957). Capacitive properties of body tissues. Circ Res V:439

Sonnenblick EH, Braunwald E, Williams JF, Glick G (1965). Effects of exercise on myocardial force-velocity relations in intact unanaestetized man: relative roles of changes in heart rate, sympathetic activity, and ventricular dimensions. J Clin Invest 44:2051

Stangl K, Wirtzfeld A, Göbl G, Heinze R, Laule M, Hoekstein K (1987). Schlagvolumen, zentralvenöse Sauerstoffsättigung und Bluttemperatur als Steuergrößen einer frequenzadaptierten Schrittmacherstimulation. Z Kardiol 76:110

Starling EH (1915). The lineacre lecture on the law of the heart. Longmans, Cambridge

Strauss HW, Zaret BL, Hurley PJ, Natarajan TK, Pitt B (1971). A scintiphotographic method for measuring left ventricular ejection fraction in man without cardiac catheterisation. Am J Cardiol 28:575

Thadani U, Parker JO (1978). Hemodynamics at rest and during supine and sitting bicycle exercise in normal subjects. Am J Cardiol 41:52

Trautmann ED, Newbower RS (1983). A practical analysis of the electrical conductivity of blood. IEEE Trans Biom Eng BME-30:141

Vatner SF, Pagani M (1976). Cardiovascular adjustments to exercise: hemodynamics and mechanisms. Prog Cardiovasc Dis XIX:91

Voelz MB, Wessale JL, Geddes LA, Voorhees, Patel UH (1988). Analysis of right-ventricular impedance waveform and its correlation to stroke volume. PACE 11 (Suppl):813

Warner HR, Toronto AF (1960). Regulation of cardiac output through stroke volume. Circ Res 8:549

Zaret BJ, Strauss HW, Hurley PJ, Natarajan TK, Pitt B (1971). A noninvasive scintigraphic method for detecting regional ventricular dysfunction in man. New Engl J Med 284:1165

Zimmermann G, Pfeiffer U (1984). Transthorakale elektrische Impedanzmessung zur Lungenwassererfassung: Gegenwärtiger Stand und Zukunftsaspekte. In: Bergmann H, Gilly H, Steinbereithner K, Sturm J (Hrsg) Lungenwasserbestimmung, Teil II. Klinische Bedeutung. Beiträge zur Anaesthesiologie und Intensivmedizin 6. Maudrich, Wien, München, Bern, S180

Zentralvenöse Bluttemperatur

Thomas Koch, Hubertus Heuer

1. Einleitung
2. Physiologische Grundlagen
3. Meßtechnische Grundlagen
3.1. Meßwerterfassung
3.2. Meßwertverarbeitung
3.2.1 Thermos™
3.2.2 Kelvin™
3.2.3 Nova MR™
4. Dynamik
4.1 Totzeiten
4.2 Zeitkonstanten
5. Statisches Verhalten
5.1 Funktionelle Beziehungen
5.2 Sensitivität
6. Störanfälligkeit
7. Diskussion

1. Einleitung

Bei körperlicher Arbeit wird ein Großteil der eingesetzten Energie in Wärme umgewandelt, so daß es zu einem Temperaturanstieg der Arbeitsmuskulatur kommt. Die anfallende Wärme wird anschließend z. T. über das Transportmedium Blut abgeleitet, und es kommt zu einem Anstieg der zentralvenösen Bluttemperatur. Der Zusammenhang zwischen zentralvenöser Bluttemperatur und der Herzfrequenz unter Belastung war daher Inhalt zahlreicher Studien (Alt, 1986; Alt, 1988; Aulick, 1981; Csapo, 1976; Fearnot, 1984; Greenleaf, 1979; Griffin, 1983; Isbruch, 1988; Jolgren, 1984; Jutzy, 1983; Laczkovics, 1982; Laczkovics, 1984; Maron, 1977; Nielsen, 1938; Saltin, 1968; Sellers, 1987; Snellen, 1972; Sugiura, 1983; Sugiura, 1984; Werner, 1984). Da beide Parameter im physiologischen Bereich der menschlichen Körperkerntemperatur miteinander korrelieren, wurde die zentralvenöse Bluttemperatur 1976 erstmals von Csapo et al. zur Steuerung frequenzadaptiver Schrittmachersysteme vorgeschlagen.

Zur Zeit befinden sich drei Systeme als Einkammerschrittmacher in der klinischen Erprobung, der Thermos^{TM}, Biotronik, der Nova MR^{TM}, Intermedics Inc. und der Kelvin 500^{TM}, Cook Corp.

2. Physiologische Grundlagen

Meßgröße zentralvenöse Bluttemperatur

Der Mensch verfügt zur Konstanterhaltung seiner Körperkerntemperatur über exakte Regulationsmechanismen bezüglich der Wärmeaufnahme und -abgabe. Bei der Oxidation eines Liters Sauerstoff werden ca. 5 kcal gesamtmetabolische Energie freigesetzt (Aschoff, 1971). Von dieser Energie stehen dem Körper aber nur etwa 22 % als mechanische Energie zur Verfügung, die restlichen 78 % werden in Wärme umgesetzt. Ein Teil dieser Wärme, die als "Abfallprodukt" bei der Muskelarbeit entsteht, wird über das Blut als Haupttransportmedium vom Ort der Entstehung abgeführt. Die eigentliche Wärmeabgabe vollzieht sich nach unterschiedlichen Prinzipien:

Radiation (Wärmestrahlung),
Konduktion (Fortleitung in festen Körpern),
Konvektion (Fortleitung in flüssigen und gasförmigen Körpern),
Evaporation (Verdunstungswärme).

Diese Mechanismen werden eingesetzt, um die Körpertemperatur auf einen bestimmten Sollwert einzuregulieren (Grucza, 1983; Hardy, 1983; Nielsen, 1964). Dabei kommt es physiologischerweise unter Belastung zu einer Temperaturerhöhung, die kein Versagen der Wärmeregulation darstellt, sondern dazu dient, die Leistungsfähigkeit des Körpers zu erhöhen (Bazett, 1951; Nielsen, 1938; Nielsen, 1962). Hierbei wird jeder Belastungsstärke eine neue Körperkerntemperatur als Sollwert zugewiesen (Jose, 1970). Unter extremen körperlichen Belastungen (Marathonlauf) werden Anstiege der Körpertemperatur bis auf Werte von 41 Grad Celsius gemessen (Maron, 1977; Saltin, 1966; Saltin, 1968). Der jeweils gewählte Sollwert wird nach Erreichen über verstärkte Wärmeabgabe des Körpers auf diesem Niveau gehalten. Ein erneuter Anstieg der Körpertemperatur erfolgt nun erst nach Erhöhung der Belastung oder im Grenzbereich der Belastungsfähigkeit, wenn der Körper auch unter Zuhilfenahme einer verstärkten Evaporation nicht mehr in der Lage ist, die Temperatur auf dem Sollwert zu halten. In diesem Fall übersteigt die Wärmeproduktion das Vermögen des Körpers, Wärme abzugeben. Der erfolgende Temperaturanstieg limitiert somit die körperliche Leistungsfähigkeit.

Da der hier beschriebene Verlauf der Körperkerntemperatur bzw. der zentralvenösen Bluttemperatur in weiten Bereichen mit der Pulsfrequenz korreliert, wurde dieser Parameter 1976 von Csapo et al. zur Steuerung eines frequenzadaptiven Schrittmachers vorgeschlagen (Csapo, 1976; Weisswange, 1978). Bei 30 Probanden fand er bei Laufbandbelastungen mit 50 – 200 Watt einen mittleren Temperaturanstieg von bis zu 1,21 Grad Celsius. Eine nahezu lineare Beziehung zwischen zentralvenöser Bluttemperatur und Belastung fanden Griffin et al. (Griffin, 1983); sie zeigten tierexperimentell, daß diese Ergebnisse von der Plazierung der Sonde im rechten Vorhof, Ventrikel oder in der Pulmonalarterie unabhängig sind. Diese Untersuchungen wurden von Jolgren und Fearnot et al. (Fearnot, 1984; Jolgren, 1984) bestätigt. Laczkovics fand bei definierten Laufbandbelastungen signifikante Temperaturanstiege bei Laufgeschwindigkeiten von 6 km/h, während bei einer Geschwindigkeit von 3 km/h kein eindeutiger Temperaturanstieg zu verzeichnen war (Laczkovics, 1982; Laczkovics, 1984). Eine gute Korrelation zwischen Belastung und zentralvenöser Bluttemperatur fanden auch Alt et al. (Alt, 1984; Alt, 1985; Alt, 1986) in ihren Untersuchungen an einem sehr heterogenen Probandenkollektiv.

3. Meßtechnische Grundlagen

3.1. Meßwerterfassung

Die Messung der zentralvenösen Bluttemperatur erfolgt bei diesen Systemen über einen Thermistor, der in eine spezielle Stimulationselektrode integriert ist. Hierzu verfügt die Sonde über einen hinter der Elektrodenspitze gelegenen temperaturabhängigen Widerstand. Dieser Thermistor ist über eine gesonderte, um die eigentliche Sonde gewendelte Zuleitung und einen zusätzlichen Stecker mit dem Schrittmachersystem verbunden. Dieser Sensor reagiert in dem physiologisch relevanten Temperaturbereich mit einer nahezu linearen Widerstandserniedrigung auf Temperaturzunahme.

Der zusätzliche Stromverbrauch für diese Messung ist gering und führt zu keiner signifikanten Verkürzung der Lebensdauer solcher Systeme. Wichtig für die Langzeitstabilität der Temperaturmessung ist eine Messung im niederohmigen Bereich, damit es nicht durch einen Parallelschluß zu einer Meßwertdrift kommt.

3.2 Meßwertverarbeitung

Derzeit sind drei Systeme mit unterschiedlicher Meßwertverarbeitung klinisch verfügbar.

3.2.1 Thermos™ (Biotronik)

Beim Thermos™ ist eine getrennt für den Anstieg und Abfall programmierbare Temperatur-Frequenz-Zuordnung wählbar.

Hierzu stehen mehrere vordefinierte Kurven oder die Möglichkeit einer individuellen Einstellung zur Verfügung. Temperaturwerten im Bereich zwischen 35 und 41 Grad werden Stimulationsfrequenzen im Bereich zwischen 53 und 180 Schlägen/min zugeordnet. Zwischen zwei definierten Punkten erfolgt eine lineare Zuordnung mit einer Auflösung bis zu 0,025 Grad. Im unteren Temperaturbereich wurde eine flache Anpassung gewählt, die oberhalb der Ruhetemperatur in einen steilen Anstieg übergeht und schließlich in ein Plateau mündet. Im oberen Temperaturbereich erfolgt dann eine Frequenzreduktion auf 100/min, was in etwa einer physiologischen Frequenz bei Fieber entspricht (Harada, 1983). Die Erholungskurve ist in ihrem steilen Abschnitt zu höheren Temperaturen hin verschoben, um trotz des langsamen Temperaturrückganges eine physiologischere Frequenzreduktion zu erreichen.

Eine Besonderheit der zentralvenösen Bluttemperatur ist der mögliche initiale Abfall bei Belastungsbeginn. Dieser sogenannte "Dip" dauert in der Regel zwischen 30 sec und

2 min. Damit es in dieser Phase nicht zu einem vorübergehenden Abfall der Stimulationsfrequenz kommt, verfügt die Schrittmacherlogik über ein programmierbares Startintervall. In dieser Zeit wird die Stimulationsfrequenz trotz Temperaturabsenkung konstant gehalten, also die fixe Temperatur-Frequenz-Zuordnung verlassen. Der Schrittmacher wartet, ob es innerhalb dieses Fensters zu einem Anstieg der Temperatur kommt. Erfolgt ein solcher Anstieg, wird die Stimulationsfrequenz wieder auf die der T/F-Zuordnung entsprechenden Frequenzen angehoben. Bleibt dieser Anstieg aus, senkt der Schrittmacher die Stimulationsfrequenz auf den für den Temperaturabfall programmierten Wert. Die Länge dieses Startintervalls ist temperaturabhängig zwischen 0 und 240 sec programmierbar. Durch die Wahl kurzer Startintervalle bei höheren Temperaturen wird eine raschere Frequenzreduktion nach Belastungsende erreicht.

3.2.2 Kelvin 500™ (Cook Pacemaker Corp.)

Beim zweiten Konzept temperaturgesteuerter Schrittmacher, dem Kelvin 500™, ist die Temperaturverarbeitung anders. Das zur Frequenzsteuerung herangezogene Nutzsignal ist lediglich der bereits differenzierte Temperaturwert dT/dt. Kommt es zu einem Temperaturabfall, wird dieser zunächst als Dip definiert, der Schrittmacher stimuliert mit einer vom Anwender programmierbaren "Interim rate". Wird eine definierte Schwelle von dT/dt überschritten, so kommt es im Sinne einer On/off-Antwort zur Auslösung der Frequenzantwort mit Frequenzanstiegen bis zur oberen Grenzfrequenz. Lediglich die Steilheit des Erreichens der oberen Grenzfrequenz ist wählbar.

3.2.3 Nova MR™ (Intermedics Inc.)

Als drittes System befindet sich der Nova MR™ in klinischer Prüfung. Die Signalverarbeitung des Nova MR™ ist eine Kombination aus den beiden oben beschriebenen Systemen, mit fester Zuordnung, aber auch differentiellem Verhalten. Nach jeweils 4 Meßzyklen (programmierbar) wird eine Mittelung der Werte durchgeführt. Die Stimulationsfrequenz wird aus drei Komponenten (basale Frequenzantwort + Belastungsfrequenzantwort oder Dipantwort) berechnet. Die basale Frequenzantwort erfolgt über eine Kennlinie mit linearer Zuordnung zwischen Bluttemperatur und Frequenz. Mit ihrer geringen Steilheit beantwortet sie langsame Schwankungen der Bluttemperatur, wie sie bei zirkadianen Schwankungen und bei Fieber auftreten. Unter Belastung kommt es zu einem wesentlich schnelleren Anstieg der Bluttemperatur; dieser wird als Differenz zwischen der momentanen Temperatur und einer dynamischen Referenztemperatur detektiert und entsprechend einer Kennlinie mit einer Steilheit von 80 Schlägen/min (programmierbar in 10 Stufen) verrechnet.

Die sogenannte Dipantwort errechnet sich aus Tiefe und Abfallgeschwindigkeit und wird mit einer fixen Frequenzanhebung um 15 Schläge/min beantwortet.

4. Dynamik

4.1 Totzeiten

Die Totzeiten sind bei diesen Systemen durch verschiedene Einflüsse bestimmt und variabel. Zum einen muß die Zeitspanne berücksichtigt werden, die benötigt wird, das erwärmte Blut aus der Peripherie zum Herzen zu transportieren. Darüberhinaus ist die Zeit sehr von der initialen Höhe der geleisteten Arbeit abhängig. Bei höheren Belastungen kommt es zu einer deutlich schnelleren Reaktion (kürzere Totzeit) der Temperatur als bei geringen Belastungsstufen. Stangl zeigte Totzeiten bei zehn herzgesunden Probanden mit Zeiten zwischen 70 sec bei 50 Watt und knapp unter 30 sec bei 200 Watt initialer Belastungshöhe (Stangl, 1987) (Abb.90).

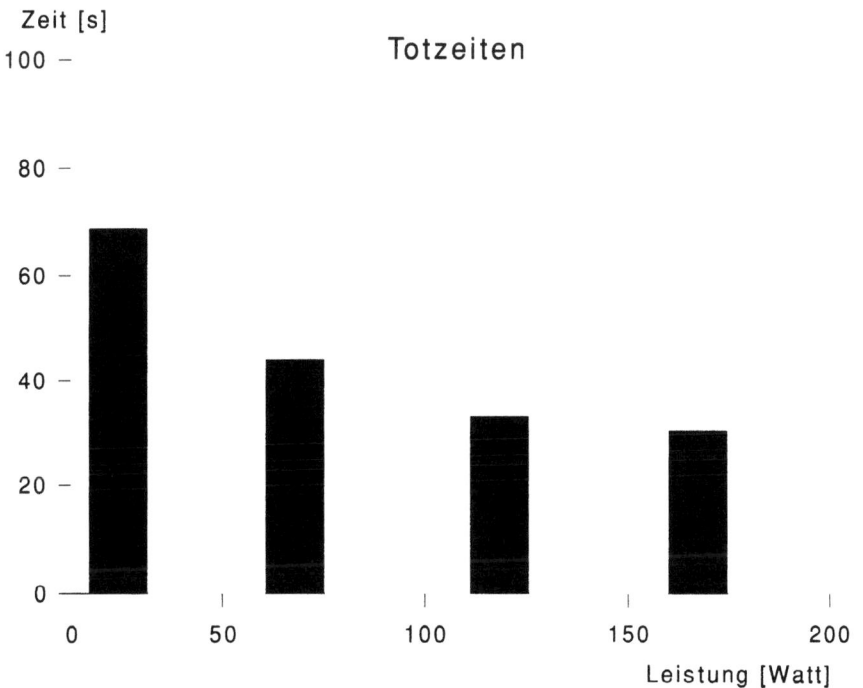

Abb. 90. Mittlere Totzeiten bei Herzgesunden (n=10).

Diese Untersuchungen berücksichtigten jedoch nicht die Einbeziehung des Dip in den Schrittmacheralgorithmus. In eigenen Untersuchungen fanden wir beim Thermos™-Schrittmacher belastungsabhängige Totzeiten zwischen 9 und ca. 65 Sekunden (Koch, 1987; Koch, 1988). Bei herzinsuffizienten Patienten können sich erheblich längere Totzeiten ergeben.

Ein Problem für den Rechenalgorithmus ist das häufig zunächst zu beobachtende gegenläufige Verhalten der zentralvenösen Bluttemperatur. Dieser sogenannte "Dip" ist als Vasokonstriktion im Rahmen der sympathotonen Belastungsreaktion mit vermehrtem Anfluten des venös gepoolten, kälteren Blutes zu interpretieren. Bevor das durch Muskelarbeit erwärmte Blut zu einem Temperaturanstieg führt, kommt es somit zu einem temporären Abfall der zentralvenösen Bluttemperatur. Die mittlere beobachtete Dauer dieses Dips betrug in unserem Patientenkollektiv zwischen 30 und 120 sec. Dieses Phänomen ist jedoch nicht konstant. Bei wiederholten Belastungen kann der Dip ganz fehlen, bei herinsuffizienten Patienten mit herabgesetztem HZV kann es, wie Abb.91 zeigt, vorkommen, daß es während einer langandauernden Belastung nach diesem initialen Abfall nicht wieder zu einem Anstieg der zentralvenösen Bluttemperatur über den Ausgangswert kommt.

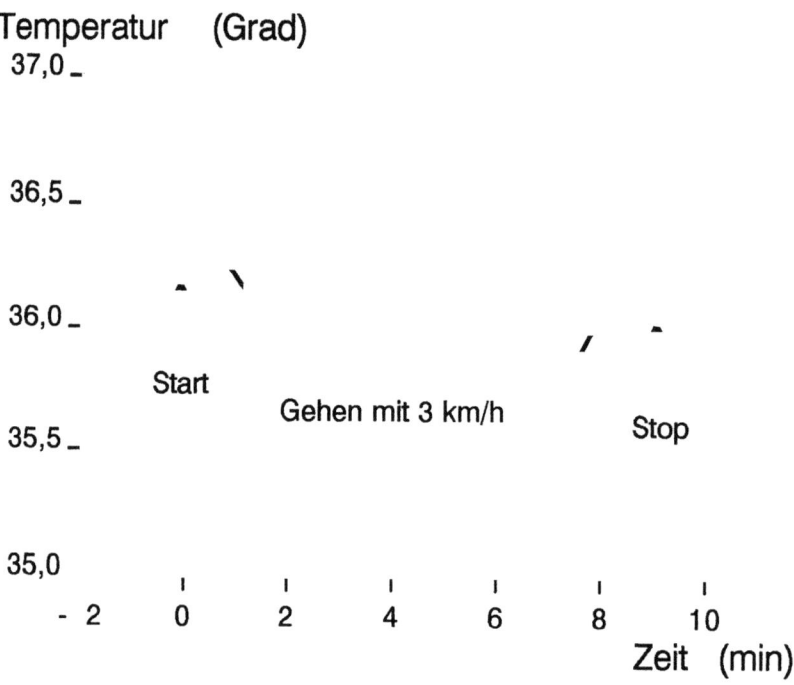

Abb. 91. Temperaturverlauf bei einem Patienten mit Herzinsuffizienz unter Belastung.

4.2 Zeitkonstanten

Analog zu den Totzeiten finden sich in Abhängigkeit von der Myokardfunktion sehr unterschiedliche Zeitkonstanten. Abb. 92 zeigt die Zeitkonstanten als Funktion der Leistung bei 10 herzgesunden Probanden. Es zeigen sich belastungsabhängige Zeiten zwischen 40 sec und 65 sec.

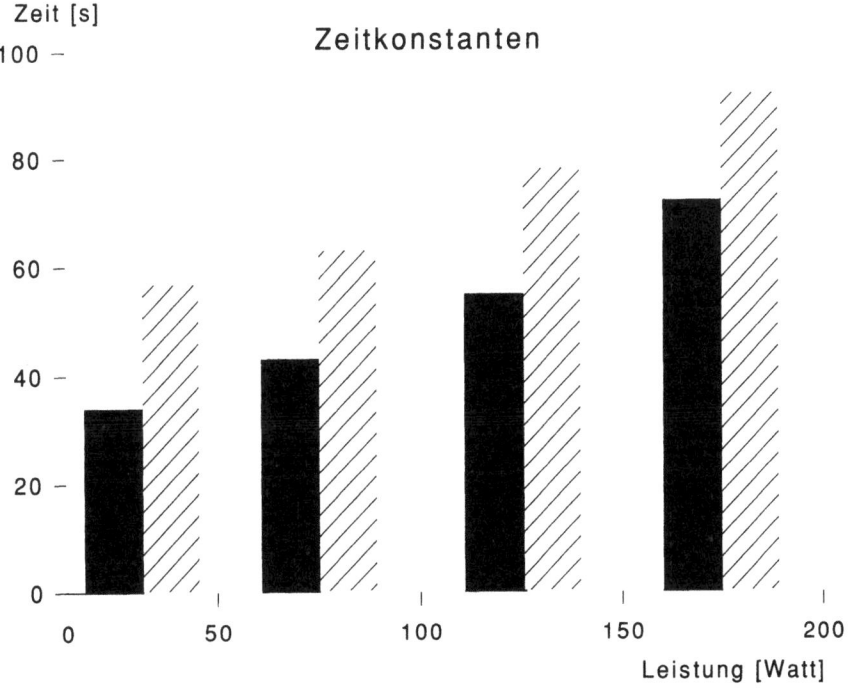

Abb. 92. Mittlere Zeitkonstanten für die Belastung (schwarze Säulen) und die Entlastung (schraffierte Säulen) bei Herzgesunden.

5. Statisches Verhalten

5.1 Funktionelle Beziehungen

Belastungen unter 50 Watt zeigen in der Regel keine signifikanten Anstiege der zentralvenösen Bluttemperatur; darüber besteht eine nahezu lineare Beziehung zwischen Lasthöhe und Temperaturänderung (Abb. 93).

Einen wesentlichen Einfluß auf die Sensitivität hat die Myokardfunktion. Bei Patienten mit schwerer Myokardinsuffizienz (siehe Abb. 91) ergibt sich keine verwertbare Beziehung zwischen Temperatur und Belastung.

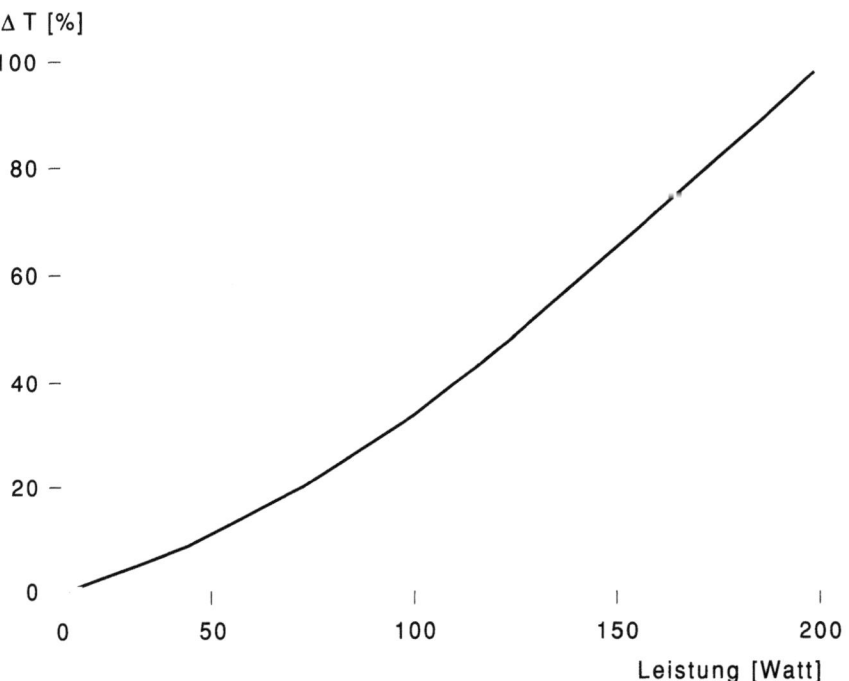

Abb. 93. Funktionelle Beziehung zwischen Temperatur und Leistung bei Herzgesunden.

5.2 Sensitivität

Entsprechend der funktionellen Beziehung in Abb. 93 ergibt sich, wie Abb. 94 zeigt, unter einer Eckleistung von 50 Watt keine wertbare Sensitivität; im mittleren und hohen Lastbereich wird dann ein annähernd linearer Sensitivitätsverlauf erreicht.

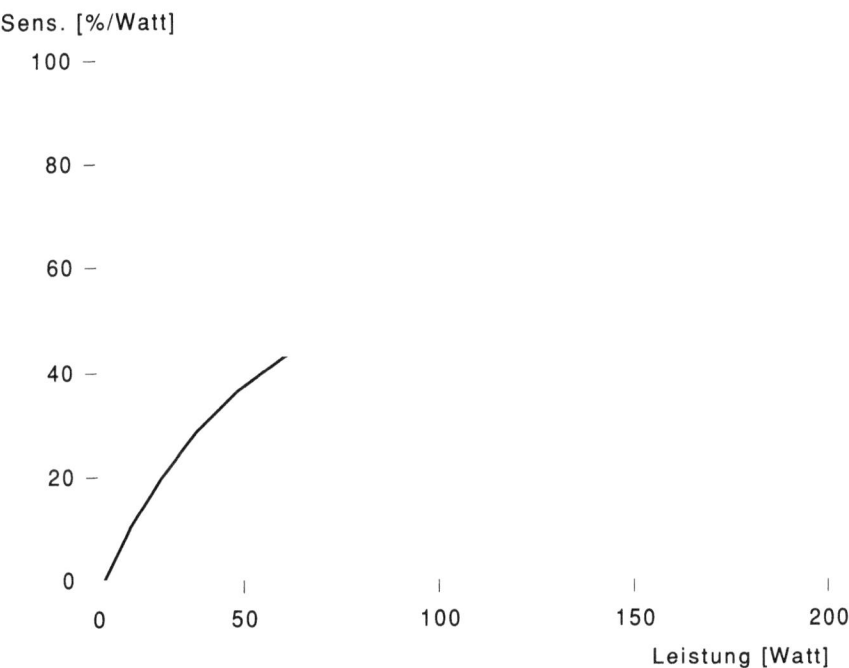

Abb. 94. Sensitivitätsverlauf der Temperatur bei Herzgesunden.

6. Störanfälligkeit

Eine Störung des Sensorsystems durch äußere Einflüsse konnte nicht beobachtet werden. Meßtechnisch muß auf eine ausreichende Niederohmigkeit des Schaltkreises geachtet werden, damit nicht wechselnde Übergangswiderstände an der Elektrode zu einer Temperaturdrift führen.

Bei Implantation im Vorhof wurde aufgrund der teils mangelnden Durchmischung des Blutes über unterschiedliche Temperaturmessungen in Abhängigkeit vom Ort der Belastung berichtet (Alt, 1988). Ergometrien mit Belastung der unteren Extremitäten zeigten ein anderes Anstiegsverhalten als z.B. Handgrip-Ergometrien. Andere Arbeitsgruppen konnten diese Ergebnisse nicht bestätigen (Griffin, 1983; Koch, 1988).

7. Diskussion

Regelungstechnischen Aspekten zufolge (siehe Kapitel 2) handelt es sich bei der zentralvenösen Bluttemperatur um einen metabolischen Parameter. Durch die enge Einbindung der zentralvenösen Bluttemperatur in den Gesamtmetabolismus des Körpers stellt sie darüberhinaus eine physiologische Meßgröße dar.

Aus der Definition der Totzeit als Zeitpunkt, bei dem 10 % der maximalen Änderung in Richtung Steady state erreicht sind, erklären sich in Abhängigkeit von dem Vorhandensein des Dips sehr unterschiedliche Reaktionszeiten. Fehlt der Dip und handelt es sich um eine hohe initiale Belastungsstufe, so kann die Totzeit deutlich unter 15 sec betragen; ein Herzinsuffizienter hingegen kann unter Umständen nie dieses Kriterium erfüllen.

Da die Schrittmacheralgorithmen jedoch den initialen Abfall der zentralvenösen Bluttemperatur in ihrem Algorithmus mit einbeziehen, ist kann die Totzeit der Systems – bei Vorhandensein des Dips – schneller sein als in Abb. 91 gezeigt. Die Behandlung des inkonstanten Temperaturdips ist bei den drei Systemen unterschiedlich. Der Thermos^{TM} ist in der Lage, eine Erhöhung der Stimulationsfrequenz ab dem Tiefpunkt des Dips zu erreichen, die anderen Systeme mit der Möglichkeit einer "Interimsfrequenz" bei Diperkennung können schneller auf einen Dip reagieren, bergen aber eher die Gefahr einer inadäquaten Frequenzsteigerung bei tatsächlichen Temperaturrückgängen.

Bei herzinsuffizienten Patienten kommt es – scheinbar paradox – unter Belastung nicht zu einem Anstieg der zentralvenösen Bluttemperatur. Diese Patienten antworten zwar mit einem Dip, der später einsetzt und flacher verläuft, es kommt aber auch bei längerer Belastungsdauer nicht zu einem Anstieg der zentralvenösen Bluttemperatur über den Ausgangswert. Dieses Phänomen wurde von Shellock et al. (Shellock, 1983) ausführlich untersucht wurde mit einem erhöhten Wärmegradienten zwischen Oberflächen- und zentralvenöser Bluttemperatur aufgrund herabgesetzter Hautdurchblutung erklärt. Als Ursache dieser Kreislaufzentralisation ist ein im Vergleich zu Normalpersonen deutlich erhöhter Ruhekatecholaminspiegel anzusehen. Darüberhinaus sind herzinsuffiziente Patienten schon aufgrund ihrer Insuffizienz kaum in der Lage, Belastungsstufen von 50 Watt und mehr zu leisten, die erst eine entsprechende lineare Beziehung zwischen Lasthöhen und Bluttemperatur gewährleistet.

Der Temperaturabfall nach Belastungsende erfolgt gegenüber dem Anstieg verzögert, die Frequenzprofile temperaturgesteuerter Schrittmacher zeigen daher häufig einen gegenüber dem Sinusrhythmus verlangsamten Rückgang der Stimulationsfrequenz.

Um dieses Problem auszugleichen, verfügt z.B. der Thermos^{TM} über getrennte Temperatur-Frequenz-Zuordnungen für Belastungs- und Erholungsphasen. Dies ermöglicht einen physiologischeren Rückgang der Stimulationsfrequenz nach Belastungsende, bei leichten Schwankungen der Temperatur um einen konstanten Wert kann es jedoch zu einem Springen der Schrittmacherfrequenz zwischen dem der Belastung und dem der Erholung zugeordneten Wert kommen.

Der Nova MR™ verfügt über Rückführungsalgorithmen bei konstant hohen Temperaturen, birgt damit aber die Gefahr eines vorzeitigen Abfalls der Stimulationsfrequenz bei Dauerbelastungen mit Erreichen eines Steady state der zentralvenösen Bluttemperatur auf einem hohen Niveau.

Bei 10 Thermos™-Patienten mit linearer Temperatur-Frequenz-Zuordnung erfolgte die Bestimmung der tagesabhängigen Temperaturprofile nach Rückrechnung aus den mittels 24-h-Holter-EKG bestimmten Stimulationsfrequenzen (Abb. 95). Man erkennt bei dieser Einstellung den zirkadianen Rhythmus der Temperatur mit einem Minimum in den frühen Morgenstunden und einem Maximum am Nachmittag. Die Differenzen in der Temperatur betrugen im Mittel bei unseren Patienten etwa 0,30 °C. Andere Autoren (Alt 1985, Alt 1987, Werner 1984) beschreiben tageszeitliche Schwankungen bis zu 1,50 °C, wobei jedoch berücksichtigt werden muß, daß unsere Patienten während dieser Aufzeichnungen in der postoperativen Phase strikte Bettruhe einhielten.

Diese zirkadiane Rhythmik stellt zusätzliche Anforderungen an den Schrittmacheralgorithmus; dieses Problem zeigt sich besonders beim Thermos™ mit seiner festen Temperatur-Frequenz-Zuordnung. Die von uns gemessene mittlere täglich Temperaturschwan-

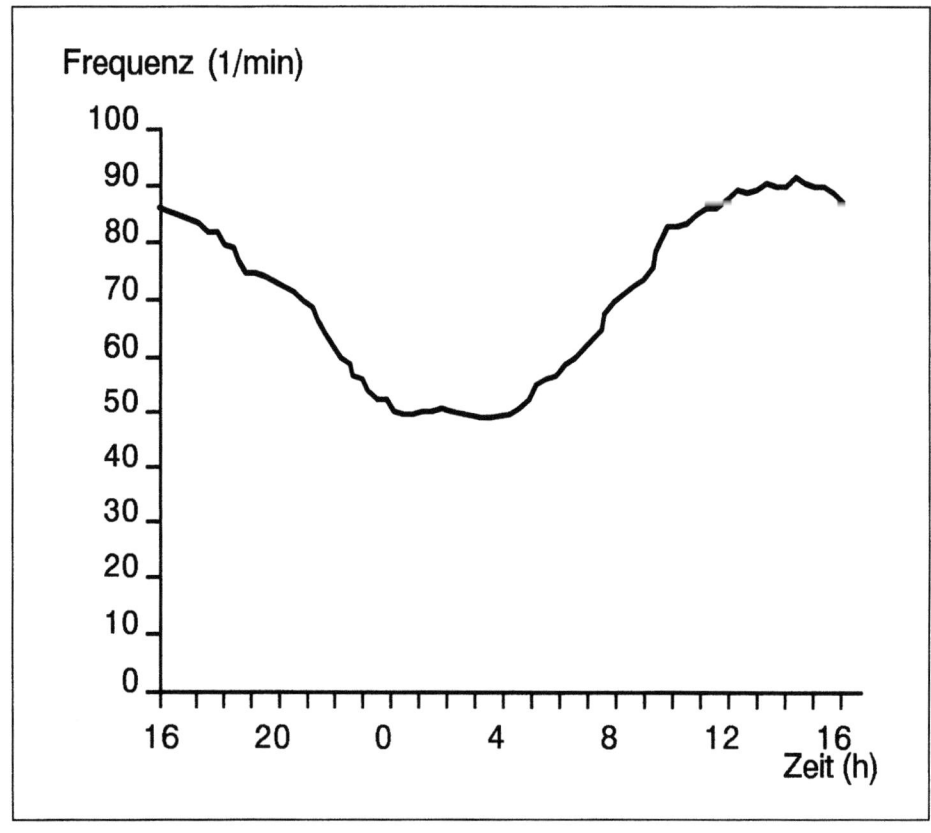

Abb. 95. Zirkadiane Temperaturschwankungen, die sich in entsprechenden Frequenzschwankungen widerspiegeln.

kungen von ca. 0,30 ° C liegt bei vielen Patienten im Bereich der belastungsabhängigen Temperaturänderungen bei kleineren bis mittleren Belastungen.

Bei entsprechenden, nicht zu geringen Belastungen zeigt die zentralvenöse Bluttemperatur eine gute Korrelation zur Belastungshöhe. Im Lastbereich unter 50 Watt besitzt sie nur wenig Sensitivität zur Belastungshöhe, oberhalb dieser Stufe findet sich eine weitgehend lineare Beziehung.

Der Einfluß externer Faktoren auf die ZVBT ist vielfach untersucht worden (Alt 1985, Isbruch 1988). Während niedrige Außentemperaturen praktisch keinen Einfluß auf die Körperkerntemperatur haben, kann es unter Wärmeeinfluß, etwa in der Sauna oder im heißen Wannenbad, zu deutlichen Temperaturanstiegen kommen. Der hieraus resultierende Frequenzanstieg ist jedoch physiologisch, ebenfalls wie das Frequenzverhalten bei Fieber (Harada 1983). Durch das Trinken heißer oder kalter Getränke kommt es zu kurzfristigen Temperaturschwankungen bis etwa 0,20 ° C.

Während die Temperaturmessung seit langem Stand der Technik ist und sich in anderen Bereichen bewährt hat (Benedict, 1984; Eder, 1981), gibt die Langzeitstabilität des Temperatursensors Probleme auf. Wichtig ist dabei die Niederohmigkeit des Thermistors, um die Gefahr der Meßwertdrift durch Parallelschluß zu verringern. Dieses Problem erscheint beim Nova MR^{TM} besonders relevant, da dieses System relativ hochohmig im Bereich von etwa 80 Kilo-Ohm mißt, während die anderen Systeme etwa im 6 Kilo-Ohm Bereich messen und somit unempfindlicher sind. Bei den ersten Thermos^{TM} Schrittmachern wurde über Komplikationen durch den Bruch der Thermistorzuleitungen berichtet (Koch, 1988; Laczkovics, 1989). Nach Modifizierung der Elektroden scheint dieses Problem jedoch behoben zu sein.

Der zusätzliche Stromverbrauch zur Temperaturmessung ist äußerst gering, die Schrittmacherlebensdauer wird somit nicht wesentlich beeinträchtigt. Aufgrund der speziellen Stimulationselektrode mit integriertem Temperatursensor bleiben diese Systeme jedoch Neuimplantationen vorbehalten.

Für eine belastungsadäquate Frequenzsteuerung über die zentralvenöse Bluttemperatur sind, wie aufgezeigt, relativ komplexe Algorithmen notwendig, wobei der mögliche initiale Temperaturdip und das verzögerte Abfallen der Temperatur nach Belastung besondere Probleme darstellen. Eine Sensorkombination aus Temperatur und einem anderen, schneller reagierenden Parameter wurde bereits mehrfach beschrieben (Alt, 1988; Heuer, 1986; Heuer, 1987) und erscheint vielversprechend, da der schnelle Parameter die initiale Anpassung bei Belastung gewährleistet und die Temperatursteuerung somit auf die komplexen Algorithmen vereinfachen könnte.

Literatur

Alt E, Hirgstetter C, Heinz M, Wirtzfeld A (1984) Control of pacemaker rate by central venous blood temperature (CBT). Circulation 70: II - 407 (A)

Alt E, Hirgstetter C, Heinz M, Blömer H (1986). Rate control of physiologic pacemakers by central venous blood temperature. Circulation 73:1206

Alt E, Hirgstetter C, Heinz M, Theres H, Wirtzfeld A (1985). Zentralvenöse Bluttemperatur als Regelgröße der Schrittmacherfrequenz. Herzschrittmacher 5:66

Alt E, Hirgstetter C, Theres H, Heinz M (1988). Verhalten der zentralvenösen Bluttemperatur bei kurzdauernden und wiederholten Belastungen – Möglichkeiten für eine temperaturgesteuerte frequenzadaptive Schrittmacherstimulation. Z Kardiol 77:214

Alt E, Theres H, Völker R, Hirgstetter C, Heinz M (1987). Temperature-controlled rate responsive pacing with the aid of an optimized algorithm. Electrophysiol 1:481–489

Alt E, Theres H, Heinz M, Matula M, Thilo R, Blömer H (1988). A new rate-modulated pacemaker system optimized by combination of two sensors. PACE 11:1119

Aschoff J, Günther B, Kramer K (1971). Physiologie des Menschen: Energiehaushalt und Temperaturregulation. Urban & Schwarzenberg, München – Wien – Baltimore, S 237–252

Aulick LH, Robinson S, Tzankoff SP (1981). Arm and leg intravascular temperatures in man during submaximal exercise. J Appl Physiol: Respirat Environ Exercise Physiol 51:1092

Benedict RP (1984). Fundamentals of temperature, pressure, and flow measurements, Wiley & Sons, New York, Chichester, Brisbane, Toronto, Singapore, Ed. 3

Bazett HC (1951) Theory of reflex controls to explain regulation of body temperature at rest and during exercise. J Appl Physiol 4:245

Csapo G, Weisswange A, Perach W, Kannegiesser B (1976) Autoregulation of pacemaker rate by blood temperature. Proceed VIII World Congress Cardiol 1876:485

Eder FX (1981) Arbeitsmethoden der Thermodynamik, Bd. 1. Springer, Berlin Heidelberg New York

Fearnot NE, Jolgren DL, Tacker WA, Nelson JP, Geddes LA (1984). Increasing cardiac rate by measurement of right ventricular temperature. PACE 7:1140

Greenleaf JE (1979) Hyperthermia and exercise. In: Robertshaw D (Hrsg.) Environmental Physiology III Int Rev Physiol Ser, Baltimore: 157–207

Griffin JC, Jutzy KR, Claude JP, Knutti JW (1983). Central blood temperature as a guide to optimal heart rate. PACE 6:498

Grucza R (1983). Body heat balance in man subjected to endogenous and exogenous heat load. Eur J Appl Physiol 51:419

Hardy JD (1973). Posterior hypothalamus and the regulation of body temperature. Federation Proceedings 32:1564

Harada Y, Takeshila C, Ohkubo (1983) Experimental study for the optimal pacing rate in fever. Nippon Kyobu Geka Gakki Zasshi 30:1817

Heuer H, Koch Th, Frenking B (1986). Erfahrungen mit einem zweigesteuerten Schrittmachersystem. Herzschrittmacher 6:64

Heuer H, Koch Th, Isbruch FM, Gülker H (1987). Pacemaker stimulation by a two sensor regulation. PACE 10 (A)

Isbruch FM, Koch Th, Greve H, Dittrich H, Heuer H (1988). Die zentralvenöse Bluttemperatur als Sensor für ein frequenzadaptives Schrittmachersystem. Biomed Technik 33:295

Jolgren D, Fearnot N, Geddes L (1983). A rate responsive pacemaker controlled by right ventricular blood temperature. JACC 1:720 (A)

Jolgren D, Fearnot N, Geddes L (1984) A rate responsive pacemaker controlled by right ventricular blood temperature. PACE 7:794

Jose A, Stitt F, Collison D (1970). The effects of exercise and changes in body temperature on the intrinsic heart rate in man. Am. Heart J 79:488

Jutzy KR, Claude JP, Knutti JW, Griffin JC (1983). The relationship between central venous temperature and heart rate in exercising dogs. PACE 6:319 (A)

Koch Th, Isbruch FM, Peters W, Frenking B, Güker H, Heuer H (1987). Erste klinische Erfahrungen mit dem temperaturgesteuerten Schrittmacher Thermos 01. Z Kardiol 76 (A)

Koch Th, Isbruch FM, Frenking B, Chiladakis I, Greve H, Gülker H, Heuer H (1988). Long-term results with the temperature controlled pacemaker Thermos 01. PACE 11 (A)

Koch Th, Isbruch FM, Greve H, Gülker H, Heuer H (1988). Clinical results with a new temperature controlled pacemaker. Cardiostimulazione IV:280

Laczkovics A, Simbrunner G, Losert U (1982). Temperaturmessungen zur Steuerung der Herzfrequenz in der Schrittmacherchirurgie. Kongreßber Österr. Ges. Chir. 23:119

Laczkovics A (1984). The central venous blood temperature as a guide for rate control in pacemaker therapy. PACE 7:822

Laczkovics A, Laufer G, Holzinger Ch, Öhner Th (1989). Erfahrungen mit dem temperaturgesteuerten Schrittmacher Biotronik Thermos. Z Kardiol 78:141

Maron MB, Wagner JA, Horvath SM (1977). Thermoregulatory responses during competitive marathon running. J Appl Physiol., Respirat Environ Exercise Physiol 42 (6):909

Naumann d Alnoncourt C, Schnabel F, Baumann B, Helwig HP (1987). Temperaturgesteuerter Herzschrittmacher Thermos 01 nach His-Bündel Ablation. Herzschrittmacher 7:168

Nielsen M (1938). Die Regulation der Körpertemperatur bei Muskelarbeit. Acta Physiol Scand 79:13

Nielsen B, Nielsen M (1962). Body temperature during work at different enviromental temperatures. Acta Physiol Scand 56:120

Nielsen B, Nielsen M (1964). On the regulation of sweat secretion in exercise. Acta Physiol Scand 64:314

Saltin B, Hermansen L (1966) Esophageal, rectal and muscle temperature during exercise. J Appl Physiol 21 (6):1757

Saltin B, Gagge AP, Stolwijk JAJ (1968). Muscle temperature during submaximal exercise in man. J Appl Physiol 25:679

Schaldach M (1988). Compensation of chronotropic incompetence with temperature-controlled rate adaptive pacing. Biomed Technik 33:286

Sellers TD, Fearnot NE, Smith HJ, Di Lorenzo DM, Knight JA, Schmaltz MJ (1987). Right ventricular blood temperature profiles for rate responsive pacing. PACE 10:467

Shellock FG, Rubin S, Ellrodt A, Muchlinsky A, Brown H, Swan H (1983). Unusual core temperature decreased in exercising heart – failure patients. J Appl Physiol: Respirat Environ Exercise Physiol 54 (2):544

Snellen JW (1972) Set point and exercise. In: Essay on temperature regulation. North-Holland, Amsterdam – London, pp 139–148

Stangl K, Wirtzfeld A, Göbl G, Heinze R, Laule M, Hoekstein K (1987) Schlagvolumen, zentralvenöse Sauerstoffsättigung und Bluttemperatur als Steuergrößen einer frequenzadaptierten Schrittmacherstimulation. Z Kardiol 76:110

Sugiura T, Itoh Y, Mizushina S, Hasegawa T, Yoshimura K, Harada Y (1984). Microcomputer based cardiac pacemaker system trough blood temperature. J Med Eng Tech 8:267

Sugiura T, Nakamura Y, Mizushina S, Hasegawa T, Yoshimura K, Harada Y (1983). A temperature sensitive cardiac pacemaker. J Med Eng Tech 7:21

Weisswange A, Csapo G, Perach W (1978). Frequenzsteuerung von Schrittmachern durch Bluttemperatur. Verh Dtsch Ges Kreislaufforsch 44:153

Werner J (1984). Regelung der menschlichen Körpertemperatur. de Gruyter, Berlin New York, S 64

Der QT-Schrittmacher

BIRGIT FRENKING, HUBERTUS HEUER

1. Physiologische Grundlagen
2. Geschichte der QT-Schrittmacher
3. Meßwerterfassung
4. Meßwertverarbeitung
5. Dynamisches Verhalten
5.1. Zeitkonstanten
6. Statisches Verhalten
6.1 Sensitivität
7. Störeinflüsse
7.1. Systemimmanente Störungen
7.2. Störeinflüsse von außen
8. Diskussion
    Literatur

1. Physiologische Grundlagen

Bazett berichtete schon in den zwanziger Jahren über die Verkürzung des QT-Intervalls bei Steigerungen der Herzfrequenz (Bazett, 1920). Rickards et al konnten 1979 zeigen, daß aber auch bei konstanter Herzfrequenz das QT-Intervall unter Belastung abnimmt (Rickards, 1979). Die QT-Zeit ist damit zum einen frequenzabhängig, zum anderen belastungsabhängig (Milne, 1980). Zurückgeführt wird die Belastungsabhängigkeit der QT-Zeit-Verkürzung auf die Freisetzung von Katecholaminen unter Belastung (Abildskov, 1976; Akhras, 1983; Fananapazir, 1983). Ähnliche Zusammenhänge gelten bei der Ventrikelstimulation für die Länge des stimulierten Komplexes, im folgenden Stim-T-Zeit genannt (Hedman, 1985). Die Stim-T-Zeit ist das biologische Signal der QT-Schrittmachersysteme. Sie ist ein physiologisches Signal, aber auch ein sekundärer Indikator; das eigentliche primäre, metabolische Signal, die Katecholaminspiegel im Blut können z.Z. noch nicht kontinuierlich in vivo bestimmt werden.

Viele Studien gehen davon aus, daß die Relation zwischen Herzfrequenz und Stim-T-Zeit zumindest im Bereich 600 bis 1000 ms annähernd linear verläuft (Donaldson, 1983, Rickards, 1981). Doch existieren auch Berichte über Patienten mit nichtlinearer Relation (Baig, 1988; Horstmann, 1987; Lau, 1987; Perrins, 1987; Sarma, 1987; Waldecker, 1987) bis hin zur völligen Unabhängigkeit (Oda, 1986). Nur vereinzelte Berichte über die Zeitspanne bis zur ersten Änderung der Stim-T-Zeit bei einer Belastung liegen vor (Horstmann, 1989), doch weiß man von herztransplantierten Patienten, die ihre Frequenz ebenfalls über die Katecholaminfreisetzung unter Belastung steigern, daß es bis zu einem Frequenzanstieg über die Katecholaminausschüttung etwa eine Minute dauert. Patienten mit gestörter Katecholaminfreisetzung, z.B. Zustand nach Adrenalektomie oder schwere autonomer Neuropathie, erscheinen daher für das System geeignet.

2. Geschichte der QT-Schrittmacher

Bei den QT-Schrittmachern handelt es sich um multiprogrammierbare, softwaregesteuerte Einkammerschrittmachersysteme mit Telemetriemöglichkeit. Der Sensor Stim-T-Zeit wird über eine handelsübliche Ventrikelelektrode erfaßt, so daß ein Einsatz des QT-Schrittmachers bei Aggregatwechsel möglich ist.

Seit der Erstimplantation des Prototyps eines QT-gesteuerten Schrittmachersystems durch Rickards (Donaldson, 1983; Donaldson, 1983; Rickards, 1983) liegt nunmehr das fünfte Modell vor. Die ersten ab August 1982 verfügbaren Systeme, das Modell TX1, waren bereits mikroprozessorgesteuerte Schrittmacher ohne „fast recharge"-Stimulationsimpulse oder spezielle T-Wellen Verstärker oder -Filter, basierend auf der Hardware eines älteren Ventrikelschrittmachers, des DPG. Durch eine Änderung der Software wurden sie, zum Teil nach der Implantation, in den TX2 umgeändert, der zusätzlich einen Trakking-Modus (s.u.) enthielt. Ab Januar 1984 stand das Modell Quintech TX 911 zur Verfügung, das über eine neue Hardware und Software verfügte; die T-Wellen-Erkennung wurde durch einen „fast recharge"-Stimulationsimpuls sowie einen speziellen T-Wellen-Erkennungsfilter und einen T-Wellen-Verstärker verbessert. Die Programmierung des slope, des Frequenzanpassungsfaktors, erfolgte wie bei dem Modell TX 1/2 nach einem T-Wave-Measurement, d.h. der Bestimmung der Stim-T-Zeit bei verschiedenen Stimulationsfrequenzen, durch den kontrollierenden Arzt. Bei dem Folgemodell Quintech TX 915 gab es zusätzlich zu dem T-Wave-Measurement die Möglichkeit, einen slope durch das System errechnen zu lassen, der als „advised slope" dem Arzt zur Programmierung angeboten wurde. Seit Februar 1988 steht das Modell 919 zur Verfügung, das wiederum auf einer neuen Software beruht. Dieses System verfügt nun nicht mehr über einen slope, der für den gesamten Frequenzbereich konstant ist: der slope ist frequenzvariabel. Er ist auch nicht fest durch den kontrollierenden Arzt zu programmieren, sondern wird ständig durch das System überprüft und selbständig optimiert. Das in der klinischen Erprobung befindliche Modell Rhythmyx™ enthält diese neuen software-Änderungen; durch eine Änderung der Hardware ist dieses System zusätzlich kleiner als das Modell 919 (Boute, 1987; Boute, 1987; Boute, 1988; Candelon, 1985; Gebhardt-Seehausen, 1984; Rickards, 1979; Rickards, 1981; Rickards, 1985).

3. Meßwerterfassung

Der QT-Schrittmacher kann über die normale Stimulationselektrode die T-Welle der stimulierten ventrikulären Aktion, die Stim-T-Zeit, ausmessen und als Sensor für die Frequenzadaptation benutzen. Spontane QT-Intervalle können nicht ausgemessen werden, da die Amplitude des Spontanintervalls erheblich kleiner ist und durch die Filter des Schrittmachersystems nicht erkannt werden kann (Abb. 97.). Die Parameter für die Erfassung sind die T-Wellen-Empfindlichkeit und das T-Wellen-Fenster. Nach Ablauf der absoluten Refraktärzeit (200 msec) beginnt im Schrittmachersystem das T-Wellen-Fenster. Es gibt an, in welchem Zeitraum der Schrittmacher die T-Welle suchen soll. Bei den Modellen Quintech 915 und dem Modell 919 wird ein T-Wellen-Fenster durch den Schrittmacher vorgeschlagen, das fest programmiert wird. Bei den Vorläufermodellen hatte es sich bewährt, das Fenster 20 msec länger als die längste gemessene Stim-T-Zeit zu programmieren. Die Länge ist patientenabhängig, maximal beträgt sie 450 msec. Dadurch wird die obere Grenzfrequenz limitiert. Zudem ist die Detektion von Eigenaktionen, insbesondere von Extrasystolen erst nach Ende des T-Wellen-Fensters möglich. Bei dem Modell 919 endet das T-Wellen-Erkennungsfenster automatisch 45 ± 7 msec nach dem Erkennen einer T-Welle, so daß es nie länger als notwendig geöffnet ist. Wird keine T-Welle wahrgenommen, so verlängert sich das T-Wellen-Fenster automatisch um 2 msec pro Stimulus, um eine T-Wellen-Erkennung zu erreichen.

Die T-Wellen-Sensitivität gibt an, das stimulierte T-Intervall zu erkennen und auszumessen. Dieser Wert mußte bei den ersten Modellen durch T-Wellen-Messung ermittelt werden. Bei Modell 919 gibt es eine spezielle Messung der Höhe der T-Welle, die die Programmierung dieses Wertes erleichtert.

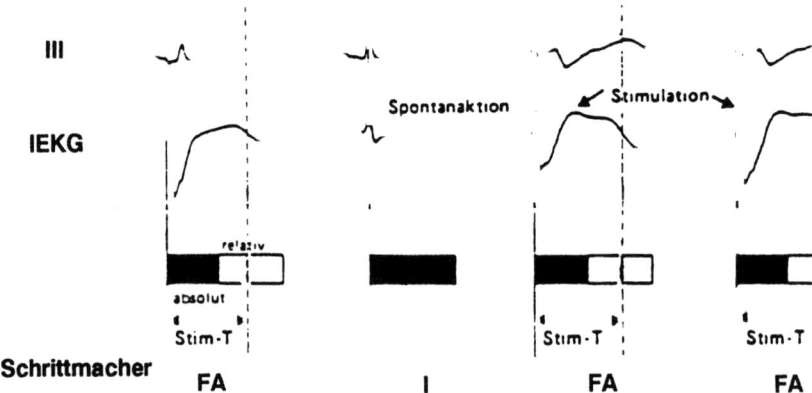

Abb. 97. Intrakardiale EKG-Registrierung bei Stimulation und spontaner Herzaktion, Ableitung über die Ventrikelelektrode (IEKG) und Verhalten des Schrittmachersystems (FA = Frequenzadaption · I = Inhibition.

4. Meßwertverarbeitung

Die Frequenzanpassung ist abhängig von Veränderungen der Stim-T-Zeit. Die gemessene Stim-T-Zeit wird dazu kontinuierlich mit dem zuvor bestimmten Wert verglichen. Der Schrittmacher arbeitet also nicht mit fixen Zuordnungen von Stim-T-Zeit und Stimulationsfrequenz. Ist die akut gemessene Stim-T-Zeit länger als die vorhergehende, so führt dies zu einer Verlängerung des Stimulationsintervalls. Wird ein kürzere Stim-T-Zeit gemessen, so reagiert der Schrittmacher mit einer Verkürzung des Stimulationsintervalls. Das Maß der jeweiligen Änderung des Stimulationsintervalls ist dabei abhängig vom slope, dem Algorithmus des Systems, der angibt, welche Änderung der Stim-T-Zeit zu welcher Stimulationsfrequenzänderung führt.

Dieser Algorithmus ist variabel und muß individuell bestimmt und im Verlauf angepaßt werden (Kenny, 1985). Der slope wird bei den verschiedenen Modellen unterschiedlich bestimmt. Bei den Modellen TX1/2 und Quintech 911 wird er durch Messung der Stim-T-Zeit bei unterschiedlichen Stimulationsfrequenzen errechnet und dann als Wert programmiert. Dieser einmal programmierte Wert gilt dann für die Zeit bis zu einer nächsten Kontrolle, er ist für den gesamten Frequenzbereich konstant (Abb. 98). Die Untersuchungen mit diesen Systemen zeigten, daß der so errechnete slope bei den meisten Patienten unter Belastung zu hoch war. Ein Wert von etwa 80 % dieses errechneten Wertes stellte sich als adäquat dar, so daß diese Reduktion allgemein empfohlen wurde (Frenking, 1988; Wagner, 1985). Bei den Modellen Quintech 911 und 915 steht zusätzlich zur manuellen Bestimmung der Stim-T-Zeiten bei verschiedenen Stimulationsfrequenzen ein automatisches Programm zur Verfügung. Das Programmiergerät bietet nach der Messung einen „advised slope" an, der bereits 80 % des errechneten slope beträgt. Auch der slope dieser Modelle ist frequenzkonstant und wird jeweils fest programmiert. Die Funktion des QT-Schrittmachers ist bei diesen Modellen damit von der korrekten Bestimmung des slope abhängig, die aber durch verschiedenen Faktoren beeinflußt wird (Untersucher, Untersuchungssituation, Zeitpunkt etc.) (Frenking, 1988).

Bei den Folgemodellen Quintech 919 und Rhythmyx ist der slope dagegen eine Größe, die das System immer wieder selbst errechnet und optimiert. Der slope selbst ist auch nicht mehr frequenzkonstant, sondern frequenzvariabel, d.h. die Frequenzänderung pro Änderung der Stim-T-Zeit ist bei unterschiedlichen Stimulationsfrequenzen unterschiedlich groß (siehe Abb. 98). Die Verstärkung an der unteren Grenzfrequenz ist höher als an der oberen Grenzfrequenz. Eine fixe Programmierung dieser Werte ist möglich; bei der automatischen Einstellung wird der slope bei jedem Erreichen der unteren Grenzfrequenz in den Nachtstunden und bei jedem Erreichen der oberen Grenzfrequenz durch das System selbständig kontrolliert. Dabei wird täglich in den Nachtstunden, wenn der Schrittmacher für mindestens 210 Zyklen an der unteren Grenzfreqenz stimuliert hat, das Verhältnis zwischen QT-Zeit und Stimulationsfrequenz am der Basisfrequenz und bei einem um 102 msec kürzeren Intervall bestimmt. Dieses Verhältnis bestimmt den neuen, maximal zulässigen slope an der unteren Grenzfrequenz. Bei Abweichungen vom aktuellen Wert wird die Steilheit an der unteren Grenzfrequenz in Einzelschritten dem neuen Wert angepaßt. Die Steilheit an der oberen Grenzfrequenz wird bei jeder größeren Belastung des Patienten kontrolliert. Kommt es trotz Stimulation an der oberen Grenzfrequenz zu einer weiteren Verkürzung der Stim-T-Zeit, so reduziert das Schrittmachersystem den slope an der oberen Grenzfrequenz um einen Schritt, so daß eine identische Belastung nun zu einem langsameren Erreichen der oberen Grenzfrequenz führt. Über diese beiden Modi kann das Schrittmachersystem sich selbst kontinuierlich überprüfen und die Werte an die jeweils gemessenen anpassen. Zusätzlich kann durch eine manuelle Programmierung des slope an der unteren und oberen Grenzfrequenz in drei Stufen eine Optimierung für jeden Patienten erreicht werden.

Möchte man bei einer Neuprogrammierung des frequenzadaptierten Modus eine langsame Selbsteinstellung des Systems (ca. 4 Wochen) umgehen, so ermöglicht eine Schnelllernverfahren die Einstellung des slope. Zunächst wird eine Ruhe-Messung durchgeführt, während der der Schrittmacher die Stim-T-Zeit bei zwei niedrigen Stimulationsfrequenzen errechnet und direkt programmiert. Danach wird eine Belastung durchgeführt, während der der Schrittmacher die Steilheit an der oberen Grenzfrequenz errechnet und ebenfalls automatisch übernimmt.

Nach Eingabe eines slope ist der QT-Schrittmacher funktionstüchtig. Das System bestimmt nach einer ventrikulären Stimulation eine konkrete Stim-T-Zeit, bei einer

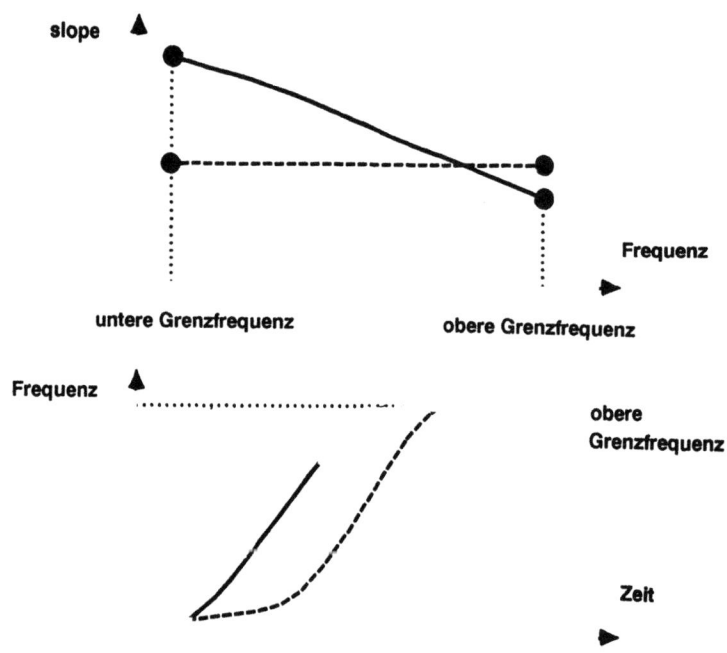

Abb. 98. Vergleich der Auswirkungen von frequenzkonstantem und frequenzvariablem slope auf das Frequenzverhalten unter Belastung (――― Modell 919; ----- Modell 911 und 915).

Verkürzung oder Verlängerung der Stim-T-Zeit wird die neue Stimulationsfrequenz über den slope errechnet. Die jeweiligen Änderungen des Stimulationsintervalls können von Stimulus zu Stimulus nicht mehr als 6 msec betragen. Dadurch werden abrupte Änderungen der Stimulationsfrequenz verhindert. Stimuliert der Schrittmacher an der unteren Grenzfrequenz, so erfolgt die Anpassung der Stimulationsfrequenz bei jeder Verkürzung der Stim-T-Zeit, während Verlängerungen keinen Einfluß auf die Stimulationsfrequenz haben. Ebenso reagiert der Schrittmacher bei Erreichen der oberen Grenzfrequenz nur auf eine Verlängerung der Stim-T-Zeit, wärend eine weitere Verkürzung keinen Einfluß hat. Ist die Stim-T-Zeit konstant, wird die Stimulationsfrequenz auf die untere Grenzfrequenz zurückgeführt, bei den alten Systemen mit einer Geschwindigkeit von 35 ppm/h, bei dem Modell 919 um 12,5 µsec pro Stimulus (Fall-Back-Modus).

Bei den QT-Schrittmachersystemen TX1/2 sowie Quintech 911 und 915 kann der TX-Modus auf „On" oder „Track" programmiert werden, das Modell 919 sowie der Rythmyx arbeiten immer im Tracking-Modus. Bei der Programmierung TX-Modus „On" ändert der Schrittmacher bei Inhibition sein Escape-Intervall nicht, eine Frequenzadaptation bei Patienten mit inadäquatem Frequenzanstieg bei Belastung, aber einer über der unteren Grenzfrequenz liegenden Ruhefrequenz, fehlt, da, wie oben erwähnt, nur Änderungen der Stim-T-Zeit verarbeitet werden können, jedoch keine Änderungen der QT-Zeit spontaner Aktionen. Programmiert man dagegen den Tracking-Modus, so wird das Escape-Interval durch jede erkannte ventrikuläre Aktion um 6 msec verkürzt, bzw. bei

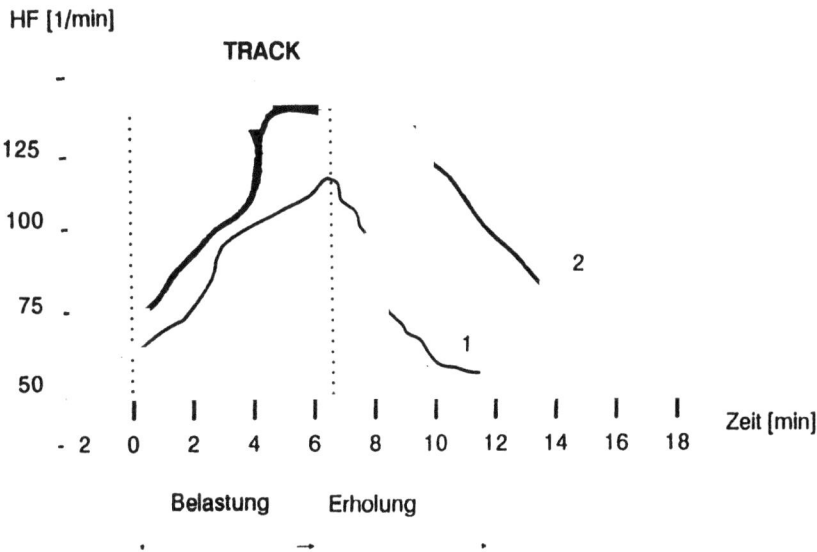

Abb. 99. Verhalten der Spontanfrequenz und der stimulierten Herzfrequenz bei einer Patientin während einer Fahrradergometrie mit steigender Belastung. 1. Belastung: Programmierung VVI 50/min; 2. Belastung: Programmierung Tracking-Modus 70-136/min.

dem Modell 919 unterhalb der oberen Grenzfrequenz nach 16 aufeinanderfolgenden Inhibierungen das Escape-Intervalls gegenüber dem Spontanintervall um 40 msec verkürzt. Sobald das Escape-Intervall kürzer ist als das Spontanintervall, erfolgt die Stimulation. Der Schrittmacher kann nun die Stim-T-Zeit ermitteln und über eine notwendige Frequenzsteigerung entscheiden. Dieser Modus ist bei Patienten mit Bradyarrhythmia absoluta und nur unzureichendem Frequenzanstieg unter Belastung sinnvoll. Abb. 99 zeigt das Beispiel einer Patientin, die zunächst unter Eigenrhythmus belastet wurde, eine zweite Belastung, unter der sie subjektiv und objektiv wesentlich belastbarer war, erfolgte dann unter dem Tracking-Modus (Frenking, 1988, Winter 1985).

6. Statisches Verhalten

6.1. Sensitivität

Der QT-Schrittmacher zeigt einen belastungsabhängigen Frequenzverlauf unter Belastung. Abbildung 101 zeigt, daß der Schrittmacher bei unterschiedlichen Belastungsmodi abhängig von der Last seine Stimulationsfrequenz ändert. Auch Rouwen (1987) stellte fest, daß sich die Stim-T-Zeit bei unterschiedlichen Belastungsstärken variiert, andererseits bedingt eine Lasthöhe einen annähernd gleich hohen Frequenzanstieg bei einem Patienten unabhängig davon, ob es sich um eine Laufbandergometrie oder um eine Fahrradergometrie handelt (Sigmund, 1987).

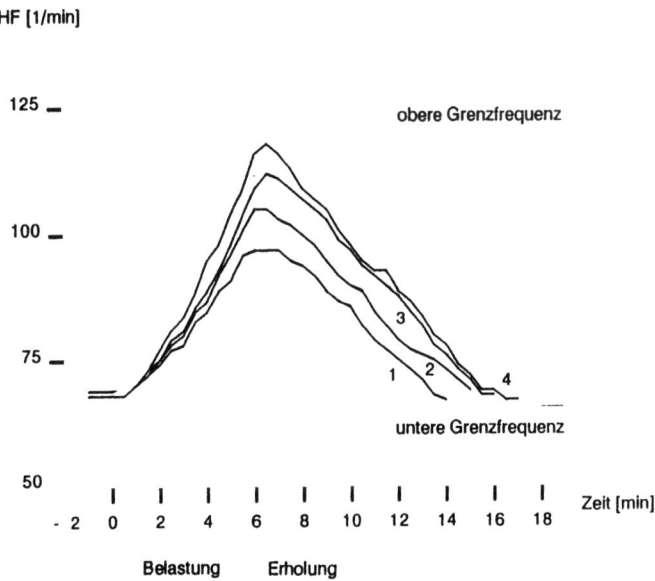

Abb. 101. Belastungsabhängigkeit des Frequenzverlaufes: Patientin mit einem QT-Schrittmacher Modell 919 bei einer Fahrradergometrie mit unterschiedlichen Belastungsstufen (1: 25 Watt; 2: 50 Watt; 3: 75 Watt; 4: 100 Watt).

5. Dynamisches Verhalten

5.1. Zeitkonstanten

Der Anstieg der Stimulationsfrequenz erfolgt aber erst nach einer von der Katecholaminfreisetzung abhängigen Totzeit von 50 – 100 sec (Heuer, 1986; Horstmann, 1989; Rouwen, 1987), so daß bei sehr kurzen Belastungen ein Frequenzanstieg nach Belastung erfolgen kann. 67 % der maximalen Stimulationsfrequenz unter der Belastung werden im allgemeinen nach 100 – 180 sec erreicht (Abb. 100). Die Ausgangsfrequenz wird im allgemeinen nach 4-6 min wieder erreicht. Die Stim-T-Zeit-Verlängerung nach Ende der Belastung beginnt erst nach 45 – 60 sec (Horstmann, 1989, Rouwen, 1987). Bei Dauerbelastungen kommt es noch während der Belastung zu einem Absenken der Stimulationsfrequenz über die Drift, bzw. bei dem Modell 919 über den Fall-Back-Modus (Frenking, 1988).

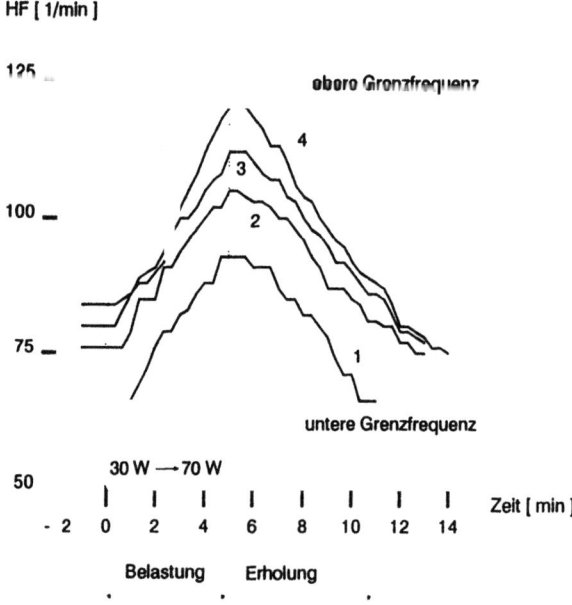

Abb. 100. Zeitverlauf der stimulierten Herzfrequenz bei einer Patientin mit dem QT-Schrittmacher Modell 919 3 Monate nach Aktivierung des frequenzadaptiven Modus über die automatische slope-Einstellung. 1: 1. Woche nach VVIR-Aktivierung; 2: 2. Woche nach VVIR-Aktivierung; 3: 4. Woche nach VVIR-Aktivierung; 4: 12. Woche nach VVIR-Aktivierung.

7. Störeinflüsse

7.1. Systemimmanente Störungen

War bei den alten QT-Schrittmachern der slope zu hoch programmiert, so kam es zu einem nicht adäquaten Verhalten des Schrittmachersystems. Das Schrittmachersystem begann zwar nach kurzer Zeit mit einem Anstieg der Stimulationsfrequenz, doch führten die zusätzlichen frequenzabhängigen Stim-T-Zeit-Veränderungen zu einem weiteren Frequenzanstieg, so daß die obere Grenzfreqenz sehr rasch erreicht wurde. Das System reagierte dann wieder zu schnell und stimulierte, da ebenfalls die frequenzabhängigen Änderungen wieder wirksam wurden, nach kurzer Zeit wieder an der unteren Grenzfrequenz. Es kam zu Frequenzoszillationen (Abb. 102) (Frenking, 1988), da erneut kleinste Stim-T-Zeit-Verkürzungen wirksam wurden. Schon ein um 0,1 – 0,15 ppm/msec zu hoch programmierter slope konnte diese Änderungen bewirken, so daß eine Feineinstellung des slope besonders wichtig war.

In unserem eigenen Kollektiv sahen wir eine Patientin, die keine Frequenzanstiege unter Belastung hatte. Die Bestimmung des primären Signals, der Katecholaminspiegel im Blut, brachte die Erklärung. Schon vor der Belastung in Ruhe zeigten sich deutlich erhöhte Werte, unter Belastung kam es nur zu einem kleinen zusätzlichen Anstieg (Frenking, 1988). Ähnliche Fälle sind in der Literatur beschrieben (Fyfe, 1986). Ein Einsatz des Systems bei herzinsuffizienten Patienten mit hohen Ruhekatecholaminspiegeln oder bei adrenalektomierten Patienten ist daher nicht indiziert. Der Katecholaminspiegel als Führungsgröße der Frequenzadaptation führt auch zu Frequenzanstiegen, die nicht auf rein körperliche Belastungen zurückzuführen sind. Auch bei psychischen Belastungen kommt es zu einem Frequenzanstieg. Das Herzklopfen, wie z.B. beim Krimi oder Spielkasinobesuch wird von einigen Patienten als Vorteil angesehen. In der Literatur gibt es

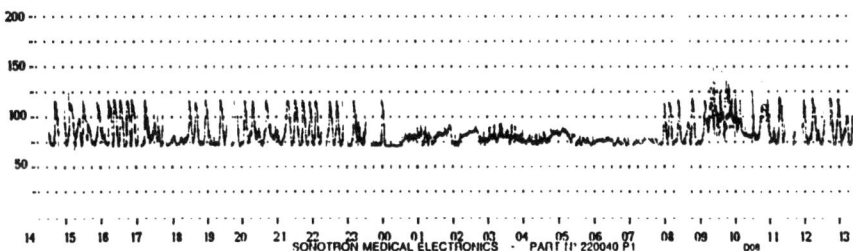

Abb. 102. Frequenzoszillationen bei einem QT-Schrittmacher Quintech TX 911 bei zu hoch programmiertem slope.

Beschreibungen von Patienten in Intensivsituationen, z.B. bei Myokardinfarkten, wo der Schrittmacher durch die Katecholaminausschüttung bzw. eine vagale Reaktion sowohl an der oberen als auch an der unteren Grenzfrequenz stimulierte (Robbens, 1988). Änderungen der Stim-T-Zeit unter Ischämie sind mehrfach beschrieben (Donaldson, 1983; Donaldson, 1983), dabei kann es zu inadäquaten Frequenzreaktionen, aber auch zu einem T-Sensing-Verlust kommen.

Das Schrittmachersystem soll möglichst aber nur auf katecholaminbedingte Veränderungen des QT-Intervalls reagieren. Daher besitzt das Modell 919 eine Reihe von Sicherheitsmaßnahmen, um andere Frequenzanstiege auszuschließen. Geht oberhalb der unteren Grenzfrequenz die T-Wellen-Erkennung verloren, so tritt wie bei konstanter Stim-T-Zeit der „Fall-Back"-Modus in Kraft, wobei das Stimulationsintervall kontinuierlich verlängert wird, bis die T-Wellen-Erkennung wiederhergestellt oder die untere Grenzfrequenz erreicht ist. Auch während des Schlafes werden Stim-T-Zeit-Veränderungen beobachtet, die auch bei exakt eingestelltem slope bei den alten Modellen einen Frequenzanstieg hervorrufen konnten (Winter, 1985; Zegelman, 1985). Durch einen numerischen Filter wird im Modell 919 erreicht, daß sehr langsame Veränderungen der QT-Zeit wie sie unter Medikamenten, im Schlaf (Bexton, 1986; Browne, 1983; Browne, 1983) oder durch Schwankungen des vegetativen Nervensystems (Lecoq, 1987) vorkommen, die Stimulationsfrequenz nicht beeinflussen. Werden innerhalb eines T-Wellen-Fensters zwei Ereignisse gesehen, z.B. durch ein Erkennen von Muskelpotentialen, so wird, um inadäquat hohe Stimulationsfrequenzen zu vermeiden, das letzte detektierte Ereignis zur Bestimmung der QT-Zeit herangezogen.

Der slope ist eine Größe, die in der ersten postoperativen Phase größeren Schwankungen zu unterliegen scheint als im Langzeitverlauf. So konnte gezeigt werden, daß der slope in den ersten 10 Tagen nach Implantation bei einzelnen Patienten um den Faktor 3 schwanken kann (Frenking, 1988). Daher ist in den ersten postoperativen Wochen eine Programmierung des frequenzadaptiven Modus nicht indiziert.

7.2. Störeinflüsse von Außen

Der Einfluß von Medikamenten auf die QT-Zeit ist bekannt (Boute, 1989; Donaldson, 1982; Donaldson, 1983; Donaldson, 1983; Milne, 1980), so daß Medikamente auch einen Einfluß auf die slope-Bestimmung haben können (Becht, 1987; Zegelman, 1986; Zegelman, 1987). Wir selber haben unter Sotalol zwar eine Veränderung der Stim-T-Zeit gesehen, doch keine Änderung des slopes. Dieselbe Reaktion wird von der chronische oralen Mexiletin-Einnahme berichtet, sowie von der oralen oder intravenösen Propranolol-Gabe (Becht, 1987). Unter Propafenon oder Verapamil soll sich der slope kaum ändern, während er unter Propranolol höher sein soll (Zegelman, 1987). Eine Therapie mit Betablockern stellt zwar keine Kontraindikation für das System dar, doch können Umprogrammierungen notwendig werden. So wird eine Programmierung des slope unter ß-sympathikolytischer Therapie auf 90-100% des Ruhewertes empfohlen (Lüderitz, 1986). Goicolea (1984) berichtet über Änderungen der T-Wellen-Morphologie unter Amiodaron, die eine kontinuierliche T-Wellen-Messung nicht mehr möglich machten. Andere Autoren (Donaldson, 1982) beschreiben trotz Änderung der Form des stimulierten Komplexes unter Amiodaron lediglich eine Änderung des slope. Die Änderung der Form wird auch unter Propafenon beschrieben, ebenfalls mit T-Sensing-Verlust. Bei Patienten, die eine antiarrhythmische Therapie oder Therapieumstellung erhalten, wird daher die Kontrolle des Systems nach Erreichen konstanter Blutspiegel empfohlen.

Der slope ist zwar interindividuell sehr unterschiedlich, es lassen sich jedoch einige Faktoren bestimmen, die die Stim-T-Zeit zu beeinflussen scheinen. So ist die Stim-T-Zeit von der programmierten Ausgangsspannung und von der Impulsdauer abhängig. Dies erklärt sich dadurch, daß die Messung der Stim-T-Zeit über die Stimulationselektrode erfolgt und Elektroden unterschiedliche Polarisationen bei verschiedenen Ausgangsspannungen erzeugen. Im Einzelfall ist die Bestimmung des slope bei bestimmten Kombination von Ausgangsspannung und Impulsdauer unmöglich (Maisch, 1985; Maisch, 1986; Maisch, 1986). Ebenso ist die Poststimulationszeit von der Reizschwelle abhängig (Irnich, 1969). So erwies sich bei uns der Einsatz neuer Elektroden, die aufgrund einer niedrigen Reizschwelle eine niedrige Ausgangsspannung erlauben, als günstig. In der Literatur sind die Vorteile von Elektroden mit kleiner, poröser Oberfläche und atraumatischer Fixation beschrieben (Boute, 1986).

8. Diskussion

Die Abhängigkeit der QT-Zeit von Belastungen, einer Sympathikus-Stimulation oder Katecholamin-Infusion, von Medikamenten, aber auch von der Tageszeit ist seit langem bekannt (Bexton, 1986; Browne, 1983; Browne, 1983). Bei vielen Patienten kann eine lineare Beziehung zwischen stimulierter Herzfrequenz und Stim-T-Zeit gefunden werden, doch gibt es auch nichtlineare Beziehungen oder eine völlige Unabhängigkeit. Der slope ist der kritische Parameter beim Einsatz des QT-Schrittmachers. Die Untersuchungen der meisten Arbeitsgruppen zeigen bei der Bestimmung des slope eine interindividuelle Variabilität und auch große intraindividuelle Schwankungen bei einzelnen Patienten. Ferner ist die Bestimmung des slope auch von den übrigen programmierten Parametern wie Ausgangsspannung und Impulsbreite abhängig, wodurch das Suchen nach dem individuell richtigen slope erschwert wird. Eine weitere Einschränkung ergibt sich durch die Beeinflussung des Katecholaminspiegels durch den Aktivitätsgrad und die damit unterschiedlichen Werte bei Ruhe oder bei physischer Erregung. Nur durch konstante Untersuchungsbedingungen kann dieser Faktor eliminiert werden, doch wurden auch bei konstanten Bedingungen variable slope-Werte beobachtet. Die meisten dieser Schwierigkeiten konnten durch den neuesten QT-Schrittmacher Modell 919 beseitigt werden, der über einen frequenzabhängigen, variablen slope verfügt, der immer wieder durch das System selbst optimiert werden kann (Woersem, 1988). Aber auch bei diesem System muß die Programmierung der T-Wellen-Sensitivität vorgenommen werden, bzw. durch Einstellung von Ausgangsspannung und Impulsdauer eine gute T-Wellen-Erkennung erreicht werden.

Über die Möglichkeiten einer frequenzadaptiven Stimulation mit den verschiedenen QT-Schrittmachern ist inzwischen in der Literatur mehrfach berichtet worden (Boute, 1989; Fananapazir, 1985; Fananapazir, 1985; Frenking, 1988; Frenking, 1989; Goicolea, 1984; Heijer, 1987; Heuer, 1985; Jongste, 1985; Koch, 1988; Oro, 1985; Puddu, 1986; Rikkards, 1983; Rickards, 1983; Rickards, 1983; Rossi, 1987; Umemera, 1985; Zegelman, 1985) Im Vergleich zur festfrequenten Kammerstimulation kann durch die TX-Stimulation eine wesentlich höhere Belastbarkeit erreicht werden (Goicolea, 1985; Shapland, 1983; Zegelman, 1986). Die hämodynamischen Wirkungen zeigen einen Langzeiteffekt (Zegelman, 1984; Zegelman, 1985). Die Probleme der Frequenzoszillation und des langsamen Frequenzanstiegs unter Belastung bei den alten QT-Schrittmachern wurden von mehreren Arbeitsgruppen beschrieben, der slope mußte im Zusammenhang mit der Programmierung anderer Parameter mehrfach neu programmiert werden. Diese Schwierigkeiten traten bisher beim Modell 919 aufgrund des optimierten slopes nicht auf. Doch wurden auch bei diesem System intermittierende T-Wellen-Sensing-Verluste beschrieben, die eine Umprogrammierung des Systems notwendig machten (Frenking, 1989).

Da das System unmittelbar dem Katecholamineinfluß unterliegt, kann es als Indikator für Stoffwechselbedürfnisse angesehen werden und so die erforderlichen Informationen für eine automatische Frequenzanpassung bei körperlicher oder seelischer Belastung liefern. Das System zeigt vor allem bei Kurzzeitbelastung Schwächen, da die Katecholaminausschüttung eine Totzeit von ca. eine Minute hat, bei Kurzzeitbelastungen von wenigen Sekunden also keine adäquate Frequenzsteigerung auftritt. Für die Indikationsstellung zu diesem System sind daher die Leistungsfähigkeit des Patienten und seine Lebensweise zu berücksichtigen. Die Indikation für dieses physiologische System ist bei jungen, relativ aktiven Patienten häufiger gegeben, insbesondere dann, wenn bei inadäquater Vorhoffunktion, z.B. Vorhofflimmern, kein Risiko eines Schrittmachersyndroms bei Ventrikelstimulation besteht.

Im Vergleich zu anderen Schrittmachersystemen mit Frequenzadaptation ist bei diesem System von Vorteil, daß für die Detektion des Sensors handelsübliche Elektroden verwandt werden. Durch das Vorhandensein von Ereigniszählern und Holter-Funktionen (1-h-Holter und 24-h-Holter) ist eine optimale Einstellung der Stimulationsparameter möglich und die Nachkontrolle des Systems Modell 919 wesentlich erleichtert. Die Notwendigkeit einer Kontrolle durch Belastungs-EKG und Langzeit-EKG bleibt aber weiterhin bestehen.

Literatur

Abildskov JA (1976) Adrenergic effect on the QT interval of the electrocardiogram. Am Heart J 92: 210-216

Akhras F, Rickards AF (1983) The relationship between QT interval and heart rate during physiological exercise and pacing. Jap Heart J 22: 345-351

Baig MW, Boute W, Begemann M, Perrins EJ (1988) Nonlinear relationship between pacing and evoked QT intervals. PACE 11: 753-759

Bazett HC (1920) An analysis of time-relations of electrocardiograms. Heart 7: 353

Becht I, Naumann d'Alnoncourt C, Helwing HP (1987) Einfluss von Mexiletin auf die Repolarisationsphase bei Patienten mit frequenzadaptierenden TX-Schrittmachern. Herzschrittmacher 7: 164-167

Bexton RS, Vallin HO, Camm AJ (1986) Diurnal variation of the QT interval – influence of the autonomic nervous system. Br Heart J 55: 253-258

Boute W, Derrien Y, Wittkampf FHM (1986) Reliability of evoked endocardial t-wave sensing in 1,500 pacemaker patients. PACE 9 (II): 948-953

Boute W, Gebhardt U, Begemann S (1987) Introduction of a new generation of QT-driven rate responsive pacemakers. PACE 10: 1208

Boute W, Gebhardt U, Begemann MJS (1987) A new concept in rate responsive pacing using the QT interval. Vitatext, Oktober

Boute W, Gebhardt U, Begemann MJS (1988) Neues Konzept der frequenzadaptierenden Stimulation mit Verwendung des QT-Intervalls. Vitatext, Februar 10-17

Boute W, Gebhardt U, Begemann MJS (1989) Hintergrund und erste Erfahrungen mit dem automatischen QT-Intervall gesteuerten Schrittmacher. Herzschrittmacher 1:36-43

Browne KF, Prystowsky E, Heger JJ, Zipes DP (1983) Modulation of the QT interval by autonomic nervous system. PACE 6: 1050-1056

Browne KF, Prystowsky E, Heger JJ, Chilson DA, Zipes DP (1983) Prolongation of the QT-interval in man during sleep. Am J Cardiol 52: 55-59

Candelon B, Wittkamp F (1985) Technical aspects of a rate response pacemaker. The TX pulse generator. In: Perez Gomez F (ed) Cardiac Pacing. Editorial Grouz, Madrid

Donaldson RM, Rickards AF (1982) Evaluation of drug-induced changes in myocardial repolarisation using the paced evoked response. Br Heart J 48: 381-387

Donaldson RM, Taggart P, Nashat F, Rickards AF (1983) Drug-induced changes in the duration of ventricular cardiac repolarization evaluated by the paced endocardial evoked response. In: Steinbach K (Hrsg): Cardiac pacing. Steinkopff, Darmstadt, S. 773

Donaldson RM, Rickards AF (1983) The ventricular endocardial paced evoked response. PACE 6: 253-259

Donaldson RM, Taggart P, Rickards AF (1983) Effects of ischaemia on the paced endocardial evoked response. PACE 6: A 141

Donaldson RM, Rickards AF (1983) Rate responsive pacing using the evoked QT principle. A physiological alternative to atrial synchronous pacemakers. PACE 6: 1344-1349

Donaldson RM, Fox K, Rickards AF (1983) Initial experience with a physiological, rate responsive pacemaker. Br Med J 286: 667-671

Donaldson RM, Taggart P, Nashat F, Rickards AF (1983) Evaluation of drug-induced changes in duration of ventricular repolarization using the paced evoked response. PACE 6: A 107

Donaldson RM (1983) Intracardiac electrode detection of early ischaemia in man. Br Heart J 50: 213-221

Fananapazir L, Bennett DH, Faragher EB (1983) Contribution of heart rate to QT interval shortening during exercise. Eur Heart J 4: 265-271

Fananapazir L, Rademaker M, Bennett DH (1985) Reliability of the evoked response in determining the paced ventricular rate and performance of the QT or rate responsive (TX) pacemaker. PACE 8: 701-714

Fananapazir L (1985) Performance of the rate responsive (TX) pacemaker. In: Perez Gomez F (ed) Cardiac Pacing Editorial Grouz, Madrid

Frenking B (1988) Therapie bradykarder Herzrhythmusstörungen durch Vagolyse und frequenzadaptierte Stimulation. Dissertation an der Westfälischen Wilhelms Universität, Münster

Frenking B, Koch Th, Isbruch FM, Heuer H, Gülker H (1989) Frequenzadaptierte Stimulation mit dem neuen QT-Schrittmacher. Z Kardiol 78: suppl 1, 44

Fyfe T, Robinson JF (1986) Failure of Quintech TX pacemaker caused by loss of stimulus-T interval shortening during exercise. Br Heart J 56: 391-393

Gebhardt-Seehausen U (1984) Der frequenzadaptierte TX-Schrittmacher. Herzschrittmacher 2/84: 94-100

Goicolea A, Diaz A (1984) Rate responsive pacing using the evoked QT: technical and medical aspects. RBM 3: 262

Goicolea A, Wilhelmi M, Gonzalez J (1984) Rate responsive pacing: Long-term clinical experience. In: Santini M, Pistolese M, Alliegro A (ed) Progress in clinical pacing, CEPI, Rome 144

Goicolea de Oro A, Ayza MW, de la Llana R, Morales JA, Gutierres Diez JR, Alvarez JG (1985) Rate-responsive pacing: Clinical experience. PACE 8: 322-328

Hedman A, Nordlander R, Pehrsonn SK (1985) Changes in Q-T and Q-aT interval at rest and during exercise with different modes of cardiac pacing. PACE 6: 825-831

Heijer den P, van Woersem J, Nagelkerke B, Boute W, Begemann MJS (1987) Improved algorithm in TX pacemakers preliminary clinical experience. PACE 10: 1210

Heuer H, Frenking B, Peters W, Engberding R, Müller USt (1985) Erfahrungen mit dem TX Schrittmacher. Z Kardiol 74: suppl III:42

Heuer H, Frenking B, Koch Th (1986) Eine Methode zum direkten Vergleich des Frequenzverhaltens beim QT- und aktivitätsgesteuerten Schrittmachersystem. Z Kardiol 75: 66-69

Horstmann E, Könn B (1989) Die zeitliche Beziehung zwischen Belastung und QT-Zeit Verkürzung. Z Kardiol 78: 139

Irnich W (1969) Der Einfluß der Elektrodengröße auf die Reizschwelle bei der Schrittmacherreizung. Elektromedizin 14: 175-177

Jongste M de (1985) Rate adaptive pacing using the QT interval. PACE 8: II A 108

Kenny RA, Ingram A, Mitsucka T, Walsh K, Sutton R (1985) Comparison of sensor driven physiological pacing systems. PACE 8: 781

Koch Th, Heuer H (1988) Fallbeispiel: Erste klinische Erfahrungen mit dem neuen frequenzadaptierten Schrittmacher Modell 919. Vitatext August, 8-9

Lau C, Freedman A, Fleming S, Camm AJ, Ward DE (1987) Hysteresis of the QT interval in response to rapid changes in pacing rate. PACE 10: 1029

Lecoq B, Lecoq V, Jaillon P (1987) The physiological relationship between cardiac cycle and qt duration in healthy volunteers, effects of automatic nervous system modulation. PACE 10: 1028

Lüderitz B (1986) Neue Schrittmacherentwicklungen In: Lüderitz B (Hrsg) Herzschrittmacher, Steinkopff Verlag

Maisch B, Steilner H (1985) Rate responsive pacing – initial experience with the QT (TX/Quintech) and Biorate Pacemakers. In: Behrenbeck DW, Sowton E, Fontaine G, Winter UJ (Hrsg) Cardiac pacemakers, Steinkopff Verlag, Darmstadt

Maisch B, Langenfeld H, Steilner H (1986) Klinische Erfahrungen mit drei verschiedenen frequenzadaptiven Schrittmachersystemen. Z Kardiol 75: 480-488

Maisch B, Langenfeld H (1986) Rate adaptive pacing – clinical experience with three different pacing systems. PACE 9: 997-1004

Milne JR, Camm AJ, Ward DE, Spurrell RAJ (1980) Effect of intravenous propranolol on QT interval – A new method of assessment. Br Heart J 43: 1-6

Milne JR, Ward DE, Spurrel RAJ, Camm AJ (1982) The ventricular paced QT-interval – The effects of rate and exercise. PACE 5: 352-358

Oda E (1986) Changes in QT interval during exercise testing in patients with VVI pacemakers. PACE 9: 36-41

Oro AG de, Ayza MW, Llana R de la (1985) Rate – responsive pacing: Clinical experience. PACE 8: 322

Perrins EJ, Rickards AF (1987) The use of the ventricular paced evoked response in antitachycardia pacemaker design. In: Behrenbeck DW, Sowton E, Fontaine G et al (ed) Cardiac pacemakers. Darmstadt, Steinkopff-Verlag, S. 199-207

Puddu PE, Torresani J (1986) The QT-sensitive cybernetic pacemaker: A new role for an old parameter?. PACE 9: 108-123

Rickards AF, Akhras F, Baron DW (1979) Effects of heart rate on QT interval. In: Meere C (ed): Proceedings of the VIth World Symposium on Cardiac Pacing, Montreal

Rickards AF, Norman J (1981) The use of stimulus-T interval to determine cardiac pacing rate. Am J Cardiol 47: 435

Rickards AF (1981) The use of stimulus-T interval to determine cardiac pacing rate. PACE 4: A68

Rickards AF, Norman J (1981) Relation between QT-interval and heart rate. New design of physiologically adaptive cardiac pacemaker. Br Heart J 45: 56-61

Rickards AF, Donaldson RM, Thalen HJTh (1983) The use of QT interval to determine pacing rate: early clinical experience. PACE 6: 346-354

Rickards AF, Donaldson RM (1983) Rate responsive pacing. Clin Prog Pacing and Electrophysiol 1: 12-19

Rickards AF (1983) Rate responsive pacing using TX pacemaker. In: Steinbach K (ed): Proceedings of the VIIth World Symposium on cardiac pacing, Steinkopff Verlag, Darmstadt. 253-258

Rickards AF, Donaldson RM (1983) Rate responsive pacing using the QT principle – early clinical experience. JACC 1: 720

Rickards AF (1983) Rate responsive pacing using the TX pacemaker. PACE 6: A 12

Rickards AF (1985) Non atrial synchronous rate responsive pacing. In: Perez Gomez F (ed) Cardiac Pacing, Editorial Grouz, Madrid

Robbens EJ, Clement DL, Jordaens LJ (1988) QT-related rate-responsive pacing during acute myocardial infarction. PACE 111: 339-342

Rossi R (1987) Rate-responsive pacing: biosensor reliability and physiological sensitivity. PACE 10: 454-466

Rouwen T, Krülls J (1987) Sensitivität der Stim-T Zeit bei verschiedenen Belastungen. Herzschrittmacher 7: 186-190

Sarma JSM, Venkataraman K, Samant DR, Gadgil U (1987) Hysteresis in the human RR-QT relationship during exercise and recovery. PACE 10: 485-491

Shapland JE, MacCarter D, Tockman B, Knudson M (1983) Physiological benefits of rate responsiveness. PACE 6: 329-332

Sigmund M, Dulat E, Firnich G, Uebis R, Effert S (1987) Frequenzanpassung „QT-Zeit" gesteuerter Schrittmachersysteme bei verschiedenen alltäglichen Belastungen. Z Kardiol 76 (Suppl I): 14

Umemera J, Kasenuki H, Ohnishi S, Tanaka E, Nirei T, Hagiwara M, Hagiwara Y, Hirosawa K (1985) Experience with two types of physiological rate responsive VVI pacemaker. PACE 8: 789

Wagner Th, Kampmann E, Schneider W (1985) Funktionsprobleme bei frequenzadaptierten Schrittmachersystemen mit QT-Zeit-, Atemfrequenz- und Körperaktivitätssteuerung. Herzschrittmacher 5: 61-65

Waldecker B, Schöls W, Oyarzum R, Martens U, Brachmann J (1987) Modulation des QT-Intervales: Bedeutung für QT- gesteuerte Schrittmachersysteme. Z Kardiol 76 (Suppl): 14

Winter UJ, Behrenbeck DW (1985) Case report: clinical value of the TX tracking mode during rate responsive pacing. Vitatext 1: 15-16

Winter UJ, Behrenbeck DW, Höher M, Brill Th, Missler J, Gebhardt-Seehausen U (1985) Probleme bei der slope-Einstellung und der Herzfrequenzanpassung in frequenz-variablen Schrittmachern: Oszillations-Phänomene und plötzliche Frequenzeinbrüche. Herzschrittmacher 5: 50-60

Woersem van RJ, Overdijk AS (1988) Erste klinische Ergebnisse mit neuem Algorithmus für QT-gesteuerten, frequenzadaptierenden Schrittmacher. Vitatext Februar: 18-21

Zegelman M, Kreuzer J, Reifart N (1984) QT related rate responsive pacemaker. Improvement of cardiac output during exercise. RBM 3, 263 „Cardiostim 84"

Zegelman M (1985) One year of clinical experience with QT-related rate responsive pacemakers (problems, hemodynamics, long-term-results) In: Perez Gomez F (ed) Cardiac pacing. Editorial Grouz, Madrid

Zegelman M, Kreuzer J, Reifart N (1985) Comparison of VVI and QT-related rate adaptive pacing – pulmonary artery pressure, pulmonary capillary pressure, heart rate and cardiac output. In: Behrenbeck DW, Sowton E, Fontaine G, Winter UJ (Hrsg). Cardiac pacing. Steinkopff, Darmstadt

Zegelman M, Kreuzer J (1985) QT-gesteuerte frequenzadaptierte Ventrikelstimulation. Standortbestimmung nach 15 Monaten. Herzschrittmacher 5: 99-103

Zegelman M, Kreuzer J, Koch B (1986) Einfluß von Antiarrhythmika auf das Stimulus-T-Intervall und die Frequenzadaptation QT-gesteuerter Schrittmacher. Herzschrittmacher, Abstracts zum Tagungsprogramm 13.-15. März 1986, Hamburg Nr. 5

Zegelman M, Beyersdorf F, Kreuzer J, Cieslinski G (1986) Rate responsive pacemakers: Assessment after two years. PACE 9: 1005-1009

Zegelman M, Kreuzer J, Koch B (1987) Effects of Antiarrhythmic drugs on the stimulus-T interval and the rate response of QT-related pacemakers. Herzschrittmacher 7: 191-195

Parameterklassifikation, Kombinationen

KARL STANGL, ROLAND HEINZE

1 Einleitung
2 Physiologische Qualitätskriterien
2.1 Dynamisches Verhalten
2.2 Sensitivität
2.3 Hämodynamische Rückkoppelung
3 Parametervergleich
3.1 Dynamisches Verhalten
3.2 Sensitivität
4. Parameterklassifikation
4.1 Sinusfrequenz
4.2 Sauerstoffsättigung
4.3 Temperatur
4.4 Aktivität
4.5 Schlagvolumen
4.6 Anspannungszeit (Pre-ejection-period)
4.7 Stim-T-Intervall
4.8 Atmungsparameter
4.9 Rechtsatrialer Druck
4.10 Rechtsventrikulärer Druck
4.11 DP/dt
5. Parameterkombinationen
5.1 Kombinationen mit Standardkathetern
5.1.1 Atmung und Schlagvolumen
5.1.2 Atmung und Aktivität
5.1.3 Stim-T-Intervall und Schlagvolumen/Aktivität
5.2 Kombinationen mit speziellen Sensorkathetern
5.2.1 Sauerstoffsättigung und Temperatur
5.2.2 Temperatur und Aktivität
5.2.3 Sauerstoffsättigung, Druck und Schlagvolumen

1. Einleitung

Für eine physiologische Anpassung der Stimulationsfrequenz in frequenzadaptiven Systemen sind von einer Führungsgröße einige zentrale Kriterien zu erfüllen. Die in den jeweiligen Kapiteln erfolgte Klassifikation der einzelnen Parameter verdeutlicht, daß keiner die Leistungsmerkmale eines „idealen" Parameters erfüllt. Als physiologische Referenzgröße, an der ein Parameter zu messen ist, kann die Sinusfrequenz des Herzgesunden herangezogen werden: Die physiologische Frequenzantwort impliziert einmal eine möglichst hohe Übereinstimmung des Parameters mit der Sinusfrequenz hinsichtlich ihres dynamischen und statischen Verhaltens. Darüberhinaus sollte eine Rückkoppelung zwischen dem Parameter und den hämodynamischen Effekten der von ihm geführten Frequenz bestehen.

2. Physiologische Qualitätskriterien

2.1 Dynamisches Verhalten

Die dynamischen Kenngrößen Totzeit und Zeitkonstante einer Führungsgröße bei Be- und Entlastung bestimmen zusammen mit den entsprechenden Eigenschaften der Soft- und Hardware des Schrittmachersystems dessen Reaktionsgeschwindigkeit. Die Totzeit gibt an, wie schnell ein Parameter auf Belastungsänderungen reagiert. Die Zeitkonstanten für Belastungsbeginn und -ende markieren die Zeitdauer, die jeweils benötigt wird, bis sich jeweils ein neues Gleichgewicht einstellt. Je besser diese dynamischen Kenngrößen mit denen der Sinusfrequenz übereinstimmen, desto genauer wird die Frequenzanpassung des intakten Sinusknotens imitiert.

In Annäherung an die Sinusfrequenz liegt die Totzeit eines Parameters idealerweise unter 10 sec. Der Parameter sollte bei Belastung unterhalb der aeroben Schwelle innerhalb einer Minute neu eingeschwungen sein, die Zeitkonstante bei Entlastung (Abfallzeit) sollte lastabhängig, d.h. porportional zur Dauer und Höhe der vorausgegangen Belastung sein.

2.2 Sensitivität

Ein Teil des statischen Verhaltens einer Größe ist die Sensitivität: Sie bezeichnet die Fähigkeit, die Lasthöhe zu detektieren und Laständerungen zu diskriminieren. Analog der Sinusfrequenz ist eine konstante Sensitivität über den gesamten Lastbereich zu fordern, nur dann können unterschiedlich hohe Belastungen adäquat diskriminiert werden.

2.3 Hämodynamische Rückkoppelung

Der Frequenzgang des Schrittmachers muß der individuellen kardialen Situation der Patienten, die aus dem unterschiedlichen kontraktilen myokardialen Status, den Klappenverhältnissen und der Koronarmorphologie ect. resultiert, angepaßt sein. Das bedeutet, daß die Frequenzmodulation nur in den Grenzen erfolgt, in denen sie zu einer Steigerung des Herzzeitvolumens führt bzw. eine mögliche hämodynamische Verschlechterung durch eine inadäquate Frequenz ausgeschlossen ist. Dies ist nur mit Parametern möglich, die aufgrund einer negativen Rückkoppelung Rückschlüße über die Effekte der Frequenzmodulation auf das Herzzeitvolumen erlauben und ein „closed loop"-System ermöglichen.

Im folgenden werden Parameter hinsichtlich dieser zentralen physiologischen Qualitätskriterien klassifiziert und daraus Kombinationen abgeleitet, die sich im dynamischen Verhalten und in der Sensitivität ergänzen. Die Klassifikation der Parameter basiert auf den in den jeweiligen Kapiteln dargestellten Ergebnissen.

3. Parametervergleich

3.1 Dynamik

Abb. 103 zeigt eine Klassifikation in schnelle (0 – 10 sec), mittelschnelle (10 – 30 sec) und langsame (› 30 sec) Parameter; die Zeitgrenzen sind dabei mehr oder weniger arbiträr.

Als physiologische Referenz gibt die Sinusfrequenz Totzeiten zwischen 4 und 7 sec vor. Ähnlich niedrige Totzeiten weisen Aktivität, Schlagvolumen, Anspannungszeit (Preejection period), rechtsatrialer und rechtsventrikulärer Druck, dP/dt und die Sauerstoffsättigung auf und sind somit als schnell zu klassifizieren.

Atemzugvolumen und Atemminutenvolumen sind mittelschnell; Temperatur, Atemfrequenz und das Stim-T-Intervall repräsentieren langsame Parameter. Wird bei der zentralvenösen Bluttemperatur ein inkonstanter, der eigentlichen Belastungsreaktion gegenläufiger initialer Abfall ("dip") berücksichtigt, so erfolgt die Temperaturantwort in 15 bis 25 sec und ist als mittelschnell zu klassifizieren.

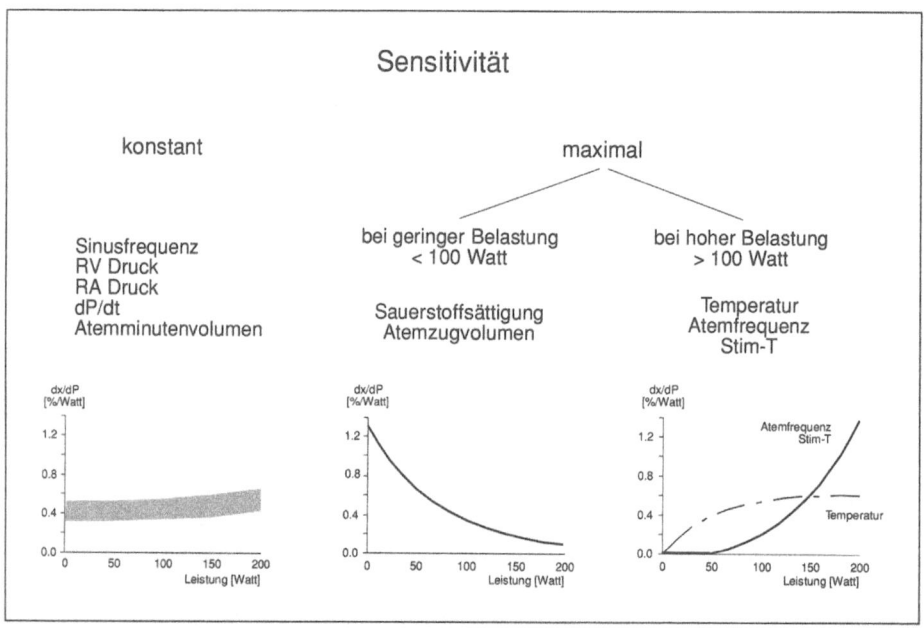

Abb. 103. Klassifikation der Parameter nach ihren dynamischen Verhalten.

3.2 Sensitivität

Wie in Kapitel 2 ausgeführt, berechnet sich die Sensitivität als erste Ableitung eines Parameters als Funktion der Leistung.

In Abb. 104 sind halbschematisch die Sensitivitätsverläufe der Parameter über den Lastbereich, normiert nach der individuellen maximalen Leistung, dargestellt.

Danach ist die Sinusfrequenz als physiologische Referenzgröße konstant sensitiv. Ähnlich verhalten sich die Druckparameter des rechten Herzens sowie das Atemminutenvolumen. Die anderen Parameter weisen eine ausgeprägte Abhängigkeit ihrer Sensitivität von der Lasthöhe auf.

So zeigen Sauerstoffsättigung und Atemzugvolumen einen exponentiellen Verlauf mit dem Sensitivitätsmaximum im niedrigen Lastbereich. Reziprok verhält sich die Temperatur: Unter einer Eckleistung von 50 Watt ist sie nur sehr gering sensitiv, sie zeigt aber im hohen Lastbereich eine hohe, konstante Sensitivität. Analog zum Temperaturverhalten erreichen die Atemfrequenz, das Stim-T-Intervall und die Pre-ejection-period erst im höheren Lastbereich eine hinreichend hohe Auflösung.

Während sich Sensitivitätsverläufe der aufgeführten Parameter nach Normierung auf den jeweils individuellen Lastbereich bei herzgesunden Probanden und Schrittmacherpatienten ähneln, hängt das Schlagvolumen entscheidend von der Frequenz ab. Bei bestehender Frequenzadaptation ergibt sich aufgrund der weitgehenden Konstanz des Belastungsschlagvolumens keine Sensitivität. Bei fehlender Frequenzadaptation wird die

Abb. 104. Halbschematische Darstellung der Sensitivitätsverläufe der Parameter.

Herzzeitvolumenzunahme durch die lineare Zunahme des Schlagvolumens getragen, entsprechend resultiert daraus eine konstante Sensitivität.

Die verschiedenen Meßverfahren der „Aktivität" besitzen kein einheitliches Auflösungsvermögen der Leistung, es ist vielmehr von der Belastungform abhängig; so kann die Sensitivität bei dynamischen Belastungen – wie Gehen mit zunehmender Geschwindigkeit – ännahernd konstant sein, sie kann bei statischen Lastformen jedoch gänzlich fehlen.

Unter Berücksichtigung des dynamischen und statischen Verhaltens sowie meßtechnischer Aspekte kann die folgende Charakterisierung der Führungsgrößen vorgenommen werden.

4. Parameterklasssifikation

4.1 Sinusfrequenz

Die physiologische Frequenzadaptation setzt etwa 5 sec nach Belastungsbeginn ein, ein neues Gleichgewicht wird im niedrigen und mittleren Lastbereich nach ca. 20 sec erreicht, mit Näherung an die aerobe Schwelle wird diese Zeit zunehmend länger. Der Abfall der Sinusfrequenz ist variabel und erfolgt als Funktion der Höhe der vorausgegangenen Belastung. Die Sensitivität ist bis zur individuellen aeroben Schwelle konstant.

4.2 Sauerstoffsättigung

Die Sauerstoffsättigung ist eine schnelle Größe und ähnelt in ihre dynamischen Verhalten insgesamt der Sinusfrequenz. Dagegen zeigt die Sensitivität der Sauerstoffsättigung einen exponentiellen Verlauf, das höchste Auflösungsvermögen ergibt sich demnach im niedrigen Lastbereich, während sie im hohen Bereich zunehmend an Sensitivität verliert.

Der Sauerstoffwert ist schon im sehr niedrigen Lastbereich zuverlässig als Regelgröße zu nutzen, da bereits hier ein ausreichenden Signal-Störabstand besteht. Insgesamt ist mit Hilfe der Sauerstoffsättigung über das Fick'sche Prinzip eine Rückkoppelung und Regelung möglich.

Strömungsbedingte Meßwertschwankungen können weitgehend kompensiert werden. Die Langzeitstabilität des optischen Sensors zeigt sich bei einer kleinen Fallzahl von Tier- und Humanimplantationen als gegeben, der definitive Nachweis steht jedoch aus.

4.3 Temperatur

Die Bluttemperatur erweist sich als langsame Größe. Dies resultiert neben ihrer objektiven Dynamik zum Teil aus der in Kapitel 2 beschriebenen Definition, die die Totzeit als 0 % − 10 % der Amplitude vom Ruhewert beschreibt. Damit muß der oft zu beobachtende initiale Abfall ("dip") erst kompensiert werden. Dieser „dip", der innerhalb 15 sec und 25 sec nach Belastung auftritt, kann aber als Startsignal genutzt werden. Einschränkend gilt, daß dieser Temperaturabfall inkonstant ist und bei längeren oder repetitiven Belastungsformen nicht auftritt. Der Sensitivitätsverlauf zeigt, daß Belastungen unter 40 Watt praktisch nicht detektiert werden, da die Temperaturänderungen kleiner als die Grundlinienschwankungen bleiben. Mit zunehmender Belastung nähert sich die Temperatur dem Auflösungsvermögen der Sinusfrequenz an. Es besteht eine gewisse hämodynamische Rückkoppelung der Temperatur, für eine Regelung sind die Änderungen wegen ihrer kleinen Amplitude jedoch nicht nutzbar.

Die meßtechnische Erfaßung der Temperatur ist Stand der Technik, die Langzeitstabilität bei hochohmiger Messung gibt Probleme auf. Ein weiteres Problem stellt die Wertung bzw. die Kompensation von zirkadianen und anderen biologischen Schwankungen, die die belastungsinduzierte Meßwertdifferenz um ein Mehrfaches übertreffen können, dar.

4.4 Aktivität

Aktivität erweist sich als sehr schneller, annähernd verzögerungsfreier Parameter, zeitbestimmend ist lediglich die technische Totzeit des Schrittmachersystems. Das dynamische Verhalten der Aktivitätssysteme ist bei Belastungsbeginn dem der Sinusfrequenz ähnlich, jedoch sind bei Entlastung die festen Abfallzeiten der Systeme, die keinerlei Rückkoppelung zur vorausgegangenen Belastung haben, unphysiologisch und bedingen regelhaft sowohl zu kurze wie auch unnötig lange Abfallzeiten.

Aufgrund der Signalcharakteristik des Führungsgröße kann die Frequenzantwort der Aktivitätssysteme auf identische Lasthöhen in Abhängigkeit von unterschiedlichen Belastungsformen und Bewegungsmustern völlig unterschiedlich sein, eine Sensitivität im Sinne von Diskriminierungsfähigkeit von Laststufen ist somit nicht gegeben. Es besteht weder eine metabolische noch hämodynamische Rückkoppelung.

Der große Vorteil dieses Parameters liegt in der etablierten, zuverlässigen Meßwerterfassung, die auch kaum Probleme hinsichtlich der Langzeitstabilität aufgibt. Dagegen kann die potentielle Störbeeinflußung von Aktivitätssystemen durch externe Größen wie niederfrequente Schwingungen und/oder Druck ein relevantes Problem darstellen.

4.5 Schlagvolumen

Mit dem Schlagvolumen steht ein weiterer schneller Parameter zur Verfügung. Bei intakter Frequenzadaptation besteht bei Konstanz des Belastungsschlagvolumens kaum eine Sensitivität. Dagegen ist diese bei fehlender Frequenzanpassung konstant, weil das Schlagvolumen als einzige verbleibende Teilgröße des Herzzeitvolumens linear mit der Belastung ansteigt.

Die fehlende Sensitivität des Schlagvolumens bei noch bestehender Frequenzvariation (z.B. Sinusknotensyndrom) bedeutet nicht, daß das Schlagvolumen als Führungsgröße untauglich ist, es kann vielmehr als Triggersignal für Belastungsänderungen – analog dem „Temperaturdip" – genutzt werden. Im Gegensatz dazu ist die initiale Schlagvolumenzunahme jedoch konstant. Bei fehlender Frequenzadaptation erscheint die Schrittmacherführung mittels Schlagvolumens möglich. Ausgesprochen problematisch ist die hohe physiologische Schwankungsbreite und die Artefaktanfälligkeit des Signals in Abhängigkeit von Lage und Atmung. Die Langzeitstabilität der Messung ist unkritisch.

4.6 Anspannungszeit (Pre-ejection-period)

Diese kombinierte Größe zeigt als Kontraktilitätsparameter, der stark neurohumoral sympathisch beeinflußt ist, eine schnelle Dynamik; das Sensitivitätsmaximum liegt im hohen Lastbereich.

Da das Nutzsignal aus dem Schlagvolumensignal abgeleitet ist, gilt für die Pre-ejection-period die bereits dort aufgezeigte Problematik der hohen physiologischen Streubreite und der artefaktbehafteten Meßwerterfassung.

4.7 Stim-T-Intervall

Während sich Sinusfrequenz und das QT-Intervall weitgehend parallel verhalten, zeigt das für die Schrittmacherführung relevante Stim-T-Intervall nur eine langsame Reaktion. Eine ausreichend hohe Sensitivität wird erst im mittleren und hohen Lastbereich erreicht. Da die Stim-T-Verkürzung großenteils frequenzgetragen ist, besteht bei Frequenzanhebung des Schrittmachers grundsätzlich die Möglichkeit der positiven Rückkopplung mit Aufschaukeln des Sytems. Weiter müssen große biologische Schwankungen des Signals kompensiert werden. Eine hämodynamische Rückkopplung ist nicht gegeben. Der große Vorteil des Parameters ist die etablierte, zuverlässige Meßwerterfassung und die universale Adaptierbarkeit des Systems; die Langzeitstabilität der Messung ist gegeben.

4.8 Atmung

Bei Gesunden wie bei Patienten findet sich im individuell niedrigen und mittleren Lastbereich keine feste Beziehung zwischen Atemfrequenz und Belastung, da in diesem Bereich die respiratorische Belastungsadaptation im wesentlichen durch die Teilgröße Atemzugvolumen getragen ist. Eine Ausnahme bilden Patienten mit eingeschränkter oder fehlender Möglichkeit, das Zugvolumen zu variieren (z.B. bei schwerer Restriktion).

Eine wertbare Sensitivität der Atemfrequenz wird erst im hohen Lastbereich erreicht. Im Einzelfall liegt die Atemfrequenz bei mittleren Belastungen unter der in Ruhe. Ähnlich große individuelle Unterschiede finden sich im dynamischen Verhalten: Während bisweilen eine Steigerung der Atemfrequenz im Sinne einer Störgrößenaufschaltung bereits vor dem eigentlichen Belastungsbeginn einsetzt, ist im Regelfall ab mittleren Laststufen eine langsame, im hohen Lastbereich eine zunehmend schnellere Reaktion zu beobachten. Der Parameter besitzt keine wertbare hämodynamische Rückkoppelung.

Das Atemzugvolumen ist ein mittelschneller Parameter und zeigt einen zur Atemfrequenz reziproken Sensitivätsverlauf mit Maximum im unteren bis mittleren Bereich. Aufgrund der notwendigen Fehlerkompensation bei der Meßmethode sind jedoch erst Belastungen im mittleren Bereich auflösbar.

Das Atemminutenvolumen stellt eine sehr physiologische Führungsgröße mit konstanter Sensitivität dar. Einschränkend ist anzumerken, daß die Impedanzmessung die Teilgrössen Atemfrequenz und Atemzugvolumen nur mit einem deutlichen Fehler annähern kann, als Artefakte gehen vor allem Bewegung und Lageänderungen in die Messung ein. Inwieweit das Atemminutenvolumen durch eine geeignete Verrechnung des Impedanzsignals approximiert werden kann, ist derzeit noch nicht ausreichend validiert.

4.9 Rechtsatrialer Druck

Der rechtsatriale Druck erweist sich unter idealen Versuchsbedingungen als schneller und annähernd konstant sensitiver Parameter. Darüberhinaus kann aus der Vorhofdruckkurve auf die Atemfrequenz schließen. Die Limitation des Parameters liegt darin, daß die Nutzsignalamplitude nur wenige mmHg beträgt, der Signalstörabstand insgesamt zu gering ist. Der Vorhofdruck ist daher als alleine Führungsgröße wohl ungeeignet. Für einen Einsatz zur Atemfrequenzmessung erscheint der meßtechnische Aufwand zu hoch.

4.10 Rechtsventrikulärer Druck

Der rechtsventrikuläre Druck (RVP) verfügt über eine wesentlich größere Signalamplitude; der daraus resultierende höhere Störabstand ermöglicht die Nutzung als Führungsgröße. Bei schneller Dynamik und annähernd konstanter Sensitivität erweist sich der RVP als sehr physiologischer Parameter, mit dem auch eine Regelung möglich erscheint. Als nachteilig ist der ausgeprägte Einfluß von Lageänderungen, Volumenänderungen etc. zu werten.
Bei der piezoresistiven Messung stellt der Stromverbrauch einen kritischen Punkt dar; die Langzeitstabilität der Sensorik ist zum gegenwärtigen Zeitpunkt nicht belegt.

4.11 DP/dt

Die rechtsventrikuläre Druckanstiegsgeschwindigkeit (dP/dt) zeigt ein dem rechtsventrikuären Druck sehr ähnliches dynamisches und statisches Verhalten.
Bei dem piezokeramischen Sensor ist der Stromverbrauch gering, die Langzeitstabilität erscheint jedoch aufgrund der hochohmigen Messung kritisch.

5. Parameterkombinationen

Die Charakterisierung der statischen und dynamischen Eigenschaften der einzelnen Parameter macht deutlich, daß kein Einzelparameter die Vorgaben an eine „ideale" Führungsgröße erfüllt. Daher ist die Kombination einzelner Parameter sinnvoll. Die jeweiligen Parameter sollten sich in Bezug auf konstante Sensitivität über den gesamten Lastbereich und schnelles dynamisches Verhalten ergänzen.

Neben diesen physiologischen Grundbedingungen kommt der technischen Realisierbarkeit sinnvoller Kombinationen eine zentrale Rolle zu. Die verschiedenen Konzepte werden immer Kompromisse zwischen physiologischen Optimallösungen und der technischen Machbarkeit bleiben.

Grundsätzlich erscheinen zwei Arten von Parameterkombinationen sinnvoll:

5.1 Kombinationen mit Standardkathetern

Dies sind Systeme mit Standardkathetern (unipolar, bipolar), die Parameter
– elektrisch über die Elektroden oder
– über Sensoren im Schrittmachergehäuse messen.

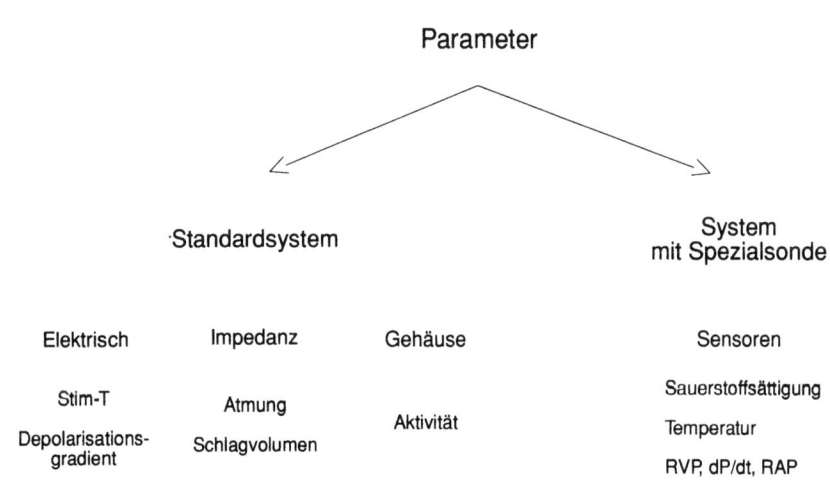

Abb. 105. Meßverfahren der Parameter.

In Abb. 105 und Abb. 106 sind die Parameter, die über Systeme mit Standardkathetern erfaßt und kombiniert werden können, aufgelistet.

Diese Systeme besitzen einige Vorteile: Zum einen benötigen sie keine Spezialsonden, die Systeme sind bei Impulsgeberwechsel an jeden implantierten Standardkatheter adaptierbar. Ferner sind Funktionsstörungen durch Sensorausfälle seltener zu erwarten. Schließlich liegen die Kosten eines solchen Gesamtsystems sicherlich niedriger.

Die Nachteile dieser Systeme liegen darin, daß keine Parameter, die hämodynamische Effekte der Frequenzvariation reflektieren, erfaßt werden. Mit diesen Systemen ist daher nur eine Steuerung ohne Rückkoppelung und hämodynamische Optimierung möglich. Die Ausnahme bildet das Schlagvolumen, das jedoch wegen der aufgezeigten Problematik als Monoparameter nicht in Frage kommen dürfte.

Der diagnostische Wert von Systemen mit Standardkathetern ist als gering anzusetzen.

5.1.1 Atmung und Schlagvolumen

Eine Kombinationsmöglichkeit ist die Verwendung der Impedanzmeßgrößen Atmungsfrequenz/Atemminutenvolumen und Schlagvolumen.

Die Atmungsparameter sind mittelschnell bis langsam und im niedrigen Lastbereich nur gering sensitiv, zeigen aber im höheren Lastbereich eine sehr gute Korrelation zur Belastung. In Kombination mit dem Schlagvolumen ist die Atmung die eigentliche Führungsgröße, das Schlagvolumen wird als schnell einsetzendes Triggersignal, verbunden mit einer festen Frequenzänderung, genutzt und kann die mangelnde Sensitivität der Atmungsparameter im unteren Lastbereich wenigstens partiell kompensieren.

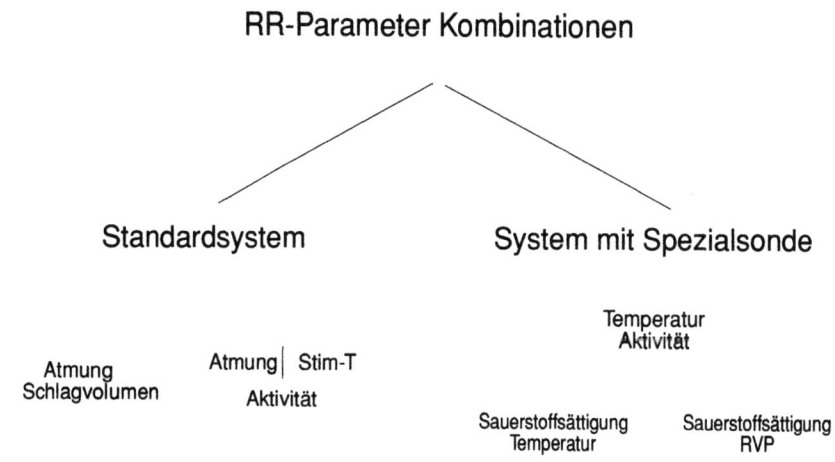

Abb. 106. Parameterkombinationen

5.1.2 Atmung und Aktivität

Hier ist das Schlagvolumen als Triggersignal durch die Aktivität als schnelle, im niedrigen Lastbereich partiell sensitive Größe ersetzt. In dieser Kombination führt die Aktivität im niedrigen, die Atmung im höheren Lastbereich. Während bei alleiniger Verwendung von Impedanzsignalen die gegenseitige Verrechnung des Atem- und Schlagvolumenanteils die Meßgenauigkeit erhöht, gestaltet sich die Signalverarbeitung bei der Verwendung zweier unterschiedlicher Signale wie Atmung und Aktivität schwieriger.

5.1.3 Stim-T-Intervall und Schlagvolumen/Aktivität

Das Stim-T-Intervall zeigt ähnlich der Atmung erst im höheren Lastbereich eine hinreichende Sensitivität, die dynamische Antwort ist langsam. Analog zu den oben beschriebenen Kombinationen kann die langsame Dynamik und die geringere Sensitivität im niedrigen Lastbereich teilweise durch die zusätzliche Nutzung des Schlagvolumens oder der Aktivität (Heuer, 1987) kompensiert werden.

5.2 Kombinationen mit speziellen Sensorkathetern

Diese Systeme messen Parameter über Sensoren, die zusätzlich im Stimulationskatheter integriert sind; Abb. 105 und Abb. 106 zeigen die entsprechend erfaßten Meßgrößen und mögliche Kombinationen.

Vorteile dieser Systeme sind die genauere und schnellere physiologische Anpassung der Frequenz. Zusätzlich besitzen die meisten Parameter eine diagnostische Wertigkeit und können auch in antitachykarden Systemen nutzbringend eingesetzt werden.

Nachteilig wirkt sich aus, daß eine Spezialsonde benötigt wird und die Störanfälligkeit der Systeme – bei einer in der Entwicklung stehenden Sensortechnologie – höher ist.

5.2.1 Sauerstoffsättigung und Temperatur

Diese Kombination (Stangl, 1985) (Abb. 107) ist schnell, die abnehmende Sensitivität der Sauerstoffsättigung im hohen Lastbereich wird durch die hohe Sensitivität der Temperatur in diesem Bereich kompensiert.

Beide Größen können mit dem optoelektrischen Sensor erfaßt werden, da der Sensor über einen zusätzlichen Temperaturgang verfügt. Mittels Sauerstoffsättigung ist eine hämodynamische Selbstoptimierung in einem geschlossenen Regelkreis möglich. Über die bloße Schrittmacherführung hinaus besitzt diese Kombination eine große diagnostische Wertigkeit.

5.2.2 Temperatur und Aktivität

In dieser Kombination (Heuer, 1986; Alt, 1988; Stangl, 1988a) ist die Temperatur die eigentliche Führungsgröße; Abb. 108 zeigt eine Ausführungform dieser Kombination.

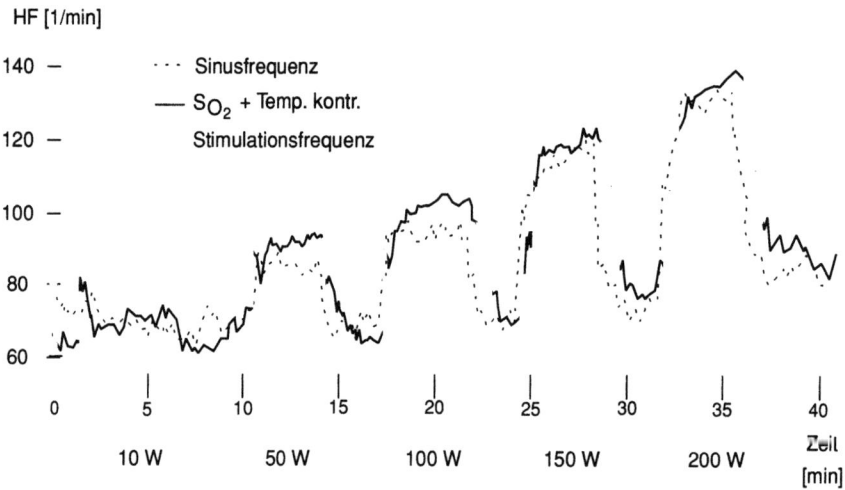

Abb. 107. Kombination von Sauerstoffsättigung und Temperatur bei einem Herzgesunden im Vergleich zur Sinusfrequenz.

Durch die Mitverwendung von Aktivität kann die mangelnde Sensitivität der Temperatur in niedrigen Lastbereich sowie die langsame Dynamik partiell kompensiert werden. Eine hämodynamische Optimierung ist mit diesen Größen nicht möglich, der diagnostische Wert dieser Kombination ist gering.

5.2.3 Sauerstoffsättigung, Druck, Schlagvolumen

Unter der Vorstellung von zukünftigen Systemen mit antibradykarden, antitachykarden und diagnostischen Eigenschaften bieten sich Kombinationen von die Hämodynamik repräsentierenden Parametern an, die somit weit über die bloße antibradykarde Stimulation hinausgehen.

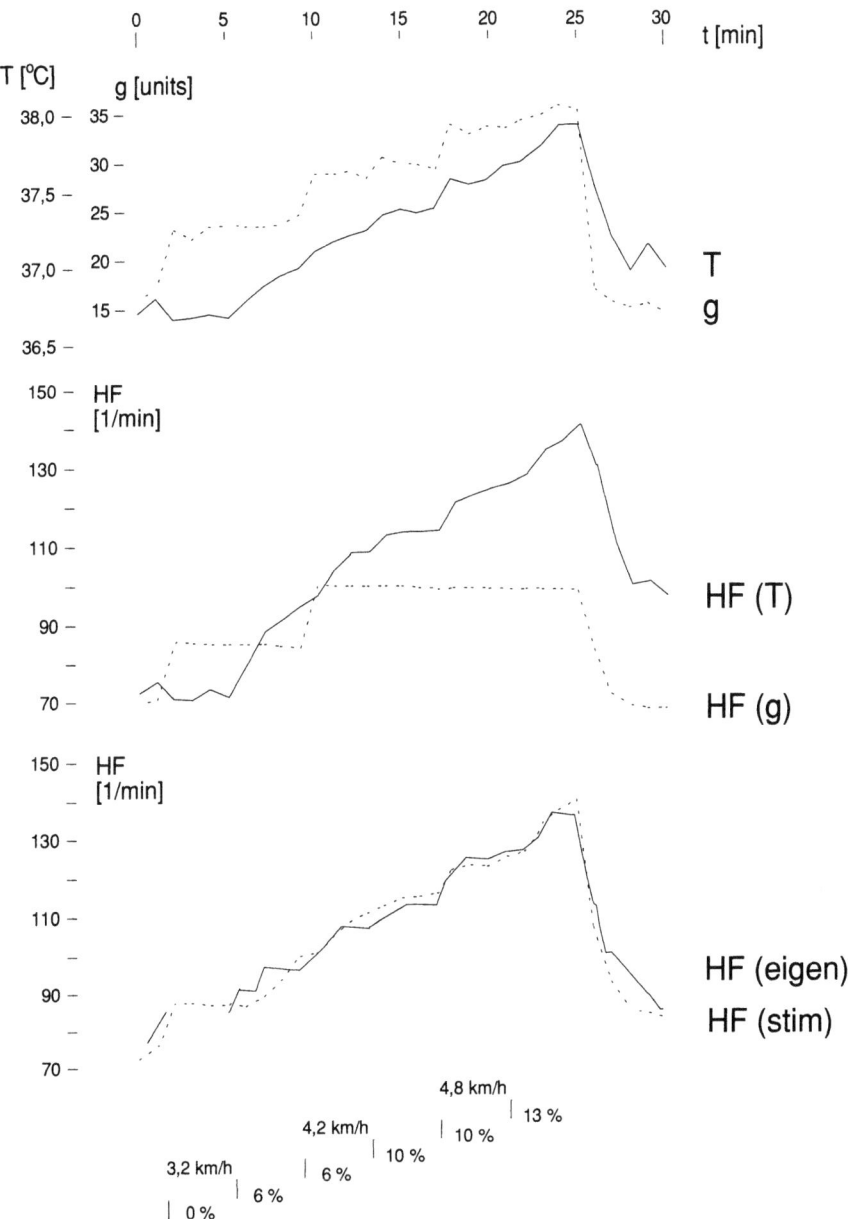

Abb. 108. Kombination von Temperatur und Aktivität bei einem Gesunden im Vergleich zur Sinusfrequenz (mod. nach Alt, 1988).

Die Kombination aus Druck, Sauerstoffsättigung und Schlagvolumen kann zur Detektion und Diskriminierung von tachykarden Rhythmusstörungen oder zur Steuerung medikamentöser Therapie genutzt werden, z.B. in zukünftigen implantierbaren Pumpen/Infusionssystemen (Stangl 1988a, 1988b).

Die Problematik von Seiten der Meßwerterfassung und -verarbeitung, die aus dem Einsatz mehrerer Sensoren resultiert, ist dabei evident.

Bei der Wahl der einzelnen Systemtypen gewichtet der Einsatz von Standardsystemen mehr die komplikationsarme Meßwerterfassung auf Kosten der physiologischen Systemantwort, während Systeme mit Sensorkathetern sich physiologischen Optimallösungen annähern, wobei vorerst noch eine höhere technische Komplikationsrate in Kauf genommen wird. Entsprechend der Mentalität der implantierenden Ärzte und der betroffenen Patienten werden beide Systemtypen nebeneinander bestehen, wobei die Systemwahl für den einzelnen Patienten sich an seinen individuellen Vorgaben zu orientieren hat.

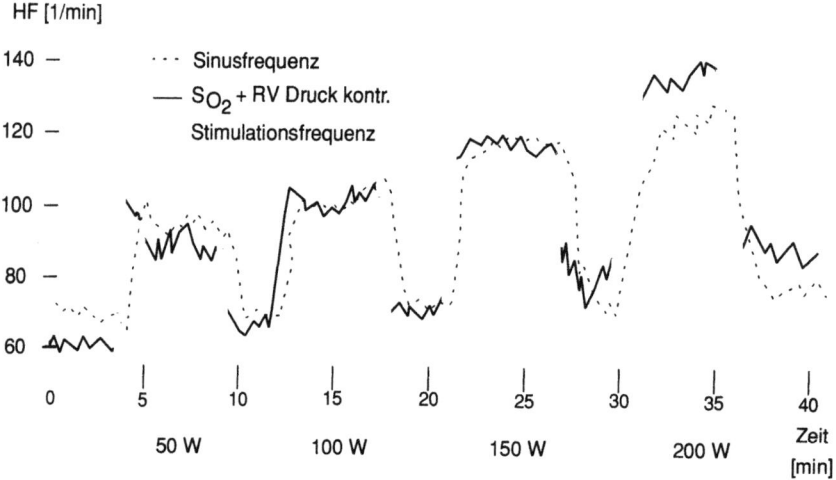

Abb. 109. Kombination aus Sauerstoffsättigung und RVP im Vergleich zur Sinusfrequenz.

Literatur

Alt E, Theres H, Heinz M, Matula M, Thilo R, Blömer H (1988). A new rate responsive pacemaker system optimized by combination of two sensors. PACE 11:1119

Heuer H, Koch T, Frenking B, Bender F (1986). Erste Erfahrungen mit einem zweisensorgesteuerten frequenzadaptierten System. Z Kardiol 75 (Suppl) 78

Heuer H, Koch T, Isbruch F, Gülker H (1987). Pacemaker stimulation by a two sensor regulation. PACE 10 (Part II):688

Stangl K, Wirtzfeld A, Heinze R, Hoekstein K, Alt E, Liess HD (1985). Oxygen content and temperature of mixed venous blood as physiological parameters for regulating pacing rate.
In: Gomez FP (ed) Cardiac Pacing. Electrophysiology. Tachyarrhythmias.
Editorial Grouz, Madrid, p810

Stangl K, Wirtzfeld A, Heinze R, Laule M, Seitz K, Göbl G (1988a). A new multisensor pacing system using stroke volume, respiratory rate, mixed venous oxygen saturation, and temperature, right atrial pressure, right ventricular pressure, and dP/dt. PACE 11:712

Stangl K, Wirtzfeld A, Laule M, Heinze R (1988b). Future directions in rate responsive pacing.
In: Santini M, Pistolese M, Alliegro A (eds) Progress in clinical pacing.
Excerpta Medica, Amsterdam, Hong Kong, Manila, Princeton, Sydney, Tokyo, p139

Holter-Funktionen

KARL STANGL

1.   Einleitung
2.   Technische Grundlagen
3.   Speichertypen bei Einkammerschrittmachern
3.1 Stimulationszähler
3.2 Inhibitionszähler
3.3 Einschaltzähler
3.4 Vorzeitigkeitszähler
3.5 Kombinierte Parameter
3.5.1 Prozentuale Stimulation
3.5.2 Prozentuale Einschalthäufigkeit
3.6 Histogramm
4.   Speichertypen in Zweikammerschrittmachern
4.1 Diagnostische Möglichkeiten
5.   Zukünftige Entwicklungen

1. Einleitung

Mit Holter wurde 1961 die Langzeit-Elektrokardiographie als neue nichtinvasive Methode in die kardiologische Diagnostik eingeführt. „Holter-Monitoring" steht heute für zahlreiche Möglichkeiten der Langzeitaufzeichnung und -überwachung des Herzrhythmus. Diese Methode ermöglichte neue, grundlegende Einsichten in bradykarde und tachykarde Rhythmusstörungen und bildet zugleich mit die Grundlage für die enorme Erweiterung der diagnostischen und therapeutischen Möglichkeiten dieser Rhythmusstörungen.

Mit dem verstärkten Einsatz von Mikrotechnologie in Herzschrittmachern werden in zunehmendem Maße diagnostische Schrittmacher mit Holter-Funktionen angeboten. Vorraussetzung für die verstärkte klinische Verwendung dieser Zusatzfunktionen im Routinebetrieb ist die exakte Datenvalidierung, d.h. die Prüfung ob die Stimulations- und Wahrnehmungsfunktionen in den integrierten Speicherwerken des Schrittmachers korrekt aufgezeichnet werden. Bei erwiesener Datenvalidität (s.u.) eröffnen diese Zählwerke neue, wertvolle diagnostische und therapeutische Möglichkeiten bei Schrittmacherpatienten.

Während das Langzeit-EKG als längste elektrokardiographische Aufzeichnungsmethode zeitlich auf Tage begrenzt ist, kann für die in Schrittmachern integrierten Zählwerke prinzipiell nur die Lebensdauer des Impulsgebers als limitierend angesehen werden. Einen Eindruck der unterschiedlichen Zeitdauern der Aufzeichnung vermittelt folgender Vergleich: Ein 24-Stunden-Langzeit-EKG zeichnet etwa 100.000 Herzaktionen auf, während ein schrittmacherinterner Speicher in einem Zeitraum von einem halben Jahr in etwa 20 Mio Ereignisse speichert.

Mit dieser technischen Neuerung steht somit eine in ihrer Aussagekraft über die Morphologie eingeschränkte, zeitlich jedoch faktisch unbegrenzte Aufzeichnungsmöglichkeit der Herz- bzw. Schrittmachertätigkeit zur Verfügung.

Dieses Kapitel zeigt den Stand der Technik sowie Möglichkeiten und Grenzen dieser diagnostischen Funktionen auf.

2. Technische Grundlagen

Technische Grundlagen der Holterfunktionen im Schrittmacher sind Speicherung und Verrechnung kodierter Daten. Die Kodierung basiert auf der Übersetzung der analog aufgenommenen Meßgrößen durch den Analog-Digitalwandler (AD-Wandler) in die Binärsprache. Im Gegensatz zum Dezimalsystem, das 10 Platzhalter benutzt, beschränkt sich das Binärsystem mit den Symbolen „0" und „1" auf lediglich zwei Platzhalter. Dieser Platzhalter wird als „binary digit" (Bit) bezeichnet. Als nächst größere Einheit steht das „byte" als Zusammenfassung von 8 bits. Dieses „byte" ist die kleinste Informationseinheit, die in einem Mikroprozessor gespeichert wird. Z.B. wird die Zahl 108 des Dezimalsystems ($108 = 1.10^2 + 0.10^1 + 8.10^0$) im Binärcode als 01101100 ($= 0.2^7 + 1.2^6 + 1.2^5 + 0.2^4 + 1.2^3 + 1.2^2 + 0.2^1 + 0.2^0$) dargestellt.

Ein Bitspeicher wird technisch durch zwei Transistoren realisiert, die entweder auf „0" oder „1" stehen.

Die in diesen Speichern abgelegten Informationen werden durch den im Schrittmacher integrierten Mikroprozessor weiterverarbeitet. Er besteht im wesentlichen aus vier Bausteinen. Eine zentrale Recheneinheit ("central processing unit", CPU) führt die logischen Operationen durch und regelt den Datenfluß. Sie erhält die Informationen über das Eingangs/Ausgangsregister (I/O chip) und speist zwei Speichertypen.

Der ROM-Speicher ("read only memory") ist als Festwertspeicher ein passives Element, dessen Daten weder gelöscht noch verändert werden können. In diesem Speicherwerk ist z.B. das Notprogramm fixiert.

Der RAM-Speicher ("random access memory") ist ein aktiver Speicher, der von außen beeinflußt werden kann. So können die in diesem Speichertyp abgelegten Daten von außen abgefragt und gelöscht werden. Ferner ist auch das Einlesen neuer Software und damit eine Änderung der Speicher- und Verrechnungsart der Daten möglich. Die im folgenden zu besprechenden Holterfunktionen sind ebenso wie die programmierbaren Parameter in diesem Speicher abgelegt.

3. Speichertypen bei Einkammerschrittmachern

3.1 Stimulationszähler (Nos)

Die Anzahl der Schrittmacherstimulationen wird in diesem Zählwerk als „number of stimulations" (Nos) bezeichnet. Nos repräsentiert die absolute Zahl der Stimulationen über den Beobachtungszeitraum.

3.2 Inhibitionszähler (Noi)

Die absolute Zahl der Schrittmacherinhibitionen wird durch die „number of inhibitions" ausgedrückt. Darunter werden die Schläge des Grundrhythmus sowie auch Extrasystolen, deren Intervalldauer kürzer als das des maßgeblichen Erwartungsintervalls ist, subsumiert.

3.3 Einschaltzähler (Nostp)

Der Einschaltzähler bezeichnet die Anzahl der Umschaltvorgänge von Wahrnehmung auf Stimulation, „number of sense to pace" (Nostp). Dieses Zählwerk registriert die Häufigkeit des Absinkens des Eigenrhythmus unter die programmierte Intervenierungsfrequenz und wird deshalb auch als „Bradykardiezähler" bezeichnet.

3.4 Vorzeitigkeitszähler (Nopb)

Der Vorzeitigkeitszähler addiert alle Ereignisse, deren Intervalldauer um einen definierten Anteil (z.B. 12,5 % oder 25 %) kürzer als das des unmittelbar vorhergehenden Intervalls ist als „number of premature beats" (Nopb). Wie oben bereits ausgeführt, erfolgt dabei keinerlei morphologische Diskriminierung dieser Ereignisse. Es werden sämtliche Ereignisse, die ein definiertes Vorzeitigkeitskriterium (z.B. 25 %) erfüllen, gewertet. Mit diesem Kriterium werden somit so verschiedene Ereignisse wie Extrasystolen, physiologische Sinusarrhythmien, Einsetzen des Eigenrhythmus nach Schrittmacherstimulation und absolute Arrhythmie bei Vorhofflimmern subsumiert. Die diagnostische Wertigkeit dieses Kriteriums ist somit als gering einzustufen.

Ferner ergibt sich für das Vorzeitigkeitskriterium eine Abhängigkeit von der Dauer des vorhergehenden Intervalls. So erfüllt bei einer Frequenz von 50/min, entsprechend einer

Intervalldauer von 1200 msec, eine Verkürzung um 300 msec das 25-%-Kriterium, während dies bei einer Frequenz von 120/min (500 msec Intervalldauer) für 125 msec zutrifft.

3.5 Kombinierte Parameter

Mit Ausnahme des Histogramms, das bereits allein eine große Aussagekraft besitzt, ergibt sich der diagnostische Wert der oben eingeführten numerischen Parameter eigentlich erst aus der Verrechnung und Kombination mehrerer Zähler. Im folgenden werden solche Kombinationen wie die prozentuale Stimulation, die Einschalthäufigkeit und die Stimulationsdauer pro Einschaltvorgang näher vorgestellt.

3.5.1 Prozentuale Stimulation ("percentage paced", pp)

Sie wird als Quotient aus der Anzahl der Stimulationen zu den Gesamtereignissen berechnet. Die prozentuale Stimulation wird im wesentlichen von der programmierten Interventionsfrequenz und dem Grundrhythmus des Patienten bestimmt.

Abb. 110 zeigt die ausgeprägte Abhängigkeit der prozentualen Stimulation von verschiedenen Interventionsfrequenzen bei 8 Patienten mit rhythmogenen Synkopen bei dokumentiertem Sinusknotensyndrom: Bei einer Stimulationsfrequenz von 50 ppm führt die zusätzliche Verwendung einer Hysterese von 10 Schlägen/min (ppm) zu einer Reduktion der prozentualen Stimulation von 20,1 % auf 1,4 %. Dies entspricht einer Abnahme um 92 % des Ausgangswertes bei 50/0.

Neben diesen Faktoren gehen biologische Änderungen und Schrittmacherdysfunktionen in die prozentuale Stimulation mit ein: So muß bei einem plötzlichen Anstieg differentialdiagnostisch eine neu aufgetretene AV-Blockierung oder eine Störung der Wahrnehmungsfunktion erwogen werden.

3.5.2 Prozentuale Einschalthäufigkeit

Der Begriff bezeichnet die Anzahl der Umschaltvorgänge von Wahrnehmen auf Stimulieren normiert auf 100 Ereignisse. Die prozentuale Einschalthäufigkeit ist das Maß für die Häufigkeit des Absinkens des Eigenrhythmus unter die Interventionsfrequenz des Schrittmachers.

Wie die prozentuale Stimulation zeigt auch die Einschalthäufigkeit eine ähnliche Abhängigkeit von Grundrhythmus und Interventionsfrequenz. Mit Verwendung einer Hysterese von 10 ppm fällt die Interventionshäufigkeit dabei auf 3 % des Ausgangswertes ab.

Die diagnostische Aussagekraft von Holterfunktionen liegt vor allem in ihrer kombinierten Wertung, da oft erst dadurch klinisch relevante Befunde erarbeitet werden können. So ist in dem angeführten Beispiel bei der isolierten Betrachtung der Einschaltdauer nicht zu entscheiden, ob die Zunahme der Stimulationsdauer aus einer wirklichen Verlängerung oder nur aus dem Wegfall kurzer Stimulationsphasen resultiert. Erst durch die Berücksichtigung der prozentualen Stimulation und der Einschalthäufigkeit wird ersichtlich, daß der Anstieg der Stimulationsdauer pro Einschaltvorgang durch die stärkere Abnahme der Einschalthäufigkeit (−97 %) im Vergleich zur prozentualen Stimulation (−92 %) bedingt ist. Der Effekt der Hystereseprogrammierung besteht somit im Wegfall vieler kurzer Stimulationsphasen, die sich ohne Hysterese aus der häufigen Interferenz zwischen Schrittmacher- und Eigenrhythmus ergeben.

3.6 Histogramm

Die Darstellung der Frequenzspektren in Histogrammform ist prinzipiell bei Ein- und Zweikammersystemen sinnvoll. Grundlage des Histogramms ist die Vermessung des zeitlichen Abstandes zwischen zwei Ereignissen. Diese Intervalldauer entspricht nach der Formel: 60 000 msec/Intervalldauer (msec) = Schläge/min und wird dementsprechend in die zugehörige Frequenzklasse eingeordnet. Die Zusammenfassung mehrerer Frequen-

Abb. 110. Prozentuale Stimulation (pp). Abhängigkeit der pp von verschiedenen Hystereseprogrammierungen bei einer Stimulationsfrequenz von 50/min.

zen in eine Klasse wird durch die limitierte Speicherkapazität notwendig. Bei den verfügbaren Modellen variiert die Zahl der Frequenzklassen zwischen 4 und 8, die einzelnen Bereiche der einzelnen Klasse sind meist frei programmierbar.

Wie bereits anfangs aufgezeigt, repräsentieren Schrittmacherhistogramme Aufzeichnungszeiträume, die um Zehnerpotenzen über denen des Langzeit-EKGs liegen. Obwohl Schrittmacherholterfunktionen keine morphologische Diagnostik erlauben, ermöglichen sie die Identifizierung und Verlaufsbeobachtung der meisten bei den Hauptindikationen für die Implantation bestehenden Grundrhythmen.

Abb. 111 zeigt die typische Frequenzverteilung der absoluten Bradyarrhythmie. Da aufgrund der wechselnden AV-Überleitung die Intervalldauern zwischen den einzelnen Ereignissen statistisch zufällig verteilt sind, ergibt sich in dem Frequenzbereich eine Gleichverteilung, die sich in der gleichen Höhe der Histogrammsäulen widerspiegelt.

Beim Sinusknotensyndrom kann bei Patienten mit symptomatischer Bradykardie ein charakteristischer Befund erhoben werden. Abb. 112 und Abb. 113 zeigen den Vergleich zwischen der Frequenzverteilung von Patienten mit Sinusknotensyndrom und symptomatischer Bradykardie und Patienten mit rhythmogenen Synkopen bei intakter sinuatrialer Funktion.

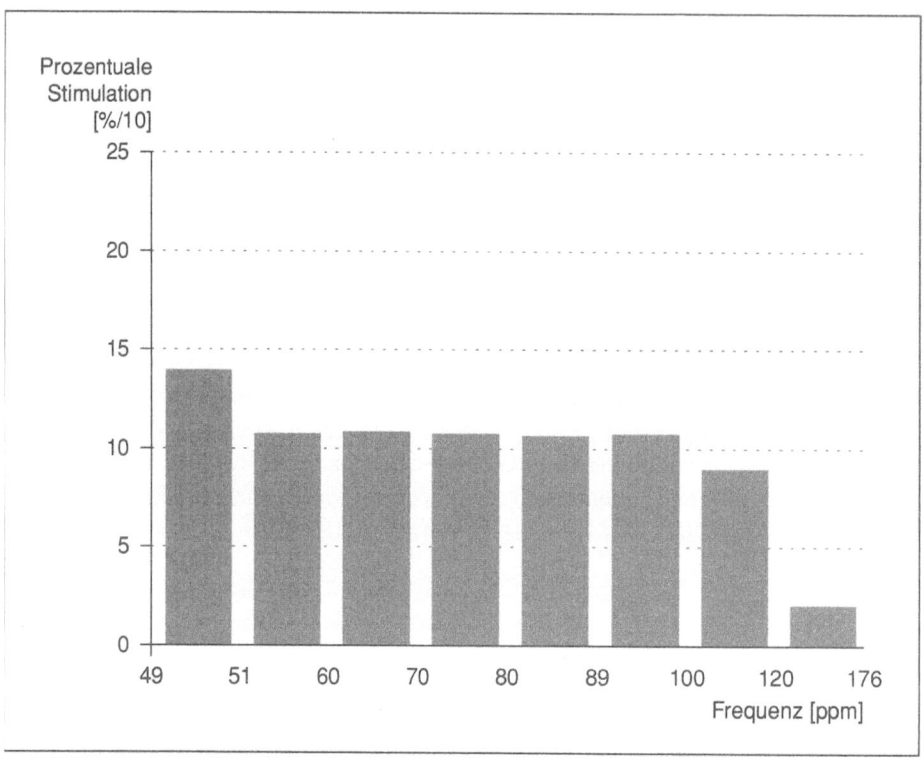

Abb. 112. Frequenzspektrum bei 8 Patienten mit Sinusknotensyndrom.

Charakteristisch dabei ist die Linksverschiebung des Frequenzgipfels in einen niedrigeren Frequenzbereich bei den Patienten mit Sinusknotensyndrom.

Höhergradige AV-Blockierungen zeigen erwartungsgemäß fast ausschließlich eine Belegung der Frequenzklasse, die die Stimulationsfrequenz enthält. Umgekehrt weist bei Implantationsdiagnose „kompletter AV-Block" die Inanspruchnahme höherer Frequenzklassen auf intermittierende AV-Überleitung hin.

Neben der bereits aufgezeigten Identifizierung von Grundrhythmen eignet sich das Histogramm vor allem zur individuellen Verlaufsbeobachtung.

Die Auswirkung einer zunehmenden Linksherzinsuffizienz auf das Frequenzspektrum einer 65jährigen Patientin ist in Abb. 114 dargestellt.

Abb. 115 zeigt den Verlauf eines Sinusknotensyndroms mit Rhythmuswechsel von Sinusrhythmus zu intermittierendem und chronischem Vorhofflimmern bei einem 67jährigen Patienten über einen Beobachtungszeitraum von 6 Monaten. Charakteristisch für chronisches Vorhofflimmern ist dabei die Nivellierung der Frequenzklassen im Bereich zwischen 50/min und 100/min.

Des weiteren können die Histogrammfunktionen zur Dokumentation und Therapiekontrolle kardial wirksamer Medikamente genutzt werden. Besonders bei dieser Frage-

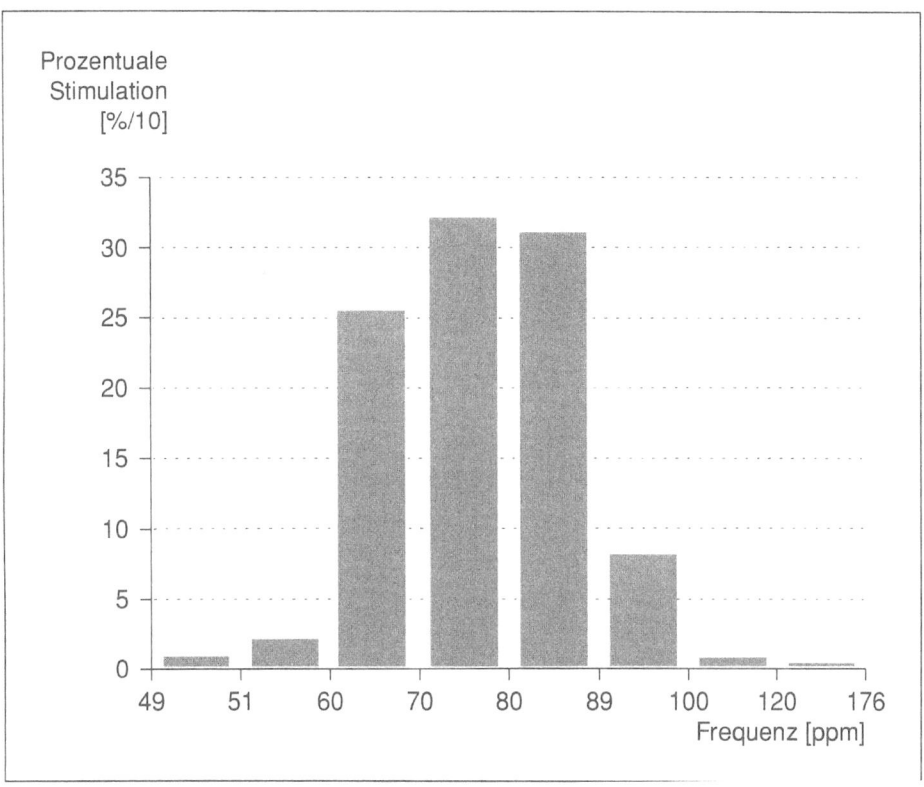

Abb. 113. Frequenzverteilung bei 4 Patienten mit Adams-Stokes-Anfällen bei intakter sinualer Frequenzanpassung.

stellung kommen die bereits erwähnten Vorteile der übersichtlichen Darstellungsform sowie des beliebig wählbaren Beobachtungszeitraumes zum Tragen.

Abb. 116 zeigt die Auswirkung des negativ dromotropen Effektes der Digitalisierung auf das Frequenzprofil bei einem Patienten mit intermittierendem Vorhofflimmern.

Eine weitere Anwendungsmöglichkeit des Histogramms ist die Programmierung und Überwachung frequenzadaptiver Schrittmacher. Zwar kann bei komplizierteren Systemen auf das Langzeit-EKG nicht verzichtet werden, jedoch bieten die Histogrammfunktionen bei einfacheren Systemen wie Aktivitätsschrittmachern eine Erleichterung der adäquaten Einstellung (Abb. 117).

Die individuelle Anpassung an die verschiedenen Berlastungsstufen bedeutet oft einen langwierigen Programmiervorgang. Zusätzlich muß das Frequenzverhalten des Schrittmachers unter Alltagsbedingungen durch kosten- und personalaufwendige Langzeit-EKGs kontrolliert werden. Die Verwendung von Histogrammen bringt insofern eine deutliche Erleichterung der Schrittmachereinstellung, da sich bei einfacheren Systemen im Normalfall die bisher bei verschiedenen Belastungsstufen notwendige simultane EKG-Ableitung erübrigt. Die Frequenzverteilung und die maximale Frequenz kann auf jeder Belastungsstufe direkt abgelesen werden. Obwohl durch den Einsatz von schrittma-

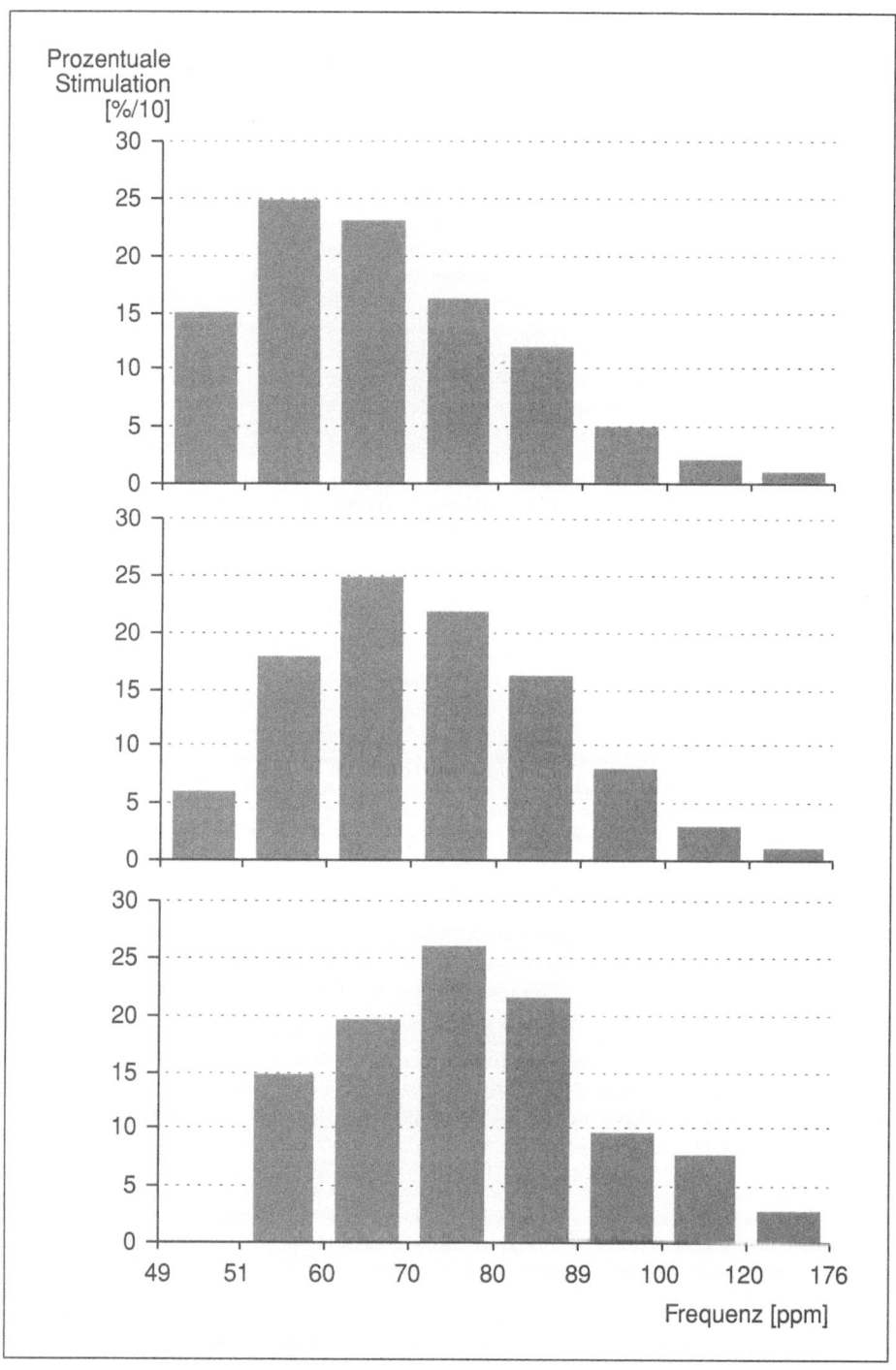

Abb. 114. Frequenzmuster einer 65jährigen Patientin mit Sinusknotensyndrom und zunehmender Herzinsuffizienz.

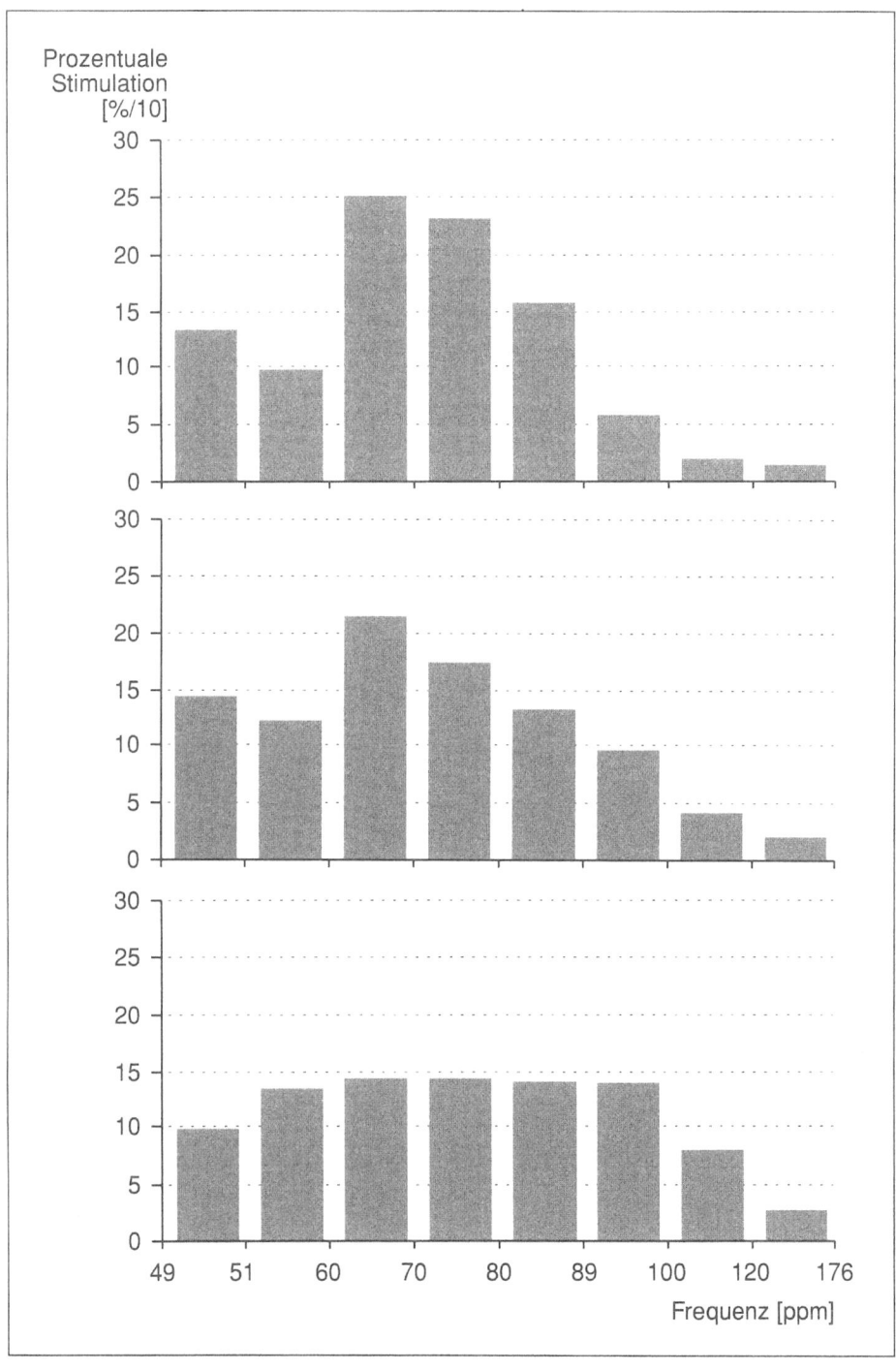

Abb. 115. Entwicklung von chronischem Vorhofflimmern bei einem 67jährigen Patienten mit Sinusknotensyndrom.

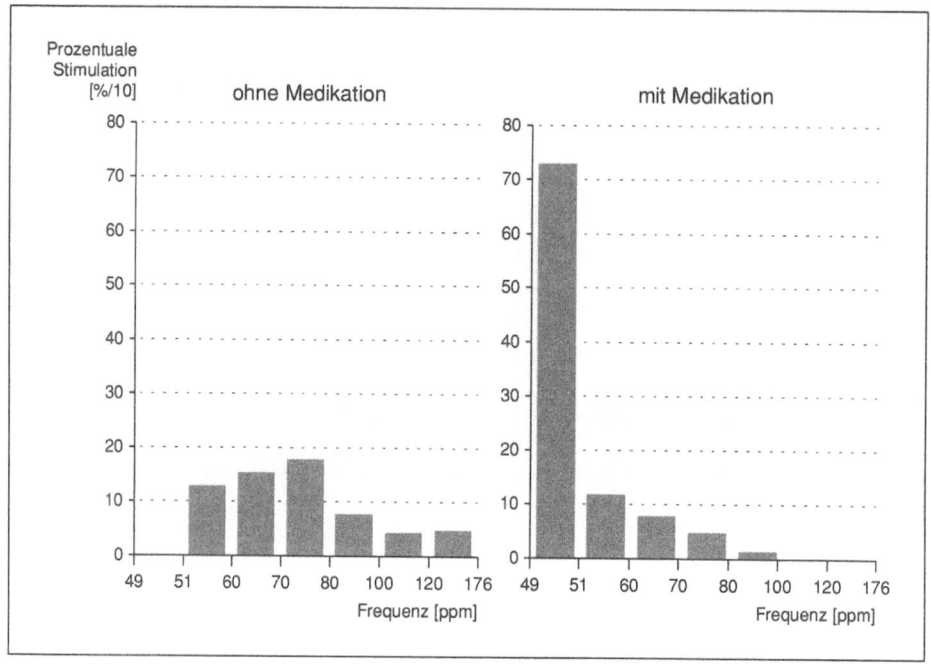

Abb. 116. Therapiekontrolle. Negativ dromotroper Effekt einer antiarrhythmischen Therapie mit Digoxin (0,15 mg/die) und Verapamil (3 · 80 mg/die).

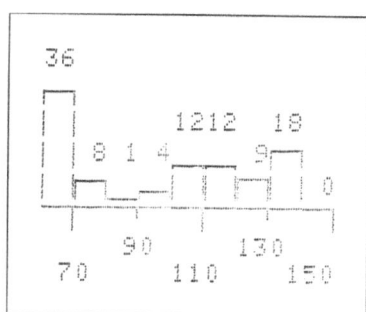

Abb. 117. Frequenzprofil bei einem Aktivitätsschrittmacher mit Holterfunktionen (Sensolog 703™).

cherinternen Speichern langzeitelektrokardiographische Kontrollen nicht überflüssig werden, kann ihre Häufigkeit durch die kombinierte Nutzung beider Methoden reduziert werden.

Einen wesentlichen Fortschritt in den Holterfunktionen frequenzadaptiver Schrittmacher stellt die Fähigkeit einzelner Schrittmacher dar, über die Einführung einer Zeitachse passager kontinuierlich ein Frequenzprofil zu erstellen (Abb. 118).

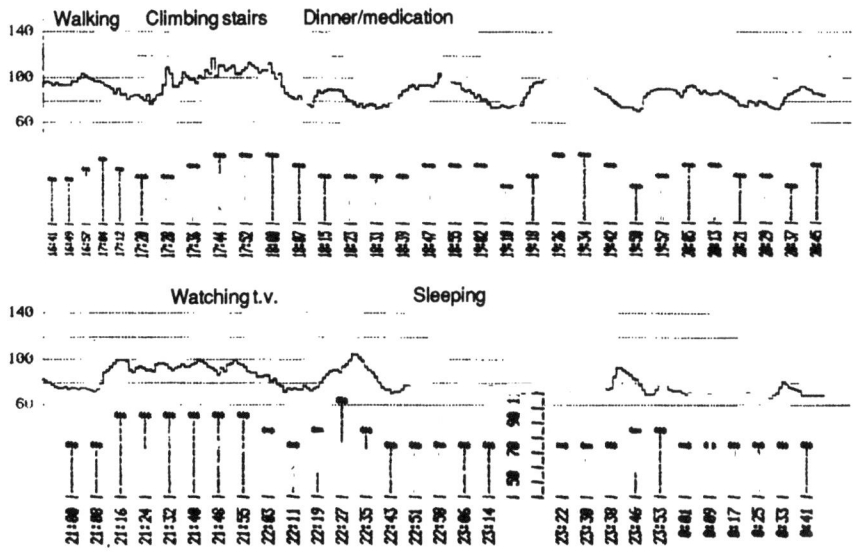

Abb. 118. Frequenzverlauf bei einem Stim-T Schrittmacher (Rhythmyx™).

Zusatzfunktionen können weiter hilfreich bei der Detektion und Wertung von Schrittmacherdysfunktionen sein.

Störung der Wahrnehmungsfunktion: Eine auffällige Abnahme der Eigenaktionen (number of inhibitions, Noi), die sich in einer Zunahme der prozentualen Stimulation ausdrückt, weist auf eine Wahrnehmungsstörung ("undersensing") hin. Der besondere Wert liegt dabei in der Erfassung intermittierender Sensingstörungen, die dem kurzen Standard-EKG der ambulanten Kontrolle entgehen. Über diese „screening"-Funktion hinaus gibt es jedoch keine Befundkonstellation, die pathognomonisch für die entsprechenden Differentialdiagnosen wäre. Die Differenzierung zwischen Mikrodislokation, Fibrosierung und isolierter Abnahme des intrakardialen Signals gelingt nur durch die Kombination der etablierten diagnostischen Kriterien wie EKG, Durchleuchtung, Reizschwellenmessung und Sondenimpedanz.

Neben der Diagnose der Störung erlauben Holterfunktionen in manchen Fällen die Bewertung des Ausmaßes der Störung. So stellt die prozentuale Stimulation bei Undersensing gleichzeitig die Obergrenze der nicht wahrgenommenen Eigenschläge dar.

4. Speichertypen in Zweikammerschrittmachern

Durch die Zählmöglichkeiten in Vorhof und Kammer eröffnen sich bei Zweikammersystemen neue diagnostische Parameter. Bereits vier Zählmodi resultieren dabei aus den verschiedenen Arbeitsweisen des atrialen und ventrikulären Kreises eines DDD-Schrittmachers.

Abb. 119 zeigt die elektrokardiographischen Befunde dieser Speicher, die sich aus den vier Kombinationen ergeben:
– atriale Wahrnehmung, ventrikuläre Wahrnehmung,
– atriale Wahrehmung, ventrikuläre Stimulation,

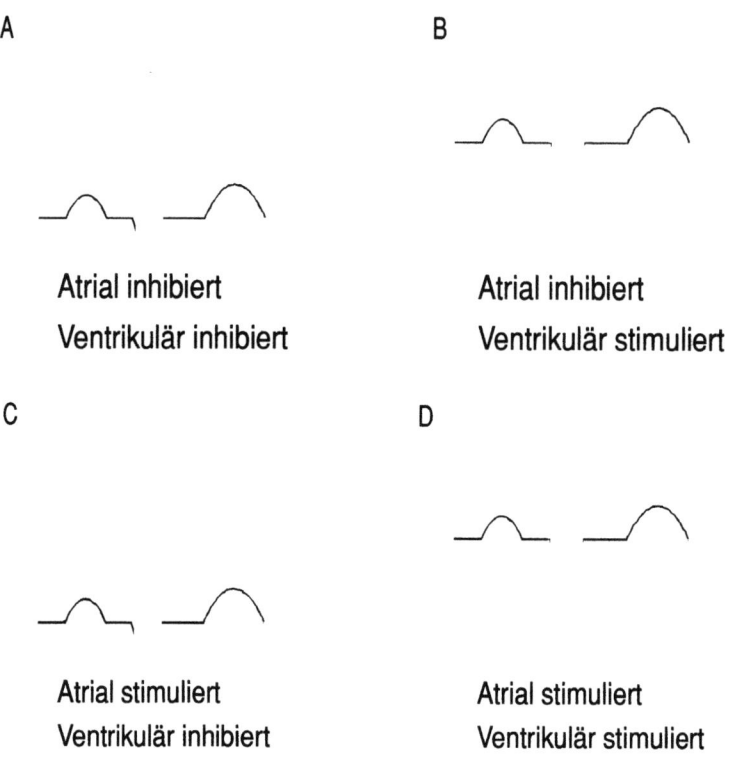

Abb. 119. Zählwerke in Zweikammerschrittmachern.

– atriale Stimulation, ventrikuläre Wahrnehmung,
– atriale Stimulation, ventrikuläre Stimulation.

In einem fünften Zählwerk werden noch als „ventricular premature beats" die ventrikulären Eigenschläge, denen keine Wahrnehmung im Vorhof vorausgehen, abgelegt.

Ein weitere Funktion berechnet die prozentuale Stimulation getrennt für Vorhof (percentage paced, atrium: PPa) und Kammer (percentage paced, ventricle: PPv).

Das Erreichen der oberen Grenzfrequenz wird durch den „Tachykardiezähler" gespeichert, gesondert wird die kumulative Dauer und die Anzahl der tachykarden Episoden angezeigt.

4.1 Diagnostische Möglichkeiten

In Abhängigkeit von der Grunderkrankung des Patienten sowie der individuellen Schrittmacherprogrammierung können zum Teil charakteristische Verteilungsmuster in den beschriebenen Speichern erhoben werden:

Atriale Wahrnehmung – ventrikuläre Wahrnehmung (Abb. 119a)

Ereignisse in diesem Zählwerk bedeuten primär, daß die sinuale/atriale Frequenz über der Interventionsfrequenz des Schrittmachers liegt und eine atrioventrikuläre Überleitung dabei erfolgt. Eine hohe Belegung dieses Zählwerkes ist typisch für Patienten mit Sinusknotensyndrom oder Karotissinussyndrom. Sie kann weiter als Hinweis gewertet werden, daß das AV-Erwartungsintervall nicht zu kurz gewählt ist und damit die orthograde Erregungsleitung und -ausbreitung favorisiert wird. Ferner belegt dieser Zähler eine intakte atriale und ventrikuläre Wahrnehmungsfunktion für diese Ereignisse.

Atriale Wahrnehmung – ventrikuläre Stimulation (Abb. 119b)

Die Ereigniskombination dieses Speichers bezeichnet die vorhofgetriggerte Kammerstimulation. Sie ist die vorherrschende Ereignisabfolge bei höhergradigen AV-Blockierungen. Bei Patienten mit Sinusknotensyndrom ist bei deutlicher Zunahme dieses Ereignismusters zu prüfen, ob das AV-Erwartungsintervall zu kurz gewählt ist, oder ob bei bisher intakter atrioventrikulärer Überleitung intermittierend AV-Blockierungen auftreten. Ferner ist differentialdiagnostisch eine ventrikuläre Wahrnehmungsstörung ("undersensing") zu erwägen.

Atriale Stimulation – ventrikuläre Wahrnehmung (Abb. 119c)

Dieses Ereignismuster beinhaltet eine atriale Stimulation mit der programmierten Interventions- oder Stimulationsfrequenz (Hysterese) und nachfolgender AV-Überleitung.

Diese Kombination ist bei überwiegender Sinusbradykardie mit gestörter Frequenzanpassung häufig. Es muß aber auch an eine Vorhofsensingstörung gedacht werden, besonders wenn der Zähler „ventricular premature beats" als Ausdruck für wahrgenommene Kammerereignisse ohne vorhergehende Wahrnehmung im Vorhof zunehmend höher belegt wird. Die Kombination kann auch als diagnostisches Kriterium für eine effektive atriale Stimulation, ein ausreichend langes AV-Erwartungsintervall und eine intakte ventrikuläre Wahrnehmung genutzt werden. Umgekehrt kann eine drastische Abnahme dieser Ereignisabfolge entweder durch einen Verlust der effektiven Vorhofstimulation, AV-Blockierungen sowie eine Störung der ventrikulären Wahrnehmungsfunktion verursacht werden.

Atriale Stimulation – ventrikuläre Stimulation (Abb. 119d)

Die bifokale Stimulation an der unteren Grenzfrequenz wird in diesem Zählwerk abgelegt. Diese Ereignisabfolge ist dominierend bei AV-Blockierungen und gleichzeitig bestehender Sinusknotenfunktionsstörung mit Bradykardie. Hinsichtlich der Schrittmacherprogrammierung ist ferner an eine zu hohe Interventionsfrequenz sowie ein zu kurzes AV-Erwartungsintervall zu denken. Desweiteren kommt eine Wahrnehmungsstörung des atrialen und ventrikulären Kreises in Frage. Bei Ausschluß dieser Störmöglichkeiten zeigt eine hohe Belegung dieses Zählers eine mangelnde Frequenzadaptation und kann als Kriterium für den Einsatz oder die Zuschaltung eines vorhofunabhängigen frequenzadaptiven Stimulationsmodus gewertet werden.

Isolierte ventrikuläre Wahrnehmung

Im Gegensatz zum Vorzeitigkeitszähler bei Einkammersystemen spielen in diesem Zählwerk Vorzeitigkeitskriterien keine Rolle, vielmehr entscheidet nur das Fehlen eines atrialen Ereignisses vor einer Kammerwahrnehmung. Eine hohe Belegung dieses Zählers spricht zum einen für eine erhöhte ventrikuläre Ektopieneigung, zum anderen ist dabei an eine Sensingstörung im atrialen Kreis zu denken.

Die prozentuale Stimulation in Vorhof (PPa) und Kammer (PPv) errechnet sich als der Quotient aus der Anzahl der Stimulationen zu der Zahl der Gesamtereignisse im jeweiligen Kreis. Die möglichen diagnostischen Aussagen sind bereits unter den einzelnen Kombinationen ausgeführt.

Tachykardiezähler

Dieses Zählwerk detektiert alle Ereignisse, deren Intervalldauern kürzer als ein definiertes Tachykardiekriterium (z.B. 400 msec entsprechend 150/min) sind. Dabei werden alle Episoden über einer bestimmten Frequenz und ab einer festgelegten Dauer erfaßt, unabhängig ob sie aus Eigen- oder Schrittmacherrhythmus resultieren. Aufgrund der alleinigen Verwendung eines Frequenzkriteriums können in diesem Speicher so verschiedene Ereignisse wie physiologische Sinustachykardien, tachykarde Rhythmusstörungen wie atriale und ventrikuläre Tachykardien sowie schrittmacherspezifische Tachykardien fallen. Obwohl dieses Zählwerk somit keine spezifischen und prognostischen Aussagen erlaubt, kann dieser Zähler im Screening von tachykarden Rhythmusstörungen eingesetzt

```
*******************
    VENTAK P
    MODEL 1600
  PULSE GENERATOR
*******************
PRESENT PARAMETERS

MODE    ACTIVE
RATE     155 BPM
PDF      OFF
DELAY
  1ST    2.5 SEC
  2-5    2.5 SEC
SHOCK ENERGY
  1ST    4 JOULES
  2ND   30 JOULES
  3-5   30 JOULES

CHARGE TIME
       6.1 SEC
LEAD IMPEDANCE
       50 OHMS
PG BATTERY STATUS
    EVALUATE ERI
CAPACITOR FORM
            SEC
COUNT
  1ST SHOCK   20
  2-5 SHOCK    6
  TOTAL PATIENT 26
  TEST SHOCK   5
*******************
CONVERSION SUMMARY

ATTEMPT 1
  DETECT  3.6 SEC
  DELAY   2.6 SEC
  CHARGE  1.0 SEC
  ENERGY    4 J
  SHOCK   8.8 SEC

ATTEMPT 2
  DETECT  3.8 SEC
  DELAY   2.6 SEC
  CHARGE  6.1 SEC
  ENERGY   30 J
  SHOCK  13.6 SEC

ATTEMPT 3
  DETECT  1.2 SEC
  DELAY       SEC
  CHARGE      SEC
  ENERGY        J
```

```
MEDTRONIC 9710 PROGRAMMER
SOFTWARE REVISION: 9786 - QH02
PCD MODEL   7216A/B

TIME AND DATE:

INTERROGATED VALUES:


PACING AND SENSING
------ --- -------
  PACING MODE                VVI
  PACING RATE                60 PPM
  PACING PULSE WIDTH         1.59 MS
  PACING AMPLITUDE           5.4 V
  SENSITIVITY                0.6 MV
  REFRACTORY AFTER PACE      320 MS


VT DETECTION AND THERAPIES
-- --------- --- ---------
VT DETECT:
  VT DETECTION ENABLE        ON
  # INTERVALS TO DETECT      12
  VT DETECTION INTERVAL      310 MS
  INTERVAL STABILITY         OFF MS
  ONSET CRITERIA ENABLE      OFF
  ONSET VALUE (R-R%)         81 %
  ONSET COUNTER ENABLE       OFF

VT THERAPY #1:
  THERAPY TYPE               BURST%
  VT THERAPY ENABLE          ON
  # OF S1 PULSES             6
  S1-S1 INTERVAL             84 %
  PER SEQUENCE DECREMENT     10 MS
  # OF SEQUENCES             3
  MINIMUM INTERVAL           200 MS

VT THERAPY #2:
  THERAPY TYPE               CARDIOVERSION
  VT THERAPY ENABLE          ON
  CV PULSE WIDTH             6.3 MS
  CV ENERGY (JOULES)         18.0 J
  CV CURRENT PATHWAY         SNGL
```

Abb. 120. Holterfunktionen mit Entladehäufigkeit zweier implantierbarer Defibrillatoren (Ventak™ und PCD 7216A/B™).

werden und bei Belegung Anlaß zu einer weiterführenden langzeitelektrokardiographischen Abklärung geben.

Eine große Bedeutung gewinnen Holterfunktionen in antitachykarden Schrittmachern. Abb. 120 zeigt als Anwendungsbeispiel das Zählwerk für die Entladehäufigkeit in zwei implantierbaren Defibrillatoren.

Aufgrund der größeren Zahl der zur Verfügung stehenden Speichertypen nehmen die Kombinationsmöglichkeiten exponentiell zu. So bedeutet allein die Berücksichtigung der vier Kombinationszähler mit den drei Zuständen Konstanz, Zunahme und Abnahme $3^5 = 243$ mögliche Kombinationen. Eine detaillierte Zusammenstellung verliert somit jegliche Übersichtlichkeit und ist deshalb nicht mehr sinnvoll.

Abb. 121 zeigt als Beispiel die Befundkonstellation eines 63jährigen Patienten mit Sinusknotensyndrom, der bei Kontrolle über eine in den letzten Monaten aufgetretene Leistungsminderung klagte. Im EKG bestand eine bifokale Stimulation, wobei der Kammerstimulation jeweils eine ventrikuläre Extrasystole in Bigeminusform folgte. Das EKG sicherte morphologisch die durch die Holterfunktionen dieses Zweikammersystems (Cosmos 283-01™) bereits nahegelegte Verdachtsdiagnose „Bigeminus". Die Diagnose gründete sich auf die annähernd gleiche Anzahl von Kammerstimulationen und ventrikulären Extrasystolen. Die klinische Bedeutung der Holterfunktionen wird nun daraus ersichtlich, daß in Kenntnis des Oberflächen-EKGs zusätzliche Aussagen über den Aufzeichnungszeitraum von 4 Monaten möglich sind: In 90 % erfolgte eine bifokale Stimulation

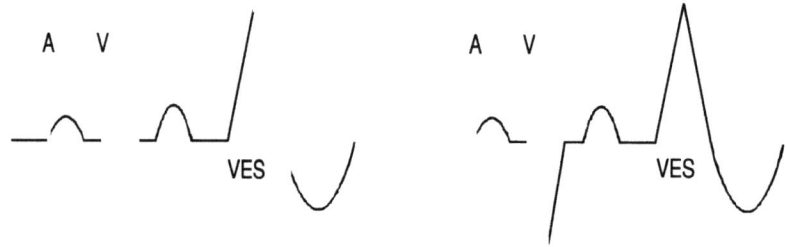

Diagnostische Daten:

Isolierte ventrikuläre Ereignisse	12.281.621
Atriale Wahrnehmung - ventrikuläre Wahrnehmung	208.542
Atriale Wahrnehmung - ventrikuläre Stimulation	1.553.556
Atriale Stimulation - ventrikuläre Wahrnehmung	40.921
Atriale Stimulation - ventrikuläre Stimulation	16.777.215
Prozentuale Stimulation im Atrium	54%
Prozentuale Stimulation im Ventrikel	59%

Abb. 121. Datenkonstellation eines Zweikammerschrittmachers (Cosmos 283-01™).

mit der programmierten Stimulationsfrequenz (atriale Stimulation − ventrikuläre Stimulation / Summe der 4 Kombinationszähler), 2/3 aller Eigenschläge und Kammerstimulationen sind von ventrikuären Extrasystolen gefolgt (isolierte ventrikuläre Ereignisse / Summe der 4 Kombinationszähler).

Eine weitere Anwendungsmöglichkeit besteht in der Aufzeichnung des Einsatzes spezieller Stimulationsarten. So ist eine gewisse Diskriminierung zwischen physiologischen und pathologischen Anstiegen der Vorhoffrequenz bei bestimmten Schrittmachern (z.B. Quintech DDD 931™) möglich. Registriert der Schrittmacher 5 oder mehr P-Wellen innerhalb eines Erkennungsfensters unterhalb der oberen Grenzfrequenz, so wird der Frequenzanstieg bei Erreichen der oberen Grenzfrequenz als physiologisch klassifiziert und der Schrittmacher reagiert mit einer atrial getriggerten Wenckebach-Überleitung. Werden weniger als 5 Vorhofereignisse wahrgenommen, so wird dieser Anstieg als pathologisch eingeordnet; der Schrittmacher reagiert mit einer Blockfrequenz, die das 1,5fache der Interventionsfrequenz beträgt. Ein integriertes Zählwerk speichert die Anzahl der Einsätze dieses Spezialmodus und informiert damit auch über die Häufigkeit des Erreichens der oberen Grenzfrequenz.

Neben der elektrokardiographischen und radiologischen Diagnostik kann die Veränderung des Belegungsmusters verschiedener Speicher charakteristisch für bestimmte Schrittmacherdysfunktionen sein. Über das Routine-EKG der ambulanten Kontrolle hinaus, dem intermittierende Störungen leicht entgehen können, erfassen die Speicher den gesamten Beobachtungszeitraum. Als Ergänzung zu den oben erwähnten Beispielen mit charakteristischer Veränderung bestimmter Zähler sei hier die Konstellation bei einem intermittierenden Wahrnehmungsverlust ("undersensing") im Vorhof aufgeführt: Die prozentuale Stimulation im Vorhof (PPa) steigt auffallend an, entsprechend nimmt die Zahl der Ereignisse „atriale Wahrnehmung − ventrikuläre Stimulation" und „atriale Wahrnehmung − ventrikuläre Wahrnehmung" ab. Ferner ergeben sich falsch positive Werte für die isolierte ventrikuläre Wahrnehmung in Abhängigkeit von der Höhe des Eigenrhythmus.

Analog zu den Einkammersystemen gilt auch bei den DDD-Systemen die drastische Veränderung einzelner Speicherbelegungen als Warnhinweis auf biologische oder technische Störungen. Jedoch nehmen aufgrund der weit höheren Anzahl der zur Verfügung stehenden Speicher die Kombinationsmöglichkeiten exponentiell zu, so daß eine detaillierte Zusammenstellung möglicher pathologischer Befundkonstellationen jede Übersichtlichkeit verliert und deshalb nicht mehr sinnvoll erscheint.

5. Zukünftige Entwicklungen

Über die in diesem Kapitel dargestellten Möglichkeiten hinaus erscheinen weitere diagnostisch wertvolle Speicherfunktionen bereits jetzt oder in naher Zukunft technisch realisierbar. Ein großer Nachteil der meisten Zählwerke liegt heute noch darin, daß bei der Speicherung der Ereignisse eine exakte zeitliche Zuordnung nicht gelingt und eine Korrelation zu klinischen Symptomen meist nicht möglich ist. Ferner entgehen kurzdauernde Ereignisse wie intermittierendes Vorhofflimmern, das aufgrund des typischen Speichermusters an sich leicht identifizierbar wäre, der Diagnostik, weil sie wegen der großen Datenfülle statistisch nivelliert werden.

Eine entscheidende Verbesserung kann durch die Integration einer Uhr in die Holter-Funktionen erreicht werden. Die Verwendung einer Zeitachse ist Stand der Technik in der Datenverarbeitung, so daß diese technische Neuerung einfach realisierbar erscheint. Die Verwendung des bereits im Schrittmacher arbeitenden Taktgebers stellt dabei eine der Realisationsmöglichkeiten dar. Durch die Verwendung einer Zeitachse wird die isolierte Betrachtung und Analyse definierter Ereignisse wie z.B. Tachykardien oder Vorhofflimmern, die zuvor anhand bestimmter Kriterien identifiziert wurden, möglich. Damit erfährt die Aussagekraft eines Zählwerks über die bloße numerische Information hinaus eine deutliche Erweiterung, da jeder Ereignistyp nicht nur wie bisher mit Anzahl und Gesamtdauer dargestellt wird, sondern jedes einzelne Ereignis genau mit Datum, Uhrzeit und Dauer in Minuten charakterisiert werden kann.

Die zeitliche Zuordnung erscheint vor allem für tachykarde Rhythmusstörungen sinnvoll, die mittels definierter Kriterien durch den Schrittmacher detektiert werden können.

Wie oben aufgezeigt, kommt dafür der Tachykardiezähler in Frage. Darüberhinaus sind eigene Zählwerke für Vorhofflimmern und höhergradige AV-Blockierungen oder Entladehäufigkeit von Defibrillatoren in Entwicklung, die durch eine genaue zeitliche Zuordnung der in ihnen gespeicherten Ereignissen eine weitere Aufwertung erfahren.

Wünschenswertes Ziel dieser Entwicklung ist die kontinuierliche, chronologische Aufzeichnung, die die Möglichkeit eröffnet, jeden gewünschten Zeitraum des Speicherintervalls nicht nur summarisch, sondern in der zeitlichen Abfolge auszudrucken. Zum jetzigen Zeitpunkt wird diese zeitlich lineare Darstellungsform noch durch die Speicherkapazitäten des Schrittmachers limitiert. Die exponentielle Entwicklung der Chip-Technologie jedoch läßt die technische Realisierung dieser Vorgabe in naher Zukunft möglich erscheinen.

Zukünftige Entwicklungen

KARL STANGL MICHAEL LAULE

1. Einleitung
2. Intelligenter Schrittmacher
2.1 Universaler Softwareschrittmacher
2.2 Automatisierung von Schrittmacherfunktionen
2.3 Automatische Meßbereichsanpassung
2.4 Speicherung diagnostischer Daten
3. Hämodynamisch selbstoptimierende Systeme
4. Frequenzadaptive Zweikammersysteme
5. Parameterkombinationen
5.1 Standardsystem
5.2 Sensorsystem
6. Antibradykarder und antitachykarder Schrittmacher

1. Einleitung

Vorhofunabhängige, frequenzadaptive Schrittmachersysteme gewinnen zunehmende Bedeutung in der Therapie bradykarder Rhythmusstörungen. Die Entwicklung dieser sensorgeführten Systeme geschieht in der Absicht, bei verschiedenen bradykarden Rhythmusstörungen mit inadäquater oder fehlender Sinusfunktion trotz Dysfunktion dieses primären Impulsgebers eine Frequenzadaptation auf wechselnde Belastungssituationen zu ermöglichen.

Über die bloße therapeutische Nutzung bei bradykarden Rhythmusstörungen hinaus liefern physiologische Parameter wie der rechtsventrikuläre Druck, die Sauerstoffsättigung und das Schlagvolumen wertvolle Informationen über die Hämodynamik und besitzen somit zusätzliche diagnostische Wertigkeit. Der Informationswert dieser Parameter macht ihre Integration in zukünftige Systeme mit antibradykarden und antitachykarden Eigenschaften sinnvoll.

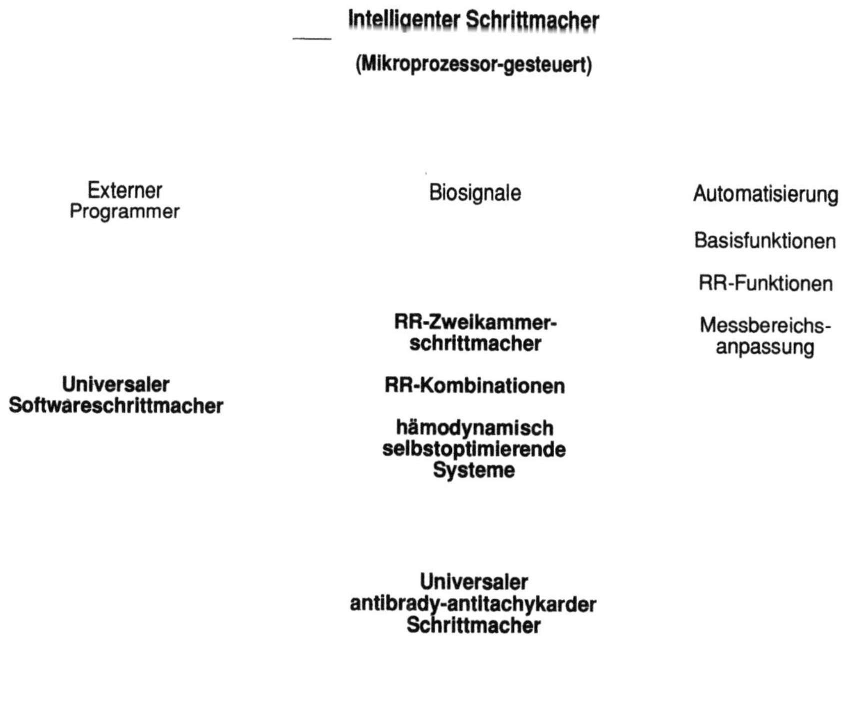

Intelligenter Schrittmacher
(Mikroprozessor-gesteuert)

Externer Programmer	Biosignale	Automatisierung
		Basisfunktionen
		RR-Funktionen
	RR-Zweikammerschrittmacher	Messbereichsanpassung
Universaler Softwareschrittmacher	RR-Kombinationen	
	hämodynamisch selbstoptimierende Systeme	
	Universaler antibrady-antitachykarder Schrittmacher	

Abb. 122. Entwicklungsrichtungen der Herzschrittmachertherapie.

Die kontinuierliche Erfassung von Biosignalen eröffnet somit neue therapeutische und diagnostische Möglichkeiten bei bradykarden wie tachykarden Rhythmusstörungen. Allerdings setzen die neuen Technologien hohe Anforderungen an die Langzeitstabilität der Sensoren, an die Energiereserve des Systems und – besonders – an die „Intelligenz" des Schrittmachers.

Für die nächste Zukunft zeichnen sich in der Schrittmacherentwicklung mehrere Trends ab, die mehr oder weniger arbiträr unter folgenden Begriffen subsumiert werden können:
– der intelligente Schrittmacher,
– frequenzadaptive Zweikammersysteme,
– frequenzadaptive Systeme mit Parameterkombinationen,
– hämodynamisch selbstoptimierende Systeme,
– universale antibradykarde und antitachykarde Systeme.

Aus den immensen Anforderungen an Speicherkapazität und Rechenleistung dieser Entwicklungen wird klar, daß der mikroprozessorgesteuerte, intelligente Schrittmacher die Grundvoraussetzung dafür darstellt. Die in Abb. 122 aufgezeigten einzelnen Entwicklungsrichtungen basieren auf der neu geschaffenen Rechenleistung des intelligenten Schrittmachers allein oder aus der zusätzlichen Verrechnung biologischer Signale.

2. Der intelligente Schrittmacher

Die aufgeführten Neuentwicklungen eröffnen neue therapeutische und diagnostische Möglichkeiten, sie bringen jedoch auch exponentiell steigende Anforderungen an die komplette Meß- und Verrechnungstechnik des Schrittmachers mit sich. Die sprunghafte Entwicklung der Chip-Technologie in den letzten Jahren hat es möglich gemacht, daß komplexe Rechenleistungen von Mikroprozessoren auf kleinstem Raum durchgeführt werden und diese miniaturisierten Funktionseinheiten mit Rechen- und Speicherfunktionen in Herzschrittmacher implementierbar sind.

Unter dem Begriff des intelligenten Schrittmachers können Eigenschaften und Funktionen zusammengefaßt werden, die aus der neu geschaffenen Rechen- und Speicherkapazität resultieren. Sinnvollerweise muß dabei zwischen einer externen und einer internen Intelligenz des Systems unterschieden werden. Unter externer Intelligenz kann die universelle Verwendbarkeit durch Softwaresteuerung durch Kommunikation und Interaktion mit dem externen Programmiergerät verstanden werden.

Als interne Intelligenz bezeichnet die eigenständige Übernahme interner Funktionen durch den Schrittmacher. Darunter fallen die
– Automatisierung von Schrittmacherbasisfunktionen,
– Automatisierung der Meßbereichsanpassung,
– Speicherung diagnostischer Daten,
– Hämodynamische Selbstoptimierung der Frequenz.

2.1 Externe Intelligenz – Universaler Softwareschrittmacher

In den letzten Jahren hat eine Entwicklung hin zu softwaregesteuerten Schrittmachern eingesetzt, deren Arbeitsweise von außen beliebig programmiert und modifiziert werden kann (Begemann, 1988a; Boute 1988a; Garcia, 1988). Die Softwaresteuerung erlaubt die Entwicklung eines universalen Grundmodells, das sowohl als Zweikammerschrittmacher als auch als frequenzadaptives Einkammersystem verwendbar ist. Der Softwareschrittmacher ist an so unterschiedliche Triggersignale wie das P-Wellen-Signal, Aktivität, Sauerstoffsättigung oder Druck mit ihren entsprechenden Spezialsonden beliebig adaptierbar und erlaubt die freie Kombination der erfaßten Parameter (z.B. Aktivität mit Temperatur) als Führungsgrößen.

Die Softwaresteuerung hat den großen Vorteil, daß von außen für dieses Grundmodell beliebige Programmierungen und Modifikationen der Arbeitsweise vorgenommen werden können. Ein Problem dieser Entwicklungslinie stellt die größere Störanfälligkeit der Softwaresteuerung dar, so daß aus Sicherheitsgründen gewisse Grundfunktionen wie der Batterietest hardwaregesichert bleiben sollten.

2.2 Interne Intelligenz — Automatisierung interner Funktionen

Die Notwendigkeit zu möglichst weitgehender Automatisierung interner Funktionen ergibt sich schon aus der exponentiellen Zunahme der Programmiermöglichkeiten, die aus dem verstärkten Einsatz der Mikroelektronik allgemein und aus der Vielzahl neuer Rate-responsive-Funktionen im Besonderen resultiert. Die Komplexität und zeitliche Mehrbelastung des programmierenden Arztes stehen bis heute einem breiteren Einsatz dieser Systeme entgegen.

Die mögliche Automatisierung betrifft zum einen Basisfunktionen eines Systems, bei frequenzadaptiven Systemen und Zweikammerschrittmachern sind weitere Funktionen automatisierbar (Abb. 123).

Basisfunktionen

Für die Basisfunktionen eines Einkammersystems ist die Automatisierung der Sensingfunktion sowie eine eigenständige Reizschwellenfindung möglich.

Während die eigenständige Einstellung der Sensingfunktion unproblematisch erscheint, ist die automatische Reizschwellenfindung (autocapture) kritisch. Die sichere Erfassung der Reizschwelle setzt neben der bloßen Erfassung des intrakardialen EKG-Signals wenigstens ein weiteres Kriterium voraus. Dieses zweite Kriterium muß die elektri-

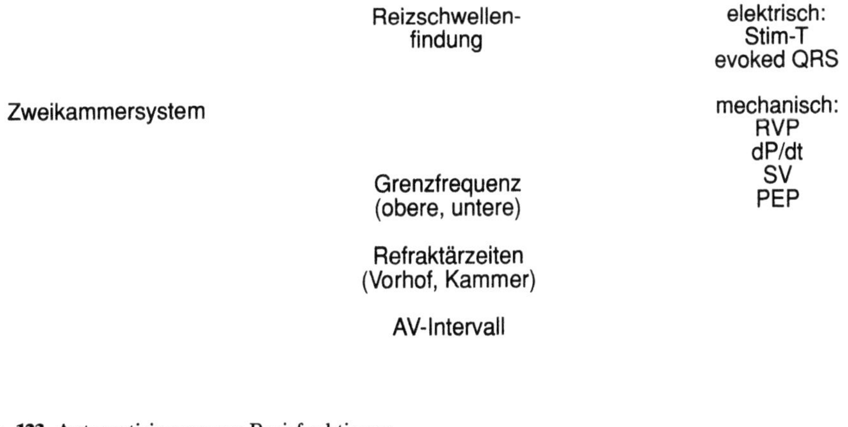

Automatisierung von Basisfunktionen

Einkammersystem	Sensing	
	Reizschwellen-findung	elektrisch: Stim-T evoked QRS
Zweikammersystem		mechanisch: RVP dP/dt SV PEP
	Grenzfrequenz (obere, untere)	
	Refraktärzeiten (Vorhof, Kammer)	
	AV-Intervall	

Abb. 123. Automatisierung von Basisfunktionen.

sche Depolarisation des Myokards und/oder den hämodynamischen Effekt eines Stimulus rückmelden.

Elektrische Kriterien einer effektiven Stimulation sind das Stim-T-Intervall (Baig, 1988) und der ventrikuläre Depolarisationsgradient; als hämodynamische Kriterien können der rechtsventrikuläre Druck, dP/dt und die intraventrikuläre Impedanz mit Schlagvolumen und Anspannungszeit (Pre-ejection period) herangezogen werden (Stangl, 1988c).

Die automatische Reizschwellenfindung mit Minimierung der Stimulationsenergie ist bei allen zukünftigen Entwicklungen deshalb wichtig, weil bei diesen Systemen der hohe Stromverbrauch, bedingt durch die Sensorik, die Mikroprozessoren und die im Vergleich zu festfrequenten Systeme höheren Stimulationsfrequenzen die Lebensdauer des Systems limitiert.

Bei Zweikammersystemen addieren sich zu den Basisfunktionen des Einkammersystems weitere Parameter.

So erscheint eine automatische Einstellung der Refraktärzeiten von Vorhof (und Kammer) (Begemann, 1988b) in Kombination mit oberer Grenzfrequenz und AV-Intervall realisierbar. Die obere Grenzfrequenz kann bei Nutzung hämodynamischer Parameter ebenfalls automatisch auf die individuelle kardiale Situation angepaßt werden.

Das AV-Intervall selbst sollte individuell eingestellt werden und sich entsprechend den physiologischen Verhältnissen frequenzabhängig ändern. Die automatische Verkürzung des AV-Intervalls bei steigender Stimulationsfrequenz ist bereits in einzelnen Zweikammersystemen technisch realisiert (Janosik, 1987; Boute, 1988b; Eisinger, 1988; Vreuls, 1988). Darüberhinaus gibt es bereits Entwicklungen, das für die Hämodynamik bedeutsame AV-Intervall mit Hilfe hämodynamischer Parameter (Sauerstoffsättigung, Schlagvolumen, RVP) individuell zu optimieren.

Rate-responsive (RR) — Funktionen

Neben der Automatisierung der Schrittmacherbasisfunktionen erfordern gerade frequenzadaptive Systeme eine möglichst automatische Einstellung der RR-Parameter durch das System.

Dies betrifft für alle Systeme gültige Größen wie obere und untere Grenzfrequenz sowie die für einzelne Führungsgrößen spezifischen Programmpunkte (z.B. programmierbare Abfallzeiten bei Aktivitätsschrittmachern, „dip response" bei Temperatur).

2.3 Automatische Meßbereichsanpassung

Die oben aufgezeigten Möglichkeiten der Automatisierung bedeuten eine wünschenswerte Vereinfachung und Beschleunigung des Programmiervorganges, sie sind jedoch für die Funktionsfähigkeit von frequenzadaptiven Systemen nicht obligat. Dagegen erscheint gerade bei Systemen mit physiologischen Führungsgrößen eine automatische Anpassung des Meßbereichs der Biosignale aus mehrerlei Gründen unabdingbar:

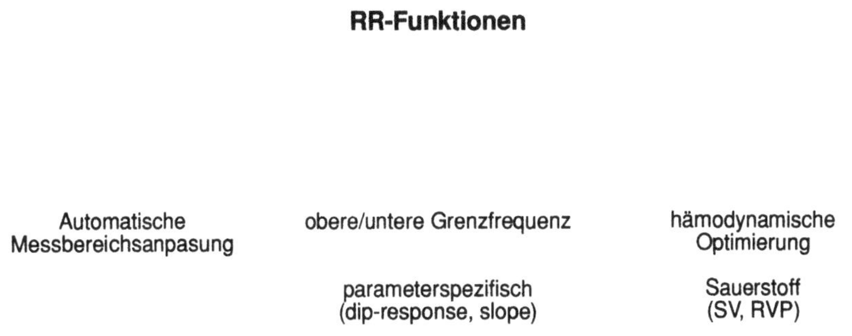

RR-Funktionen

Automatische Messbereichsanpasung	obere/untere Grenzfrequenz	hämodynamische Optimierung
	parameterspezifisch (dip-response, slope)	Sauerstoff (SV, RVP)

Abb. 124. Automatisierung von Rate-responsive (RR) – Funktionen.

Aus technischer Sicht stellt die Langzeitstabilität der Sensorik über Zeiträume von Jahren das zentrale Problem frequenzadaptiver Systeme dar. Prinzipiell zeigt dabei jeder Sensor eine Meßwertdrift, die vom System automatisch kompensiert werden muß.

Physiologischerweise unterliegen die meisten Parameter – unabhängig von Belastung – ausgeprägten zirkadianen oder sonstigen funktionellen Schwankungen, die belastungsinduzierte Änderungen der Parameter deutlich übersteigen können. Die zentralvenöse Bluttemperatur sowie das Stim-T-Intervall sind besonders auffällige Beispiele für die hohe belastungsunabhängige Schwankungsbreite von Biosignalen.

Meßwertdrift und physiologische Schwankungen führen dazu, daß die Systeme nur dann adäquat funktionieren, wenn der Schrittmacher in der Lage ist, sich den Meßbereich immer wieder neu zu definieren bzw. situativ anzupassen. Das bedeutet, daß die bloße Zuordnung zwischen Frequenz und absoluten Meßwerten des jeweiligen Parameters unzureichend ist. Die Kennlinie des Schrittmachers muß vielmehr kontinuierlich dem wechselnden Meßwertbereich angepaßt werden. Ein Konzept der technischen Realisierung der automatischen Frequenzanpassung, das generalisiert auf alle Parameter übertragen werden kann, wurde kürzlich von Heinze (1988) veröffentlicht. Danach speichert der Schrittmacher kontinuierlich die Maxima und Minima des Meßwertes und ordnet ihnen jeweils neu die Kennlinie zwischen dem Meßwert und der Stimulationsfrequenz zu. Werden Änderungen der Minima und Maxima vom Schrittmacher registriert, so wird der Bereich sofort neu angepaßt; das System kann somit adäquat auf langsame Meßwertänderungen wie bei einer Meßwertdrift, sowie auf schnelle funktionell bedingte Änderungen des Meßwertes adäquat reagieren.

2.4 Speicherung diagnostischer Daten

Die Erweiterung der Rechenleistung und insbesondere der Speicherkapazität bildet die Grundlage für die Speicherung und Abrufbarkeit von diagnostischen Daten. Diese bestehen zum einen aus rein elektrischen Signalen, die unter den Begriff der Holterfunktionen zusammengefaßt werden können und in einigen Schrittmachern in mehr oder wenig ausgereifter Form bereits verfügbar sind. Zum anderen können frequenzadaptive Systeme je nach diagnostischer Wertigkeit ihres Biosignals wertvolle Informationen über den Metabolismus und/oder die Hämodynamik liefern.

Holterfunktionen in Schrittmachern bezeichnen Speicher, die kontinuierlich Eigen- und Schrittmacherrhythmus aufzeichnen. Dies geschieht durch die Vermessung jedes Zeitintervalls zwischen zwei Ereignissen nach rein zeitlichen Kriterien. Durch die nur geringe Speicherplatzbelegung der Datenerfassung werden Beobachtungszeiträume über Jahre möglich. Die grundsätzliche Erweiterung diagnostischer und therapeutischer Möglichkeiten durch Holterfunktionen beruht im wesentlichen auf den neuen Möglichkeiten von Verlaufsbeobachtungen verschiedenster Erkrankungen über lange Zeiträume und auf der allgemeinen Screeningfunktion für intermittierende bradykarde und tachykarde Rhythmusstörungen sowie bei Schrittmacherdysfunktionen (Stangl, 1988a).

Bei der Weiterentwicklung dieser Holterfunktionen ist ein entscheidender Fortschritt durch die Integration einer Zeitachse zu erwarten. Dadurch wird es möglich, über bestimmte Zeiträume Frequenzverläufe zu erstellen. Gerade bei frequenzadaptiven Systemen bedeutet dies eine entscheidende Verbesserung, da dadurch bestimmten Belastungen oder Störgrößen die korrespondierenden Frequenzantworten zeitlich exakt zugeordnet werden können (Admudson, 1988; Boute, 1988a). Somit erübrigen sich in vielen Fällen (langzeit)elektrokardiographische Kontrollen; die Programmierung und/oder Korrektur der entsprechenden Parameter wird dadurch wesentlich vereinfacht.

Darüberhinaus ermöglicht die Zeitachse eine isolierte Betrachtung und Analyse definierter Ereignisse wie Tachykardien oder Vorhofflimmern, die zuvor anhand definierter elektrischer und hämodynamischer Kriterien identifiziert wurden.

Neben rein elektrischen Ereignissen erlauben bestimmte frequenzadaptive Systeme (Druck, Sauerstoff, Schlagvolumen) die Speicherung und Abrufbarkeit hämodynamischer Daten und liefern somit zusätzliche nutzbare Informationen. Zum einen bieten Trends und längere Verlaufsbeobachtungen von Parametern diagnostische Hilfestellung, zum anderen kann der unmittelbare Zugriff auf aktuelle Werte mittels Telemetrie diffentialdiagnostisch hilfreich sein.

Insgesamt wird durch die Wertung elektrischer und biologischer Informationen eine zusätzliche Kontrollmöglichkeit des Schrittmachers sowie der medikamentöser und elektrischen Therapie geschaffen (Wirtzfeld, 1987). Speziell bei antitachykarden Schrittmachern ist durch die zusätzliche Nutzung hämodynamischer Kriterien eine erhöhte Sicherheit in der Erkennung tachykarder Rhythmusstörungen zu erwarten (Bennett, 1987; Chirife, 1988; Cohen, 1988; Shapland, 1988; Stangl, 1988b)

3. Hämodynamisch selbstoptimierende Systeme

Die hämodynamische Verbesserung des Patienten stellt das Grundanliegen und den Ausgangspunkt der Entwicklung frequenzadaptiver Systeme dar. Dabei kann es nicht genügen, die Frequenz ohne jegliche hämodynamische Rückkoppelung in einem vorgegebenen Bereich fix anzuheben oder zu senken. Der Frequenzgang des Schrittmachers muß vielmehr der individuellen kardialen Situation des Patienten, die aus dem unterschiedlichen kontraktilen myokardialen Status, den Klappenverhältnissen und der Koronarmorphologie etc. resultiert, angepaßt sein. Das bedeutet, daß durch die Steigerung der Frequenz eine potentielle hämodynamische Verschlechterung, z.B. bei schwerer koronarer Herzerkrankung, ausgeschlossen ist. Die Frequenzvariation hat somit nur in Grenzen zu erfolgen, in denen sie zu einer Steigerung des Herzzeitvolumens führt. Eine hämodynamische Optimierung der Stimulationsfrequenz ist daher nur mit Parametern möglich, die Rückschlüsse über den Effekt der Frequenzänderung auf das Herzzeitvolumen erlauben. Bei den meisten physiologischen Parameter besteht zwar eine gewisse hämodynamische Rückkoppelung (siehe Kapitel 2), hinreichend große und damit für die Schrittmacherführung nutzbare Effekte zeigen jedoch nur die zentralvenöse Sauerstoffsättigung und der rechtsventrikuläre Druck sowie – mit Einschränkungen – das Schlagvolumen.

Das Konzept einer hämodynamischen Selbstoptimierung kann an einem Patienten mit implantiertem Sauerstoffschrittmacher exemplarisch gezeigt werden (siehe Abb. 80): Auf jeder Laststufe wird mit der niedrigst möglichen Frequenz stimuliert. In Ruhe liegt dabei die Frequenz gerade an der untersten Frequenz, bei der noch ein adäquates Herzzeitvolumen erreicht wird. Bei maximaler Belastung des Patienten erkennt der Schrittmacher die kritische Frequenz, bei deren Überschreiten es zu keinem weiteren Anstieg – vielmehr zu einer Abnahme – des Herzzeitvolumens kommt und bestimmt sie als obere Grenzfrequenz, die nicht überschritten wird.

4. Frequenzadaptive Zweikammersysteme

Die Ausweitung vorhofunabhängiger Frequenzadaptation auf Zweikammersysteme ist eine logische Weiterentwicklung dieses therapeutischen Prinzips. Die Entwicklung frequenzadaptiver Zweikammersysteme macht die Diskussion (Vorhofbeitrag vs Frequenz) über Vor- und Nachteile der vorhofgeführten Zweikammerstimulation im Vergleich zur frequenzadaptiven Einkammerstimulation weitgehend überflüssig: Bei den heute verfügbaren frequenzadaptiven Einkammersystemen ist eine AV-synchrone, frequenzadaptive Stimulation nur im AAIR-Modus beim Sinusknotensyndrom mit intakter AV-Überleitung möglich. Frequenzadaptive Zweikammersysteme erweitern die therapeutischen Möglichkeiten in dem Sinne, daß nun auch Patienten mit binodalen Erkrankungen adäquat versorgt werden können. Die Ausweitung der Indikation für eine frequenzadaptive Stimulation betrifft zum einen Patienten mit Sinusknotensyndrom und begleitender AV-Leitungsstörung, die nach elektrophysiologischen Kriterien (z.B. zu niedriger Wenckbach-Punkt) für ein AAI-System nicht mehr in Frage kommen und Patienten mit höhergradigen AV-Blockierungen, die zusätzlich eine inadäquate sinuale Frequenzanpassung aufweisen (Wirtzfeld, 1988).

Zusätzlich wird durch frequenzadaptive Zweikammersysteme eine AV-synchrone Stimulation mit Parametern möglich, die als Einkammersystem nur im Ventrikel eingesetzt werden können (Stim-T, RVP).

Mittlerweilen sind zwei Zweikammersysteme mit Aktivität als Führungsgröße bereits verfügbar (Synergist™, Medtronic Inc, Minneapolis, MN, USA; Synchrony™, Pacesetter Inc, Sylmar, CA, USA). Sie können zwischen Vorhoffrequenz und Sensorfrequenz als Führungsgröße wählen und die jeweilige Stimulationsfrequenz resultiert aus der Kompetition der beiden Größen.

Neben den Verbesserungen, die aus dieser Entwicklungsrichtung zu erwarten ist, sind frequenzadaptive Zweikammersysteme jedoch auch besonders geeignet, den erheblichen technischen Mehraufwand und die Komplexität zukünftiger Entwicklungsrichtungen und die Notwendigkeit zur Automatisierung möglichst vieler Funktionen zu belegen. Idealerweise geschieht dies durch Systeme mit hämodynamischer Selbstoptimierung, die in der Lage sind, den Programmieraufwand für die RR-Funktionen auf die bloße Zuschaltung der RR-Funktion zu minimieren.

5. Parameterkombinationen

Zahlreiche Untersuchungen des dynamischen und statischen Verhaltens physiologischer Parameter haben gezeigt, daß keine physiologische Größe als Monoparamter die Bedingungen einer idealen Führungsgröße erfüllt. Aus diesem Grund ist die Kombination sich ergänzender Parameter sinnvoll.

Es zeichnen sich zwei Arten von frequenzadaptiven kombinierten Systemen ab:

5.1 Das Standardsystem

Das Standardsystem mißt mit Standardkathetern elektrische Signale (intrakardiales EKG, Impedanz) oder es benutzt Sensoren, die im Schrittmachergehäuse positioniert sind. Mit Standardsystemen können als Parameter Schlagvolumen, Pre-ejection period, Atmung, das Stim-T-Intervall, evoked QRS und Aktivität erfaßt werden.

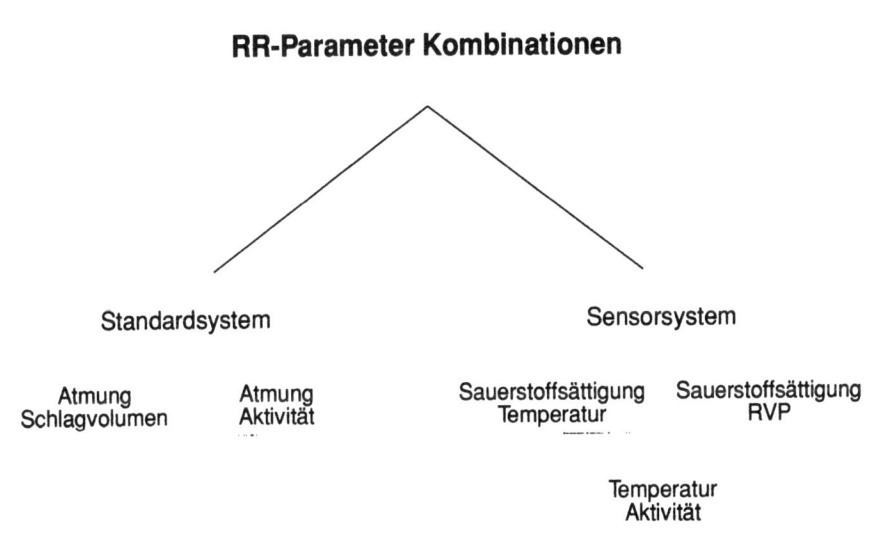

Abb. 125. Parameterkombinationen.

Als sich ergänzende Kombinationen sind davon
– Stim-T-Intervall und Aktivität (Heuer, 1987),
– Atmung und Schlagvolumen (Stangl, 1988b) sowie
– Atmung und Aktivität
sinnvoll.

5.2 Das Sensorsystem

Dieses System benötigt einen speziellen Sensorkatheter. Erfaßt werden damit physiologische Parameter wie die Drücke des rechten Herzens, die Sauerstoffsättigung und die Bluttemperatur.
Als Kombinationen bieten sich
– Sauerstoffsättigung und Temperatur (Stangl, 1985),
– Sauerstoffsättigung und Drücke,
– Temperatur und Aktivität (Heuer, 1986; Alt, 1988)
an.

Unter diagnostischen Gesichtspunkten ist die Kombination aus Sauerstoffsättigung, Schlagvolumen und RVP sinnvoll. Diese letzte Kombination weist bereits in die Richtung, die an einem vorläufigen Ende dieser Entwicklungsreihe stehen dürfte, nämlich die Entwicklung eines universalen Schrittmachersystems.

6. Universaler antibradykarder und antitachykarder Schrittmacher

Es ist evident, daß in der Nutzung hämodynamischer Parameter wie der Sauerstoffsättigung, der rechtsventrikulären Druckparameter sowie des Schlagvolumens Möglichkeiten liegen, die weit über die bloße antibradykarde Stimulation hinausgehen. Die Druckparameter sind sensitive Größen für die Vorlast und die Kontraktilität des rechten Herzens.

Darüberhinaus können aus der sehr raschen Änderung des RVP und des Schlagvolumens bei Tachykardien Rückschlüsse auf die zugrundeliegende Rhythmusstörung gezogen werden. Als Beispiel zeigt Abb. 126 das Verhalten des RVP und RAP bei einer ventrikulären Tachykardie. Dies legt natürlich eine Verwendung dieser hämodynamischen Parameter in antitachykarden Systemen, deren Detektions- und Differentionsmechanismen bis jetzt allein auf elektrischen Kriterien beruhen, nahe.

Da diese Systeme notwendig über eine antibradykarde „back up"-Funktion verfügen müssen, zeichnet sich als vorläufiger Endpunkt zukünftiger Entwicklungen ein universelles Schrittmachersystem ab, das über antibradykarde, antitachykarde und diagnostische Eigenschaften verfügt. Die Komplexität und die entsprechenden Anforderungen, die solche Entwicklungen an die Technik und den Arzt stellen, sind dabei evident.

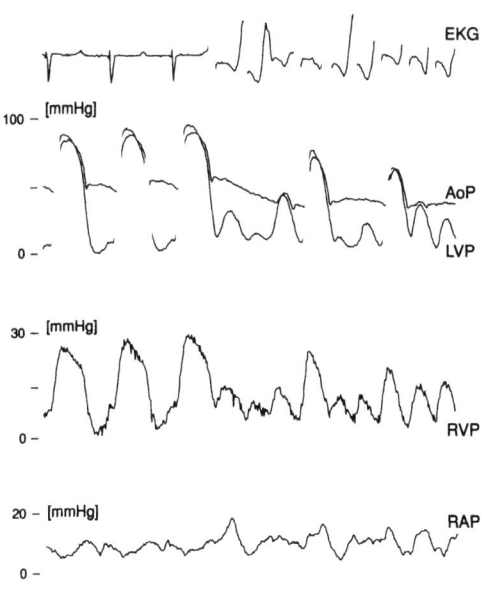

Abb. 126. Verhalten von RVP und RAP beim Einsetzen einer ventrikulären Tachykardie (Frequenzen 160/min – 190/min).

Literatur

Admudson D, Lekholm A (1988) An activity sensing pacemaker with rate histograms and programmbable reaction-recovery times. PACE 11 (Suppl): 804

Alt E, Theres H, Heinz M, Matula M, Thilo R, Blömer H (1988) A new rate responsive pacemaker system optimized by combination of two sensors. PACE 11:1119

Baig W, Boute W, Wilson J, Perrins EJ (1988) Use of the paced evoked response in termination of pacing threshold. PACE 11 (Suppl): 822

Begemann MJS, Boute W (1988a) Non-invasive testing of new algorithms. PACE 11 (Suppl): 806

Begemann MJS, Boute W (1988b) Automatic refractory period. PACE 11 (Suppl): 820

Bennett TD, Beck R, Erickson M (1987) Right ventricular dynamic pressure parameters for differentiation of supraventricular and ventricular rhythms. PACE 10: 415

Boute W, Gebhardt U, Begemann MJS (1988a) Introduction of a new generation of QT-driven rate responsive pacemakers. PACE 11 (Suppl): 797

Boute W, Hamersma M, Vreuls P (1988b) AV-delay hysteresis function in dual chamber pacemakers. PACE 11 (Suppl): 815

Chirife R (1988) The pre-ejection period: a physiologic signal for rate responsive pacing and tachycardia diagnosis in automatic pacemakers. PACE 11 (Suppl): 821

Cohen TJ, Veltri EP, Lattuca J, Mower MM (1988) Hemodynamic responses to rapid pacing: a model for tachycardia differentiation. PACE 11 (Part I): 1522

Eisinger GE, Winston SA, McGaughey (1988) Rate responsive AV delay and its effect on upper rate limit performance in DDD pacemakers. PACE 11 (Suppl): 815

Garcia JR, Vela JCO (1988) Cardiac pacemakers assisted by computers aids. PACE 11 (Suppl): 793

Heuer H, Koch T, Frenking B, Bender F (1987) Erste Erfahrungen mit einem zweisensorgesteuerten frequenzadaptierten System. Z Kardiol 75 (Suppl) 78

Heuer H, Koch T, Isbruch F, Gülker H (1987) Pacemaker stimulation by a two sensor regulation. PACE 10 (Part II): 688

Janosik D, Pearson A, Redd R, Blum R, Buckingham T, Mrosek D, Labovitz A (1987) The importance of atrioventricular fallback in optimizing cardiac output during physiological pacing. PACE 10: 410

Shapland JE, Bach S, Baumann L, Lincoln B, Winkle R, Klein H (1988) New approaches for tachycardia discrimination. PACE 11 (Suppl): 821

Stangl K, Wirtzfeld A, Heinze R, Hoekstein K, Alt E, Liess HD (1985) Oxygen content and temperature of mixed venous blood as physiological parameters for regulating pacing rate. In: Gomez FP (ed) Cardiac Pacing. Electrophysiology. Tachyarrhythmias. Editorial Grouz, Madrid, p810

Stangl K, Wirtzfeld A, Sichart U (1988a) Holterfunktionen in Herzschrittmachern: Erweiterung diagnostischer Möglichkeiten und ihre klinische Relevanz. Z Kardiol 77: 325

Stangl K, Wirtzfeld A, Heinze R, Laule M, Seitz K, Göbl G (1988b) A new multisensor pacing system using stroke volume, respiratory rate, mixed venous oxygen saturation, and temperature, right atrial pressure, right ventricular pressure, and dP/dt. PACE 11: 712

Stangl K, Wirtzfeld A, Laule M, Heinze R (1988c) Future directions in rate responsive pacing. In: Santini M, Pistolese M, Alliegro A (eds) Progress in clinical pacing. Excerpta Medica, Amsterdam, Hong Kong, Manila, Princeton, Sydney, Tokyo, p139

Vreuls PJM, Boute W, Begemann JS (1988) Advantages of a rate dependent atrioventricular interval on general functioning of a dual chamber pacemaker. PACE 11 (Suppl): 816

Wirtzfeld A, Schmidt G, Himmler FC, Stangl K (1987) Physiological pacing: present status and future developments. PACE 10: 41

Wirtzfeld A, Stangl K, Maubach P (1988) Indications, non-indications and contraindications for rate responsive pacing. In: Santini M, Pistolese M, Alliegro A (eds) Progress in clinical pacing. Excerpta Medica, Amsterdam, Hong Kong, Manila, Princeton, Sydney, Tokyo, p53

Stichwortverzeichnis

A/D-Wandlung   101, 103
a-Welle   158
AAIR   48, 53, 55
AAI-Stimulation   10, 11, 12, 29f, 54
Absorptionsspektren   194
Activitrax™   108, 109
–, Funktionsweise   110
activity threshold   113
Adams-Stokes-Symptomatik   2, 5, 57
Adenosinmonophosphat (AMP)   221
advised slope   259
aerobe Schwelle   138
Affinität   189
Affinitätsmodulatoren   208
aktiver Speicher   293
Aktivität   88, 107ff, 280
Akuteffekte, hämodynamische   33ff
–, AAI   40
–, DDD   44
–, DVI   43
–, VAT   44
–, VDD   44
–, VVI   33
–, VVImatched   22
–, VVIR   50
Algorithmus   232, 259
allosterische Effekte   189
Amiodaron   267
analoges Signal   101
Anspannungszeit (PEP)   163f, 166, 281
antiarrhythmischer Effekt   10, 52
antibradykarde Stimulation   1ff
antitachykarde Systeme   178
Antwortkurve
–, pCO_2 134
–, pH   134
–, pO_2 135
Arbeitsdiagramm   19
Arrhythmie, bradykarde   56
Artefakt   152
arteriovenöse Sauerstoffdifferenz ($AVDO_2$)   211
Asystolie   39
Atemfrequenz   132
Atemminutenvolumen   132
Atemregulation   133
Atemzentrum   133, 151
Atmung   131ff, 150, 281

Kontrolle   133, 135
Atmungstypen   151
atriales natriuretisches Peptid (ANP)   29, 52
atriale Systole   18, 19
Auflösungsvermögen   103
Austreibungsphase   18, 164
Austreibungszeit   164, 166f
Auswurffraktion   164
autocapture   179, 315
automatische Tachykardiedetektion   178
Automatisierung   314, 315
Autoregulation, metabolische   221
–, myogene   221
autoset   115
AV-Block, kompletter   57ff, 298
–, kongenitaler   33
–, totaler   27, 33
–, antegrade   25
–, Grad II und III   57
–, höhergradige   3
AV-Dissoziation   18, 25, 27, 29
AV-Intervall   15, 31, 28
–, variables   32
AV-junktionaler Rhythmus   36
AV-Klappen   21
AV-Synchronität   15, 18, 39
Azidose, metabolische   151

Bandpassfilter   105
Barorezeptoren   136
Basisfunktionen   314
Belastungshämodynamik   45
Betriebsarten   5, 14, 15
Belastungsschlagvolumen   228, 231
Bewegungsartefakte   232
bifaszikuläre Leitungsstörungen   40
binodale Erkrankung   5
Biokompatibilität   97, 98
biologische Systeme   15
Biorate MB3™   141
Bit (binary digit)   293
Blutwiderstand, spezifischer   233
Bohr-Effekt   191
Bradyarrhythmie   2, 3, 56
–, absolute   297

bradykarde Arrhythmie 56
bradykarde Herzinsuffizienz 36
Bradykardie-Tachykardiesyndrom 5, 10, 54, 56
Bradykardie, symptomatische 34, 35
byte 293

central processing unit (CPU) 293
Chemorezeptoren 138
closed loop-System 275
Compliancestörung 158

Datenvalidität 292
DDD 15, 39, 43, 56, 57
DDDR 48, 53, 56
DDI 15, 57
DDIR 48, 53, 56
Defibrillatoren
–, implantierbare 307, 310
Dehnungsrezeptoren 177, 221
Deltatrax™ 156, 171
Diastole 18
Diastolendauer 169
digitales Signal 101
Digitalisierung 103
2,3-Diphosphoglycerat 208
dP/dt 156, 179, 282
dP/dt$_{max}$ 164
Drei-Phasen-Antwort 137
Drift 98
Druck 155ff, 157
–, dynamischer 170
–, rechtsatrialer 177, 282
–, rechtsventrikulärer 282
–, statischer 170
Druckbelastung 158
Druckparameter 156
druckpassive Volumenadaption 218
Druck-Volumen-Diagramm 19

Eingangsempfindlichkeit 115
Einkammersysteme 1f
–, festfrequent atriale (AAI) 5
–, frequenzadaptive
 (VVIR, AAIR) 5ff
–, festfrequent ventrikuläre (VVI) 5
–, frequenzadaptive (VVIR) 1f
Einschalthäufigkeit, prozentuale 295
Einschaltzähler (Nostp) 294
elektromechanische Kammersystole 164, 166
elektromechanische Verzögerung 32

elektrophysiologische Prüfung 41, 55
EKG, intrakardiales 163
Ektopieneigung 10
Embolie 10
enddiastolischer Druck 19
enddiastolisches Volumen (EDV) 216
endsystolisches Volumen (ESV) 216
Euler-Lijestrand-Reflex 162
Fall-Back-Modus 261, 266
fast recharge-Stimulationsimpuls 257
Festwertregelung 77
Festwertspeicher 293
Fick'sches Prinzip 188
Filterverfahren 105
Flußgeschwindigkeit 200
Folgeregelung 77
Frank-Starling-Mechanismus 19, 20
Frequenz 21, 43, 169
Frequenz/HZV-Kurve 16
Frequenzadaption 15, 16f
frequenzadaptive Stimulation 1ff, 14, 48
frequenzadaptive Zweikammer-
 stimulation (DDDR) 1ff, 24, 313, 320
–, DDDR 57
–, DDIR 57
Frequenzanpassung 86
–, automatische 268
Frequenzanstieg, inadäquater 54
Frequenzsteuerung 101
, sinuale 14
Frequenzoszillationen 265
Führungsgröße (w) 23, 49, 77
Füllungsdruck 20
–, linksventrikuläre 26
Funktionsglied 76

Gefäßwiderstand
–, pulmonaler 159
–, systemischer 159
gemischtvenöse Sauerstoffsättigung
 (SO_2) 187ff, 188
Gewebsimpedanz 139
Gleichstrom 222
Gütemaß J 80f

Hämodynamik 14, 33
hämodynamische Indikationen 54, 55
hämodynamische Rückkopplung 275
hämodynamische Selbstoptimierung 210, 285, 319
Hämoglobin 188, 189

Halbleitersensoren 170
Halbleitersonde 195
Halbleitertechnik 96, 170
Halbsättigungsdruck 189
Hardware 257
Herz-Kreislauf-System 83
Herzfrequenz 16
Herzfrequenzregelung 83
Herzzeitvolumen 16ff
Herzzyklus 20
Hill-Gleichung 189
Histogramm 296
Hochpassfilter 105
Holter-Funktionen 53, 291, 318
HV-Intervalle 40
hypersensitiver Karotissinus 57
Hypertonie, postkapilläre pulmonale 158, 162
-, präkapillare pulmonale 160
Hyperventilation 151
-, kompensatorische 151
Hyperventilationssyndrom 151
Hyperzirkulation 160
Hypoventilation 151
Hysterese 55, 296

Impedanz (Z) 97, 139, 222
Impedanzmessung
-, Zweipolmessung 224, 225
-, Dreipolmessung 224, 225
-, Vierpolmessung 224, 225
Impulsgeberwechsel 5
indifferente Elektrode 139
Indikationen
-, AV-Blockierungen 57
-, Bradyarrhythmie 56
-, hämodynamische 54, 55
-, hypersensitiver Karotissinus 57
-, Sinusknotensyndrom 54
Inhibitionszähler (Noi) 294
Inotropie 168
Inotropieindizes 164
intelligente Schrittmacher 106, 313, 314
intelligenter Sensor 100
interim rate 242
interne Intelligenz 315
intrakardiales EKG 163
intrakavitäre Impedanz 163
-, Messung 232
intravasale Elektrode 139
intraventrikuläre Leitungsstörungen 40
ISFET (Ion Sensitive Field Effect Transistors) 96, 98
isobestischer Punkt 195
isometrische Maxima 19

isotonische Kontraktion 19
isotonische Maxima 217
isovolumetrische Druckmaxima 217
isovolumetrische Kontraktionszeit 166
isovolumetrische Phase 164
Istwert 77

Kammerflimmern 180
Kammersystole, elektromechanische 164, 166
kardiale Förderleistung 16ff, 108
kardiale Leistungsbreite 16ff, 22, 45
Kardiomyopathie 162
kardiovaskuläre Mortalität 10
Karotissinus, hypersensitiver 3, 57
Katecholamine 256
Katecholaminfreisetzung 256
Katecholaminspiegel 265
Kelvin 500™ 238, 242
Kennlinie 113, 114, 317
Körperkerntemperatur 238
körperliche Leistungsfähigkeit 16ff
Kohlenmonoxid 208
kombinierte Parameter 295
Konduktion 239
Kontraktilität 14, 155ff, 165, 218, 219
Kontraktilitätsindizes 163ff
Kontraktionssequenz 18ff
Konvektion 239
Koronarfluß 35
Korrelationsanalysen 97
Korrelationsverfahren 105
kumulative Überlebensraten 2ff
-, AV-Block 6
-, Bradyarrhythmie 12
-, Sinusknotensyndrom 8

Lagesensoren 232
Langzeit-EKG 292
Langzeiteffekte 33, 47, 268
-, AAI 43
-, DDD 47
-, VVI 35
-, VVIR 52
Langzeitstabilität 94, 97, 98
-, mechanische 98
La-Place-Beziehung 35, 220
Leitfähigkeit des Blutes 97
Leitungsstörungen, intraventrikuläre 40
-, trifaszikuläre 40
lichtemittierende Diode 197
Lichtleitersonde 195
Linearisierung 105

327

Linearität 97
Linksschenkelblock 169
Lungendehnungsreflex 135
Lungenkreislauf 159
LVET 167

Maximalfrequenz 113
Medikamente, Einfluß 266
Meßbereich 97
Meßbereichsanpassung 314
-, automatische 316
Meßgenauigkeit 97
Meßglied 76
Meßmethoden 93ff
-, elektrische 96
-, elektrochemische 96
-, elektrophysikalische 96
Meßsignalerfassung 96
Meßtechnik 93ff
Messung 97
-, aktive 96
-, diskontinuierliche 101
-, hochohmige 241
-, kontinuierliche 101
-, niederohmige 241
-, passive 96
Meßwert 251
Meßwerterfassung 94
Meta MV™ 132, 141
metabolisch geregelte Systeme 88
metabolische Autoregulation 221
metabolische Azidose 151
Mikrodislokation 303
Mikroprozessor 293, 313
Mitralinsuffizienz 28
Mitralstenose 28
Mittelwertbildungen 105
-, blockweise 105
Mittelungsverfahren 97
Mobitz-II-Typ-II-Block 41
Mortalität 6, 9, 12
-, AV-Block 6
-, Bradyarrhythmie 12
-, Sinusknotensyndrom 8
moving averaging 105
multiplikative Faktoren 208
myogene Autoregulation 221
Myoglobin 189
myokardialer Sauerstoffverbrauch 34
Myokardimpedanz 224
Myokardinsuffizienz 37, 246

Nachlast 164, 166, 169, 220
Neuimplantation 4, 5
Niederdrucksystem 164
niederohmiger Bereich 241
Nova MR™ 238
Nutzsignalabstand 152
Nutzsignale 139
NYHA-Klassifikation 37

O_2-Partialdruck 189
optimale Frequenz 23
Optimalregelung 89, 198
optische Messung 208
Oxytrax™ 188, 195, 197

P55™ 188, 195, 197
pacemaker code 14
Palpitation 30
Parameter 49
-, langsame 276
-, mittelschnelle 276
-, schnelle 276
Parameterkombination 163, 283, 321
Pausen, posttachykarde 55
PCD7216A/B™ 307
Piezoeffekt 109
piezoelektrischer Druckaufnehmer 109, 171
Piezokristall 109
piezoresitiver Druckaufnehmer 170
pH-Wert 208
phasensynchrone Abtastung 198
physiologische Qualitätskriterien 275
physiologische Stimulation 14, 15, 39, 53
physiologische Systeme 14, 15ff
Polarisation 141
Polarisationseffekte 139
polarographische Meßverfahren 98
Polyurethan 98
präisovolumetrische Kontraktionszeit (PKZ) 166
Prävention 14
Pre-ejection period 163, 166
Precept™ 163, 216, 224
Pressorezeptoren 221
probability density function (PDF) 180
Prognose 3ff
Programmierbarkeit 105
Propafenon 266
Propfungswellen 10
Propriozeptoren 136
prozentuale Stimulation 295
Pulmonalarteriendruck 159
Pulsintervallbetrieb 170

QT-Intervall 256
QT-Schrittmacher 255ff
Quintech DDD 931™ 309

R-Zacken-Triggerung 103
RAM-Speicher (random access memory) 293
rate response 113
rate-responsive (RR)-Funktionen 316
RDP3™ 132
Rechenleistung 317
rechtsatrialer Druck 155ff, 177, 282
rechtsventrikulärer Druck 155ff, 282
Rechtsverschiebung 189
Reizleitungssystem 14
Referenzmethoden 105
Reflexionsoximetrie 194
Regelabweichung 77, 80
Regelglied 77
Regelkreis 76, 77, 80
–, instabiler 81
–, stabiler 81
Regelmodell 83
Regelstrecke 83, 84
Regelung 75ff, 197
Regelungstechnik 76
Regurgitation 21
Resonanzfrequenz 113, 126
retrograde Leitung 15, 18, 27, 36
retrograder Leitungsblock 18
Rhythmyx™ 257
ROM-Speicher (read only memory) 293
Rückkoppelung 76
–, hämodynamische 275
–, negative 81
–, positive 81
Ruhebradykardie, symptomatische 55
Ruhedehnungskurve 19, 217
Ruhehämodynamik 14ff
RVP 155ff

Sättigungskurve 189
Sauerstoff
–, affinität 189, 191
–, aufnahme (VO_2) 138
–, bindungskurve 189
–, halbsättigungsdruck 189
–, kapazität 189
–, partialdruck 189
Sauerstoffaufnahme, maximale 22, 34, 45
Sauerstoffdifferenz, arteriovenöse ($AVDO_2$) 211
Sauerstoffsättigung, gemischtvenöse (SO_2) 187ff, 279

Sauerstoffverbrauch, myokardialer 34
Sarkomer 20
Schlagvolumen 16, 19, 215ff, 280
Schrittmacher
–, basisfunktion 314
–, gehäuse 139
–, kapsel 94
–, syndrom 27, 30
–, tasche 94
–, therapie 1ff
–, universaler 323
Schwindel 30, 54
Screening-Funktion 303
selbstoptimierende Systeme 319
Selbstoptimierung, hämodynamische 210, 285, 319
Sensitivität 48, 97, 121, 247, 264
Sensolog™ 108, 109, 115
Sensor 96
–, dimension 99
–, katheter 285
–, steuerung 101
–, stromverbrauch 99
–, system 322
Sensorik 94
Signalentstörung 104
–, Filterung
–, Mittelwertbildung 104
–, Korrelationsverfahren 104
–, Referenzmethoden 104
Signalverarbeitung 101
Silikon 98
Sinusknoten-gesteuerte Systeme 86
Sinusknotensyndrom 2, 3, 5, 7, 36, 54, 297
Slope 115, 259
Sollwert 77
Sondenimpedanz 141
Sondentechnologie 40, 94
Software 115, 257
Softwareschrittmacher 314
Sondenspitze 139
Sotalol 266
Spannungs/Frequenzwandler (U/F) 101
Speicherkapazität 313, 317
Speichertypen 304
Spezialsonde 139
spezifischer Blutwiderstand 223
Sprungantwort (h) 77, 79
Standardkatheter 283
Standardsystem 321
Stellglied 83
Stellgröße 84
Steuerkette 76
Steuerung 76, 77
Stim-T-Intervall 281
Stim-T-Zeit 257, 258

Stimulation, physiologische 14, 39, 53
Stimulationsarten 14, 15
Stimulationsfrequenz, optimale 34
Stimulationszähler (Nos) 294
Störabstand 97
Störanfälligkeit 125, 127, 152
Störeinflüsse 224, 266
Störgröße 77
Störgrößenaufschaltung 151
Störsignalabstand 152
Störunterdrückung 115
Stromverbrauch 96
symptomatische Bradykardie 34, 54, 55
Synchrony™ 108, 320
Synergist™ 108, 320
Synkopen 14, 28, 54
Synkopenprophylaxe 55
systolische Zeitintervalle 164ff

T-Wellen-Empfindlichkeit 258
T-Wellen-Fenster 258
T-Wellen-Sensitivität 258
T-Wellen-Verstärker 257
Tachyarrhythmien 10
Tachykardie 178
-, atriale 10f
-, ventrikuläre 180
Tachykardiedetektion, automatische 178
-, hämodynamische 180
Tachykardietoleranz 21
Tachykardiezähler 306, 310
Taktverhältnisse 113
Temperatur 192, 208, 237ff
-, Dip 241, 242
Thermos™ (Biotronik) 238, 241
threshold 115
Tiefpassfilter 105
Totzeit 79
Totzeitglied 79
Tracking-Modus 261
Transistor 197
transthorakale Impedanz 132, 139
trifaszikuläre Leitungsstörungen 40
Triggersignal 285
Triggerung 103

Überlebensraten
-, kumulative 2, 3ff, 9, 12
Übertragungsfunktion 77, 78
Übertragungsverhalten 77
universales Schrittmachersystem 322
Unterstützungskurve 219

v-Welle 158
VAT 14, 15, 39, 43
VDD 14, 15, 39, 43
Ventak™ 307
Ventilationsstörungen 151
-, bei Adipositas 145
-, obstruktive 149
-, restriktive 145
Ventrikelfunktion
-, normale 21
-, reduzierte 21
Ventrikelsystole 18
Verapamil 266
Verkürzungsfraktion (fractional shortening) 164
Verkürzungsgeschwindigkeit 219
Verschlußdruck, pulmonalkapillärer 25, 159
Verzögerungsglied 79
Vitalkapazität 149
Volumen
-, enddiastolisches 20
-, endsystolisches 20
Volumenadaptation, druckpassive 218
Vorhofasynchronität 22
Vorhofbeitrag 18, 21, 22, 28
vorhofbeteiligte Systeme 14, 31ff
Vorhofdruck 157ff
Vorhofflimmern 10, 11, 12, 57, 294
vorhofgetriggerte Stimulation
-, DDD 14, 15, 43ff
-, VAT 14, 15, 43ff
-, VDD 14, 15, 43ff
Vorhofpfropfungswellen 28
vorhofunabhängige frequenzadaptive
  Stimulation 14, 48
Vorlast 14, 165, 166, 168, 217, 231
Vorverstärkung 101
Vorzeitigkeitskriterium 294
Vorzeitigkeitszähler 294
VVI 1ff, 14, 29, 55, 57
VVI matched 22
VVIR 1ff, 15, 24, 48, 56, 57

Wärme 238
Wärmeregulation 239
Wahrnehmungsverlust 309
Wenckebach-Block 41
Wenckebach-Punkt 55

Zeitachse 310
Zeitkonstante 79
zentrale Mitinnervation 136

zentralvenöse Bluttemperatur 237ff
zirkadiane Schwankungen 242
zirkadianer Rythmus 250
ZNS/Sympathikus-geführte Systeme 86
zukünftige Entwicklungen 311
Zusammenhang
–, dynamischer 77
–, statischer 77
Zuverlässigkeit 97
Zweikammerschrittmacher 5, 14ff
–, frequenzadaptive (DDDR) 5, 14, 54, 313, 320
Zylinder 222

MIX
Papier aus verantwortungsvollen Quellen
Paper from responsible sources
FSC® C105338

If you have any concerns about our products,
you can contact us on
ProductSafety@springernature.com

In case Publisher is established outside the EU,
the EU authorized representative is:
**Springer Nature Customer Service Center GmbH
Europaplatz 3, 69115 Heidelberg, Germany**

Printed by Libri Plureos GmbH
in Hamburg, Germany